新编中医临床学科丛书

总主编　秦国政

中医眼科学

主　编　刘楚玉

科学出版社

北　京

内 容 简 介

"新编中医临床学科丛书"之《中医眼科学》，是云南中医学院及其第一附属医院眼科教授、专家集数十年教学、科研、临床实践，总结经验编著而成的一本中医眼科学专著。本书共分为上、下两篇，上篇总论，包括中医眼科学发展简史、眼的基本结构、功能及中医眼科学之基本理论。下篇各论，分别从外到内，论述各组织疾病，包括病因病机、诊断、辨证论治、治疗。治疗包括内服方剂、药物、针灸、气功导引、手术简介、局部用药、名医经验介绍等。各个疾病列有预后预防及调护。

本书可供中医、中西医结合之眼科教学、临床工作者及爱好者学习参考。

图书在版编目（CIP）数据

中医眼科学 / 刘楚玉主编 . —北京：科学出版社，2018.4

（新编中医临床学科丛书 / 秦国政主编）

ISBN 978-7-03-057137-3

Ⅰ . ①中… Ⅱ . ①刘… Ⅲ . ①中医五官科学－眼科学 Ⅳ . ① R276.7

中国版本图书馆CIP数据核字(2018)第065444号

责任编辑：鲍　燕　曹丽英 / 责任校对：张凤琴
责任印制：李　彤 / 封面设计：北京图阅盛世文化传媒有限公司

科 学 出 版 社 出版
北京东黄城根北街 16 号
邮政编码：100717
http://www.sciencep.com

北京凌奇印刷有限责任公司 印刷
科学出版社发行　各地新华书店经销

*

2018年4月第 一 版　开本：720×1000 B5
2023年2月第三次印刷　印张：30 1/2
字数：615 000
定价：118.00元
（如有印装质量问题，我社负责调换）

新编中医临床学科丛书

总编委会

随着疾病谱的不断变化和医学知识及实践经验的不断积累与增加，医学分科越来越细，专科研究越来越精深。当人类对各类疾病发病学的认知和诊断治疗掌握了一定的规律时，便逐步地将其分门别类来加以研究。人类对疾病的知识掌握得越多，分科也就越细。这不仅是医疗实践和临床医学专科建设的需要，也是医学分科发展之必然。就中医学的发展而言，早期对疾病的治疗是不分科的。从我国周代将中医学分为食医、疾医、疡医等科后，中医学的分科代有发展，目前已经形成科别较全的中医临床体系，如内、外、妇、儿、眼、耳、口、鼻、正骨、皮肤等科，为不同疾病的患者提供了专科诊治方案，诸多学者也对各科疾病进行专门研究，传世之著甚丰。

为顺应中医学分科发展形势的需要和民众对中医诊疗的不同需求，国家中医药管理局于 2009 年组织专家委员会认真研究后公布了中医药学科建设规划指导目录，该目录将中医药学分为中医基础医学、中医临床医学、针灸推拿学、中药学、民族医学、中西医结合共 6 个一级学科，其中的中医临床医学共设有中医内科学、中医外科学、中医骨伤科学、中医妇科学、中医男科学、中医儿科学、中医眼科学、中医耳鼻咽喉科学、中医急诊学、中医养生学、中医康复学、中医老年医学、中医护理学、中医全科医学共 14 个二级学科，同时在以上学科外还设有中医络病学、中医药信息学、中医药工程学、中医心理学、中医传染病学、中医预防医学、中医文化学等 7 个二级培育学科。在以上二级学科中，又将中医内科学分为中医心病学、中医肝胆病学、中医脾胃病学、中医肺病学、中医肾病学、中医脑病学、中医痹病学、中医内分泌病学、中医肿瘤病学、中医血液病学 10 个三级学科，在中医外科学下又设有中医皮肤病学、中医肛肠病学、中医疮疡病学 3 个三级学科。一级学科针灸推拿学分为针灸学、推拿学 2 个二级学科。自该学科目录公布后，国家组织在全国范围内开展了重点学科建设工作并取得了良好成效，但至今尚未见有以该目录为基础编著的系列丛书。

为系统总结各类疾病的研究成果和诊疗经验，加强中医专科建设，提高中医专科学术水平和临床诊疗能力，以云南省中医医院暨云南中医学院第一附属医院专家为主，并邀请北京中医药大学东直门医院和北京中医药大学第三附属医院、北京市中医医院、江苏省中医医院等医院的专家参与，共同编写了这套《新编中医临床学科丛书》。丛书以国家中医药管理局公布的"中医药学科建设规划指导目录"为基础，以中医临床医学二级、三级学科名称为体系，稍做调整后确定编写分册的目录。虽然针灸学、推拿学和中医传染病学在学科目录中分别分属于针灸推拿学一级学科和二级培育学科，但这三个专科均是目前中医医疗机构常设的临床专科，因此也列入该丛书编写目录一并编写。该丛书计有中医心病学、中医肝胆病学、中医脾胃病学、中医肺病学、中医肾病学、中医脑病学、中医风湿病学、中医内分泌代谢病学、中医肿瘤病学、中医血液病学、中医皮肤病学、中医肛肠病学、中医疮疡病学、中医骨伤科学、中医妇科学、中医男科学、中医儿科学、中医眼科学、中医耳鼻咽喉科学、中医急诊学、中医养生学、中医康复学、中医老年病学、中医临床护理学、中医全科医学、中医传染病学、针灸学、推拿学共28个分册。

丛书各分册分总论和各论进行编写。原则上总论部分包括学科概念与研究范畴、学科学术发展源流、现代研究进展、对脏腑生理的认识、病因病机、诊法与检查、辨病与辨证、治则与治法、药物与方剂、保健与护理等内容；各论部分包括各科常见证候和疾病论治的内容，常见疾病论治从概念、病因病机、辨病、类病辨别、中医论治、西医治疗、预防调护、疗效判定标准等方面加以介绍。中医养生学、中医康复学、中医全科医学、中医传染病学、针灸学、推拿学等分册，则按专科特点与规律进行编写。丛书的编写，强调学术性和临床适用性并举、突出中医特色的同时兼顾西医内容，以期更好地适用于初、中级中医临床、教学工作者和在校中医类各专业本科生、研究生。

由于该丛书的编写与出版是首次尝试，为保证质量，编委会成员作了很大努力，有的书稿从编写初稿到分册主编、学术秘书、总主编审稿等环节，反复修改达15次。尽管如此，不足之处在所难免，诚望读者提出宝贵修改建议，以便再版时予以修正和提高。

该丛书从策划选题到编写、出版，得到了科学出版社中医药分社社长曹丽英博士和分社各位责任编辑的指导，得到各位编委的大力支持，在此一并表示衷心的感谢！

秦国政

2017年3月于昆明

前言

中医眼科学是研究人体眼及眼周结构、生理功能，以及眼病病因病机、诊断、辨证、治疗、预防的临床学科，是历代医家防治眼病的经验总结。古之经、史、子、集到医之《灵》、《素》、《伤寒》之杂病，论病之巢氏《病源》，针之《甲乙》，思邈之《千金》，逾宋至元之《得效》，明之《纲目》、《证治准绳》，清之《金鉴》，无不论及眼及眼之结构、作用，病之证候、病因病机；治不离辨证，法不离药、针、钩割、气功。隋唐的开拓实践，眼科学从内、外学科中分离出来，逐渐形成并发展为系统、完整，具独特理论的专科——中医眼科学。又经古今眼科学者的求索补缀，更是枝繁叶茂，百花盛开。成为了中医从整体到局部，从综合到系统分科的典范；从宏观到微观，从全身到局部辨证，从内治到多种治疗方法的代表。

眼位于人体之高巅清空之处，为五脏精华之所聚，又称日月、明、精明、明珠、眸，是人体结构最精密的器官。其功能"视万物，别黑白，审短长"（《素问·脉要精微论》），《秘传眼科龙木论》谓："皎洁莹净，无不鉴明。"元·倪仲贤《原机启微》曰："目，窍之一也，光明视见，纳山川之大，及毫芒之细，悉云霄之高，尽沙泉之深。"《明目至宝》则说"夫眼者荣生之宝，如天之日月，能观山河之秀丽，能照万物之精华"等。眼历来为人们所珍视，喻为至宝。

在论述有关人及生命的文献中，以眼决断人的品质、健康，乃至生命存亡之论，比比皆是。《孟子》曰："存乎人者，莫良于眸子，眸子不能掩其恶。胸中正，则眸子瞭焉；胸中不正，则眸子眊焉。"《黄帝内经》则谓："得神者昌，失神者亡""视目之五色，以知五脏而决生死""是以人有德也，则气和于目；有亡，忧知于色"；《证治准绳》更曰："聪愚俊直，刚柔寿夭，亦能验目而知之。"不仅是医学，且是人类学之前沿。历代临床眼科大家，观察研究眼与脑及全身各部，自然与社会诸方面，理论与实践协调发展，眼科学成果之多，灿若星辰。使这枝祖国医学之奇葩，不仅独秀于中医临床各学科之林，也永远光耀于世界医学之峰。

整体与系统协调统一，贯穿中医眼科学理论与实践的全过程。整体为生命个体，系统指脏腑、经络及眼自身结构。生命个体含眼，眼为生命整体的一部分。部分离开整体，不可能存在，倘使眼离开整体，仅只是一个球状物而已。正确认识眼与全身的关系，把握眼与全身各部生理功能及其相互的滋生与制约，才能全面认识眼的生理功能、病理变化、眼病走势，进行眼病的预防与治疗。只问脏腑经络之疾而不及眼本体，不是眼科；以眼论眼，防治眼病，同样难获成功。

辨病再辨证论治，是中医眼科学的精髓。六淫、七情、外伤、先天禀赋异常等，为眼致病之主要原因；脏腑经络受到损害，波及眼及眼周又是一类。眼病出现各部临床症状，今谓之临床表现。按临床症状，结合全身脏腑、经络、气血、五轮八廓，以辨表里、寒热、虚实、阴阳，立法治疗，形成中医眼科别具一格的诊断预防治疗体系。药方、针灸、气功、推拿，全面防治眼病，多种局部措施，手术治疗独具特色。"上工治未病"，眼病预防，气功导引最先；今乐道的眼病手术治疗，谁比唐时孙思邈钩割治"白膜漫睛"更早；金针拨障术开内障手术治疗之先河，后继者发挥更为丰富；砭镵矫正视力，当今仍在沿袭。

现代科技的长足发展，为眼科认病识证提供了有力的技术支撑，也为中医眼病的诊断、辨证论治增添了翅膀。

认真学习典籍，继承为先，发掘为要，识其精髓，有所破立。眼的五轮与五脏历来就不是机械的部位对应分属，而是外合形，内合精血气神；经络，其营阴阳，运气血，网维，司开合转动等作用，除正常生理外，更体现在眼病中。临证，病因当细查，细微症状不可忽视，以防漏诊与演变；立法处方，理法方药的一致性，彰显中医眼科理论特色；地域不同，疾病谱有异，形成了各自的用药风格，造就了一批批精英团队。

无尽的历史长河中，作为中国古代智慧结晶的中医眼科学，应该代有发扬。依天行健自强，效地厚德以载。怀着对祖国医学的崇敬，对中医眼科学事业的执着，对"往圣绝学"不继之忧，本编写组青兰与共，上溯灵、素，旁参西学，遵"大医精诚"之训示，以实用、实际、实践为宗旨，以利国利民、除疾济世为目标，焚膏继晷，编成"新编中医临床学科丛书"之《中医眼科学》，以期薪火可传，后学有鉴。我们不揣浅陋，但望切磋，抛弃砖砾，以引美玉。

刘楚玉

2017 年 12 月

目录

总前言
前言

上篇·总论

第一章 中医眼科学的概念与研究
　　　　范畴 ·············· 2
第二章 中医眼科发展简史 ······· 3
　第一节 萌芽时期 ··········· 3
　第二节 奠基时期 ··········· 5
　第三节 独立发展时期 ········ 6
　第四节 兴盛时期 ··········· 7
　第五节 衰落与复兴时期 ······ 8
第三章 眼的基本结构与功能 ····· 10
　第一节 眼珠 ············· 10
　第二节 眼珠周围组织 ······· 15
　第三节 目系 ············· 17
第四章 眼与脏腑经络的关系 ····· 19
　第一节 眼与五脏的关系 ······ 19
　第二节 眼与六腑的关系 ······ 25
　第三节 眼与经络的关系 ······ 29
第五章 眼病的病因病机 ········ 43
　第一节 病因 ············· 43

第二节 病机 ············· 48
第六章 眼病的诊断辨证 ········ 53
　第一节 眼科四诊 ·········· 53
　第二节 眼病辨证 ·········· 56
　第三节 眼科常用检查及特殊
　　　　检查 ············· 62
第七章 治法概要 ············ 69
　第一节 内治法 ··········· 69
　第二节 外治法 ··········· 73
　第三节 眼病的针灸治疗 ····· 79
　第四节 现代眼科手术简介 ··· 87
第八章 眼科常用中药 ········· 90
　第一节 传统用法 ·········· 90
　第二节 刘楚玉眼科用药经验··· 127
第九章 眼病的预防与护理 ······ 142
　第一节 眼病的预防 ········ 142
　第二节 眼病的护理 ········ 144

下篇·各论

第十章 胞睑病 ············· 148
　第一节 针眼 ············ 148
　第二节 胞生痰核 ········· 153
　第三节 椒疮 ············ 155
　第四节 粟疮 ············ 160
　第五节 睑弦赤烂 ········· 162
　第六节 风赤疮痍 ········· 168
　第七节 上胞下垂 ········· 171

第八节 胞轮振跳 ·········· 174
第九节 目劄 ············· 177
第十节 睑靥 ············· 180
第十一章 两眦疾病 ·········· 185
　第一节 流泪症 ··········· 185
　第二节 漏睛 ············ 189
　第三节 漏睛疮 ··········· 193
　第四节 胬肉攀睛 ········· 197

第十二章　白睛疾病 …………… 201
　第一节　暴风客热 …………… 201
　第二节　天行赤眼 …………… 205
　第三节　天行赤眼暴翳 ……… 208
　第四节　时复目痒 …………… 212
　第五节　金疳 ………………… 216
　第六节　火疳 ………………… 219
　第七节　白涩症 ……………… 224
　第八节　色似胭脂 …………… 227
　第九节　黄油症 ……………… 230
第十三章　黑睛疾病 …………… 234
　第一节　聚星障 ……………… 234
　第二节　花翳白陷 …………… 239
　第三节　凝脂翳 ……………… 244
　第四节　混睛障 ……………… 250
　第五节　暴露赤眼生翳 ……… 253
　第六节　宿翳 ………………… 256
　第七节　目晕 ………………… 260
　第八节　睛黄视渺 …………… 263
第十四章　晶珠疾病 …………… 270
　第一节　老年圆翳内障 ……… 272
　第二节　胎患内障 …………… 279
　第三节　惊振内障 …………… 283
　第四节　如金内障 …………… 288
　第五节　后发内障 …………… 293
第十五章　瞳神疾病 …………… 297
　第一节　瞳神紧小、瞳神干缺… 297
　第二节　绿风内障 …………… 305
　第三节　青风内障 …………… 312
　第四节　视衣脉阻暴盲 ……… 318
　第五节　消渴视衣病 ………… 325
　第六节　视瞻昏渺 …………… 332
　第七节　视瞻有色 …………… 338
　第八节　高风内障 …………… 342
　第九节　神光自现 …………… 345
　第十节　视衣脱离 …………… 349
第十六章　神膏疾病 …………… 355
　第一节　云雾移睛 …………… 357

　第二节　血灌瞳神 …………… 362
第十七章　目系疾病 …………… 369
　第一节　目系暴盲 …………… 369
　第二节　青盲 ………………… 375
　第三节　小儿青盲 …………… 380
第十八章　目眶疾病 …………… 384
　第一节　眉棱骨痛 …………… 385
　第二节　珠突出眶 …………… 390
　第三节　突起睛高 …………… 394
　第四节　鹘眼凝睛 …………… 398
　第五节　膏伤珠陷 …………… 402
第十九章　眼外伤 ……………… 406
　第一节　异物入目 …………… 406
　第二节　撞击伤目 …………… 408
　第三节　真睛破损 …………… 412
　第四节　酸碱伤目 …………… 416
　第五节　辐射伤目 …………… 418
　第六节　热烫伤目 …………… 421
　第七节　毛虫及蜂伤目 ……… 423
第二十章　其他眼病 …………… 427
　第一节　通睛 ………………… 427
　第二节　风牵偏视 …………… 431
　第三节　口眼㖞斜 …………… 436
　第四节　能近怯远 …………… 444
　第五节　能远怯近 …………… 447
　第六节　老花眼 ……………… 450
　第七节　肝劳 ………………… 452
　第八节　起坐生花 …………… 455
第二十一章　眼与全身疾病 …… 460
　第一节　眼与内科疾病 ……… 460
　第二节　眼与外科疾病 ……… 469
　第三节　眼与妇产科疾病 …… 470
　第四节　眼与儿科疾病 ……… 470
　第五节　眼与耳鼻喉、口腔科
　　　　　疾病 ………………… 471
　第六节　眼与皮肤科疾病 …… 472
　第七节　药物与化学性眼病 … 473

方剂索引 …………………………………………………………………………… 475

上篇·总论

第一章

中医眼科学的概念与研究范畴

1. 中医眼科学的概念

中医眼科学是根据中医基础理论，运用中医思维及治疗手段，研究眼病的病因病机、临床证候、诊断、辨证、治疗与预防的一门学科；它的任务是防治眼病，维护人体视觉器官的健康。

眼为视觉器官，人类感知外界环境绝大部分信息是通过眼的视觉功能来完成的，是人体结构最精密的器官；眼居高位，位于头面部，位置、结构和功能特殊，又是整体不可分割的一个部分，通过脏腑经络与全身保持着密切的联系。

中医眼科诊断、治疗具有本学科的特点及独特的理论，眼部疾病的发生发展和体内脏腑经络的功能正常与否，相互影响、相互关联。眼科的基本理论和辨证论治体系是建立在中医基本理论基础之上的，并与中医内科、外科等各临床学科密切相关。中医眼科学是中医临床学科中不可缺少的重要组成部分。千百年来，经古今学者的求索补缀，眼科学在每一个时期的成长和进步都是对中医学术的丰富和发展。

2. 中医眼科学的研究范畴

中医眼科学研究范畴主要包括眼科基础理论、临床实践及实验研究三方面。

基础理论方面，包括中医眼科学文献的挖掘、整理。认识到眼通过经络与脏腑和其他组织器官保持着密切的联系，共同构成有机的整体，眼部疾病可影响人体脏腑经络，以致气血、津液失常，出现全身性反应，因此，在研究眼的生理、病理和诊治眼病时，必须具有整体观念，联系眼与脏腑经络、气血津液等的关系全面地观察。借助现代科学技术和研究手段，发现其机理及科学内涵，从而更好地指导临床。

临床实践方面，包括胞睑疾病，两眦疾病，白睛疾病，黑睛疾病，瞳神疾病，目系疾病，眼外伤及其他疾病等，运用中医传统治法进行治疗，有中药、针灸、熏洗、外敷、点眼药、冲洗、钩割手术等方法。

实验研究方面，主要是在中医理论指导下，运用传统与现代结合的方法，对中医传统治法——中医药、针灸等治疗眼科疾病的作用机理进行研究，如药理学研究、免疫机制等研究，进行实验研究不仅可以推动眼科学的发展，丰富眼科学的内容，更可以指导临床，提高疗效。

（罗　燕）

第二章

中医眼科发展简史

眼是人体十分重要的感觉器官，形如珠而能辨色视物。眼上属于脑，二者结构、功能正常时，外来光照入眼而产生视觉，即神光。此所谓"黑白分明，肝管无滞，外托三光，内因神识，故有所见"（《外台秘要》）。人从外界获得的信息中，大约90%是由眼来完成。不管任何原因导致的视觉减退或丧失，都会给个人、家庭和社会造成难以估量的损失。显然，眼病的预防和治疗，意义重大。

《周礼》中，就载有当时比较完善的医事及医药管理制度，进行分科，明确各科医师职责，建立考核制度及标准，确定诊断治疗常规、死亡原因报告及医务人员的配备编制等制度。而中医眼科学作为中医学的重要组成部分，既秉承了中医学的基本理论和方法，又在其悠久的历史发展过程中，逐步形成了特色鲜明的理论和方法，为中医学的发展做出了应有的贡献。

中医眼科学的发展，按时序及学术水平大致分为五个时期，即萌芽时期（南北朝以前）、奠基时期（隋代至唐代）、独立发展时期（宋代至元代）、兴盛时期（明代至清代鸦片战争之前）及衰落与复兴时期（清代鸦片战争以后至今）。

第一节　萌芽时期

从上古至南北朝，历经夏、商、周、秦、汉诸代。在史料中，尚未有眼科专著或有关眼科系统知识的记载，但已有对眼及眼病的认识。在中医药理论体系逐渐形成的条件下，眼科学的构建初见端倪。

1. 早期非医学史料中已有眼及眼病的内容

殷墟（河南省安阳县小屯村）出土的甲骨文是迄今为止最早的古代文献，甲片中就有"目"的认识，其中"👁"，即"目"，似人的眼睛，并有"贞：王其疒目""大目不丧明"等记载。当时将"眼"称之为"目"，眼病则称之"疒目"，视力丧失为"丧明"。此处的"疒"，与"疾"意义相同。

至西周，对眼病的认识又有进步。如《诗经·灵台》载有"矇瞍奏公"，《毛传》

注之为"有眸子而无见曰矇，无眸子曰瞍"，是根据瞳孔结构的正常与否而分辨眼病的方法。

春秋战国以后，有关眼及眼病的记载逐渐增多。如《韩非子·解老篇》将"盲"定义为："目不能决黑白之色谓之盲。"《荀子·非相篇》载有"尧舜参眸子"，《史记·项羽本纪》有"项羽亦重瞳子"之说，是世界上对瞳孔异常的最早记载。《春秋左传·僖公二十四年》有"目不识五色之章为昧"，是世界医学史上有关色盲的最早认识。《山海经》载有"眴目""眽""瞢"等眼病症名，还载有7种治疗眼病的药物，如"植楮……食之不眯"。

《墨子·贵义篇》有"今有药于此，食之则耳加聪，目加明"，说明当时已有治疗眼病的内服药。《淮南子》有梣木（秦皮）治疗眼病，并有"目中有疵，不害于视，不可灼也"之说，《晋书》谓"帝目有瘤疾，使医割之"，表明当时已用手术方法治疗眼病。《庄子·外物篇》中"眦搣可以休老"，即在眼眦周围进行按摩推拿以保健防衰。而《史记·扁鹊仓公列传》载："扁鹊过雒阳，闻周人爱老人，遂为耳目痹医。"据此可知，公元前4世纪的扁鹊是最早的五官科医生。

在非医学的史料中能有眼、眼病及其治疗的记载，说明这些知识已经得到社会的广泛认同及传播，可见当时对眼及眼病认识的水平。

2. 秦汉医学著作为构建中医眼科学作了先期准备

医学著作是对医学知识的专门整理和总结。大约成书于战国早期甚或春秋晚期的《五十二病方》，有目痛、目外渍（眦）痛、目黄、目瞙（目芒）、如毌见等病症名，并有目内眦、目外眦、目内廉、目外廉、目前等解剖名称。

约成书于战国中晚末期的《黄帝内经》（简称《内经》），集先秦医学之大成，标志着中国医学由经验医学上升为理论医学，为中医学奠定了坚实的理论基础。临床各科及眼科的基本理论皆源于此。首次使用了眼的一些主要解剖名词，初步探讨了眼的生理功能，以及部分眼病的病因与发病机制，涉及眼部病症计40余种，并提出了眼病的针刺疗法。《灵枢·大惑论》形象、详细地论述了眼的解剖，以及眼与脏腑经络的整体关系，为中医眼科学之后的发展奠定了基础。

秦汉时期的《神农本草经》，载有可用于防治眼病的药物87种，如菟丝子、茺蔚子、菊花、决明子等。东汉末年张仲景的《伤寒杂病论》，首创理法方药和临床辨证论治，通过眼与全身脉证合参论治疾病，为后世眼科起到了示范作用。如"狐惑病"根据全身辨证提出的治法，对中医治疗白塞病具指导意义；其中的一些方药如麻黄汤、真武汤、大承气汤、小柴胡汤、苓桂术甘汤等，仍在眼科广泛应用。晋朝王叔和《脉经》，已有眼病的鉴别诊断，同时有专节论述眼病脉象。同时期，皇甫谧的《针灸甲乙经》总结了先秦两汉的针灸学成就，其中有30余穴在主治中提到了眼病。此外，葛洪的《肘后备急方》、龚庆宣的《刘涓子鬼遗方》、陶弘景的《肘后百一方》等，也分别载有医治眼病的针灸穴位及方药。

此时期，眼科知识虽散见于各种医学著作中，但为后世构建中医眼科学作了先期准备。其中，秦汉时期的著作最为重要。

第二节　奠基时期

隋唐时期有了眼科专著问世，中医眼科从基础理论到临床实践各方面都有了较大进展，为眼科的独立发展奠定了良好的基础。

1. 眼科专著问世为中医眼科学的建立开辟了道路

《隋书·经籍志》载有《陶氏疗目方》、甘浚之的《疗耳目方》，可谓我国最早的眼科方书，惜已散佚。《外台秘要》转载的《天竺经论眼》，南宋郑樵《通志·艺文略》记载的《龙树眼论》和《刘皓眼论准的歌》，均为我国早期的眼科专著。其中，《龙树眼论》目前被公认为我国第一部眼科专著，而《刘皓眼论准的歌》则是在《龙树眼论》的影响下著成，眼科的五轮学说、内外障学说均出自此书，对中医眼科的学术意义重大，影响至今。

2. 重要医籍中的眼科论述为中医眼科的独立创造了条件

这一时期的重要医籍中，对眼病的认识与研究有了较大进展。如隋代巢元方等所著的《诸病源候论》有"目病诸候"一卷，载有眼病38候，加上与全身病相关的眼症，共计收入眼病50余种。对目病的诊断、病因、病源、病机的探讨为后世眼科学之先导，细致地描述了眼病的症状、病程及预后。不仅如此，一些眼科病症为最早记载，如"雀目候"是夜盲症的典型描述，而欧洲则晚至17世纪方有记载。

唐初孙思邈撰集的《备急千金要方》，载有眼病19因，为眼科病因病机学说做出了贡献。该书介绍了眼病内治及外用处方80余个，以动物肝脏入方治疗夜盲症的方法，在世界医学史上居领先地位。该书载有点、熏、洗、渍、熨、敷等眼科外治方法，首次提到眼赤白膜的钩割手术，还列有较系统的眼科针灸资料；卷六载有28种眼病，卷三十载有34种眼病证候的针灸处方。晚唐王焘编撰的《外台秘要》专篇论述眼科，认为精明的产生必须具备三个条件，一是"黑白分明，肝管无滞"，即眼的组织结构须正常；二是"外托三光"，即须有光线照明；三是"内因神识"，即须大脑的整合。这种见解与现代眼科的认识基本相同，也是中医学遵循结构与功能关系的体现。并认识到眼病必须进行鉴别诊断，如绿翳青盲与脑流青盲。还将150余首眼科方剂按19类眼病进行了分类，提出晶珠变混的内障眼病治疗"宜用金篦决，一针之后，豁若开云而见白日"，是我国关于"针拨白内障"的最早记载。

《太平御览》载："唐崔嘏失一目，以珠代之。"《吴越备史》有唐立武选，周宝参选时，"为铁钩摘一目"，用"木睛以代之"，此木睛"视之如真睛"，说明唐朝已能配制义眼，可见我国是世界上配制义眼最早的国家，并已达到一定水平。

3. 医学分科教育为中医眼科学的建立奠定了人才基础

唐初武德年间，设置了从事医疗保健和管辖医学教育的太医署，设九科，将眼、耳、口齿病从内外科分出，组成耳目口齿科，表明了对眼病防治的重视，同时为中医眼科人才的培养创造了条件，推动了中医眼科向专科方向发展。

第三节　独立发展时期

宋元，中医眼科学有了突破性的进展，构建了眼科独特的理论体系，从而推动中医眼科学逐步走向了独立发展的道路，并为丰富和发展中医学体系做出了应有贡献。眼的独特结构与生理决定了理论的独特性，有了更适合眼科自己的独特理论，方能更好地指导临床。此期的中医眼科，从基础理论到临床实践均具特色。

1. 眼科基本理论的创立为中医眼科学的独立发展提供了依据

宋代以来，眼科领域出现了五轮、八廓、内外障七十二症学说等，标志着中医眼科独特理论的形成，构建了眼科成为独立学科所必须具备的基本理论。五轮学说起源于《内经》，完善于宋代。北宋王怀隐的《太平圣惠方》对五轮的配位作了改动，强调"五轮应于五脏"，将五轮与五脏紧密地联系起来；南宋杨士瀛的《仁斋直指方》对五轮的脏腑配属及定位更加明确，推动了五轮学说的应用。依此学说形成的五轮辨证，是眼科独特的辨证方法，也是对中医学辨证方法的充实和完善，至今仍指导着中医眼科的临床实践。

八廓学说始于南宋。陈言的《三因方》首次提出"八廓"一词，但无具体内容。《葆光道人眼科龙木集》则有八廓的具体名称及其与脏腑关系的论述。元·危亦林的《世医得效方》以绘图方式为八廓配上了"天、地、水、火、风、雷、山、泽"八象名词，并给每象配属了眼位。元末托名孙思邈著的《银海精微》又为八廓加上了八卦名称，至此，八廓学说较为完善。

内外障七十二症学说源于《秘传眼科龙木论》，为宋元医家辑前人眼科著述而成，对内外障七十二症各有相应的治法与方药。

另外，眼科的玄府学说也影响至今。玄府学说为金代刘河间所倡导。"玄府"一词来自《内经》，原指汗孔。《素问玄机原病式》认为全身皆有玄府，是更微小的生理结构，因而也是眼病发生的病理基础。此学说经历世医家不断补充和发挥，广泛运用于指导内障眼病的辨治，有待进一步研究。

2. 眼科治疗方法及药物不断丰富，深化了中医眼科的内涵建设

北宋之初的《太平圣惠方》收载眼病方500余首，详细介绍了金针拨内障及胬肉割烙术。其后的《圣济总录》载有眼科方700余首，介绍了眼科的钩、割、针、劀等手术方法，以及熨、烙、淋洗、包扎等外治法。宋元时期，著名的眼科专书《银海精微》既介绍了五轮八廓的基本理论，也重点讲述了81种眼病的证因脉治，并附有简明插图。该书还载有治疗眼病药物的药性及外用药的制法，可谓理论与方法俱全。这一时期其他医著如许叔微的《本事方》、刘完素的《宣明论方》、张从正

的《儒门事亲》、李杲的《脾胃论》等皆有不少关于眼科的论述，丰富了眼科理论及治疗手段，促进了眼科学术的发展。

值得一提的是，南宋的《洞天清录》有"叆叇，老人不辨细书，以此掩目则明"之记载，《正字通》注释，叆叇：即眼镜，无疑是世界上使用光学镜片矫正老视的最早文献资料。

3. 设立眼科，为专科建设开启了发展空间

北宋元丰年间，太医局将眼科从耳目口齿科中独立分科并单独教授，将《龙树眼论》列为专科教材之一，并有专习眼科的学生。从此，中医眼科作为一门独立的学科发展起来。

第四节　兴盛时期

明清是中医也是中医眼科学发展的兴盛时期。这一时期的眼科文献，在数量和质量，以及理论与临床知识的深度和广度方面，均大大超过以往。

1. 中医眼科专著的大量涌现营造了良好的眼科学术环境

元末明初倪维德《原机启微》问世，在总结前人的基础上，结合自身临床体会，深入阐析眼病的病因病机，善于内治与外治结合，倡导药物与手术并用，选方用药强调君臣佐使，是一部在理论和实际应用上均有很高价值的眼科专著。明末傅仁宇纂辑的《审视瑶函》，既转录前人论述，又结合有本人经验，兼收并蓄，持论公允，内容丰富，实用性强，为中医眼科必读之书。清·黄庭镜编著的《目经大成》，发挥和充实了五轮、八廓学说，继承和整理了针拨术，总结出著名的金针拨障八法；强调良好的医德医风，提倡详细记录病历；更勇于实践，敢于革新，修订病名，如将多年沿袭的"黄膜上冲"修正为"黄液上冲"，使之符合临床实际。该书在中医眼科学术体系中有较高的历史地位。清·顾锡著《银海指南》，较全面地论述了眼病的病因病机及辨证要点；较详细地阐述了眼与全身病的关系，堪称此方面的代表作；其循经用药可谓独树一帜。此外，袁学渊的《秘传眼科全书》、邓苑的《一草亭目科全书》、马云从的《眼科阐微》、王子固的《眼科百问》、颜筱园的《眼科约编》、张子襄的《眼科要旨》，以及撰人不详的《异授眼科》及《眼科奇书》，对后世均有一定影响。另外，有元版明印本《明目至宝》后传，著者不详，影响不大，但可参考。

2. 著名医家对中医眼科理论与临床的贡献提高了眼科整体水平

明·王肯堂所辑的《证治准绳》，首次对五轮、八廓等词的含义作了解释，收载眼部病症 170 余种，凡肉眼所能见到的症状，几乎描述无遗，书中的病症名多被后世所采用；首次指出瞳神还含有神水、神膏，使瞳神更具解剖学特征。明代朝鲜人金礼蒙等汇集的《医方类聚》，保存了较完整的《龙树眼论》原文，共收录了

26 部医籍中有关眼科的论述，以及 59 种文献中的眼科方剂，计 1300 余首，数量之多前所未有；内服外用俱全，膏丹丸散均有，食疗药膳齐备，是一部中医眼科学的重要文献。明代杨继洲的《针灸大成》，叙述了 106 个穴位治疗眼病的功效，记载了 63 种眼病的针灸处方 90 余首，是眼科针灸较为系统的总结之作。清初张璐编著的《张氏医通》，详述了金针拨障术的适应证、操作方法，以及拨针的制造与消毒等；提及了"过梁针"的使用、术中常见的两种出血情况及处理措施，其针拨进针部位与现今几无差距，可见具较高的手术水平。此外，朱橚等编汇的《普济方》、徐春甫著的《古今医统大全》、李时珍著的《本草纲目》、张介宾著的《景岳全书》、吴谦等编纂的《医宗金鉴》等，均有眼科专病专方专药的论述，推动了眼科理论与临床的发展。

第五节　衰落与复兴时期

自 1840 年鸦片战争以后直至 1949 年中华人民共和国诞生前，是中医及中医眼科学的衰落时期；中华人民共和国成立后至今，则是中医及其眼科的复兴发展时期。

1. 半封建半殖民地社会中的中医眼科发展停滞衰落

清朝鸦片战争以后的百余年间，我国逐步沦落为半殖民地半封建社会，帝国主义的侵略，反动政府的扼杀与摧残，使中华民族的经济和文化遭到空前的破坏，中医及其眼科由兴盛趋于衰落。但在眼科医家的不懈努力下，编印了极为有限的眼科专著，故有创见的著作不多，其中较为著名的，如黄岩的《秘传眼科纂要》、陈国笃的《眼科六要》、刘耀光的《眼科金镜》、康维恂的《眼科菁华录》、王锡鑫的《眼科切要》等。此外，受西医眼科的影响，出现了具有中西医眼科结合倾向的专著，如徐庶遥的《中国眼科学》、陈滋的《中西医眼科汇通》，其学术思想具有进步意义，但由于历史条件的限制，未能取得明显成就。

2. 中华人民共和国成立后中医眼科的复兴与发展

中华人民共和国成立后，在党和政府一贯支持中医的政策推动下，中医事业得到了拯救与发展。1955 年北京成立了中医研究院，开设了研究中医眼科的科室；1956 年起全国各地相继建立了中医院校，逐步培养了大批中医眼科教师及医师；1959 年后，在中西医结合政策的号召下，许多"西学中"眼科医生加入到中医眼科队伍中，壮大了中医眼科的人才力量；1960 年出版了第一部全国统编《中医眼科学》教材；1968 年后，各省市相继成立了中医眼科学会、中西医结合眼科学会，为中医眼科及中西医结合眼科的学术发展构建了良好平台；1978 年后，一些中医院校先后招收了中医眼科硕士、博士研究生，培养了具有较高学术水平的一代新人。西南边陲的云南，也培养了中医眼科硕士研究生；1987 年后，一些院校开设了中医五官科专业，培养眼科专门人才；20 世纪 80 年代后，相继创办了《中西医结合眼科杂志》和

《中国中医眼科杂志》等，促进了中医及中西医结合眼科学术的研究与发展。

建国以来，各医药刊物发表了大量中医及中西医结合的眼科学术论文，并出版了许多中医眼科专著。有总结名老中医经验的如路际平的《眼科临症笔记》、陆南山的《眼科临证录》、姚和清的《眼科证治经验》、陈达夫的《中医眼科六经法要》、庞赞襄的《中医眼科临床实践》、张望之的《眼科探骊》、黄淑仁的《眼病的辨证论治》、陆绵绵的《中西医结合治疗眼病》，以及韦玉英编写的《韦文贵眼科经验选》、周奉建编写的《张皆春眼科证治》。有整理文献的专著，如杨维周编著的《中医眼科历代方剂汇篇》等。有专业参考书，如唐由之等编著的《中医眼科全书》、李传课主编的《新编中医眼科学》及《中医眼科学》、曾庆华等编著的《眼科针灸治疗学》、彭清华主编的《中西医结合眼底病学》、王明芳等主编的《中医眼科学》、李志英著的《中医眼科疾病图谱》，及历届编写的中医眼科学教材等。众多眼科论著的出版发行，对继承和弘扬中医眼科学发挥了重要作用。

随着时代的进步及科学技术的发展，中医眼科也借助现代诊疗仪器，提高了诊疗水平。为加强中医诊疗技术标准规范化建设，国家中医药管理局于1983年开始编制了部分中医病证诊疗标准，于1994年6月发布了《中医病证诊断疗效标准》。1997年10月，以朱文峰为主编制的《中医临床诊疗术语》作为国家标准在全国实施。2007年11月，国家中医药管理局推出了18个眼科重点专科（专病）建设项目及7个眼科特色专科（专病）建设项目。2010年至2012年国家中医药管理局发布了24个专业304个病种的中医诊疗方案及临床路径，其中包括20个眼科病种，促进了中医眼科标准规范化建设。

近年来，中医眼科在手术、针灸、药物等方面都取得了较大发展，一些眼科疑难病症进入了现代科研领域，并取得了阶段性成果；多种专治眼科疾病的中药新药已获国家食品药品监督管理部门的批准和生产。在广大中医眼科工作者的共同努力下，中医眼科事业蒸蒸日上，展现着广阔的发展前景。

（卜文超）

第三章

眼的基本结构与功能

第一节　眼珠

　　眼珠，形如丸，位于眼眶前部中央。早在《内经》对眼的解剖结构、生理功能及眼局部组织与脏腑经络的关系就已作出了精辟的论述。如《灵枢·大惑论》言："五脏六腑之精气，皆上注于目而为之精。精之窠为眼，骨之精为瞳子，筋之精为黑眼，血之精为络，其窠气之精为白眼，肌肉之精为约束，裹撷筋骨血气之精，而与脉并为系，上属于脑，后出于项中。"对后世中医眼科学的发展具有深远影响，为后来中医眼科学之独特理论——五轮、八廓、内外障等学说奠定了基础。唐·王焘《外台秘要》对眼的结构描述准确："轻膜裹水，圆满精微，皎洁明净，状如宝珠，称曰眼珠。"元代托名孙思邈之《银海精微》称眼珠为睛珠。明·孙一奎《赤水玄珠全集》称眼珠为目珠。清·吴谦《医宗金鉴·眼科心法要诀》称眼珠为目睛，曰："目珠者，目睛之俗名也。"明·王肯堂《证治准绳·杂病》谓："大概目圆而长，外有坚壳数重，中有清脆，内包黑稠神膏一函，膏外则白稠神水，水以滋膏。"

　　目前，对眼珠的内外基本结构已有较明确的认识，即眼珠由珠壁和瞳神（珠内组织）两大部分构成。

一、珠壁

　　珠壁包括外层、中层、内层三部分。外层质地坚韧，由前至后分为黑睛和白睛两部分，黑睛边缘与白睛紧密相连；中层包括黄仁，黄仁中央有一圆孔，为瞳仁；里层现代中医眼科学称为视衣。

（一）珠壁外层

1. 黑睛

　　黑睛之名见于《诸病源候论》"目晕候"，曰："精气聚生于白睛之上，绕于黑睛之际。"《秘传眼科龙木论》称乌睛，《银海精微》称乌轮，《证治准绳·杂病》称乌珠，《一草亭目科全书·目论》则称黑珠，《审视瑶函》称为青睛，曰："风轮者、白睛内之青睛也。"《目经大成》称神珠，曰："气轮中之青睛则属木应肝，轮曰风，世称神珠。"黑睛位于眼珠前部正中央，无色透明，略呈椭圆形盘状，向前略突，质地坚韧，也属保护眼珠内组织的屏障之一。黑睛无血络，外观似玻璃无色晶莹透明，因能透见其后黑褐色之黄仁而得名；为外界光线进入瞳神的第一道必经之路，能透视万物。《目经大成》曰"至清至脆，不可磨涅，晶莹如小儿之目为正"，认识到黑睛晶莹剔透，不可触犯、受损。

黑睛相当于解剖学之角膜，成人角膜横径为11.5~12mm，垂直径为10.5~11mm。周边厚度约为1mm，中央为0.5~0.55mm。组织学上角膜由外向内分为5层，即上皮细胞层、前弹力层、基质层、后弹力层及内皮细胞层。角膜富含三叉神经末梢，感觉极为灵敏，受损后疼痛、畏光等刺激症状明显。角膜表面覆盖有一层泪膜，因角膜本身无血管成分，氧气供应主要来源于空气，营养主要来源于房水、泪膜和角膜缘血管网。

2. 白睛

黑睛后之珠壁为外壁之中后部分，呈白色，不透明，质地致密坚韧，称白睛。其名首见于《诸病源候论》，曰："精气聚生于白睛之上"，又云："血脉生于白睛之上"。《外台秘要》言"夫人眼白睛重数有三，设小小犯触，无过损伤，但黑睛水膜止有一重，不可轻触"，已认识到白睛有三层，即解剖后之眼球壁分三层，而黑睛则只有一层。《银海精微》称白仁，曰："肺属金曰气轮，在眼为白仁。"《证治准绳·杂病》称白珠、白轮，俗称眼白，曰"白珠独坚于四轮"，认识到白睛质地坚韧，有保护眼珠内组织的重要作用。《张氏医通·七窍门》"金针开内障"述"针尖划损白珠外膜之络而见血"，即是对白睛外膜、血络的描述。

严格来说，白睛实际包括了西医学之球结膜、球筋膜和巩膜。在前部巩膜表面覆盖有透明菲薄的黏膜，有血络分布、推之可移的膜为球结膜，以及存在巩膜和球结膜之间的球筋膜，即前引《张氏医通》之"白珠外膜"。球结膜松弛地覆盖在巩膜表面。透明的角膜逐步嵌入不透明的巩膜内，逐渐过渡到巩膜，二者移行处紧密相连，称角巩膜缘，宽1.5~2.0mm。角膜巩膜共同构成了完整、封闭、呈球形的眼珠外壁，起到了包裹护卫眼珠内组织、维持眼珠正常外形的重要作用。

（二）珠壁中层

1. 黄仁

《银海精微·辘轳展开》曰"瞳仁之大小随黄仁之展缩，黄仁展则瞳仁小，黄仁缩则瞳仁大"，提出黄仁名称及瞳仁展缩机理。黄仁《中西汇通医经精义》称眼帘，《眼科易知》称虹彩。黄仁位于黑睛之后，晶珠之前，为一环状隔膜样组织，富含血络、色素，其色因人种而异，我国人多呈黑褐色。

黄仁即西医学之虹膜。其状似圆盘，周边与睫状体相连，将眼球前部空腔隔成前房、后房，前房后房内充满房水，虹膜悬于房水之中。虹膜表面有凹凸不平的精细纹路，称虹膜纹理。虹膜组织主要由基质层和色素上皮层组成，在基质层中分布有丰富的血管和三叉神经纤维，感觉特别敏锐，对各种炎症、刺激反应剧烈。

2. 瞳仁

瞳仁即黄仁中央可展缩之圆孔，也称瞳子。瞳仁，因形态幽深似井，不断渗出神水，五行中金生水，故《银海精微》称其为金井；又因对视时能映照出人影，故《秘传眼科龙木论》名曰"瞳人"；又称"瞳仁"，曰："水轮在四轮之内，为四轮之母，能以克明万物，故乃夫为瞳仁。"瞳仁为光线进入眼内之窗户，神光发越之要道。《秘传眼科龙木论·七十二证方论》述"瞳人端正，阳看则小，阴看则大"，说明瞳仁孔径大小能随外界光线之强、弱而缩、展，从而调节入眼光线之强弱，保持视物清晰，保护眼珠免受强光刺激。瞳仁居黄仁中央，黄仁病变可直接影响瞳仁。

瞳仁即解剖学之瞳孔，直径为 2.5~4mm。瞳孔周围虹膜组织中分布有呈环形排列的瞳孔括约肌（受副交感神经支配，兴奋时使瞳孔缩小），以及呈放射状排列的瞳孔开大肌（受交感神经支配，兴奋时使瞳孔开大）。

3. 其他

除以上所述黄仁、瞳仁外，严格来说珠壁中层还应包括现代解剖学之睫状体和脉络膜组织，但因时代所限，未能深入认识。

与虹膜后部相延续的部分称为睫状体，向后连接脉络膜，矢状面呈三角形。睫状体前 1/3 较肥厚，称睫状冠，其上有小的突起，称睫状突，可分泌房水；后 2/3 较扁平，称睫状体平坦部。睫状突与晶状体赤道部之间有纤细的悬韧带相连。睫状体组织中有睫状肌，为平滑肌，其中之环形纤维收缩，可松弛悬韧带，使晶状体变突，则视近清晰；而环形纤维舒张时，则牵拉悬韧带，使晶体扁平，则视远清晰，这一作用称为调节。

脉络膜富含血管和色素成分，又名葡萄膜。脉络膜介于视网膜和巩膜之间，前与睫状体相连，后至视盘周围。脉络膜与巩膜之间有潜在腔隙，称脉络膜上腔，有神经、血管通过。组织学上，脉络膜从外向内主要由大血管层、中血管层和毛细血管层三层血管组成。借助玻璃膜，毛细血管层与视网膜最外一层即色素上皮层紧密相连。脉络膜含血量约占眼球总血量的 65%，有眼球血库之称，起着重要的眼内组织营养作用，主要供养视网膜外 5 层组织。脉络膜富含色素，起遮光暗箱作用，保证了眼内成像的清晰。

（三）珠壁内层

视衣为珠壁最内层。由于历史条件的限制，古人对眼珠内的组织结构知之甚少，故均归属瞳神范畴。此处按解剖顺序讨论，故将视衣单独列出。因此，在早期的医学著作中，无珠壁最内层组织结构的具体描述。因珠壁内层是菲薄的膜样组织，且与视觉的产生直接相关，故名视衣。视衣薄而透明，与神膏紧贴。视衣病变则障碍神光发越，严重影响视觉功能。

视衣即解剖学之视网膜，具有形成视觉信息的功能。视网膜位于脉络膜和玻璃体之间，前方起自锯齿缘，后至视盘周围。视网膜后极部，有一直径范围约 2mm 的无血管区，富含叶黄素，颜色较暗，称黄斑区。其中心有一漏斗状小凹陷，称黄斑中心凹。视网膜视细胞层包含视锥细胞和视杆细胞，是产生视觉的细胞基础。视锥细胞司明视觉，视杆细胞司暗视觉。两种细胞在视网膜上的分布各有特点，由周边向视网膜黄斑中心凹，视锥细胞逐渐增多，视杆细胞逐渐减少，至黄斑中心凹附近仅存视锥细胞，故黄斑中心凹是视网膜上视觉最敏锐的部分。在距离黄斑区鼻侧约 3mm 处稍上方，有一约 1.5mm×1.75mm 范围大小的圆形区域，颜色较视网膜稍淡，称视盘，或称视乳头，是视网膜神经纤维汇聚并穿出眼球的部位。视盘中央有一小凹陷，即生理凹陷，又称视杯。视盘因没有视细胞，故无视觉功能，从而在正常视野中形成一盲点，称生理盲点。在视盘中央，可见视网膜血管自视神经穿入眼内，分布走行于视网膜组织。视网膜在组织学上共分为 10 层，由外向内分别是：色素上皮层、视细胞层、外界膜、外颗粒层、外丛状层、内颗粒层、内丛状层、神经节细胞层、神经纤维层及内界膜。视网膜色素上皮层具有传递脉络膜营养及防止脉络膜血管正常漏出液进入视网膜的功能，因此被称作视网膜外屏障，或视网膜－脉络膜屏障。临床上，常将视网膜内 9 层合称为神经感觉层，与最外层色素上皮层之间容易分离，形成视网膜脱离。视网膜上分布有视网膜中央动、静脉，各自又分为鼻上、鼻下、颞上、颞下四个大分支，再逐级分为若干小分支，供养视网膜内 5 层组织。

二、瞳神

瞳神能发越神光，明视万物，其含义有二：狭义专指黄仁中央之圆孔，即瞳人；广义包括瞳人及其内之各组织、神水、晶珠、神膏、视衣、目系等。《证治准绳·杂病》言："内包黑稠神膏一函，膏外则白稠神水，水以滋膏，水外则皆血，血以滋水，膏中一点黑莹，乃是肾胆所聚之精华，惟此一点，烛照鉴视，空阔无穷者，是曰瞳神。"《银海指南》也指出："能鉴万物，察秋毫，所谓瞳神者也"，又云："瞳神，水也、气也、血也、膏也……阴阳之蕴妙，水火之精华"，可见瞳神不仅是具体的解剖结构，还是产生视觉功能的重要基础，为神光发越之所在。

（一）神水

神水是眼珠内所包含的清澈透明的水液。神水大部分充满于黑睛与黄仁之间，即解剖学之前房内，另有少部分充满于黄仁与晶珠之间，即后房内。神水清澈透明，为光线进入眼内通路的组成部分，乃神光发越之要道，保障了视物之清晰。《证治准绳·杂病》谓："神水者，由三焦而发源，先天真一之气所化，在目之内。在目之外，则目上润泽之水是也。"由此可见除目内之水外，神水还包含目外之泪液。黑睛、晶珠、神膏均依靠神水营养，故《审视瑶函·目为至宝论》曰："血养水，水养膏，膏护瞳神。"此外，神水尚具维持眼珠内一定压力，保持眼珠圆形外观的作用。神水随时生成、排出，一旦"内肝管缺，眼孔不通"（《外台秘要·眼疾品类不同候》）将导致玄府闭塞，神水瘀滞，目珠疼痛，变生重症者视物障碍，甚则失明。另外，黑睛、黄仁病变多波及神水。

神水包括了西医学之房水和泪液。房水约97.8% 为水分，含有少量的氯化钠、蛋白质、维生素及无机盐等。房水由睫状突上皮细胞分泌，充满前、后房，主要功能是维持眼内压，营养角膜、晶状体及玻璃体等周围组织，是重要的屈光间质。房水经由前房角小梁网引流，进入全身血液循环。泪液是由泪腺、副泪腺分泌的透明液体，成分复杂，可在眼球表面形成泪膜，具有屏障、抑菌、杀菌及免疫调节等多种作用，在保护眼球、营养眼表组织、完善视觉功能等方面有重要作用。泪膜包含有3层成分，表面为脂质层，中间为水液层，底层为黏蛋白层。泪膜主要起到润滑眼表、防止干燥及供氧等作用。

（二）晶珠

晶珠又称黄精（《目经大成》）、睛珠（《中西汇通医经精义》）。1985 年全国高等医药院校教材《中医眼科学》正式定名为晶珠。《目经大成》对其形态、解剖部位、生理特征有详细的描述"膏中有珠，澄澈而软，状类水晶棋子，曰黄精"，说明晶珠位于黄仁后、神膏前、正对瞳神圆孔，为双凸具有弹性的圆形透明体，亦为光线进入眼内通路的重要组成部分、神光发越之要道，保证了视物精彩光明。《目睛大成》曰"圆翳，非谓方圆之圆，乃两重相粘，中央夹有浊水，犹包子、壁钱之象"，对晶珠的结构认识较为全面，已观察到晶珠有前后囊膜，一旦患病，将发生混浊，遮障视力。

晶珠即解剖学之晶状体，由囊膜、皮质和核三部分组成，透明无血管，富有弹性，有很强的屈光力，是屈光间质的重要组成部分。晶状体赤道部有悬韧带与睫状体相连。睫状肌的收缩、舒张带动悬韧带牵拉、放松，使晶状体凸度发生改变，实现眼的调节功能，保证了视远视近皆清晰。

（三）神膏

神膏又名护睛水，位于晶珠后，充填眼珠后段约五分之四的内腔。神膏无色透明，不含血络，同神水、晶珠一样，是光线进入眼内通路的重要组成部分，神光发越之要道。《证治准绳·杂病》曰："目形类丸……有神膏、神水、神光、真气、真精，此皆滋目之原液也。神膏者，目内包涵膏液，如破则黑稠水出是也。"此处之"黑稠水出"即指眼珠破裂，神膏溢出。《张氏医通·金针开内障》在金针拨内障进针时，对神膏亦有描述，认为患者"年高卫气不固，针时神膏微出"。神膏质地胶黏，富弹性，能耐受震荡，从眼珠内面给予视衣均匀支撑，维持着眼珠形状及眼内压，故《疡医大全》言："白睛最坚属肺金，内藏护睛水，如鸡子清之稠浓。"

神膏相当于解剖学之玻璃体。前方紧邻晶状体、睫状体，后方为视网膜、视神经。玻璃体容积约为 4.5ml，约 98% 以上成分是水，尚含有少量胶原及透明质酸。玻璃体具有较弱的屈光力，与角膜、房水、晶状体统称为眼的屈光间质。

第二节　眼珠周围组织

眼珠周围组织包括眼眶、胞睑、眼带、泪窍和泪泉。

一、眼眶

眼眶又名目眶，为一四个壁之骨框。外观近锥形，有内、外、上、下四个壁，前宽后窄，底部向前，尖端向后，在尖端部有一个圆孔两个裂，目系和粗大脉络等通过这些孔、裂连于脑。眼眶内容纳有眼珠、目系、眼带、脉络、眼之经筋和脂肪等。其前部外上方有一凹陷，称泪泉窝，内有生成泪液之泪泉。眼眶质坚，结构稳定，具有很强的保护作用。古代医籍对眼眶多有论及，如《素问·玉机真藏论》曰："大骨枯槁，大肉陷下……目眶陷，真脏见，目不见人，立死。"《秘传眼科龙木论·诸家秘要名方》曰："春雪膏，治肝经不足，内受风热……又治连眶赤烂，以纸涂膏贴之。"眼眶一名首见于《秘传证治要诀》，谓："眼眶骨痛。"《医宗金鉴·刺灸心法要诀》曰"目眶者，目窠四周之骨也，上曰眉棱骨，下即䪼骨，䪼骨之外即颧骨"，对目眶结构描述较详细。

眼眶与解剖学之眼眶同名同义，主要由 7 块骨围成，即额骨、蝶骨、筛骨、颚骨、泪骨、上颌骨、颧骨。眼眶外壁较厚，抗暴能力较强，且眼眶外壁的前缘相对稍偏后，使得眼球在外侧暴露较多，有利于外侧视野开阔。眼眶其余三个壁骨质较薄，易受外伤而发生骨折，进而伤及眶内眼球、血管、神经、肌肉等重要组织。眼眶尖端部有视神经孔，有视神经、眼动脉及交感神经通过；视神经孔外侧有眶上裂，有动眼神经、滑车神经、展神经、三叉神经眼支、部分交感神经纤维及眼上静脉通过，此处受损可发生眶上裂综合征；在眼眶外侧壁和下壁之间，有眶下裂，其中有三叉神经第二支、眶下动脉及眶下神经等通过。

二、胞睑

胞睑，又名目胞、眼胞、眼睑，最早记录于《内经》，称约束。胞睑之名见于

《秘传眼科龙木论》"睑硬睛痛外障"曰："此眼初患之时，胞睑赤胀"，又谓："大肠积热，肝家有风，致令眼睑皮肉上下有肉如粟粒相似"，故也称眼睑，同时还有睑皮、眼皮等称谓。胞睑《脉诀》称眼胞，《银海精微》则称胞睑、睑胞，《原机启微》称眼睫，《证治准绳·七窍门》则称睥、目睥等。《医宗金鉴·刺灸心法要诀》明确指出："目胞者，一名目窠，一名目裹，即上下两目外卫之胞也。"胞睑之上下部分连接处称为目眦，近鼻侧称为内眦或大眦，近颞侧为外眦、锐眦或小眦，与解剖学之内眦、外眦同名同义。《灵枢·癫狂病》言："目眦外决于面者，为锐眦；在内近鼻者，为内眦。"《医宗金鉴》曰："目内眦者，乃近鼻之内眼角，以其大而圆，故又名大眦也""目外眦者，乃近鬓前之眼角也，以其小而尖，故称目锐眦也"。胞睑分为上睑和下睑两部分，或称上胞、下胞，故也有上胞下睑之说。《银海精微》曰："胞者、上睑也；睑者、下睑也。"《秘传眼科龙木论》将胞睑之边缘称为胞沿，《银海精微》又称为睑弦或眼弦，即解剖学之睑缘。上下睑弦处各生有排列整齐的睫毛，有屏蔽沙尘及遮障强光的作用，与胞睑共同起到保护眼珠的作用。上下胞睑边缘之间的裂缝称为睑裂，俗称目缝，即解剖学之睑裂。上下胞睑内面覆盖有光滑透明的薄膜，富含血络，即解剖学之睑结膜。胞睑覆盖于眼眶的前面，位于眼珠之前，具有开合作用而司眼之启闭，保护着眼珠和眼眶。

　　胞睑即解剖学之眼睑，组织学上由外向内分为皮肤、皮下组织、肌肉、睑板、睑结膜5层。其中肌肉层包括眼轮匝肌和提上睑肌。眼轮匝肌由面神经支配，司闭眼；提上睑肌由动眼神经支配，司开眼。睑板质地如软骨，对眼睑具有支撑作用，在睑板组织中有垂直于睑缘排列分布的睑板腺，开口于睑缘，分泌类脂质，参与构成泪膜。眼睑内面的睑结膜与前部巩膜表面的球结膜相互移行处呈穹窿状，称为穹窿部结膜，因此结膜组织包括球结膜、睑结膜及穹窿结膜三部分。在球结膜近内眦部有一半月形结膜皱褶，称为半月皱襞，皱襞鼻侧有泪阜，呈小隆起状，协助泪液排出。闭眼时，结膜与角膜共同构成一个开口于睑裂的囊状腔隙，称结膜囊。上睑上方，眼眶上壁边缘处皮肤上长有排列整齐的毛发，称为眉。

三、眼带

　　《秘传眼科龙木论》"乌风内障"言："此是脏气不和，光明倒退，眼带障闭"，"小儿通睛外障"曰："小儿两目患通睛，欲拟看西又看东，振着脑中睛带"，故又名睛带。睛带共包括六条筋肉，起于目眶和眶尖部，向前展开穿越后，分别附着于目珠外壁的白睛前段表面的上、下、左、右处。眼珠凭借眼带的牵引、舒缩而转动，从而保证了目珠的正常活动和视物。若六条筋肉中的任何一条受病邪侵袭、外伤等，引起舒缩牵引运动失调，眼珠转动失灵，导致眼位不正、视一为二等异常。如《银海精微·辘轳转关》谓："风充入脑，眼带吊起。"

　　眼带即解剖学之眼外肌。每侧眼有4条直肌和2条斜肌，分别是上直肌、下直肌、内直肌、外直肌、上斜肌和下斜肌。其中，下斜肌起于眶下壁前内侧，附着于眼球赤道部后外侧巩膜上；其余 5 条肌肉则起于眶尖总腱环，向前分别附着于眼球赤道部附近巩膜上。外直肌由展神经支配，上斜肌由滑车神经支配，其余 4 条眼外肌均由动眼神经支配。

四、泪窍和泪泉

（一）泪窍

内眦部上下睑弦尽头处之顶端，各有一极小之圆孔。该小孔紧密贴附于眼珠，吸附和收集表面泪液，为泪液排出通道之起点，名泪窍，又名泪堂、泪孔。《银海精微·充风泪出》名泪堂，曰："大眦有窍，名曰泪堂。"《普济方》名泪孔，曰："泪孔属肝。"泪窍一名见于清代《血证论》，曰："白珠黑珠，均无出血之窍，目下眼皮，只有泪窍，乃阳明经脉所灌注。"

泪窍包括了解剖学之泪道，即上泪小点、下泪小点、上泪小管、下泪小管、泪囊及鼻泪管。泪液汇集到内眦部半月皱襞与泪阜处，形成泪湖，通过泪道虹吸作用排入鼻腔。

（二）泪泉

目眶前部外上方有一凹陷，即解剖学之泪腺窝，有能够产生泪液之泪泉，即解剖学之泪腺，司泪液分泌。泪液由泪泉分泌后进入结膜囊，经胞睑开合运动后，均匀地敷布于睛珠，润泽睛珠表面，轻膜裹水，皎洁明净，利于明视万物。

第三节　目系

目系之名源自《灵枢·经脉》之"肝足厥阴之脉……连目系"，"大惑论"中亦有论述，又名眼系、目本。《灵枢·寒热病》曰："足太阳有通项入于脑者，正属目本，名曰眼系。"《诸病源候论》"目眩候"中阐述了目系的生理病理、病因和临床表现，谓："目者，五脏六腑之精华，宗脉之所聚也。筋骨血气之精与脉并为目系。"《证治准绳·杂病》言"盖目珠者连目本，目本又名目系，属厥阴之经也"，说明足厥阴肝经与目系直接相连。眼珠产生视觉的功能活动称为神光，神光经由目系，传递到达于脑的过程，称神光发越。《审视瑶函·目为至宝论》曰："神光者，谓目中自然能视之精华也。"神光是保证眼珠别黑白，审短长，明视万物之根本。《医宗金鉴·刺灸心法要诀》谓："目系者，目睛入脑之系也。"目系位于眼珠后方，前连眼珠，后通于脑，视衣中的视盘为目系之起始端。目系从视盘开始，成束穿出眼珠后，进入眼眶尖部小孔，穿出小孔继续上行，最终入脑。《医林改错·脑髓说》云"两目系如线，长于脑，所见之物归于脑"，充分说明了目系连目珠通于脑，是传递视觉信息的重要通道。

因此，狭义的目系仅指解剖学之视神经；而广义的目系除视神经外，还包括了视神经周围的鞘膜、血管及传递视觉信息的整个视路。视路指的是将视网膜光感受器视觉信息传达到视中枢的传导通路，始于视神经，经视交叉、视束、外侧膝状体、视放射，最终至大脑枕叶视中枢。

中西医眼部解剖名词对照表详见表3-1。

表3-1　中西医眼部解剖名词对照表

中医解剖名词	西医解剖名词
眼珠（睛珠、目珠、目睛）	眼球
白睛（白眼、白仁、白珠、白轮、眼白）	球结膜、球筋膜及巩膜
黑睛（黑眼、乌睛、乌轮、乌珠、青睛、黑珠、神珠、黑仁）	角膜
黄仁（眼帘、虹彩）	虹膜
瞳仁（瞳人、瞳子、金井、瞳神）	瞳孔
神水	房水
晶珠	晶状体
神膏	玻璃体
视衣	视网膜及葡萄膜
眼眶（目眶）	眼眶
胞睑（睑皮、眼皮、约束、目裹、目窠、目胞、眼胞、眼睫、睥、目睥）	眼睑
上胞（上睑、上睥）	上眼睑
下胞（下睑、下睥）	下眼睑
睑弦（眼弦、睥沿）	睑缘
内眦（大眦）	内眦
外眦（锐眦、小眦）	外眦
泪窍（泪孔、泪堂）	泪道
泪泉	泪腺
眼带	眼外肌
目系（眼系、目本）	视神经及其动静脉、视路

（曹雪川　马素红）

第四章

眼与脏腑经络的关系

眼，"为五官之尊"，居于头面，在头上部之前面，借目系直接与脑相连，与脏腑、经络、血脉、肌肉、骨骼、筋经、气血、津液、皮毛共同构成人的整体。它们互相依赖，互相协调，互相为用，缺一不可。其功能《素问·脉要精微论》开宗明义曰："夫精明者，所以视万物，别白黑，审短长。"王宏翰曰："以视为职，其德在明。"

第一节　眼与五脏的关系

眼与脏腑不仅外合形，而且内藏神。《灵枢·大惑论》曰："五脏六腑之精气皆上注于目而为之精。"《太平圣惠方·眼内障论》曰："眼通五脏，气贯五轮。"眼得以生成，形状得以完整，功能得以完善，全赖脏腑精气血输注。若脏腑功能失调，精气血不足，则影响眼的生成，使其形状不完整，功能不齐备，从而发生眼病，甚至失明。《针灸甲乙经》曰："五脏不和，则九窍不通。"《太平圣惠方·眼论》又认为："脏气若乱，目患即生。"傅仁宇《审视瑶函·目为至宝论》里明确说："脏腑之疾不起，眼目之患不生，何疾之有哉？"而眼发生了疾病，也可以引起脏腑功能失调，发生病变，甚或导致生命危险。

1. 眼与心的关系

（1）心主血脉，诸脉属目：《素问·痿论》曰："心主身之血脉"，又曰："诸血者，皆属于心"，"诸脉者，皆属于目"。《灵枢·口问》曰："目者，宗脉之所聚。"几段经文，明确了心、血、脉与眼的密切关系。心气主持全身血脉的运行，是血液流动的动力，血在心气的推动下，输布全身各部及眼；血起着营养全身的作用，身体各部莫无心血所到，眼也不例外；血运行于脉内，诸脉为周身血气循行之脉道，说明心主宰全身血脉，心气将血及精微沿脉有规律地输送到全身及眼，眼又是众多血脉汇聚之处，借此先天生成眼，后天营养眼，产生精明，明视万物。

心主血脉功能正常，视物之功能才完善，反之"血脉逆行，邪害孔窍，故曰月不明"(《杂病源流犀烛·目病源流证治》)。

（2）心为五脏主，藏神，目为心使：《管子》说："心之在体，君之位也；九窍之有职，官之分也。心处其道，九窍循理"，又曰："心也者，智之舍也"。《素问·灵兰秘典论》曰："心者，君主之官也，神明出焉"，又曰："心藏神"。《灵枢·邪客》曰："心者，五脏六腑之大主也，精神之所舍也。"气功著作《金丹大要》曰："心为一身君主，万神为之听命。"《类经》曰："心为一身之君主，禀虚灵而含造化，具一理以应万几，脏腑百骸，为所是命，聪明智慧，莫不由之，故曰神明出焉。"以上论述都认为心是生命活动的总主宰，主神气、正气，使其成为生命活动的外在表现，五脏六腑，四肢百骸、五官七窍都在心血的滋养下完成各自的生理功能。全身各脏腑之间的联系由心所主，在心的主宰下五脏整体协调，完成神智活动，心在脏腑中居首要地位。

《灵枢·大惑论》曰："目者，心使也。心者，神之舍也。"眼是五官七窍之一，不例外也在心血的滋养下完成"视五色，辨三光"。《素问·解精微论》曰："夫心者，五脏之专精也，目者其窍也。"即五脏精气，由心专门指使，眼是心指使五脏精气表现在外的孔窍，五脏精气的充足与否，可以在眼部有所表现。晋·皇甫谧曰："心藏脉，脉舍神，神明通体，故云属目。"《证治准绳·杂病》曰："神光发于心……神舍心，故发于心。"《类经》曰："精神虽统于心，而外用则在目，故目为心之使，心为神之舍。"在心血的滋养下，眼能感知外界景物，外部世界；也只有从眼能看到七情在外的表现，能看到人的内心世界及生命体征。从眼可以看到喜悦、悲伤、焦虑、恐惧等情感变化；更从眼查看正气是否内存，生命活动是否终止。王惠源《医学原始》曰："人之情伪，先观其目，此心之捷报也。心有一情，目即露之。"所以目"藏神""为心使""外用则在目"等是生命正气、神气、神智在眼部的表现。

（3）血之精为络：从外观看，两眦附近的白睛较其他部位血络多，又大眦内有一红色肉状突起，心主血脉，心色赤，五行属火，故《灵枢·大惑论》曰："血之精为络。"清·张隐庵《黄帝内经灵枢集注·大惑论》言"血之精为络，心之精也"，即心血之精华，升腾结聚为眼部血络并荣养眼，并以两眦血络为代表，为心外合之形。

《素问·灵兰秘典论》曰"主明则下安""主不明则十二官危"。《灵枢·口问》曰："心动，则五脏六腑皆摇。"心功能受损、失常，神明无所主，"九窍不循理"，百病丛生，眼病随至，精明失常。而眼一旦患病，不仅视力受损，还会影响人的聪明才智，甚至生命。故《医学原始》曰："心为百体之君，元火之腑，生命之根，灵神之寓。"

2. 眼与肝的关系

（1）目为肝窍，为肝之外候：《素问·金匮真言》曰："东方青色，入通于肝，开窍于目，藏精于肝。"依五行理论，五方五色，收受于五脏，再与五官相配。肝，属木，与东方、青色相配，五官与眼配。《灵枢·五阅五使》曰："目者，肝之官也"，又说："五官者，五脏之阅也"。阅：看，为在外能看到的意思。晋·魏华存传《黄庭内景经》曰："肝神龙烟字含明。"梁丘子注曰："肝位木，行东方青龙之色也，于藏主目，日出东方，木生火，故曰含明。"即肝靠眼与外界相通，眼是肝与外界沟通的孔窍。五脏深藏体内，不能看到，五官是五脏在外能看到能感觉到的器官，因此查五官就能知五脏，能了解五脏的情况及病候，是从外能感知内，即张隐庵："从内而应于外也。"从目即可知肝脏的情况，故《仁斋直指方论》曰："目者，肝之外候。"

（2）肝藏血，肝受血而能视：《素问·五藏生成》曰："人卧血归于肝"，又曰："肝受血而能视"。王冰注曰"肝藏血，心行之，人动则血运于诸经，人卧则血归于肝脏"，说明肝有贮存血液的功能，全身血液，均藏于肝。肝调节着血液的多少，随着人体活动的强弱而有增减。人在活动时血流增加，供给身体各部诸如眼的血量增加；而休息时血流减少，血归藏于肝，供给身体各部诸如眼的血量亦减少。《证治准绳·杂病》曰："真血者，即肝中升运滋目经络之血也"，还说："血养水，水养膏，膏护瞳神"。在先天，眼的生成必须有赖于肝血充足，后天之精明又赖肝之真血滋养才能完备。血养育着神水、神膏、瞳神，以保证眼的视物作用。肝贮存血液丰富，供给眼的血液也丰富，若肝血减少，则眼发育生成受到影响，或不能维持眼的正常功能，则目干涩昏花，不明或夜盲。

（3）肝脉上连目系：《灵枢·经脉》曰："肝足厥阴之脉，起于大趾丛毛之际……上入颃颡，连目系。"在十二经脉中，只有足厥阴肝经是本经直接与眼连接并与脑相连的经脉，它们依靠目系相连，并沟通运行精气血。

（4）肝主疏泄，肝气通目：肝属木，为刚脏，喜疏散，升发条达，其性刚直，必须顺从，不可逆反。肝调节着全身气机的升降出入，主升主动，调畅着人体情志，推动着气、血、津、精的运行，其余气化为胆汁，促进着脾胃的运化功能，故《素问·宝命全形论》曰："土得木而达。"《格致余论·阳有余阴不足论》中明确指出："司疏泄者，肝也。"《血证论》曰："木之性主于疏泄，食气入胃，全赖肝木之气以疏泄之，而水谷乃化。"《灵枢·脉度》曰："肝气通于目，肝和则目能辨五色矣。"肝气和调，肝疏泄通达，气机调畅，肝内的精气血由体内通达于目，则气、血、津、精、胆汁在眼内敷布顺畅，目视精明，能辨五色。若肝不得升发，则气机郁滞；若疏散升发太过，则为过亢；若下降不及，则为上逆，皆为不和，目病随至。故《血证论》曰："设肝之清阳不升，则不能疏泄水谷，渗泄中满之证，在所不免。"《素问·六元正纪大论》曰："木郁达之。"

（5）肝主筋，肝之精华为黑眼：《素问》曰："肝生筋"，又曰："食气入胃，散精于肝，淫气于筋"。《灵枢·九针论》曰："肝主筋。"肝之精气润泽、浸灌，生筋养筋。筋的生成有赖于肝血，其功能又赖肝血的滋养。肝属木，其性柔，细观身体之筋及筋膜，透明，有弹韧性，无血络。而黑睛最精致，最晶莹透明，无血络，且柔韧，有弹性，是筋中精华之精华，故"大惑论"曰："筋之精为黑眼。"《黄帝内经灵枢集注·大感论》曰："筋之精为黑眼，肝之精也。"肝之精华升腾结聚为筋之精华——黑睛，并荣养之，黑睛为肝外合之形。

3. 眼与脾的关系

（1）脾主运化，输精于目。《素问》曰："脾为胃行其津液也""饮入于胃，游溢精气，上输于脾，脾气散精""脾为孤藏，中央土以灌四旁"。后世医家张介宾认为："而血即精之属也。但精藏于肾，所蕴不多，而血富于冲，所至皆是，盖其源源而来，生化于脾"，又言道："脾化血，脾气虚则不能运化"。《医学入门》曰："脾居中州，而播敷四脏，以为一身之运幹也。"沈金鳌则谓："脾也者，心君储精待用之府也，赡运用，散精微。"以上都说明脾主运化，食物中的精微物质全赖脾转输，敷布营养全身各部。

《灵枢·大感论》曰："五脏六腑之精气，皆上注于目而为之精。"精明源自先天即天一之元精，出生之后，必资后天脾运化、输送精微以养育，视物功能才得以维持。故《兰室秘藏·眼耳鼻门》曰："夫五脏六腑之精气，皆禀于脾，上贯于目。脾者，诸阴之首也，目者血脉之宗也。故脾虚则五脏之精气皆失所司，不能归明于目矣。"李梃也说："血乃水谷之精变成，生化于脾……脉络脏腑，耳目手足，资为应用。"赵献可《医贯》在此基础上曰"五脏六腑之精气，皆禀受于脾土，而上灌于目"，充分说明了脾运化精微，输精于眼的重要性。

脾运化水湿又是其另一功能，《素问·至真要大论》曰："诸湿肿满，皆属于脾。"脾将水谷精微中多余的水液转输到肺、肾后排出体外，水液平衡在眼则一切正常。若脾运不健，水湿停留，则发为肿胀满，在眼则眼睑、白睛、视衣发为水肿，严重者聚湿生痰，则患胞生痰核，甚或发为视衣痰湿积结、神水混浊、瞳神干缺等病症。

（2）脾主统血，血行脉内养目。脾统摄控制着血液沿正常的脉道有规律的运行，防止溢出脉外，供目营养，目视精明。《难经·四十二难》曰："脾主……裹血，温五脏。"裹，即包裹，不使其外溢。沈自南《金匮要略注》更明确说："五脏六腑之血，全赖脾气统摄。"张介宾曰："盖脾统血，脾气虚则不能收摄；脾化血，脾气虚则不能运化。是皆血无所主，因而脱陷妄行。"脾统血，实际是脾气的固摄作用。若脾的功能失调，脾固摄统血失常，则血不归经，离开经脉，流于脉管之外。在眼，则发为眼各部血不循经而行，出现血溢脉外引起出血，如白睛溢血、血灌瞳神、眼底视衣出血等，对视力损害极大。

（3）脾升清阳，目灵动精明。《素问·阴阳应象大论》曰："清阳出上窍。"清，指纯净、洁净，能向上、上升、升发的极轻清、清澈的水谷精微之精华，才能被脾输送至人体上部，营养诸窍；阳，阳气推动温养上部诸窍，使其既神且明。《灵枢·邪气脏腑病形》曰："其精阳气上走于目而为睛。"景岳认为："精阳气者，阳气之精华也。"目得脾升运水谷精微之精华上注，又得阳气精华的推动、温煦，故清澈、透明、灵动，精明视物。

《素问·玉机真藏论》曰："其不及则令人九窍不通。"若失脾阳的升发推动输送精华，清阳不升，浊阴不降，浊邪为患，在眼则发生眼睑肿胀，开合不利，抬举无力，眼球转动不灵活，神水不清，瞳神开大缩小受到影响，视力下降等。

（4）脾主肌肉，其精为约束。《素问》曰："脾主身之肌肉"，又曰："脾生肉"。清·张志聪《素问集注·五藏生成》说得更清楚，曰："脾主运化水谷之精，以生养肌肉，故主肉。"脾在五行属土，土性敦厚，资生万物。脾胃为气血生化之源，全身各部肌肉赖脾运化，输送水谷精微，营养充实，才得以生成，丰满健壮，活动正常。同样眼睑及眼球内外肌肉，也必须有脾输送精微，运化养育，才能生成，才能开合，才能转动，才能开大缩小，才能被约束在正常位置，否则"睑废不用"或"偏视"或"突起"，或眼球固定不能转动，或瞳仁不能开大缩小等。故《素问·太阴阳明论》曰："今脾病不能为胃行其津液，四肢不得禀水谷气，气日以衰，脉道不利，筋骨肌肉，皆无气以生，故不用焉。"

《灵枢·大感论》曰："肌肉之精为约束。"景岳曰："约束，眼胞也，能开能阖，为肌肉之精，主于脾也。"《黄帝内经灵枢集注·大感论》曰"约束者，目之上下纲，肌肉之精为约束，脾之精也。"指脾之精华所生成的、营养的、充实的，极精华、极精致、功能极灵敏的，眼部所有能开合运动的肌肉为眼之约束，网维着眼部，主管上下眼睑的开合，眼球的转动，瞳神的开大及缩小。并以上下眼睑概括起约束作用的眼部肌肉，故上下眼睑属脾，为脾外合之形。

4. 眼与肺的关系

（1）肺主气，气和则目明。《素问》曰："诸气者，皆属于肺""肺者，气之本""食气入胃，浊气归心，淫精于脉，脉气流经，经气归于肺，肺朝百脉"。肺主持调节全身之气机，肺的呼吸运动，即气的升降出入运动。气是宣发推动全身血液、津液运行的动力。《黄帝内经灵枢集注·口问》曰："入胃之水谷，籍肺气转输于皮毛，行于脏腑。"全身所有之血液，都要通过经脉，到达于肺，肺吸入自然界之清气，与脾胃运化之水谷精微相结合后化为宗气，经过心脏输送分布于全身，荣养眼和全身各脏腑、皮毛及四肢百骸。待全身血脉又朝会于肺后，再将浊气呼出，这样不停地循环不休，以保证全身包括眼的血供及营养。《中藏经》曰："肺者，魄之舍，生气之源。"所以陈修园曰："肺者，沛也，中有二十四孔，分布清浊之气，以行于诸脏。"一旦肺气亏虚，推动乏力，目失其养，则视物不明。《灵枢·决气》说得非常肯定，曰："气脱者，目不明。"

（2）肺合皮毛，抵御外邪。《素问》曰："肺之合皮也，其荣也"，又曰："输精于皮毛"。《中藏经》曰："外养皮毛。"肺主气属卫，外合皮毛，包括皮肤及附属之毫毛、腺体等。肺主一身之表，具有宣发卫气、将精气输布于皮毛、荣养皮毛、护卫肌表、调节腠理开合的作用，成为抵御外邪的屏障。肺气充足，则眼部皮毛润泽，腠理开合正常，邪不易侵。

若肺气虚，输精能力减弱，则出现眼部皮肤粗糙、枯槁，眉毛、睫毛脱落，乱生不整齐；若腠理开合失常、闭塞，废物不得排出体外，则见眼部及体表腺体淤积，发为肿物或胞生痰核；若腠理疏松，卫表不固，腺口开疏，外邪乘虚易侵，则致眼睑红赤肿痛，发为针眼、风赤疮痍，甚或胞肿如桃。

（3）肺通调水道，水精四布。《素问·经脉别论》曰："饮入于胃，游溢精气，上输于脾，脾气散精，上归于肺，通调水道，下输膀胱。水精四布，五经并行。"通，即疏通、通畅、贯通、流通，也即是宣通、散开之意；调，即调节、调配、调剂之意。饮食入胃经过胃的腐熟消化，水谷精微经脾传输于肺，通过肺的宣通播散，"水精四布"，将水之精华布散营养全身，如外布皮毛腠理，内濡脏腑肢体及九窍，《中藏经》曰："内荣肠胃。"另一功能，肺调节水液，将水液下输肾与膀胱，这就是肃降，通过肾的取舍和膀胱的气化，将水液中之废物变为尿液或汗液分别排出体外。若肺功能健全，则"水精四布"，一旦肺通调水道功能减弱，则会引起水湿停留，成饮成痰，水精乱布，水肿等即见。在眼睑则发为眼睑水肿、胞生痰核；在白睛则见白睛肿若鱼胞；在视衣则出现水肿、痰浊渗出、顽痰积聚，等等。

（4）肺之精为白眼。《灵枢·大惑论》曰："其窠气之精为白眼。"张介宾《类经》曰："气之精主于肺，肺属金，故为白眼。"张隐庵《黄帝内经灵枢集注·大惑论》曰："其窠气之精为白眼，肺之精也。"肺主气，属金色白，故肺气之精华升腾结聚为白睛荣养白睛，故白睛属肺，为肺外合之形。

5. 眼与肾的关系

（1）肾主藏精，精足目明。《素问》曰："肾者主水，受五脏六腑之精而藏之"，又说："肾者主蛰，封藏之本，精之处也"。《灵枢·大惑论》曰："五脏六腑之精气，皆上注于目而为之精。"《证治准绳·杂病》曰："瞳神……乃先天之气所生，后天之气所成。"肾藏的精有二，一为先天之精气，一为后天之精气。肾中精气，是人体生命之本。眼的生成，功能的存在，必赖先天肾精气充足，才能发育完善，出生后，又必须有后天水谷精气的培育、充养，才能发挥维持其正常的视物功能。肾又受藏五脏六腑之精，一旦后天肾精不足，眼的功能将会受到影响。随着年龄的增加，肾精气损耗衰减，眼百病蜂起，或目力减退，或迎风流泪，或视瞻昏渺，或视物如隔纱、隔物等。《素问·阴阳应象大论》曰："年四十，而阴气自半也，起居衰矣；年五十，体重，耳目不聪明矣；年六十，阴痿，气大衰，九窍不利，下虚上实，涕泣俱出矣。"已有先见。

（2）肾为水脏，主津液，渗于目。《素问·逆调论》曰："肾者水脏，主津液。"肾调节着津液的输布和废物（尿）的排泄，维持着水液代谢的平衡，此种功能即肾的气化作用。肾气正常，归于肾的水液浊者为尿排出体外，清者为津液上润目窍。《灵枢·五癃津液别》曰"五脏六腑之津液尽上渗于目"，则为眼的神膏、神水、泪液，以充填、滋养濡润眼球。若肾的气化功能受到损伤，水液代谢紊乱，水湿上泛于目，则见冷泪常流，眼睑浮肿，神水混浊，神膏变质，视衣水肿，混浊，甚则视衣出现痰湿积聚，痰积结块，痰浊堆积等；肾津液不足，则目干涩昏花，圆翳内障，视瞻昏渺等。

（3）肾生脑髓，瞳神属肾。《素问》曰："肾生骨髓"，又曰："肾不生则髓不能满"。《灵枢·海论》曰："脑为髓之海，其输上在于盖。"髓有骨髓、脊髓、脑髓。其中脊髓上通于脑，与脑直接相连，骨坚髓满，髓聚则多，多则盈满而成脑。肾精气的盛衰，直接影响着骨、髓、脑的生长发育。肾精气充足，髓海得充养，就能发挥正常完善的"精明"作用；若肾精亏虚，髓海失养，则影响人的精明。如老年人肾精气亏虚视力下降，患圆翳内障、视瞻昏渺等；小儿肾元不足，脑髓发育不良，则目不灵动。故《灵枢·海论》曰："髓海有余，则轻劲多力，自过其度；髓海不足，则脑转耳鸣，胫酸眩冒，目无所见。"

《素问·阴阳应象大论》曰："肾生骨髓……其在地为水，在体为骨，在脏为肾，在色为黑。"《证治准绳·杂病》曰："水之精，腾结而为水轮。"张景岳《类经》又曰："瞳子，眸子也。骨之精主于肾，肾属水，其色玄，故瞳内明而色正黑。"肾属北方，属水，在体主骨，其色黑。细观瞳神，内外布满神水，为神水所包涵，其色黑，幽深似井。故《灵枢·大惑论》曰："骨之精为瞳子。"张隐庵根据"肾生骨髓"的理论，曰："骨之精为瞳子，肾之精也。"肾之精华升腾结聚而成瞳神，并荣养之，故瞳神属肾。《证治准绳·杂病》曰："五轮之中，四轮不鉴，唯瞳神乃照物。"从功能上来说，在眼众多结构中，只有瞳神具有"精明"作用，能将所视之物传送至脑，是脑髓功能之一。所以瞳神与肾，不仅外合形，而且内藏脑髓之神。

第二节　眼与六腑的关系

1. 眼与胆的关系

胆居六腑之首，与肝互为表里，附于肝，经脉互相络属，胆汁由肝之余气所化生，聚而成精，在人体起着帮助消化食物的作用，与水谷精微有着密切的关系。胆的功能正常与否，受肝的影响，肝开窍于目，所以胆对眼又起着重要的作用。《证治准绳·杂病》曰："神膏者，目内包涵膏液……此膏由胆中渗润精汁，积而成者，能涵养瞳神，衰则有损。"《东医宝鉴》曰："肝之余气溢入于胆，聚而成精。由是内藏精而不泄，外视物而得明，为清净之腑，能通于眼目。"《证治准绳》又曰："夫神光发于心，原于胆火之用事。"依五行学说之论，胆属木，心属火，木生火，胆火助心神之用故视力具。以上不仅从五行说清了胆与眼、胆与视力的关系，还认为胆与眼相通，神膏是由胆中渗润精华而成，瞳神赖胆中精汁所润泽养育。因此，胆汁的充足与否，决定着眼视物的好坏。故《灵枢·天年》曰："五十岁，肝气始衰，肝叶始薄，胆汁始减，目始不明。"《审视瑶函》曰："此膏一衰，则瞳神有损。"胆于眼之重要，可见一斑。

2. 眼与小肠的关系

小肠与心互为表里，经脉互为络属关系。《素问·灵兰秘典论》曰："小肠者，受盛之官，化物出焉。"小肠的功能主受盛、化物和分清泌浊。胃腐熟水谷后，传送容纳在小肠，由小肠将胃初步消化的食物作进一步的再消化，分门别类，化分为水谷精微和糟粕。水谷精微经脾气散精，输送到身体各部及眼，无用的残渣经小肠直接输送入大肠，排出体外。《素问·灵兰秘典论》曰："小肠居胃之下，受盛胃中水谷而分清浊，水液由此而渗入前，糟粕由此而归于后，脾气化而上升，小肠化而下降，故曰化物出焉。"其表述更为明白。小肠化物正常与否可以影响到心，影响到眼。心与小肠经络表里络属，故心与小肠之火上乘，则目患红肿、赤痛等病。

3. 眼与胃的关系

胃与脾互为表里，经脉互为络属关系。《灵枢·玉版》曰："人之所受气者，谷也；谷之所注者，胃也；胃者，水谷气血之海也。"《素问·五藏别论》曰："胃者，水谷之海，六腑之大源也。五味入口，藏于胃以养五脏气……是以五脏六腑之气味，皆出于胃。"两段经文说明胃是一切外来营养物质的总源泉，胃关系到人体一切生命活动乃至生存。《中藏经》曰："胃者，人之根本也，胃气壮则五脏六腑皆壮。"食物直接入胃，赖胃消化腐熟后才能化生成气血等精微物质，再由脾输送至身体之五脏六腑及眼，故称脾胃为后天之本。《灵枢·动输》曰："胃气上注于肺，其悍气上冲头者，循咽，上走空窍，循眼系，入络脑。"经胃消化后之水谷精微气血精华，向上先传注于肺，其中最强悍滑利之气血再向上，冲于头部，沿咽喉上行，注入七窍，再沿着眼的脉络，内入连于脑，说明眼最先受胃最强劲的气血灌注。若胃无水谷或腐熟功能不足，脾无精华可运，则全身气血亏乏，引起目病。故《素问》云："谷气通于脾……六经为川，肠胃为海，九窍为水注之气"，又云："头痛耳鸣，九窍不利，肠胃之所生也"。故李东垣《脾胃论·脾胃虚实传变论》说："九窍者，五脏主之，五脏皆得胃气乃能通利"，并指出："胃气一虚，耳目口鼻俱为之病"，充分说明了胃对九窍，包括眼的重要作用。故人饥饿时，胃中无水谷，出现头昏眼花，视物不明。

4. 眼与大肠的关系

肺与大肠互为表里，经脉互为络属关系。《素问·灵兰秘典论》曰："大肠者，传导之官，变化出焉。"大肠接受小肠化物后剩下的残渣，变化成粪便，经肺气肃降，下传排出体外。大肠的变化传导，是胃降浊功能的延伸。若大肠传导功能失调，腑气不通，大肠积热，影响肺气肃降，热邪上炎，引起白睛红赤，眵泪胶黏等目病。同样大肠积毒积热，火热之邪太盛，上炎于肺，迫血妄行，可以引起白睛之血络破损，血溢络外，而见白睛出血，或眼内出血等。

5. 眼与膀胱的关系

肾与膀胱直接相连，互为表里，经脉互为络属关系。《素问·灵兰秘典论》曰："膀胱者，州都之官，津液藏焉，气化则能出矣。"《中藏经》曰："膀胱者，津液之腑。"肾与膀胱调节着津液的代谢，通过肾、膀胱之气化作用，将津液上渗于目及全身，而将废物尿液下排，贮藏于膀胱，化气行水，排出体外。膀胱化气功能正常，则水液代谢正常，若膀胱化气功能减弱，则水液停留，有毒物质不能排出体外，引起尿关格。水湿上犯，轻则见眼睑浮肿或白睛肿如鱼胞，重则损及视衣，引起视衣水肿，或聚湿成痰，视衣痰结滞留，形成渗出，严重损害视力。若有毒物质蓄积体内过多，累及于肾，不仅损伤视衣，还可危及生命。

6. 眼与三焦的关系

三焦是上焦、中焦和下焦的总称，有名无形，为六腑之一，《难经·第二十五难》曰："三焦为表里，俱有名而无形。"三焦实际是根据《灵枢·营卫生会》之"上焦出于胃口，并咽以上，贯膈而布胸中"等经文，将人体划分为上、中、下三部分，其功能是脏腑功能之总和。《灵枢·五癃津液别》曰："水谷皆入于口，其味有五，各注其海。津液各走其道，故三焦出气，以温肌肉，充皮肤，为其津，其流而不行者为液。"《难经·第三十一难》曰："三焦者，水谷之道路，气之所终始也。"《中藏经》更为重视三焦曰："三焦者，人之三元之气也，号曰中清之府，总领五脏六腑，营卫经络，内外左右上下之气也。三焦通，则内外左右上下皆通也。其于周身灌体，和内调外，营左养右，导上宣下，莫大于此者也。"三焦总领主持诸气，运化水谷精微、津液，温润充养肌肉，疏通水道，分清泌浊，排除废物。而《证治准绳·杂病》说："神水者，由三焦而发源。"目之气、血、精、津、液，无不与三焦有关。若三焦功能失常，水谷不得消化，精微不得转输运化，经络不得通畅，肌肤不得温煦，目不得其养，水道不得通畅，清浊不分，废物不得排除，则会影响于目，发生眼病。

三焦的划分，对后世眼病的治疗有着指导意义，如《温病条辨·杂说》曰："治上焦如羽，非轻不举；治中焦如衡，非平不安；治下焦如权，非重不沉。"在其指导下，目分属上焦在上，为清窍，治疗又要多选轻清上浮，导上易达头目之药物，如桑叶、菊花、蝉蜕、薄荷、谷精草、木贼等。

7. 眼与脑的关系

脑，位于人体之高巅，居于头部颅骨内，由髓汇聚而成。《素问·五藏生成》曰："诸髓者，皆属于脑。"《灵枢·海论》又曰："脑为髓之海。"眼与脑之关系，王宏翰《医学原始》中有多处述及，认为脑为"总知""脑为五官之根源""传觉气于五官""又由此细管复纳五官所受之物象而总知之"。其后又曰："凡耳、目、鼻俱有两筋通于总知，有所见闻，即从此接送也"。

（1）眼与脑直接相连，为脑的外窍：《灵枢·大惑论》曰："五脏六腑之精气，皆上注于目而为之精……肌肉之精为约束，裹撷筋骨血气之精，而与脉并为系，上属于脑，后出于项中"，又曰："足太阳有通项入于脑者，正属目本，名曰眼系"。清·王惠源《医学原始》曰："脑有细细脉络，由此达于五官，而成知觉之气，能使目视耳听"，又曰："目为五官之尊，以视为职……位居脑前近额，左右两目各有二细筋，由总知生至目内"。王清任通过对尸体的解剖，认识更为明确，在《医林改错·脑髓说》中曰："两目即脑汁所生，两目系如线，长于脑。"可见中国从古以来就认识眼与脑经脉相连，组织结构相连，可以说眼是脑的外窍，是脑的外延。

（2）脑生元神，授目知觉：元神，即神，指人的意识、思维、语言、感知、表情、记忆等精神活动。而精明是具体到全身，即眼、耳、鼻、喉、四肢等在脑指挥下的功能表现。

《素问·脉要精微论》曰："头者，精明之腑。"对脑神与各部精明的认识，气功著作中有许多论述，且认识较为清楚。唐·裴铏就说："元神如主，千神如臣，元神既去，千神无主，国之空耳"，又说："阳神者，是纯阳之精英，是元神也，非五脏诸体之神也。元神能生其三魂七魄及诸体之神尔"。《颅囟经》认识大致与气功同，曰："太乙元真在头，曰泥垣，总众神也，得诸百灵。"而宋·陈楠在《翠虚篇·金丹诗诀》中明确说："天上七星地七宝，人有七窍权归脑"。《性命圭旨·卯酉周天口诀》曰："目乃先天之灵，元神所游之宅也。"随着历史的推移，认识更加清晰，明·李时珍认为"脑为元神之府"。张介宾《类经》中曰："五脏六腑之精气，皆上升于头，以成七窍之用，故头为精明之府。"至清，直接提出眼与脑之关系说，刘思敬《彻剩八编内镜·头面脏腑形色观》曰："脑散动觉之气，厥用在筋……导气于五官，或令之动，或令之觉。"王宏翰《医学原始》曰："脑颅居百体之首，为五官四司所赖，以摄百肢，为运动知觉之德"，又曰："五官居于身上，为知觉之具，耳目口鼻聚于首，最显最高，便与物接。耳目口鼻之所导人，最近于脑，必以脑先受其象，而觉之，而寄之，而剖之，而存之也"。《本草备要》中，汪昂认为："凡人外见一物，必有一形影留于脑中。"王清任更直接，曰："所见之物归于脑"。以上论述皆认为眼将所见到的物象传送到脑，使脑有所知觉，并寄存下来，有所映像，有所分析，有所记忆。清·林珮琴《类证治裁》曰"夫人之神宅于心，心之精依于肾，而脑为元神之府，精髓之海，实记性所凭也。正希金先生尝曰：凡人外有所见，必留其影于脑"，更明确了脑与心与眼之关系。

以上研究说明，脑是人体精神生命活动的总主宰，为"总知"，主持着全身众多的精神、神明，五官七窍、四肢百骸，其一切功能活动，都在脑神总的支配下完成，眼亦不例外。

（3）脑满精足则目能视：精明的产生能视万物，有赖于脑精气血的濡养。《灵枢》曰："十二经脉，三百六十五络，其血气皆上于面而走空窍，其精阳气上走于目而为睛"，又曰："故上气不足，脑为之不满，耳为之苦鸣，头为之苦倾，目为之眩"。《云笈七签·元气论》云："脑实则神全，神全则气全，气全则形全，形全则百官调于内，八邪消于外。"到王清任认识更全面，曰："看小儿初生时，脑未全，囟门软，目不灵动……至周岁，脑渐生，囟门渐长……目稍有灵动……至三四岁，脑髓渐满，囟门长全，耳能听，目有灵动。"其说明眼的生成及视物功能的产生和完善脑的精气血充足是先决条件。

（4）眼与脑疾病相关：眼与脑生理上互相联系，病理上疾病相关。脑部受病或发育不良眼多受累，而眼的疾患，也常累及于脑的实质或功能。《素问·风论》曰："风气循风府而上，则为脑风。风入系头，则为目风，眼寒。"《灵枢》曰："髓海不足，则脑转耳鸣，胫酸眩冒，目无所见"，又曰："乱于头，则为厥逆，头重眩仆""故邪中于项，因逢其身之虚，其入深，则随眼系以入于脑。入于脑则脑转，脑转则引目系急，目系急则目眩以转矣"。对病因认识较早的《诸病源候论》曰："风眩是体虚受风，风入于脑也。诸脏腑之精，皆上注于目，其血气与脉并于上属于脑，循脉引于目系。目系急，故令眩也。"李时珍《本草纲目》曰："脑为元神之府，而鼻为命门之窍。人之中气不足，清阳不升，则头为之倾，九窍为之不利。"以上说明了头脑受邪，气血不足等，对眼及视物的影响。脑精气血空虚，在先天则目失所养，导致眼发育不全耳不聪目不明；在后天，轻则昏花目暗，重则失明。

通过以上眼与五脏六腑关系的论述，看到各个脏腑与眼都有着密切不可分割的关系，不同脏腑对眼起着不同的生理及功能作用。生理上它们依靠经络相连相生，互相协调，互相为用，形成一个完美的无懈可击的整体，从而保证眼的生成及生理功能；病理上它们又相克相侮，互相影响，互相传变，伤及于眼，形成目病。所以要找出哪一脏哪一腑对眼最为重要是不可能的。人是一个统一的整体，缺失了任何一个脏腑都不称其为一个完整的人，不能生成眼这一组织器官，都会对眼产生损害。

《灵枢·五癃津液别》之"五脏六腑，心为之主，耳为之听，目为之候，肺为之相，肝为之将，脾为之卫，肾为之主外。故五脏六腑之津液，尽上渗于目，心悲气并，则心系急。心系急则肺举，肺举则液上溢。夫心系与肺，不能常举，乍上乍下，故欬而泣出矣"，即是这个意思。

第三节　眼与经络的关系

一、眼与经络的关系

经络，是经脉和络脉的总称。《灵枢·本藏》曰："经脉者，所以行血气而营阴阳，濡筋骨，利关节者也。"经络起着贯通上下，沟通内外，内属脏络腑，连系肢节皮毛，营运阴阳，濡润筋骨，滑利关节的作用。它纵横交错，遍布全身，无处不有，是人体气血运行的通道，调节着气血的盛衰。《灵枢·口问》曰："目者，宗脉之所聚也"，又说："十二经脉，三百六十五络，其血气皆上于面而走空窍，其精阳气上走于目而为睛"。《证治准绳·杂病》曰："华元化云：目形类丸，瞳神居中而前，如日月之丽东南而晚西北也，内有大络六，谓心、肺、脾、肝、肾、命门，各主其一。中络八，谓胆、胃、大小肠、三焦、膀胱，各主其一。外有旁支细络，莫知其数，皆悬贯于脑，下连脏腑，通畅血气往来，以滋于目。故凡病发，则有形色丝络显见，而可验内之何脏腑受病也。"以上均明白地阐述了眼与经络的关系。

在经络的贯通下，出生前，离母后，精气血源源不断地被输送到眼，目才得以生，才得以成，才得以视，才得以动。

1. 眼与十二经脉

十二经脉，即手足三阳经和手足三阴经，在经络中，是体内气化的主干，是经络系统的主体，所以又称为正经。它通过经别和经络互相沟通，组合成表里关系，对称地分布于人体两侧，按一定规律，循行于上、下、内外，互相有交有接，阴阳相贯，内连脏腑，外络支节皮毛，循环无端，昼夜不休地将精气血等营养物质输送到眼、周身及四肢末节，以营养身体各器官。

在十二经脉中，有八条经脉起于眼，或止于眼，或分布于眼部或周围，与眼有直接联系。它们是：足太阳膀胱经、足阳明胃经、足少阳胆经、手少阳三焦经、手阳明大肠经、手太阳小肠经、足厥阴肝经、手少阴心经。其中手厥阴心包经、足少阴肾经、足太阴脾经、手太阴肺经也与眼有间接联系。现分述如下：

（1）循行于目内眦的经脉

1）足太阳膀胱经：《灵枢·经脉》曰："膀胱足太阳之脉，起于目内眦，上额交巅……"即足太阳膀胱经从内眼角睛明穴开始，上行到眉头凹陷中眼眶上的攒竹穴，达眉冲穴，上行至额部，交会于头顶上络于脑。

2）足阳明胃经：《灵枢·经脉》曰："胃足阳明之脉，起于鼻之交頞中，旁纳太阳之脉，下循鼻外，入上齿中，还出挟口环唇，下交承浆，却循颐后下廉，出大迎，循颊车，上耳前，过客主人，循发际，至额颅……"即足阳明胃经起于鼻翼旁两侧迎香穴，上行到鼻根部，与旁边的足太阳经于睛明穴交会，向下沿鼻外侧承泣、四白，进入上齿龈中，再复出环绕口唇，向下交会于承浆穴，再返回沿腮后下方出于下颌大迎穴，再沿下颌角颊车穴，上行至耳前下关穴，经过客主人，直上沿发际，到达前额头维穴，再到达神庭穴。

（2）循行于目外眦的经脉

1）足少阳胆经：《灵枢·经脉》曰："胆，足少阳经之脉，起于目锐眦，上抵头角，下耳后，循颈行手少阳之前，至肩上却交出手少阳之后，入缺盆；其支者，从耳后入耳中，出走耳前，至目锐眦后；其支者，别锐眦，下大迎，合于手少阳，抵于颅。下加颊车……"即足少阳胆经，起于眼外眦部瞳子髎穴，向上直抵额角头维穴，折而向下，绕至耳后，经完骨、头临泣等穴到风池穴，再向下沿颈部至肩，行手少阳三焦经之前，至肩上，又交叉到手少阳三焦经的后面，进入缺盆；另外一条支脉从耳后进入耳中会翳风穴，又回出行于耳前，经听会、上关，会听宫、下关穴，至眼外眦部后方；另外一条支脉从外眦部分出，向下到大迎，会合手少阳三焦经，到达目眶下部，再下行经颊车。

本条经脉起于眼外眦部，又回交到眼外眦部后方，在外眦部经返二回，又循眶下部，是重复经过眼外眦部次数最多的经脉。

2）手少阳三焦经：《灵枢·经脉》曰："三焦手少阳之脉，起于小指次指之端……其支者，从膻中上出缺盆，上项系耳后，直上出耳上角，以屈下颊至𫠆；其支者，从耳后入耳中，出走耳前，过客主人前，交颊，至目锐眦。"即手少阳三焦经，起于无名指末端的关冲穴，上循沿无名指尺泽至手腕背面中诸穴……它的支脉从胸部膻中上行，出锁骨上凹缺盆，向上走颈部连耳后，直上出耳上角，弯向下，至面颊，至眼眶下颧髎穴；另一条支脉从耳后进入耳中，通过足少阳胆经，出走耳前、耳门、听会等穴，经过上关前，通过足少阳胆经客主人的前方，与前边一条支脉会于面颊部。再向上行，到达眼外眦部丝竹空之下，会瞳子髎穴。

（3）循行于目内外眦部的经脉

手太阳小肠经，《灵枢·经脉》曰："小肠手太阳之脉，起于小指之端，循手外侧，上腕，出踝中……其支者，从缺盆循颈，上颊，至目锐眦，却入耳中；其支者，别颊上𫠆，抵鼻，至目内眦，斜络于颧。"即手太阳小肠经，起于小指外侧端的少泽穴，沿着手背外侧过后溪，上于腕部阳谷穴，出于尺骨养老穴，它的一条支脉从锁骨上行，沿着颈部天窗、天容穴，上行达面颊，至目外眦下颧髎穴，再到目外眦，与瞳子髎相会，再弯向后与和髎相会，进入耳中到听宫穴；还有一条支脉，从面颊部分出，向上至颧骨目眶下，至鼻旁到内眦部与睛明穴相会，与足太阳膀胱经相接。

（4）循行于目眶下部的经脉

1）手阳明大肠经：《灵枢·经脉》曰："大肠手阳明之脉，起于大指次指之端，循指上廉，出合谷两骨之间……其支者，从缺盆上颈贯颊，入下齿中，还出挟口，交人中，左之右，右之左，上挟鼻孔。"即手阳明大肠经，起于食指末端商阳穴，沿食指桡侧，经二间、三间向上，通过合谷穴，它的一条支脉上行于颈部，从锁骨上凹上行颈旁，经天鼎、扶突穴，通过面颊，进入下齿龈，再出来挟口旁会地仓穴，绕至上唇，交叉于人中部，左边的脉向右，右边的脉向左，向上分布在鼻孔两侧，过口禾髎、迎香穴，在眶下面颊部与足阳明胃经相接。

2）手少阳三焦经：手少阳三焦经其中的一条支脉从膻中上颈至耳后出耳上角，向下至面颊到眶下部颧髎穴；另一条支脉从耳后进入耳中，出走耳前与和髎、耳门、会听宫，经过上关前，交面颊，到外眼角丝竹空，会瞳子髎，与足少阳胆经相接。

3）手太阳小肠经：手太阳小肠经的第二条支脉从面颊部分出，向上至颧骨目眶下，至鼻旁。

4）足阳明胃经：足阳明胃经与足太阳膀胱经于睛明穴交会后，向下沿鼻外侧眼眶下承泣穴、四白穴进入上齿龈中。

5）足少阳胆经：足少阳胆经的另一条支脉从外眦部分出，向下至大迎，汇合于手少阳三焦经，到达目眶下部。

（5）与目系有联系的经脉

1）足阳明胃经：《灵枢·寒热病》曰："足阳明有挟鼻入于面者，名曰悬颅。属口，对入系目本。"足阳明胃经有挟行于鼻旁而入于面颊部的，称悬颅。其下行的环形口吻两旁，上行的对口入系目本。

2）足太阳膀胱经：《灵枢·寒热病》曰："足太阳有通项入于脑者，正属目本，名曰眼系。"即足太阳膀胱经有循行到后项入于脑的，是属于目的根本，是眼球内连于脑的脉络，称作目系。

3）足厥阴肝经：《灵枢·经脉》曰："肝足厥阴之脉，起于大趾丛毛之际……上贯膈，布胁肋，循喉咙之后，上入颃颡，连目系，上出额，与督脉会于巅；其支者，从目系下颊里，环唇内。"即足厥阴肝经起于足大趾上大敦穴，向上贯通胸膈，分布在胁肋部，循喉咙之后，向上进入喉头部，连接眼与脑相联系的目系。上行出于前额部，与督脉交会于头之巅顶；它的另一条支脉从目系下行颊里，环绕在口唇内。

4）手少阴心经：《灵枢·经脉》曰："心手少阴之脉，起于心中，出属心系，下膈，络小肠；其支者，从心系，上挟咽，系目系；其直者，复从心系却上肺……"即手少阴心经起于心中，从心中出来属于心脏与其他脏腑相连系的部位，通过横膈，联络于小肠；它的支脉从心系向上，挟咽喉，与眼球上连于脑的目系相联系。

由上可见，眼与经脉之间的关系，是密不可分的。手三阳有二条经脉终止于眼或眼的附近，手足三阳有五条经脉分布在眼眶下部，有四条经脉与目系相连。十二条经脉中，有的直接起于眼，有的起于眼附近或眼周围，有的行走于眼眶上下，有的直接连眼球上连于脑的目系，甚至有的反复在眼部来回，或经络上的多个穴位分布在眼及眼眶周围。所以经脉不通或功能失调，都可以影响到眼而发生眼病。

2. 眼与十二经筋

十二经筋是十二经脉连属筋肉骨骼的体系。其主要作用是约束骨骼、肌肉，利于筋骨关节肌肉的屈伸运动。在眼则保证眼睑的开合，眼球的灵活转动及瞳孔有规律的开合等。《素问·痿论》曰："宗筋，主束骨而利机关也。"它们一般分布在体表。由于手足三阳经筋等循行走向均从四肢末端走向头面，所以与眼有关。

（1）足太阳经筋：《灵枢·经筋》曰："足太阳之筋，起于足小趾……其直者，结于枕骨，上头，下颜，结于鼻；其支者，为目上纲，下结于頄。"即足太阳膀胱经的经筋，起于足小趾的外侧至阴穴，自项部直行的那一支，上结于枕骨，上行至头顶，由头的前下方下行到颜面部，结聚于鼻两旁；从这里分出一条支筋，网维于上眼睑，称为目上网，向下结聚于颧骨部。景岳《类经》曰："目下曰頄，即颧也，此支自通顶下入脑者，下属目本，散于目上，为目上网。"

（2）足阳明经筋：《灵枢·经筋》曰："足阳明之筋，起于中三指……其直者……上颈，上挟口，合于頄，下结于鼻，上合于太阳。太阳为目上网，阳明为目下网……"即足阳明胃经的经筋，起于足趾外侧的厉兑穴，有一条直行的支脉，上颈部，挟口两旁，会合于颧骨，在下的合于鼻部，在上的与足太阳经筋相会合。足太阳的经筋网维于上眼睑，故称目上纲。足阳明的经筋网维于下眼睑，故称目下纲。景岳认为："足阳明之筋……上合于颧髎，下结于鼻旁，复上睛明穴，合于足太阳。太阳细筋，散于目上，故为目上网；阳明细筋，散于目下，故为目下网"，并明确说："网，纲维也，所以约束目睫、司开阖者也"。二经互相协同，主管眼睑的开合启闭，眼球的上下运动，瞳神的开大缩小。

（3）足少阳经筋：《灵枢·经筋》曰："足少阳之筋，起于小趾，次趾……直者……出太阳之前，循耳后，上额角，交巅上，下走颔，上结于烦……支者，结于目眦为外维。"张景岳认为："凡人能左右盼视者，正以此筋为之伸缩也。"即足少阳胆的经筋，起于足第四趾窍阴穴；其直行的筋出足太阳筋的前面，沿耳后绕而向上抵额角，交会于颠顶，再下行到颔部，上结于颧骨部；其中另一条支筋结于目外眦，为眼之外维。据张景岳的认识，人眼所以能向左向右转动，正是由于足少阳经筋的网维和支配作用。

（4）手太阳经筋：《灵枢·经筋》曰："手太阳之筋，起于小指之上……直者，出耳上，下结于颔，上属目外眦……本支者，上曲牙，循耳前属目外眦，上颔结于角。"即手太阳经筋，起于小指上边的少泽穴，直行的出耳上，向下结于下颔部，上方的连属于眼的外眦部，本经筋的支筋，从颔部分出于下颔角，沿耳前连属于眼外眦部，再上额，结于额角。景岳认为："与手足少阳之筋合也。"所以也协同参与眼之外维作用。

（5）手少阳经筋：《灵枢·经筋》曰："手少阳之筋，起于小指次指之端……其支者，上曲牙，循耳前，属目外眦，上乘颔，结于角。"即手少阳三焦的经筋，起于无名指端的关冲穴，其中一条支筋，从下颔角上行，沿着耳前的角孙、耳门等穴，连属于眼的外眦部丝竹空穴，再上行过额部，结聚于额角。景岳认为："与手太阳、足少阳之筋屈曲交缩。"所以也协同参与眼外维作用。

（6）手阳明经筋：《灵枢·经筋》曰："手阳明之筋，起于大指次指之端……其支者，上颊，结于烦；直者，上出手太阳之前，上左角，络头，下右颔。"即手阳明大肠的经筋，起于食指之端的商阳穴，有一条支筋上行至面颊，结于颧髎部；直行的筋上行，出手太阳小肠经筋的前方，上至额角，交络于头部，再下行到对侧下颔部。景岳认为："合于太阳，少阳之筋。"该句应理解为手阳明经筋合于手太阳、足少阳、手少阳经筋，所以也协同参与眼之外维作用。

景岳曰："经筋连缀百骸，故维络周身。"全身各部，以致极细微组织结构的运动，完全是依赖十二经气血通过经筋的贯注、网维而实现的。经筋，即含有气血的一张致密网，它网络着各组织器官，无有疏漏。手足三阳经筋在眼的部分，网络着眼的上下、内外，故有"目上网""目下网""外维"之说。在这些经筋的网络下，眼睑得以开合，眼球得以上下左右转动，瞳孔得以开大缩小。

经筋如果受到邪气的侵袭或外伤，气血流通不畅，在眼则会影响到眼及眼周组织的功能。《灵枢·经筋》中的"目不开""卒口僻""目瞑良久乃得视""目不合"等，即是明证。

3. 眼与十二经别

十二经别是从十二正经别行分出的支脉系统，是正经深入体腔胸腹，然后浅出体表而上头面部的重要支脉。其功能作用，是加强十二经脉中相为表里的两条经脉在体内的联系；加强体表与体内，四肢与躯干的向心性联系；加强十二经脉对头面的联系等。充分证明《灵枢·邪气藏府病形》所说"十二经脉，三百六十五络，其血气皆上于面而走空窍"的理论。它充填了十二经脉循行不足之处，使十二经脉对人体各部的联系更趋周密。向心性联系的作用在于心主神明、主血脉，眼必须有心血的灌注、神明的主持才能产生精明。眼又在头面，所以眼与十二经别也有密切的关系。

（1）手太阳与手少阴经别（四合）：《灵枢·经别》曰："手太阳之正，指地，别于肩解，入腋走心，系小肠也。手少阴之正，别入于渊腋两筋之间，属于心，上走喉咙，出于面，合目内眦，此四合也。"即手太阳经别自上而下，从肩关节分出别行，入于腋下，行向心脏，系于小肠。手少阴经别从手少阴经脉的渊腋穴两筋之间分出后，进入胸腔，属于心脏，向上行走到喉咙，出于面部浅表，与手太阳小肠经的一条支脉在内眦部会合。这就是阴阳表里相配的第四合。

（2）足少阳与足厥阴经别（二合）：《灵枢·经别》曰："足少阳之正，绕髀入毛际，合于厥阴，别者入季胁之间，循胸里属胆，散之上肝，贯心，以上挟咽，出颐颌中，散于面，系目系，合少阳于外眦也。足厥阴之正，别跗上，上至毛际，合于少阳，与别俱行，此为二合也。"即足少阳胆经别行的正经，从足少阳经脉在大腿外侧部分出，绕过大腿前髀部而进入毛际，与足厥阴肝经别相合，上行进入季胁之间，沿着胸腔里，入属于胆，散行上至肝脏，贯通心脏，上挟于咽喉，出于腮与下颌，散布在面部，连系于眼球上连于脑的目系，上与足少阳胆经的本经相合于眼的目外眦部。足厥阴肝经别行的正经，从足背上别行，上行入于毛际，与本经相表里的足少阳胆经相会合，向上偕行。这就是足少阳与足厥阴表里二经在六合中的第二合。

（3）足阳明与足太阴经别（三合）：《灵枢·经别》曰："足阳明之正，上至髀，入于腹里属胃，散之脾，上通于心，上循咽出于口，上頞頔，还系目系，合于阳明也。足太阴之正，上至髀，合于阳明，与别俱行，上结于咽，贯舌中，此为三合也。"即足阳明胃经别行的正经，上行至大腿髀关穴处，进入腹腔，归属于本经胃，散布至脾，向上通于心脏，沿食道、咽喉出于口腔，上行达鼻根和目眶下方，还绕过来联系于眼球上连于脑的目系，合于本经足阳明胃经。足太阴脾经别行的正经，与胃经相表里，亦上行至髀部，与足阳明胃经经别相合并行，这就是足阳明和足太阴表里二经在六合中的第三合。

以上经别直接与目内外眦、目系、眼眶下部及心相联络，加强了十二经脉与眼部与心的联系，使眼充分得到气血的输布营养，得心所主，从而保证眼有完善的视物作用。

4. 眼与奇经八脉

奇经八脉，纵横交错地分布在十二经脉之间，主要起着进一步加强沟通十二经脉、经别、络脉之间的广泛联系，渗灌和主导调节全身气血盛衰的作用。与肝、肾、脑、髓等关系较为密切，在生理病理上均有一定联系。共有8条，即任脉、督脉、冲脉、带脉、阴跷脉、阳跷脉、阴维脉、阳维脉，其中与眼有直接关系的有6条经脉。

（1）任脉：腹为阴，任脉循行于腹部正中，总揽、总任、妊养全身阴经脉气，在全身起总调阴经经脉气血的作用，被称为"阴脉之海"。《素问·骨空论》曰："任脉者，起于中极之下，以上毛际，循腹里，上关元，至咽喉，上颐循面入目。"即任脉起于小腹中极穴的下方，下出会阴，经阴阜，沿腹部内向上，经关元等穴，沿胸部正中线上行至咽喉部，再上行至下颌部，环绕口唇，沿面颊，分左右行至目眶下之承泣穴。

（2）督脉：顾名思义，为总督、督促、"督领经脉"之意，在全身起统率、督促阳经脉气的作用，称"阳脉之海"，是人体诸阳经脉的总汇。《素问·骨空论》曰："督脉者，起于少腹以下骨中央……贯脊属肾。与太阳起于目内眦，上额交巅上，入络脑……其少腹直上者，贯脐中央，上贯心入喉，上颐环唇，上系两目之下中央。"即督脉起于小腹内，下到会阴部，入循脊络肾。上部的与足太阳膀胱经相沟通，起于目内眦，上至前额部，交巅上，入络于脑。与任脉相沟通的则从小腹一直向上，贯通脐部，上通于心脏，再入于喉部，上颊，环绕口唇，向上，连系于两目下部的中央。

督脉上络脑贯心，下属肾至会阴与肝经相邻，所督脏腑经脉较多且重要。其脑主神，心主神明主血脉，肾主藏精，肝主藏血主筋等，眼均赖督脉统领这些脏腑之神、气、血、精、筋，而得以视，而得以动。

（3）冲脉：冲，即冲要、要道，通途大道，重要的地方之意。冲脉的循行路线较为复杂，它上至于头，下至于足，行前走脊，贯串全身，为总领诸经气血的要冲，能调节十二经气血，故称"十二经之海"，五脏六腑都禀受于它气血的灌注、濡养，又称"五脏六腑之海"。

《灵枢·逆顺肥瘦》曰："夫冲脉者，五脏六腑之海也，五脏六腑皆禀焉。其上者，出于颃颡，渗诸阳，灌诸精；其下者，注少阴之大络，出于气街……其下者，并于少阴之经，渗三阴……"张隐庵曰："五脏六腑之气，禀冲脉而运行。"即冲脉容纳来自十二经脉，五脏六腑之精气血，是五脏六腑、十二经脉的精气血之海，五脏六腑都禀受于它气血的濡养。其上行的一支，出于咽喉上部和后鼻道，向诸阳经络渗灌精气血；其向下的一支流注入足少阴肾经的大络（大钟穴），浮出于足，阳明胃经在腹股沟的气街（气冲穴），向下的旁支与足少阴经相并而行，收纳精血，灌注于足之肝脾肾三条阴经。而隋·杨上善《太素》注曰："冲脉，气渗诸阳，血灌诸精。精者，目中五藏之精。"按杨上善之意，冲脉向诸阳经渗透着精气血，渗透着诸阳经之气，并灌注到头部五官七窍，使人体产生神明及诸种精明——精神意识思维活动及视觉嗅听等，视物的作用也是由此产生完善的。

通过以上文献，说明冲脉与"先天之本""原气之根""藏精"的肾，与"水谷之海""后天之本"的胃，与"总任诸阴""阴脉之海"的任脉，与"总督诸阳""阳脉之海"的督脉，以及主"藏血"的肝，"统血"的脾都有着密切的关系，不愧为"十二经脉之海""五脏六腑之海"。所以它渗灌到眼的，是先后天诸阳经之气，是五脏精气血之精华。

（4）阴跷脉、阳跷脉：阴跷脉、阳跷脉左右成对，为足少阴、足太阳支脉，其循行都是从足上会于目，主一身两侧之阴阳，有濡养眼目，司眼睑之开合，使眼球向内活动和下肢运动的功能。所谓跷，有轻健跷捷的意思。阳跷主持阳气，阴跷主持阴气。

1）阴跷：《灵枢·脉度》曰："跷脉者，少阴之别，起于然骨之后，上内踝之上，直上循阴股，入阴，上循胸里，入缺盆，上出人迎之前，入頄，属目内眦，合于太阳、阳跷而上行，气并相还，则为濡目，气不营，则目不合。"即阴跷脉是足少阴肾经的别脉。起于足舟骨的然骨穴之后面，上行内踝之上，沿大腿内侧直上，经过阴部，进入腹内，再向上沿胸部内侧，入于缺盆，进入锁骨上窝，向上至人迎穴的前面，经过颧骨部，到达于眼内眦的睛明穴，与足太阳膀胱经和阳跷脉会合后，脉气一起并行回还，起濡养眼目的作用。

2）阳跷：《内经》里叙述不详。在《灵枢·寒热病》中说："足太阳有通项入于脑者，正属目本，名曰眼系……在项中两筋间，入脑乃别阴跷、阳跷，阴阳相交，阳入阴，阴出阳，交于目锐眦。阳气盛则瞋目，阴气盛则瞑目。"《黄帝内经灵枢集注·寒热病》曰："太阳之气贯通于阳跷阴跷也……在项中两筋间入脑，乃别络于阴跷阳跷，而阴阳相交于目锐眦，阳跷之气入于阴跷，阴跷之气出于阳跷，如阳跷之气盛则张目，阴跷之气盛则瞑目。此太阳之气，又从眼系而贯通于阴阳之跷脉也。"《难经·二十八难》说："阳跷脉者，起于跟中，循外踝上行，入风池。"

以上说明，阴阳二跷脉，同起始于足跟，至颈部，互相交叉至对侧，上达于鼻旁，阴跷与阳跷交汇于目内眦的睛明穴而上通于脑。它们主持一身两侧之阴阳，阳跷主持阳气，阴跷主持阴气。卫气的运行，主要通过阴阳跷脉而散布全身。卫气行于阳则阳跷盛，日为阳，阳气偏盛，则主目睁开不欲睡，人体处于活动之中；卫气行于阴则阴跷盛，夜为阴，阴气偏盛，则主目闭合而欲睡，人体处于休息睡眠状态。说明跷脉的功能关系到人的活动与睡眠，以及眼睑的开合。由于二脉交会于目内眦，所以还应起着使眼球向内活动的作用。

张隐庵又曰："莫云从曰，举足行高曰跷，足少阴太阳，乃阴阳血气之生原，阴跷、阳跷主通阴阳血气，从下而上交于目。目者，生命之门也。"可见二跷脉于眼之重要。

（5）阳维脉：顾名思义，即维系诸阳经的经脉。《内经》对阳维脉描述不详，只在《素问·刺腰痛》中简单的说："阳维之脉，脉与太阳合腨下间，去地一尺所。"在《十四经发挥》中，滑寿曰："阳维，维于阳，其脉起于诸阳之会，与阴维皆维络于身……其在头也，与足少阳会于阳白，上于本神及临泣，上至正营，循于脑空，下至风池，其与督脉会，则在风府及哑门。"总结以上，即阳维脉起于足跟，起维系诸阳经的作用，起于、经过、交会于多条阳经，与阴维脉一起维系阴阳经脉，其在头部的至前额，经过头维，过本神穴，与足少阳经交会于阳白穴，经头临泣，上正营穴，循于脑空，下至风池穴、风府穴、哑门穴与督脉交会。

剩下的带脉、阴维脉，虽然与眼不发生直接联系，但是阴维脉有着"维络诸阴"的功能，带脉如带，约束纵行诸经，都与眼有着间接的关系。人身少一条经脉都会影响全身，导致眼病。

通过以上知道，奇经八脉纵横交错地循行于十二经脉之间，对十二经脉、经别、络脉起着广泛的联系作用；与其他各经脉互相交会，沟通着脏腑经络之间的关系；将性质、作用相类似的经络组合在一起，起统率和主导作用；存储、渗灌、调节着十二经气血。经脉之气血充足，眼气血就充足，功能就完备。

二、经络与眼病

《灵枢·经别》曰"夫十二经脉者，人之所以生，病之所以成，人之所以治，病之所以起"，说明经脉在正常情况下，维持着人的生命，如果人体患病，是由于经脉失调所引起。通过经络，可以找到疾病发生的原因、病理变化、诊断鉴别的依据；通过经络，指导辨证，疾病才得以治，在眼也不例外。

（1）十二经脉与眼病：十二经脉在生理上与眼密切相关，病理上也紧密相连。十二经脉一旦失调，就会引起眼部的疾病。从《内经》始，对经脉失调引起眼病的论述较多，后各代相袭，《医宗金鉴·眼科心法要诀》论述六淫致病的病因曰："外邪乘虚而入，入项属太阳，入面属阳明，入颊属少阳，各随其经之系上入脑中而为患于目焉。"对经脉与眼病的关系做了总结。在诊断辨证上，《灵枢·论疾诊尺》曰："诊目痛，赤脉从上下者，太阳病；从下上者，阳明病；从外走内者，少阳病。"以上都是从经脉与眼生理上的联系进行辨证诊断的。《银海指南》专门论述了十二经所主目病，叙述详细，并提出治疗原则，后世的《眼科纂要》又罗列了十二经病在眼部发生的主要病症。文献所载可作临床参考。

1）足太阳膀胱经病症：《灵枢·经脉》曰："膀胱足太阳之脉……是动则病冲头痛，目似脱，项如拔……是主筋所生病者……头囟项痛，目黄，泪出……"即当足太阳膀胱经由外因侵犯产生的有关眼病是：头痛，眼睛疼痛得像要掉脱出来一样；在眼与本经相连属脏腑所发生的有关眼病是：眼睛发黄，流泪等。《眼科纂要·十二经见症》曰："足太阳膀胱症：头顶痛，睛明穴溃脓（睛明穴在目内眦下），翳自内眦出，赤脉，内眦凝血（于上症本属心位，太阳亦见此者，以八廓太阳寄于心也），小便数（尿从膀胱出也），偷针（八廓膀胱寄于胃也），上胞内眦起红肿（太阳经所行），患痛疽，拳毛倒睫（此本脾胃病，此云者膀胱寄于下胞胃部也）。"

2）足阳明胃经病症：《灵枢·经脉》曰："胃足阳明之脉……是动则病……善呻，数欠，颜黑……是主血所生病者……口㖞……"即足阳明胃经由外因侵犯本经所产生的疾病是：呻吟不止，时作呵欠，颜面发黑。由于本经内因所引起的眼病是口角歪斜等。《眼科纂要·十二经见症》曰："足太阳明胃经见症：呕，呵欠（呵，开口出气也。欠，伸也），头痛连齿（两颊属阳明），黄膜上冲，翳自下上，下胞肿蜒肉。"

3）足少阳胆经病症：《灵枢·经脉》曰："胆，足少阳之脉……是动则病口苦，善太息……甚则面微有尘，体无膏泽……是主骨所生病者，头痛，颔痛，目锐眦痛……"即足少阳胆经由外因侵犯本经脉气所发生的疾病，会出现口苦，善叹息等。病重时面部像有灰尘蒙蔽，身体皮肤毛发失去濡养，没有光泽等，本经内因所引起有关的眼病是：头痛，眼外眦痛等。《眼科纂要·十二经见症》曰："足少阳胆经见症：口苦，耳聋，胁痛，锐眦赤脉（锐眦即小眦近耳边），并翳。"

4）手阳明大肠经病症：《灵枢·经脉》曰："大肠，手阳明之脉……是主津液所生病者，目黄，口干……"即手阳明大肠本经主津液所发生的病症是：眼睛发黄，口中发干等。《眼科纂要·十二经见症》曰："手阳明大肠经见症：白睛肿赤，眵，大便秘结。"

5）手少阳三焦经病症：《灵枢·经脉》曰："三焦，手少阳之脉……是主气所生病者，汗出，目锐眦痛……"即手少阳三焦主气所发生的眼病是：自汗出，外眼角痛等。《眼科纂要·十二经见症》曰："手少阳三焦经见症：锐眦赤脉（三焦清于血轮），翳自客主人斜下（客主人胆经穴，在耳前），赤睑上星（热症）。"

6）足太阴脾经病症：《灵枢·经脉》曰："脾足太阴之脉……是主脾所生病者……水闭，黄疸，不能卧。"即足太阳脾经本经内因所发生的病症是：面目皮肤出现黄疸，不能安静的平卧等。《眼科纂要·十二经见症》曰："足太阴脾经见症：九窍不通，怠惰嗜卧（肺主气，土衰不能生肺金，则气衰而怠倦），羞明，怕日（阳不能胜），上胞浮肿，睫闭不开（睫，目睑），斑疮风粟，面黄发热，拳毛倒睫，赤烂多痒（实），漏睛脓出（热风毒岩……），黄膜上冲（胃热），两胞赤肿，睛生偷针。"

7）足厥阴肝经病症：《灵枢·经脉》曰："肝，足厥阴之脉……是动……甚则嗌干，面尘，脱色。"即足厥阴肝经因外因侵犯本经脉气所发生的病变，严重时可见肝火上逆，喉咙干，面色像蒙着灰尘一样，晦暗无光泽。《眼科纂要·十二经见症》曰："足厥阴肝见症：瞳仁散大（瞳仁属肾，此症何以属肝？盖八廓艮山廓胆寄于肾，肝胆同宫，故及之。华元化曰：'神膏者，目内包涵膏液，此膏由胆中渗润精汁积而成者，能含养瞳神。'又曰：'肝开窍于目，胆汁减则目暗。目者，肝之外候，胆之精华也。'须知）。脑脂下垂（肝脉贯脑循喉咙，络舌本，连目系，出额，与督会于脑）。睛珠突起，不能上视，珠痛，热泪（胆主泪），冷泪，花陷眩昏，雀目（肝气绝），目跳，蟹睛，空中黑花，散翳，内障（胆虚），羞明（虚），赤风内障（胆虚），乌风内障（肝虚），瞳仁细小（胆汁枯热），热冷无时（目内肝虚），乌珠黄红（肝胆热），白仁带青（肝热攻肺），清浊不明（胆热），视物不清（肝虚）。"

8）足少阴肾经病症：《灵枢·经脉》曰："肾，足少阴之脉……是动则病饥不欲食，面如漆柴……目䀮䀮如无所见……是主肾所生病者，口热，舌干咽肿……黄疸……嗜卧。"即足少阴肾经由外因侵犯本经脉气所发生的病变是：虽感饥饿，但不想吃，吃不下，面色憔悴，像漆柴一样的黑暗，无光泽，视物模糊不清，好像看不见东西一样。本经主肾脏所发生的病症是口内发热，舌头干燥，咽部发肿等一派热象。眼部还会出现黄疸，精神疲乏，嗜睡等。《眼科纂要·十二经见症》曰："足少阴肾经见症：昏如雾露，黑花乱生，神水混色，瞳仁紧小（火），瞳仁散大（虚冷），脑脂下垂（肾主髓，脑者髓之海），头痛足冷，膜入水轮，视物不明（热），迎风有泪（虚）。"

9）手太阴肺经病症：《灵枢·经脉》曰："肺手太阴之脉……是动则肺胀满……甚则交两手而瞀……"即手太阴肺经由外因侵犯本经脉气发生的病变会使肺部胀满，严重的会出现视觉迷乱，眼睛昏花等。肺与大肠相表里，按五轮学说，白睛属肺，白睛的疾病，多由外感风热，风热袭肺所引起。另外，肺与大肠相表里，大肠有热，必然影响到肺而致白睛疾病。《眼科纂要·十二经见症》曰："手太阴肺经见症：嚏，鼻塞（风寒），白睛红赤，白睛肿胀，眵（肺主眵，结者实，软而黏者热，软而不黏虚），白睛赤肿（热），清气光润（冷），白珠红筋（心火乘肺），黄膜遮睛（虚热），赤膜遮睛（实热），冰翳内障（寒邪），顺逆生翳（虚），碧翳满睛（气壅滞），膜入水轮（热毒），胬肉（热）。"

10）手厥阴心包络经病症：《灵枢·经脉》曰："心主手厥阴心包络之脉……是动则病手心热……面赤，目黄……"即手厥阴心包经，由外因侵犯本经脉气所发生的病变，会使手掌心发热，面色发红，眼睛发黄等。《眼科纂要·十二经见症》曰："手厥阴心包络经见症：神水紧小，口干，赤环如带，手心热。"

11）手少阴心经病症：《灵枢·经脉》曰："心手少阴之脉……是主心所生病者，目黄，胁痛……"即手少阴心经本经主心脏所发生的疾病，其症状是：眼睛发黄，胁肋痛等。《眼科纂要·十二经见症》曰："手少阴心经见症为赤脉贯睛，痛如针刺（有风有热须辨），血贯瞳仁，健忘惊悸，眊矂紧涩，翳自目系而下（大肠寄心廓），痛痒，大眦赤（实热），小眦赤（虚热），攀睛（心热），蟹睛（心气毒），旋螺睛，突睛（心为邪气所侵），纵横赤脉，白仁金赤（心热攻肺），赤涩散星（心虚）。"

岩按："脾胃属土，后天也，为中州之主，总阴阳而生万物，为阳气发生之源。七情，五脏，劳役，饥饱，总伤二经，故诸症兼脾胃者极多，诸虚内障，则主于肝肾。肾，先天也，而肝其子，斲丧过多，精华内竭，则水不能生木，目为肝窍，而眼病矣。况肝主怒，肾主恐，七情不节，必伤肝肾，故诸虚内障，不出二经也"。又曰："凡赤色多属火热，如大小眦赤，火乘心也；白珠赤，火乘肺也；黑轮赤，火乘肝也；上下胞赤，火乘脾胃也；瞳仁昏赤，火乘肾也。白色则多虚，虚则补其母，实则泻其子。若偃月、枣花、金星、水晶、怯远、怯近、聚开、青盲、如银、瞳仁大小、剑羽、鱼鳞、乌风、绿风、青风、高风、瞳欹侧返、此皆内障，难治者也"。

（2）十二经筋与眼病：十二经筋保证着眼睑的正常开合和眼球的运动，经筋如果受到邪气的侵袭或外伤，气血流通不畅，在眼则会影响到眼及眼周组织的运动功能。《灵枢·经筋》中的"目不开""卒口僻""目瞑良久乃得视""目不合""其痛当所过者支转筋"等，即是明证。如足太阳经筋受病，则会出现上睑下垂，眼球向上、向内、向下不能转动，甚或瞳孔散大（动眼神经麻痹）等；足少阳经筋受病或外伤，则受病另侧眼球不能向外转动（展神经麻痹）；若足阳明经筋受到风寒或毒邪侵袭，受病侧可突发口眼㖞斜，眼睑不能闭合；手太阳经筋受病，可见耳鸣、耳痛、视物不清，要闭目一段时间才能看清物体，或见掣引抽动等。可见，经筋在眼的病症以拘急、转筋、抽动、瞤动不能自止、活动障碍、疼痛及视物不明为主。

1）足太阳、足阳明经筋与眼病：《灵枢·经筋》曰："足阳明之筋……太阳为目上纲，阳明为目下纲……其病……卒口僻。急者目不合，热则筋纵，目不开。颊筋有寒，则急，引颊移口，有热则筋弛纵，缓不胜收，故僻。"即足太阳的经筋网维于上眼睑，足阳明的经筋网维于下眼睑。本经在面部所发生的病症是突然发生口角㖞斜，来势急骤的还会发生眼睑不能闭合，因热邪引起则颊部经筋弛纵，眼不能睁开。因寒邪侵袭引起的则颊部经筋拘急牵扯，导致口角㖞斜；因热邪引起的则颊部经筋弛纵松缓，肌肉无力，不能收缩，故眼睛不能睁开，口角㖞斜。并提出了治疗方法，以按摩针刺为主。说明足太阳经筋与足阳明经筋受邪或功能失调引起的眼病主要在眼睑，影响眼睑的开启闭合功能，失去对眼睑的约束而失去网维作用，严重者还会导致眼球向上、向内、向下运动受限，甚则瞳孔散大等。

2）足少阳经筋与眼病：《灵枢·经筋》曰："足少阳之筋……其病……颈维筋急。从左之右，右目不开。"即足少阳之筋本经所发生的病症，为颈部等处所维系的经筋发生拘急，如果因左侧向右侧维络的经筋拘急时，则右眼不能睁开，同理左眼不能睁开，其病因亦同。说明足少阳经筋一旦发生病变，如果维络一侧的经筋拘急时，就会发生另一侧的眼睛不能睁开或眼球不能左右转动的病变。

3）手太阳与手少阳、手阳明经筋与眼病：《灵枢·经筋》曰："手太阳之筋……其病……应耳中鸣，痛引颌，目瞑良久乃得视……本支者……属目外眦，上颌结于角，其痛当所过者支转筋。"即手太阳经筋所发生的病症，感应在耳中鸣响，其疼痛牵引到颌部，眼睛会看不清东西，必须要闭目较长一段时间以后，视力才有所恢复，才能看清物体……本经的支筋，连属于眼外眦部……它的疼痛部位，也就在当这条支筋所经过的地方，并且还可见掣引抽筋等症状。也就是说，它所经过的眼外眦部还可发生疼痛及抽掣瞤动的病症。《灵枢·经筋》曰："手少阳之筋……其支者……属目外眦……其病当所过者，即支转筋，舌卷。"即手少阳之经筋所发生的疾病，在经筋循行的部位上出现掣引转筋等症状。在眼外眦部，可以发生抽掣瞤动的病症。《灵枢·经筋》曰："手阳明之筋……其病当所过者支痛及转筋，肩不牵，颈不可以左右视。"即手阳明经筋发生疾病的时候，当其循行所经过的部位会发生抽引疼痛及转筋，导致肩不能抬举，颈部不能左右转动看物。

以上三条经筋发生了病变，会引起眼睛视物不清，并且在经筋所经过的眼外眦部，发生疼痛、抽筋、抽搐、瞤动、眼球左右转动受限等病症。

（3）十二经别与眼病：十二经别起着联络内脏和体表，沟通十二经脉表里，渗灌脏腑，辅佐正经在体内循环的作用。病理上基本和正经相同，在经别循行通路上所发生的疾病，大多也和十二经脉相同，因此在本节中就不再指出经别的病症。由于十二经别的分布弥补了十二经脉不能到达之处，因此在治疗上经别扩大了经穴的主治范围。如治疗头面及眼部疾患时，除可以取分布于该部的阳经外，还可以取与它互为表里的阴经经别的穴位，往往能获显著疗效。再如有的经脉并不到达该处，但该经的经别恰好到达或经过，治疗时取该经穴位，就能获得明显效果。

（4）奇经八脉与眼病：《内经》里虽没有详细的论述奇经八脉与眼病，但从其与眼的生理及功能上来看，八脉中分别有六条分别起、入、属或交会，或贯精于目。所以这些经脉如果发生功能失调或受到外邪侵袭，就会影响到眼，发生眼病。

1）督脉与眼病：督脉属肾，与太阳起于目内眦，入络脑，上系两目下之中央。按经脉走向及五轮来看，督脉与肾、脑、心、目密切联系。肾"藏精""脑为元神之府"，又心"主神明"，心"藏神""主血脉"，所以督脉一旦脉气失调，经脉受阻，清阳不升，影响肾精上承，脑神失主，心不藏神，血脉无主，则神光不得发越或不用，眼的精明功能就会受到影响。所以《针灸大成》载八脉图并治症穴中，载后溪通于督脉，主头面颈项病，其主治神志和眼方面的疾病，如中风、癫、痫，以及头部疼痛，头目昏沉，目赤肿痛，迎风泪流不止，两眉角痛，头目眩晕等。

2）任脉与眼病：任脉，起于会阴，上行，沿面部进入目下，"总任诸阴"，为"阴脉之海"，它所经过的石门穴，又称为"丹田"，是男子贮藏精气，女子维系胞宫之所，为生气之原。若脉气失调，随之统领经络气血功能也失调，不仅可以影响于目，发生目病，还可以影响到人的生殖、生理、升发，而后患大矣。况其经在承泣穴会足阳明，而承泣是治眼病之主要穴位。又《针灸大成》八脉图并治症穴中，载列缺为八脉交会穴，通于任脉，可治伤风面赤，发热头痛，小儿慢脾风，目直视等病症。

3）冲脉与眼病：冲脉，为"五脏六腑之海""十二经脉之海"，如果脉气失调，则渗诸阳，灌诸精之功能受到影响，眼就不能禀受阳气、气血濡养灌注，精明受损，而患目不明等眼病。《针灸大成》八脉图并治症穴载，公孙通于冲脉，可治因痰眩晕不已，疟疾头痛眩晕，黄疸、遍身皮肤、面目俱黄。谷疸，食毕则心眩，酒疸之身目俱黄，面发赤斑等。

4）阳跷、阴跷与眼病：《素问·缪刺论》曰："邪客于足阳跷之脉，令人目痛从内眦始。"《灵枢》曰："跷脉者……则为濡目，气不荣，则目不合"，又曰："头目苦痛""阳气盛则瞋目，阴气盛则瞑目"。而《原机启微·奇经客邪之病》曰："阳跷受邪，可致大眦胬肉攀睛。"总的说明，阳跷脉受到外邪的侵袭引起的目病是疼痛红赤，或胬肉攀睛，如果眼有疼痛，则是从内眦开始。如果阴阳跷脉气失调，则白天该睁眼活动时，不能睁或难睁，或睁开不能持久。夜晚该闭目入睡休息时，难于闭合或不得入眠。形成阴阳颠倒，或眼只能开不能闭，或只能闭不能开（眼睑神经麻痹），或眼球不能向内活动等病症。

所以《灵枢·热病》曰："目中赤痛从内眦始，取之阴跷。"其指为发红的眼病取阴跷脉清热以治。而《针灸大成》载八脉图并治症穴中，申脉通于阳跷，可治头痛、目赤痛、雷头风、中风口眼㖞斜、眉棱骨痛等。照海通于阴跷，可治女人气血劳倦之五心烦热、头目昏沉、面目浮肿不退等。

5）阳维脉与眼病：阳维脉维系诸阳经，并与督脉相会。《难经·二十九难》曰："阳维为病苦寒热。"《脉经》王叔和曰："诊得阳维脉浮者，暂起目眩。"其说明阳维脉主表证，发生的疾病是出现发冷、发热等外感疾病。在眼部则出现眼目昏花，视物不清楚的病症。所以《针灸大成》八脉图并治症穴载，外关通于阳维，主治眼病有头项疼痛、眉棱骨痛、目生翳膜、隐涩难开、风沿烂眼、迎风冷泪、目风肿痛、胬肉攀睛等。

（刘楚玉）

第五章

眼病的病因病机

第一节　病因

病因是指导致人体发生疾病的原因。致病因素往往是在人体内在机能失去平衡、阴阳失调、脏腑经络功能紊乱的条件下，才会引起发病，即《内经》所谓："邪之所凑，其气必虚。"引起眼病的原因多种多样，宋代陈无择归纳为内因、外因、不内外因三大类，临床运用需"辨证求因，审因论治"，才具有实际意义。

一、六淫

六淫是指风、寒、暑、湿、燥、火六种致病因素，是眼科外障病的常见病因，其致病途径多从外而入，由肌表、口鼻入侵，或直接侵犯眼部，故常称之为"外感六淫"，与季节有关。《银海指南·六气总论》说："寒、暑、燥、湿、风、火是为六气。当其位则正，过则淫，人有犯其邪者，皆能为目患。风则流泪赤肿，寒则血凝紫胀，暑则红赤昏花，湿则沿烂成癖，燥则紧涩眵结，火则红肿壅痛。"六淫之中以风、火、湿邪引起的眼病为多，可由一种邪气为害，亦可由多种邪气复合致病，临床以后者为多见。

（一）风

风属阳邪、性轻扬，为春季主气，但四时皆有，是外障眼病中主要的致病因素，胞睑、两眦、白睛、黑睛病变多与风邪相关。

1. 风邪致病的特点

（1）易犯上窍：《素问·太阴阳明论》曰："伤于风者，上先受之。"头为诸阳之会，眼为清阳之窍，其位至高，容易受外来风邪侵袭而发病。

（2）善行而数变：风邪致病起病急，变化快。如暴风客热（急性结膜炎），即表现为眼部红赤肿痛猝然而发。

（3）易与他邪相合：风为百病之长，极易与他邪相合为病，如风寒、风湿、风燥、风火。

2. 临床表现

风邪致病的眼部临床表现：常见目痒、目赤、目肿、目涩、目劄、羞明、多泪、胞轮振跳、黑睛星翳、风牵偏视、口眼㖞斜等。

（二）寒

寒为阴邪，为冬季主气，《银海指南·六气总论》曰："盖运气自霜降以后春分以前，正属太阳寒水用事。上乘空窍，发为目病，冷泪翳障，视物昏花。"

1. 寒邪致病的特点

（1）寒伤阳气：可致目昏冷泪，常伴有全身畏寒发热一类症状。

（2）寒性凝滞：可使目中气血流行滞涩，引起头疼目痛、视物昏花等。

（3）寒性收引：头面筋肉受寒，致经脉拘急，口眼目珠偏斜。

2. 临床表现

寒邪致病的眼部临床表现：常见目昏冷泪、头目疼痛、目珠紧涩、胞睑紫胀、白睛血脉紫暗、口眼㖞斜、目偏视等。

（三）暑

暑为阳邪，为夏季主气。《银海指南·六气总论》指出暑邪："五火并炽，势等燎原，上炎于目，则赤胀肿痛，眵泪如脓。"

1. 暑邪致病的特点

（1）暑性炎热：故易伤津耗液。

（2）暑邪多与湿邪相合：夏季多湿，暑邪致病往往兼夹湿邪，表现为食少倦怠。

2. 临床表现

暑邪致病的眼部临床表现：常见目赤肿痛、眵泪黏稠等。

（四）湿

湿为阴邪，长夏主气，有内湿外湿。脾胃虚弱，三焦不泻，此为内伤之湿。人体常在环境潮湿、涉水冒雨等情况下，受外湿侵袭。

1. 湿邪致病的特点

（1）湿性重浊：易郁遏气机，升降失调，可见头重倦怠，胞睑重坠等症。

（2）湿性黏滞：所致眼病病程缠绵，反复难愈。

2. 临床表现

湿邪致病的眼部临床表现：常见眵泪胶黏、胞睑浮肿、睑弦湿烂、白睛黄染、黑睛生翳等。或见云雾移睛与视衣水肿、渗出等。

（五）燥

燥为阳邪，为秋季主气。

1. 燥邪致病的特点

燥邪伤津，燥胜则干，伤津耗液，表现为干涩不明、沙涩、鳞屑、缺少光泽。

2. 临床表现

燥邪致病的眼部临床表现：常见眼眵干结、眼干涩不适、视物不爽、白睛粉红等。

（六）火

火为阳邪，六淫皆可化火，故四季可见。火热同性，火为热之极，热为火之渐，故常火热并称。由于火热引起之眼病较多，故有"目不因火则不病"（《儒门事亲》）之说。

1. 火邪致病的特点

（1）其性炎上：故容易上冲头目，引发眼病。
（2）火易伤津：眼依神水、真血滋养，伤津耗液易致眼干、视物昏花等。
（3）毒由火生：火热炽盛，蕴结成毒，出现黄液上冲、眼珠灌脓等。
（4）迫血妄行：血不循经，溢于脉外，致眼内外的各种出血。

2. 临床表现

火邪致病的眼部临床表现：目赤肿痛、灼热刺痒、碜涩羞明、眵多黄稠、热泪频流、胞睑生疮、大眦脓漏、白睛溢血、火疳隆起、黑睛翳溃、黄液上冲、眼珠灌脓及血灌瞳神等。

二、七情

七情指喜、怒、忧、思、悲、恐、惊七种情志活动，原是人的精神意识对外界事物的正常反应，并不致病。但当情志变化过度，导致人体气机紊乱，阴阳气血失调，损伤脏腑即转化为致病因素，称为"七情内伤"。

（1）损伤脏腑：按《内经》理论，心在志为喜；肝在志为怒；心之变动为忧；中央生湿，在志为思；精气并于肺则悲；肾志为恐；惊则心无所倚，神无所归，心神散失也。此肝胆胃心四脏皆病于惊。故曰："喜伤心，怒伤肝，思伤脾，忧伤肺，恐伤肾。"其说明七情过激，直接损伤脏腑，如暴怒伤肝，肝火上逆，可致头目胀痛，瞳神散大，绿风内障急作。五脏六腑之精气，皆禀受于脾，上贯于目。思虑伤脾，则视物昏花。

（2）气机升降失调：《素问·举痛论》说"怒则气上，喜则气缓，悲则气消，恐则气下，惊则气乱，忧思则气结"，说明情志过激导致气机升降失调，引发疾病，

《灵枢·本神》曰："凡人忧多则气机不利，胸胁痛；忧多则水湿凝滞，周身走痛或关节痛，遇阴寒则发。"气帅血行，气机紊乱可致气滞血瘀，或血不循经，溢于脉外，突发暴盲等。

情志内伤导致的眼部病症较多，内、外障皆有，但以内障为常见。如绿风内障、青风内障、暴盲、青盲、云雾移睛、血灌瞳神等。

临床辨证时可通过问诊了解平素性情，从思想上加以引导，保持愉快乐观，方能百脉和畅，脏腑安和。

三、疠气

疠气，指具有强烈传染性，能引起广泛流行的致病邪气，又称"疫疠""毒气""时气""天行""戾气"等。戾气有多种，某一特异的戾气可引起相应的疾患。通过空气传染或直接接触传染，既可散发，又可成流行之疫。发作有明显的季节性。《银海精微》说："天地流行毒气，能传染于人，一人害眼传于一家，不拘大小皆传一遍。"《诸病源候论》曰："人感乖戾之气而生病，则病气转相染易，乃至灭门。"其眼部临床表现与风火所致的眼症相似，如白睛赤肿，热泪频流，疼痛羞明等，见于天行赤眼暴翳。

疠气伤目引起眼病的严重程度，与感受毒邪的轻重、患者正气的虚实等因素有关。

四、饮食失调

饮食是维持人体正常生理功能所必需的。但若饮食失调，损伤脾胃，就能成为致病因素。眼科常见有因饥饱失常、饮食偏嗜及饮食不洁等方面原因致病者。

1. 饥饱失常

饮食应有规律，适量为宜。饥而不食，胃肠空虚，气血生化之源贫乏，日久则脏腑精气衰竭，不能上濡于目，发生眼病。内、外障皆有，但以视瞻昏渺、青盲等内障眼病较多见。暴饮暴食，胃肠积滞，郁热上攻于目，可致眼部红赤肿痛、生疮溃脓之类病症。

2. 饮食偏嗜

过食辛辣炙煿、膏粱厚味、烟酒生冷之品，可使脾胃功能受损，蕴积痰湿热毒；择食偏嗜，以致机体摄取营养不足，目失濡养，均可引起眼病。如针眼、胞生痰核、黑睛生翳、云雾移睛、视瞻昏渺、暴盲、雀目等。

3. 饮食不洁

饮食不洁，肠道染虫，日久成疳，疳积上目，可致小儿目劄、蟹睛等疾。饮食失调多有饮食异常的病史，临证可通过问诊了解日常饮食习惯。

五、劳倦

劳倦即疲劳倦怠，可因劳力、劳心、劳视与房劳过度等所致。劳力过度，外损筋骨，内伤脏腑；思虑过度，损伤心脾；用眼过度，亏耗阴血；房劳过度，损伤肾精。总之，劳倦导致气血损伤、阴精亏耗，脏腑失调，从而引发眼病，如云雾移睛、视瞻昏渺、暴盲、青风内障、近视、白涩症等眼疾。

六、化学因素

化学物品（包括酸性、碱性、非金属腐蚀剂）直接作用于眼部，造成眼球损伤。其轻重取决于化学物的毒性、接触时间、接触面积、化学物的量及浓度、伤后是否及时合理急救等因素。如不及时给予处理，预后不佳，重者甚至失明。常导致宿翳、圆翳内障、绿风内障、或蟹睛。

七、物理因素

物理因素轻的如沙尘、飞丝、小虫及各种碎屑飞扑入眼；重的如跌仆、撞击、锐器穿刺，以及爆炸、烧灼、电击与各种辐射伤等。导致眼部受伤部位的皮肉筋骨损害，经络气血通行受阻。损伤严重者，导致真睛破损，血灌瞳神而失明。

八、禀赋异常

禀赋异常即指先天禀赋异常。先天体质虚弱不足，为发病的内在因素，源自父母遗传或妊娠染病、不善调摄、精神刺激、近亲结婚等原因，可造成先天性眼疾。常见于胎患内障、高风内障、小儿青盲等。

九、衰老

《内经》说"五脏六腑之精气，皆上注于目而为之精"，表明脏腑精气的盛衰与眼睛密切相关。而《素问·上古天真论》就明确指出"女子……六七，三阳脉衰于上，面皆焦，发始白；七七，任脉虚，太冲脉衰少，天癸竭……；丈夫……六八，阳气衰竭于上，面焦，发鬓颁白；七八，肝气衰，筋不能动；八八，天癸竭，精少，肾脏衰，形体皆极"，指出年老体衰，脏腑功能衰退，故不能输精于目，目窍失养而导致多种眼病。如云雾移睛、圆翳内障、视瞻昏渺等。

十、其他

某些药物毒性、全身性疾病也会导致眼病。

[文献摘要]

（1）《备急千金要方·七窍病》曰："生食五辛，接热空格食，热冶面食，饮酒不已，房室无节，极目远视，数看日月，夜视星火，夜读细书，月下看书，抄写多年，雕镂细作，博弈不休，久处烟火，泣泪过多，刺头出血过多，右十六件并是丧明之本。养性之士宜熟慎焉。又有驰骋田猎，冒涉风霜，迎风追兽，日夜不息者，亦是伤目之媒也。恣一时之浮意，为百年之痼疾，可不慎欤。凡人少时，不自将慎，年至四十即渐眼昏。"

（2）葆光道人《眼科龙木集》在饮食、七情、视力卫生等诸方面，有简要论述："凡人多食热物，或食五辛，喜怒无时，淫欲不节，冲寒冒暑，坐湿当风，恣意谊呼，狂情啼叫，长夜不寐，天日无闲或久处烟火，或博戏经时，拈掇多年，雕镌画绣，灯下细书，月中读书，皆能耗散精华，大能损目。"

（3）《银海指南·七情总论》（摘要）"目之为病，出于六淫者易治，由于七情者难治。盖喜大虚则肾气乘矣，怒则肝气乘矣，悲则肺气乘矣，恐则脾气乘矣，忧则心气乘矣。一经自具一气，一经又各兼五气，五五二十五气，变化难穷，苟不得其要，终难获效。然七情中悲伤心胞、惊伤胆者，间或有之；喜伤心，忧伤肺者绝少也。惟思伤脾，恐伤肾，怒伤肝者最多。诚能存养此心使志意和平，精神淡定，悲怒不起，惊忧不扰，则天君泰然，百体从令自然，勿药有喜，何必乞灵于草根树皮哉。"

第二节　病机

病机是指疾病发生、发展的机理。人体是一个有机整体，眼是机体不可分割的一个部分。《内经》说："正气存内，邪不可干。"眼病的发生、发展和变化，亦是正邪斗争的结果。由于眼病的致病因素多种多样，因而病机也很复杂。脏腑、经络、气血、津液失调及玄府闭塞均可导致眼病。

一、脏腑功能失调

1. 心与小肠

心主血脉，目得血而能视，目为心之使，五轮辨证内外两眦属心。眼部病症常由心阴亏虚、心火亢盛所致。如失血过多或心神过耗，以致心阴亏虚，虚火上炎者，眼部表现为两眦淡红，视力渐降，甚至失明等。由于五志化火，致心火内盛，上炎于目，常表现为两眦红赤，䏲肉肥厚，或睑眦赤烂，眼内出血，视力骤降。

心与小肠相表里，心火可下移小肠；小肠有热亦可上传于心，故治大眦赤脉传睛，常从小肠导赤，以降心火。

2. 肝和胆

肝主藏血，肝开窍于目，肝脉上连目系，肝气通于目，肝和则目能辨五色。五轮辨证黑睛属肝，眼部病症常见由肝郁气滞、肝胆火炽、肝阴不足、肝风内动所致。如肝气郁结，疏泄失职或气郁化火，气火上逆，则可发生目赤胀痛，黑睛生翳，瞳神紧小等症。若暴怒伤肝，肝火上冲，则可引起绿风内障、目偏视、口眼㖞斜等病症。或素体阴虚，不能制约肝阳，以致浮阳上亢，迫血妄行，引起暴盲。肝阴不足，阴血亏损，目失濡养，可出现两目干涩不舒、视物昏花、视力减退等多种眼病。

肝与胆相表里，故发病时每每相互影响。如肝胆湿热上攻，可致聚星障、瞳神紧小等病症。

3. 脾和胃

脾胃为后天之本，主运化，脾输精气，则目得其养，五轮辨证胞睑属脾。眼部病症常见由胃火炽盛、脾胃湿热、脾虚气弱所致。如过食辛热炙煿之品，致胃火炽盛，火毒上攻，可致头痛目赤、胞睑生疮等。恣食肥甘厚味，以致脾胃湿热，上壅胞睑，可发生针眼、睑弦赤烂等症。若劳倦思虑过度，损伤脾胃，脾胃运化失司，津液不得敷布，聚而成痰，滞于眼内，可引起神膏混浊及眼底渗出、增殖等病变。若脾虚气弱，统摄无力，可致目中血不循经而溢于络外，引起视瞻昏渺、暴盲等眼病。

4. 肺和大肠

肺主气，具有宣发和肃降的功能，五轮辨证白睛属肺。眼部病症常由外邪犯肺、肺火壅盛、肺阴虚、肺气虚等所致。如外邪袭肺，肺失宣降，可发白睛赤肿、流泪生眵等症。肺火壅盛，气血瘀滞，可致白睛呈紫红色结节样隆起。肺燥阴伤，虚火上炎，可致白睛涩痛、久咳等症。

肺与大肠互为表里，大肠实热而便秘，可致肺气不得肃降，引起白睛红赤。故治疗白睛疾患时应考虑肺与大肠的关系。

5. 肾和膀胱

肾主水，为藏精之所，五轮辨证瞳神属肾。眼所以能视万物，与肾精不断上承有密切关系。眼部病症常由肾阴虚、肾阳虚和阴虚火旺等所致。如衰老、久病伤阴，致肾阴亏虚，目失所养，可发生眼内干涩、晶珠与神膏混浊、视瞻昏渺、老视等。禀赋不足，素体阳虚，或年老病久，肾阳亏虚，阳不胜阴，可引起雀目、青盲等；阳虚不能温化水液，水邪上泛，可致云雾移睛、视瞻昏渺等症；或可见眼底水肿、渗出等。过劳或年老久病，肾精亏耗，不能上注于目，瞳神、目系失养，可致视瞻昏渺、青盲等。若肾阴亏虚，水不制火，阴虚火旺，上灼瞳神，可致瞳神紧小、干缺及青风、绿风内障、暴盲、视瞻昏渺等症。

肾与膀胱互为表里，膀胱排泄水液的功能失常，体内水液潴留，可致眼内外组织发生水肿等。

临床上眼病的发生、发展、变化，可由单一的脏腑功能失调引起，亦见多个脏腑同时发病，如肝胆火炽、脾胃湿热、肝肾阴虚、脾肾阳虚、心脾两虚、肝脾不调等引起的眼病。如白涩症、疳积上目则病变在肝肾、脾肝之间传变而引起。

二、气血津液失调

气血和津液是脏腑功能活动的产物，又是人体生命活动的物质基础，气血津液的正常与否，可以反映脏腑功能的情况。同时，人体病理变化无不影响到气血津液，而气血津液失调又与眼部病变的发生、发展至为密切。

1. 气与眼的关系

如《太平圣惠方·眼内障论》曰："眼通五脏，气贯五轮。"气的正常与否，常常直接或间接地由眼部表现出来。一般可按虚实归纳为气虚气陷、气滞气逆两大类。

（1）气虚气陷：多因劳伤过度或久病失养致元气耗伤，气机衰惫，不能敷布精微，上荣于目，或卫外不固，统摄、温养失职等引起眼病。如眼睑下垂、无力抬举，冷泪频流，黑睛陷翳久不平复，视疲劳，眼内水肿、出血，视衣脱落，以及各种眼病日久不愈等。全身常伴有少气懒言、形寒肢冷、语声低微、心悸怔忡、头晕耳鸣、自汗、倦怠乏力、食少、小便清或频，舌淡，脉弱无力等。

（2）气滞气逆：多因痰湿停聚，食滞不化，情志不舒，或感受外邪等，引起脏腑经络气机阻滞，运行不畅，升降失常等导致眼病。如外邪犯肺，肺气郁遏，可致白睛红赤疼痛；情志不舒，肝郁气滞或气火上逆，可致头眼胀痛，发为绿风、青风等；气滞不行，血脉瘀滞，或气逆于上，血随气逆，常可引起眼内血络阻塞，表现为云雾移睛或暴盲等症。

2. 血与眼的关系

《内经》曰："肝受血而能视。"《审视瑶函》谓："血养水，水养膏，膏护瞳神。"以上均说明了目得血的濡养才能明视万物，一旦失调，则可引起眼病。眼部血证一般可分为血热、血虚、血瘀三种。

（1）血热：有虚实之分。实证多由外感邪热或脏腑郁热侵入血分所致。血得热则涌流，在眼部可为红赤肿痛，若血受热迫而妄行，溢于眼络之外，则为眼部出血。一般实火所致出血较急，量多色鲜红。全身症可伴见心烦，口渴喜冷饮，大便秘结，小便短赤，舌红苔黄，脉数有力等。虚证由肝肾阴亏，虚火上炎所致。虚火入于血分，亦可致血热妄行而溢于络外，但一般出血较缓，血量不如实火多。全身症可伴见颧红潮热，心烦失眠，口燥咽干等。

（2）血虚：由于失血过多或化生不足所致。在眼部表现为胞睑苍白、目痒时作、目睛干涩、眉骨酸痛、不耐久视或视物不清，眼内出血等症。全身症可伴见面色苍白、爪甲无华、唇舌色淡、头目眩晕、心悸怔忡、倦怠无力、脉细弱等。

（3）血瘀：是由于邪毒入营、气滞或气虚无力行血、外伤等原因，引起血行阻滞的病变。在眼部常表现为疼痛剧烈，痛有定处，持续不解；或见血脉紫赤，迂曲充盈，或胬肉红赤肥厚，鹘眼凝睛，或生癥积包块，以及眼内外的瘀血等。若大量瘀血积聚眼内，则见视力障碍；瘀血积于眶内，还可引起眼珠外突。若瘀血阻塞神水排泄通道，神水瘀滞，可致眼珠胀硬，头眼剧痛，视力骤降；全身症可伴见舌质紫暗或有瘀斑，脉涩等。

3. 津液失调

津液由水谷精微所化生，眼中的神水、神膏均由津液所化生，亦需津液滋润、濡养，津液不调，则可引起眼部病变。津液失调，主要分为虚实两种：

（1）津液亏虚，目窍失养。若因火热伤津或亡血伤津，致神水不足、神膏失养，可导致干涩昏矇，或目无所见。

（2）津液运行障碍，水湿积聚。若三焦气化不利，肺失宣降，脾失健运，或肾阳不足，水湿上泛于目，则胞睑浮肿、眼底渗出、黄斑水肿，若大量水液积聚于视衣，还可导致视衣脱离。

三、经络功能失调

经络运行气血，沟通表里，联系脏腑。十二经脉往往直接或间接地与眼部相通，《灵枢·口问》曰："目者，宗脉之所聚也。"《灵枢·邪气脏腑病形》说："十二经脉，三百六十五络，其血气皆上于面而走空窍，其精阳气上走于目而为之精。"若经络失调，可导致眼病的发生。眼病常见由经络阻塞，目失濡养及邪循经传所致。

四、玄府闭塞

"玄府"之名首见于《内经》，原指汗孔而言。刘完素《素问·玄机原病式》中，将"玄府"一词的含义拓展为气液血脉、营卫精神升降出入的通道。《素问·玄机原病式》云："人之眼、耳、鼻、舌、身、意，神识能为用者，皆由升降出入之通利也；有所闭塞者，不能为用也。若目无所见，耳无所闻……悉由热气怫郁，玄府闭密而致气液、血脉、荣卫、精神不能升降出入故也。"玄府学说认为："玄府是人身之中极细小难见的通道。"玄府作为遍布机体至微至小的基本结构，凡外邪侵袭、七情失调、饮食劳倦所伤、气血津液失养都会影响到它的正常通利功能；而玄府一旦失其通畅，又必然导致气、血、津、液、精、神的升降出入障碍。玄府闭塞所产生的病变甚多，常导致绿风内障、青风内障等病症。气机郁遏而生怫热，是玄府闭塞所致的最基本因素，眼部玄府闭塞，大多为邪气郁结，气血阻滞。若肝胆火盛，火热上迫，或脾失健运，痰湿停聚，风痰阻络可致玄府闭塞。肝肾阴精不足，虚火上扰，或失血脱气，使玄府衰竭自闭，凡此种种，都可使气机升降出入的门户道路关闭，目失濡养而视力剧降。玄府是联系肝与二目的门户，《证治准绳·杂病》言："盖目主气血，盛则玄府得利出入升降而明。虚则玄府无以出入升降而昏。"说明了玄府通闭和目主明暗直接有关。

（罗　燕）

第六章

眼病的诊断辨证

第一节　眼科四诊

眼病诊断，即望、闻、问、切等四诊方法在诊察眼病时的具体运用，而其中尤重望诊与问诊。问诊主要是询问与眼病有关的病史及自觉症状，它包括眼部与全身的临床症状。望诊的重点是望眼部。结合现代科学仪器进行眼部检查，属于望诊与切诊在眼科的发展。

一、问诊

问诊在眼科四诊中占有重要的位置，必须有目的、有次序地进行。首先应问眼部的自觉症状，其次要问有关眼病的病史，如发病时间、起病情况及治疗经过等；再问全身的自觉症状，如头痛、饮食、二便、妇女经带胎产情况等。

1. 问眼部自觉症状

（1）视觉：有无视力下降或视物模糊，是突然下降，还是缓慢下降；是看远模糊，或是看近模糊，还是视远近皆昏矇，是明处看不清，还是暗处看不清。眼前有无黑影，黑影是固定的，还是飘动的，视物有无变形、变色，结合视力检查，可了解此病属于外障或内障，亦可作为辨虚、实证之参考。

（2）目痛：是涩痛、灼痛、胀痛或隐痛，疼痛有无诱因，能否缓解，目痛是否伴有头痛、眉棱骨痛，是否伴有视力下降，有无恶心呕吐。由此可初步了解是外障眼病，还是内障眼病；其证属虚或属实。

（3）目痒：发作是否与季节有关；是否时重时轻；是微痒还是痒极难耐，或痛痒兼作；目痒与饮食、起居、化妆品是否有关。以了解是否具有时复的特点。

（4）目眵：有无目眵，量多量少，属骤起或常有，是黏稠或清稀；色黄或色白。由此可以了解肺热之虚实，以及是否兼夹湿邪等。

（5）羞明：问有无羞明，羞明的诱因，能否缓解。

（6）目泪：有无眼泪，是迎风流泪或无时泪下，是否有冷热感。是否伴有眼痛、口干。了解这些，可初步判断属外感眼病的症状之一，还是因肝脾肾虚不能敛泪或不能生泪所致。

2.问病史

（1）发病时间：问发病时间，是否有季节性，起病急骤或缓慢，病情发展快或慢，初发或复发，主要症状是以目痛眵泪为主，或以视觉变化为主，有何伴随症状。由此可以初步辨别其为外障或内障，是新病或旧疾等。

（2）发病诱因：有无工作紧张、过用目力或感冒熬夜，有无情志波动；有无饮食不节；有无眼部外伤、手术史；或虫蛇叮咬及传染病接触史，家族遗传史等。

（3）治疗经过：问是否经过治疗，有何诊断，曾用过什么药物，效果如何，目前是否还在继续使用等。详细了解以往治疗情况，可以作为今后用药的参考。

3.问全身症状

（1）头痛：有无头痛，头痛的部位、性质及诱因。是否伴有发热、恶心呕吐等。可初步了解是属外感，或属内伤，是否兼有经络病变等。

（2）口渴与口味：问是否口渴欲饮，喜冷饮或热饮，或渴不喜饮，或夜间口渴；是否兼有口苦、口臭等。借以了解其证属热、属湿，还是阴虚。

（3）食欲与二便：问食欲是否正常，有无食后饱闷或嘈杂易饥。小便是黄少或清长，大便干结或溏泻。由此了解脾胃的虚实，及是否有肾阳不足等。

（4）妇女经带胎产：问月经的周期，经量、经色，有否痛经。白带量多少，色黄或白，质稀或稠。借以了解有无气血亏虚或气滞血瘀，体质属寒或属热。

陆南山眼科十问歌：一问视力二问泪，三问羞明四问眵，五问疼痛六问时，七头八身俱当辨，九问旧病十问因，阴阳虚实辨分明。

二、望诊

望诊在眼病诊断中占有非常重要的地位，自古就有"眼见为实"的说法，《灵枢·本藏》曰："视其外应，以知其内藏，则知所病矣。"《灵枢·小针解》曰："言上工知相五色于目。"其认为望目诊病是"上工"必精的望诊方法之一。

望诊应按序进行，常规是先健眼，后患眼，如双眼患病，则先右眼后左眼，需两眼对比。眼的检查顺序是由前向后，先外后内，先察胞睑两眦，次看白睛、黑睛、神水、黄仁、瞳神、晶珠、神膏、目系、视衣，避免遗漏重要部位。

（1）望目态：目珠的大小是否正常，有无突出或内陷，位置是否偏斜。令患者向上下左右各个方向注视，望眼球是否转动自如或是某个方位受限，目珠有无颤动不停的现象。

（2）望胞睑：是否启闭自如，有无目不开、目不合、或上胞下垂；望皮肤有无红肿；翻转胞睑，望胞睑内面血脉是否清晰或模糊不清，表面是否光滑，是否有红肿与脓点，有无椒疮、粟疮、结石及异物嵌顿等。望睑弦有无内翻、外翻、赤烂，睫毛根部有无鳞屑、脓疮，睫毛有无乱生、倒生或脱落。如有外伤史，则望皮肤有无裂伤与皮下青紫，有无瘢痕。

（3）望两眦：有无红肿、干裂或糜烂；大眦处有无红肉，泪窍是否存在，有无外翻或内卷；睛明穴下方有无红肿，有无压痛，压之有无脓液自泪窍溢出。

（4）望白睛：有无红赤，是弥漫还是局限，是远离黑睛还是围绕黑睛作抱轮状；白睛有无水肿、疱疹，白睛颜色有无发黄，有无青蓝，是否拒按；白睛与眼睑有无粘连。如有外伤史，则要细心查看，白睛有无撕裂，有无穿通伤，是否有异物或眼内容物嵌顿。

（5）望黑睛：黑睛的大小是否正常，有无光泽，是否透明。如有灰白色混浊，应察看其位置是居中或偏旁，其形态是点状、片状、树枝状、地图状，或呈凝脂状，混浊的范围及深浅如何等，还要注意混浊的表面是否光滑，边界是否清楚，是否伴有赤脉，有无血丝伸入。如发现混浊，可用2%荧光素钠液染色，若染成绿色，则表明有上皮脱落或溃陷。要观察混浊溃陷中间有无黄仁突出。黑睛上如有膜状物，应察看其颜色、厚薄、来源。

如有外伤史，须望黑睛有无穿通伤的痕迹，有无异物嵌顿。若要观察黑睛上的细微病变，应在暗室内用裂隙灯显微镜检查。

（6）望神水：注意神水是否清莹，有无混浊，有无闪光，有无积血或积脓。

（7）望黄仁：颜色是否正常，纹理是否清晰，有无萎缩、缺损、膨隆、赤脉等。当眼珠转动时，黄仁有无震颤现象。黄仁前与黑睛、后与晶珠有无粘连。

（8）望瞳神：注意瞳神的大小、形态、位置与对光反应是否灵敏，两侧对比是否等大等圆；位置是否居中；两侧有无瞳神散大或紧小。

（9）望晶珠：观察晶珠是否混浊，有无色素沉着。若有混浊，要注意形态与部位，是形如点状、片状或楔状，还是散在性混浊或局限于某处，位于中央或周边部等。此外，要注意晶珠有无脱位现象。如黑睛与黄仁距离增大，黄仁震颤，可能是晶珠全脱位或晶珠缺如所致。

完成眼前部检查后，借助检眼镜检查眼后段。一般在瞳神正常大小情况下在暗室内进行，必要时在排除绿风内障后，用复方托吡卡胺扩瞳后进一步检查。①望神膏：观察神膏是否混浊，若有混浊，要注意形态与部位，是形如点状、片状、絮团状，或是泥沙状，有无血块，是否牵拉视衣。②望视盘：视盘的大小、形状、颜色、边缘是否清晰，有无水肿隆起，表面有无出血，生理凹陷是否加深扩大，凹陷与视盘直径的比值。③望血管：视衣血管分为颞上、颞下、鼻上、鼻下四支，然后又分为很多小支。注意血管的粗细、反光，有无交叉压迫，有无阻塞，是否有白鞘伴行等。④望视衣：注意视衣的颜色，有无隆起、渗出、出血、裂孔、水肿。检查时，注意黄斑区中心凹光反射是否存在，黄斑区有无水肿、出血、渗出、色素紊乱、萎缩斑或裂孔等。

［文献摘要］

《银海精微·看眼法》曰："凡看眼法，先审瞳人神光，次看风轮，再察白仁，四辨胞睑二眦，此四者眼科之大要。看眼之时，令其平身正立，缓缓举手，轻撑开眼皮，先审瞳人，若有神光则开合猛烈；次看风轮，若展缩雄健，则魂魄无病；三察气轮，无病泽润光滑；四辨其肉轮，若好则开合有力，二眦不蚕赤矣。"

三、闻诊

闻诊包括听声音和嗅气味两个方面。通过两方面的诊察，分辨病情的寒热虚实。《素问·阴阳应象大论》曰："善诊者，察色按脉，先别阴阳，审清浊而知部分，视喘息听声音而知所苦。"

四、切诊

切诊包括脉诊和触诊两部分，脉诊，是医者用手指按其"寸口"部位桡动脉的脉搏，借以体察脉象变化，辨别脏腑盛衰，气血虚实的一种方法。触诊是医生用于对患者头面五官等病变部位进行触摸按压，分辨其温、凉、润、燥、软、硬、肿胀、包块及患者对按压的反应。以推断疾病的部位和性质。

一般情况，应是脉证相符；特殊情况，脉象与证候不相符合时，可考虑"舍脉从证"或"舍证从脉"。

第二节　眼病辨证

眼病的辨证是运用中医整体观理论，将四诊所收集的眼与全身的症情，进行分析归纳，作出判断。其独特之处，在于局部辨证与全身辨证相结合，眼病的发生，局部症状比较突出，临床大多先分析局部症状，然后结合全身症情进行辨证。故《审视瑶函·识病辨证详明金玉赋》指出："宜先察部分形色，次辨虚实阴阳。"常用辨证方法有内外障辨证、五轮辨证、八廓辨证。

一、内外障辨证

眼病分内外障，是古代眼科应用较多的一种眼病分类方法。《医宗金鉴·眼科心法要诀》的具体解释是："障，遮蔽也。内障者，从内而蔽也；外障者，从外而遮也。"《秘传眼科龙木论》所记载的常见眼病七十二症，就是按外障、内障分述的。

具体外障是指发生在胞睑、两眦、白睛、黑睛的眼病。内障是指瞳神疾病，有广义与狭义之分：狭义的内障专指晶珠的病变；而广义的内障是泛指发生在黄仁、瞳神、晶珠、神膏、视衣、目系等眼内组织的病变。

内外障是按病位划分，其发病原因、证候特点，以及辨证论治方面都有明显的不同。《审视瑶函·目不专重诊脉说》指出："如目病，必视其目为内障、为外障。内障有内障之症，外障有外障之症。必辨其为何症，所中所伤之浅深，果在何轮何廓，辨之明而后治之当。"其说明内外障辨证，具有一定的临床意义。

（一）辨外障

外障多因六淫之邪外袭或外伤所致，自觉症状明显。治疗相对容易，预后较好。

1. 胞睑

（1）胞睑肿胀：①红肿：多为外感风热，热毒壅盛。②硬结：有红赤疼痛，为邪毒外袭；不红不痛，为痰湿结聚。③青紫：多有外伤史，为瘀血内停所致。

（2）睑肤糜烂：①水疱、糜烂：多为脾胃湿热。②红痒糜烂：多为风湿热互结。③红痒附有鳞屑：多为血虚风燥。

（3）胞睑眴动：①瞤动：多为血虚有风。②频繁眨动：多为阴精不足。③小儿频繁眨动：多为脾虚肝旺。

2. 两眦

（1）红肿硬结：多为心火上炎或热毒积聚。

（2）眦角糜烂：多为心火夹湿。若干裂出血，为心阴不足。

（3）眦部胬肉：多为心肺风热。

3. 白睛

（1）红赤：表面红赤：多为外感风热或肺经火热。抱轮红赤：为肝火上炎。白睛出血：红如胭脂，多为肺热伤络或阴虚火旺所致。红痒：多为肺脾湿热。

（2）肿胀：浮肿伴眵泪：多为外感风热或风寒。伴胞睑肿胀：多为脾肾阳虚，水湿上泛。白睛红肿，眼珠突起，多为热毒壅滞。

（3）结节：泡性结节，涩痛畏光：多为肺经燥热。紫红色结节：多为肺热炽盛。

4. 黑睛

（1）黑睛翳障：新翳：多为外感风热。翳深溃陷：多为肝火炽盛。黑睛混浊：多为肝胆湿热。翳久不敛：多为肝阴不足，或气血不足。

（2）黑睛赤脉：多为肺肝热盛，瘀热互结所致。

（二）辨内障

内障常因脏腑亏损，七情内伤，气血失调，玄府闭塞等引起。内障外观症状不明显，多有视觉变化，预后较差。

（1）瞳神病变：①散大：多因肝胆火炽或肝郁化火或痰火郁结，火热上攻，玄府闭塞，神水瘀滞所致。②紧小：多因肝经风热或肝胆火炽或湿郁化热，上犯黄仁所致。③干缺：多因久病伤阴，肝肾阴虚，虚火上犯所致。

（2）晶珠病变：晶珠混浊，老年人多为肝肾不足、脾虚气弱、目失所养引起；并发于其他眼病者，多为肝胆火炽，或阴虚挟湿，或湿热蕴蒸，邪气上犯所致。

（3）神膏病变：神膏混浊，多为肝胆湿热熏蒸引起。神膏混至不能窥见眼底，多为火热上攻，迫血妄行，血灌瞳神所致。神膏呈絮网状、团块状混浊，多属痰湿、瘀血凝滞之证；神膏呈点状混浊，多属肝肾亏损，或气阴不足。

（4）目系病变

1）充血：其色鲜红，多与邪毒上壅有关。可因肝胆火炽，或心火亢盛，或阴虚火旺，循经上犯目系所致；或由风湿热邪熏蒸于上而成。

2）水肿：其色暗红者，多属气血瘀滞，血行不利；其色淡红者，多属肾阳不足，水湿上泛所致。此外，外伤或肿瘤压迫，血行不利，亦可致肿。

3）萎缩：视神经乳头颜色苍白，边界清楚，血管正常或变细者，多为肝肾精亏，或肝血不足，或气血俱虚，目系失养所致。视神经乳头颜色蜡黄，边界不清，血管变细者，属继发于其他眼病，其证虚实兼杂，临证时需结合原发病全面辨证。

对目系病变者，还必须排除颅内疾患和神经系统其他有关病变。

（5）视衣血管病变：血管扩张、迂曲，或呈串珠状、白线状，多属气滞血瘀，脉络阻塞；若见微血管瘤，色泽暗红，多为肝肾阴亏，虚火上炎，血络瘀滞所致。

（6）视衣病变

1）水肿：局限性水肿，多由气滞血瘀引起。弥漫性水肿，多由脾肾阳虚，水湿上犯；或气滞血瘀等所致。

2）出血：新鲜出血，量多而色红者，多属实火上攻，邪热迫血妄行引起；血色紫暗者，多属气滞血瘀，血行阻滞，泛溢络外。如反复出血者，多属阴虚火旺，虚火伤络，或脾气亏虚，统摄失权，血溢脉外所致。至于离经瘀血，日久不消，机化物形成，则属痰瘀互结之证。

3）渗出：新鲜渗出，常属邪热上攻，或阴虚火旺，煎熬津液所致；陈旧渗出，多由气滞血瘀或痰瘀互结而成。

4）萎缩：多属肝肾不足，或气血两亏。

5）黄斑：水肿、渗出：常因脾虚失运，或脾肾阳虚，湿浊上泛；或脾湿肝郁，痰火上扰等引起。渗出多因湿浊聚敛成痰，痰瘀互结所致。出血：多为脾虚不能统血所致。退行性病变：常见有色素紊乱、大小不等之黄白色斑块，多由脾肾两亏，气虚血瘀；或脾肾阳虚，痰湿上泛等引起。裂孔：多由外伤、肝胆湿热、肝肾亏虚、气血不足等引起。

内眼病变辨证同其他眼局部辨证方法一样，既有其实用性，又有一定的局限性。

所以，在临证应用时，还需结合整体情况，全面辨证。

（三）辨眼部常见症状

1. 辨视觉

（1）视物不清，伴白睛红赤，或翳膜遮睛者，属外感风热或肝胆火炽。

（2）外眼端好而自觉视物渐昏者，多为血虚神劳，肝肾两亏或肝郁气滞。

（3）眼前黑影飘动，起病急骤者，多为湿浊上泛，缓慢发生的，多为肝肾不足或气血亏虚。

（4）目赤胀痛而视力骤降，瞳神散大者，多为头风痰火，或七情过伤，气机逆乱。

（5）目无赤痛而视力骤降，多为血热妄行，血不循经，气滞血瘀等；也可为心脾两虚，气不摄血。

（6）内障日久，视力渐降而至失明者，多属气血两亏或肝肾不足。

（7）入夜目盲不见，伴视野缩小者，多属肝肾精亏或脾肾阳虚。

（8）能近怯远者，阳气虚衰或久视伤睛；能远怯近者，多为阴精亏损。

（9）视直如曲、视大为小、视物变形，多属肝肾阴亏，虚火上炎；或肝郁气滞；或脾虚湿滞；或脾肾两虚，精血不足。

（10）视一为二，多为风邪入络或肝肾两虚，气血不足。

临床上应注意：凡有视觉变化者，应作视功能检查，以免贻误病情。

2. 辨目痛

目痛为眼科常见症状，内外障皆可有之。临床需分虚实寒热。

（1）暴痛属实，久痛属虚；持续疼痛属实，时发时止属虚；肿胀疼痛属实，不肿微痛属虚。

（2）赤痛难忍为火邪实，隐隐作痛为精气虚；痛而燥闷为肝气实，痛而恶寒为阳气虚。

（3）痛而拒按为实，痛而喜按为虚；痛而喜冷属热，痛而喜温属寒。

（4）外障眼病引起的目涩痛、灼痛、磣痛、刺痛，多属阳；内障眼病引起的目胀痛、牵拽样痛、眼珠深部疼痛，多属阴。午夜至午前作痛为阳盛，午后至午夜作痛为阴盛。

（5）目赤磣痛、灼痛，伴眵多粘结，多为外感风热；胞睑赤痛肿硬，伴大便燥结，多属阳明实火；白睛微红微痛，干涩不舒，多为津亏血少。

（6）目珠胀痛如突，多为气火上逆，气血郁闭；隐隐胀痛，多为阴精不足，阳亢于上。

（7）稍加注视，即感眼胀痛，多为脾肾不足，精不上承，或为阳亢之象；眼珠刺痛，多为火毒壅盛，气滞血瘀。

（8）痛连巅顶后项，属太阳经受邪；痛连颞颥，为少阳经受邪；痛连前额鼻齿，为阳明经受邪。

3. 辨目痒

风、火、湿邪及血虚均可致目痒，但临床上仍以风邪引起居多。

（1）目赤而痒，迎风加重者，多为外感风热。

（2）睑弦赤烂，痒涩不已，或睑内颗粒肥大，痒如虫行者，多为脾胃湿热，兼感风邪。

（3）痛痒并作，红赤肿甚者，为风热邪毒炽盛。

（4）痒涩不舒，时作时止者，多为血虚生风。

4. 辨目涩

目涩有干涩、沙涩之分。目干涩不爽者，多为津液亏耗，或阴虚血少所致。目沙涩，指眼中有异物感。目沙涩常伴有红赤痒痛，羞明流泪，多为风热犯目，或肺肝火盛所致，亦常由异物入目所引起。

5. 辨羞明

羞明而伴赤肿痒痛流泪者，常由肝经风热或肝胆火炽引起；羞明而伴干涩不适，无红肿痒痛者，多为阴虚血少所致。

6. 辨目劄

目劄（zha，扎），是指胞睑频频眨动而不能自主的症状，多见于小儿。目劄而喜揉拭，白睛不红，或微红羞明，而偏食体瘦者，多为脾虚肝旺，将成疳积。目劄而眼干涩少津，白睛不红或淡红，口咽干燥者，属肺阴虚。此外，也可见于其他风热外障或近视眼等。

7. 辨红肿

红肿为外障眼病的常见症状，其部位多在胞睑和白睛。

（1）胞睑红肿如桃，灼热疼痛，或兼硬结、脓头而拒按者，多属脾胃热毒蕴积。

（2）胞睑肿胀骤起，微赤多泪者，多为外感风邪。

（3）胞睑虚肿如球，不伴赤痛者，多属脾肾阳虚，水气上泛。

（4）胞睑赤肿糜烂，多为湿热熏蒸。

（5）胞睑青紫肿胀，为气血瘀滞。

（6）白睛红赤，多泪或眵泪并作，多为外感风热。

（7）白睛红赤如火，为肺经实热或三焦热盛。

（8）白睛红赤隐隐，或兼干涩不爽，多为肺经虚热。

（9）白睛赤紫肿胀，多为热毒壅结。

（10）抱轮红赤，羞明流泪，多为肝胆实热。

8. 辨眵泪

（1）目眵属外障眼病的常见症状，多属热。眵多硬结，属肺经实热；眵稀不结，属肺经虚热；眵多黄稠似脓，属热毒炽盛；目眵胶黏，多属湿热。

（2）热泪如汤多属外感风热；冷泪长流多为肝脾肾虚，不能敛泪，或泪窍阻塞所致。泪液减少，眼干涩昏花，多为肝肾阴虚或气血不足，目失濡养所致。

二、五轮辨证

五轮辨证是将眼由外向内划分为 5 个部分，将其分属于不同的脏腑，即胞睑为肉轮属脾胃，两眦为血轮属心与小肠，白睛为气轮属肺与大肠，黑睛为风轮属肝胆，瞳孔为水轮属肾与膀胱。古人认为五轮的轮脏隶属关系中，轮属标，脏属本。轮之有病，多由脏腑功能失调所致。临床上，根据五轮理论，通过观察眼部各轮所显症状，推断相应脏腑内蕴病变的方法，即是眼科独特的五轮辨证，实际是一种从眼局部进行整体脏腑辨证的方法。

1. 肉轮

（1）实证：胞睑红肿，多脾胃积热；睑弦赤烂而痒，多脾经湿热，或外感风邪；胞睑皮下硬结，不红不痛，多痰湿结聚；眵泪胶黏，睑内颗粒累累，多脾胃湿热蕴结。

（2）虚证：上睑下垂，多中气不足；睑内色泽较淡，多脾虚血少；两睑虚肿，多脾虚湿泛，或脾肾阳虚；胞轮振跳，多血虚生风；目劄多脾虚肝旺。

2. 血轮

（1）实证：两眦红赤，多心火上炎；血脉粗大且刺痛，多心经实火；眦头红肿溢脓，多心脾积热，兼有气血瘀滞。

（2）虚证：两眦血丝淡红，干涩不舒，多心阴不足，虚火上炎。

3. 气轮

（1）实证：白睛红赤，属肺经风热；赤丝鲜红满布，多肺经实热；白睛结节隆起，血脉紫暗，多火毒郁结，气血瘀滞；白睛水肿，多肺气不宣；红赤肿起，属肺热壅盛。

（2）虚证：白睛血丝淡红、稀疏或局限，多肺经虚火；白睛青蓝，属气虚血滞；白睛干涩少津，属肺阴不足。

4. 风轮

（1）实证：黑睛星翳初起，多外感风邪；翳大浮嫩，或有溃陷，多肝火炽盛；黑睛混浊，或兼有血丝伸入，多肝胆湿热，兼有瘀滞。

（2）虚证：翳久不敛，或时隐时现，多为肝阴不足，或气血不足。

5. 水轮

（1）实证：瞳神紧小，眼珠坠痛拒按，多肝经风热，或肝胆实火；瞳神散大，眼珠胀痛欲脱，多肝胆火炽。

（2）虚证：瞳神干缺，多肾阴不足，或阴虚火旺；瞳神变色，多肝肾不足，或心脾两亏。

五轮辨证对临床具有一定指导意义，故由宋至今，眼科医家运用比较普遍。然而，五轮辨证也有其局限性。临证时，既要详查五轮，又不可拘泥于五轮，而应从整体出发，四诊合参，全面辨证。

八廓：指水廓、风廓、天廓、地廓、火廓、雷廓、泽廓、山廓八廓。"廓"取城廓护卫之意。首见于宋元间的《秘传眼科龙木论》所附《葆光道人眼科龙木集》，八廓是对五轮的补充，以期更全面地将眼科各部和脏腑进行联系。八廓理论较为复杂，后世临床运用较少。

《银海精微·八廓图式》记载："天廓属大肠，传送，肺金，乾卦。火廓属心，抱阳，命门经，离卦。地廓属脾胃，水谷之海，坤卦。水廓属肾经，会阴，坎卦。山廓属胆经，清净，艮卦。风廓属肝经，养化，巽卦。雷廓属心，小肠经，关泉，震卦。泽廓属膀胱经，津液，兑卦。"

第三节　眼科常用检查及特殊检查

一、常用检查

（一）视功能检查法

视功能检查法包括视力、视野、色觉、暗适应、立体视觉、对比敏感度检查。

（二）眼前段检查

常用裂隙灯显微镜检查，利用裂隙形成的光学切面，可以观察到结膜、角膜、前房、虹膜、瞳孔、晶状体及玻璃体前 1/3 的情况。

（三）眼后段检查

采用检眼镜检查，可以观察到玻璃体、视盘、视网膜、血管、黄斑的情况。

二、特殊检查

（一）眼压检查

眼压对诊断青光眼类疾病有十分重要的意义。常用的检查方法有指测法、眼压计测量法。其中眼压计测量是一种比较精确的方法，有压陷式与压平式两大类。常用的修兹氏眼压计，即是一种压陷式眼压计。除此之外还有 Goldmann 式压平式眼压计，以及非接触眼压计。眼压的正常值为 1.33~2.80kPa（10~21mmHg）。

（二）前房角镜检查

前房角镜借助裂隙灯显微镜照明并放大，使房角结构清晰可见。房角结构在房角镜下由前向后依次为 Schwalbe 线、小梁网、巩膜突、睫状体带、虹膜根部。此检查可判断前房角的宽窄，是否关闭，对青光眼的诊断、分类、治疗及预防具有重要意义。

（三）眼部超声检查

（1）A 型超声波：主要用于眼球的生物测量和判断病变的性质。
（2）B 型超声波：主要用于检测眼球和眼眶组织的形态学改变。
（3）超声生物显微镜检查（UBM）：主要用于眼前段的形态学检查。

（四）眼底荧光血管造影

眼底荧光血管造影（fluorescence fundus angiography，FFA）是将能产生荧光效应的染料快速注入血管，同时应用眼底照相机进行观察或照相的一种检查法。利用眼底照相机连续动态拍照，眼底检查结果更为客观、准确，可以查明检眼镜检查所不能发现的微循环病变，常应用于视网膜血管性疾病、脉络膜肿瘤及糖尿病视网膜病变等眼部病变的检查。

1. 荧光造影分析

（1）臂–视网膜循环时间（arm-retina circulation time，A-Rct）：荧光素从肘前静脉注射后，经右心→左心→主动脉→颈总动脉→颈内动脉→眼动脉而到眼底，为时 7~12 秒（但亦有长达 15~30 秒者），两眼相差不能超过 0.5~1 秒。

（2）视网膜血循环的分期

1）视网膜动脉前期：此期脉络膜先出现地图状荧光，视盘出现淡的朦胧荧光色，如有睫状视网膜动脉存在，也显荧光。

2）视网膜动脉期：见于脉络膜血管充盈 0.5~1 秒钟后，并在 1~2 秒内迅速分布至全部动脉系统。染料首先在血柱中央成为轴流，在分支处被分为 2 股，各沿分支一侧流动，形成一侧有荧光、一侧无荧光，谓之动脉层流。此其内静脉完全不显荧光。

3）视网膜动静脉期：视网膜动静脉完全充盈，毛细血管呈现网状，当充满染料的一支或数支小静脉进入大静脉时，染料便先沿着这一侧的静脉边缘向视盘方向流动，在静脉血管内的一侧或两侧呈现荧光而中央则无荧光，称为静脉层流。此期主要表现是染料在动、静脉中显影浓度比较均匀一致。

4）视网膜静脉期：1~2 秒后动脉荧光浓度逐渐下降或消失，而静脉荧光均匀一致。

5）后期：是指注射荧光素钠后 10~15 分钟，静脉还存在淡淡的残余荧光。

2. 异常眼底荧光

（1）自身荧光：指在注入造影剂之前所拍的照片上，由于反射率高的白色眼底部位（如视盘、脂类沉着斑、有髓神经纤维、脉络膜萎缩斑、白色突出物、白色巩膜暴露区等）在照片上出现的荧光而言。

（2）假荧光：是由于激发片和屏障片组合不适当，在二者波长的重叠区所透过的蓝色青光而造成。

（3）高荧光，即荧光增强，常见的有：①透见荧光，特点为与早期的脉络膜荧光同时出现，其大小、形态、亮度很少或没有变化，且随脉络膜荧光消失而消失，是由于色素上皮的脱色素或萎缩，脉络膜荧光的透过增强所致，又称"窗样缺损"（window defect）。②异常血管荧光，因眼部炎症、肿瘤、外伤、变性、先天异常所致血管异常（新生血管、微血管瘤、毛细血管扩张、侧支循环、血管短路以及双循环等），而出现的异常血管荧光。③渗漏（leaks）：特点为在动静脉期出现，其范围逐步扩大，其亮度随之增强，视网膜脉络膜荧光消退后持续存在，长达数小时，是由于视网膜血管内皮和色素上皮屏障受到破坏，染料渗入到组织间隙，形成渗漏，其表现可为池样充盈（pooling），或呈组织染色（staining）。

（4）低荧光，即荧光减弱或消失。一是荧光遮蔽（blocked flourescene），如玻璃体和视网膜内出血、渗出、机化膜、肿瘤、变性等均可遮蔽视网膜和脉络膜荧光。二是充盈缺损（filling defect），由于任何原因导致眼底血液循环障碍，荧光达不到供应区，造成荧光充盈减少，甚至完全没有。

（五）视觉电生理检查

视觉电生理检查包括眼电图（EOG）、视网膜电图（ERG）及视觉诱发电位（VEP），是客观评定视功能的一种检查方式，常应用于视神经疾病、视网膜疾病及在屈光间质混浊时了解眼底，对婴幼儿、智障等不能合作的患者进行视功能检查具有重要的意义。

1. 眼电图

眼电图（electro-oculogram，EOG）是测量在视网膜色素上皮和光感受器细胞之间存在的视网膜静电位。根据在明、暗适应条件下视网膜静电位的变化，可反映光感受器细胞的光化学反应和视网膜外层的功能状况，也可用于测定眼球位置及眼球运动的生理变化。

临床应用：EOG异常只表明视网膜第一个神经元突触前的病变，也即视网膜最外层的病变。它的价值是能较客观地反映出器质性病变。

（1）视网膜色素变性，某些药物性视网膜病变、脉络膜缺损、脉络膜炎、维生素A缺乏、夜盲、全色盲、视网膜脱离等眼病，在光亮照明下EOG的上升值可以较低或完全不上升。

（2）对某些视网膜感光上皮遗传变性患者，在年幼时还未出现临床症状前也可查出异常，甚至对这些疾病的基因携带者也可查出 EOG 低于正常。

（3）对年幼不合作患者或眼球震颤者也可进行 EOG 检查。

2. 视网膜电流图

视网膜受到迅速改变的光刺激后，从感光上皮到两极细胞及无足细胞等能产生一系列的电反应。视网膜电流图（electro-retinogram，ERG）就是这些不同电位的复合波。正常视网膜电流图有赖于视网膜色素上皮、光感受器、外网状层、双极细胞、水平细胞、无足细胞、Müller 细胞及视网膜脉络膜血循环等的正常功能。这些因素中的一种或多种受累都可导致 ERG 异常，所以视网膜电流图主要是反映视网膜外层的情况。

临床应用：视网膜电流图在临床上常用于视网膜循环障碍疾病、遗传性视网膜变性（如视网膜色素变性等）、糖尿病性视网膜病变、视网膜脱离、眼外伤（如视网膜铁质沉着症以及交感性眼炎等）、夜盲、青光眼、白内障、色盲等疾病的诊断。

3. 视诱发电位

视诱发电位（visual evoped potential，VEP）代表第三神经元即神经节细胞以上视信息的传递状况。其检查的目的是用以推测自视网膜到大脑皮质之间传导纤维的健康状况及视皮质功能活动状况。当视力丧失患者的 EOG 和 ERG 检查都正常时，则病变在神经节细胞以上到大脑皮质之间。在此段落的病变除视野检查外，VEP 是唯一有效的检查方法。

临床应用：

（1）视力客观测定：用于儿童及不能言语者，通过此测定还可以研究人视力的发育、伪盲的鉴别和客观视野的测定。

（2）反映视网膜中心凹区域的病理生理状态。

（3）视神经疾患视神经炎急性期，VEP 可能消失，通常峰潜时延迟。多发性硬化病（脱髓鞘病变）则更为明显。也可用闪光 VEP 来发现尚未表现症状的视路病变和使用图形 VEP，以确定视野缺损部位。

（4）弱视可作鉴别诊断的依据。癔病性弱视者，其 VEP 正常。斜视性弱视者在两眼对比中，可因 VEP 变化而早期发现。

（5）对于颅脑损伤后功能或器质性视觉障碍者，亦可作出判断。由于意识方面引起，即心理性者，其 VEP 正常。

（六）光学相干断层扫描

光学相干断层扫描（optical coherence tomography，OCT）是一种新的光学诊断技术，可进行活体眼组织显微镜结构的非接触式、非侵入性断层成像。它利用弱相干光干涉仪的基本原理，检测生物组织不同深度层面对入射弱相干光的背向反射或几次散射信号，通过扫描，可得到生物组织二维或三维结构图像。OCT 是超声的光学模拟品，其轴向分辨力取决于光源的相干特性，可达 10μm，穿透深度几乎不受眼透明屈光介质的限制，可观察眼前段、眼后段的形态结构，尤其是眼后段结构（包括视网膜、视网膜神经纤维层、黄斑和视盘）的活体测量，有助于发现眼底疾病，特别是对黄斑疾病（如黄斑裂孔、黄斑囊样水肿、老年性黄斑变性）的诊断，在显示病变层次上，OCT 优于 FFA。

1. 图像分析

OCT 图像用彩色表示不同的反射率：红色表示高反射，黑色表示最低的反射，中等的反射以黄色及蓝绿色表示。由于黄斑中心凹、视盘和视网膜剖面在断层图像中有其特有的形态，可以很明显地被确认。

（1）视网膜：OCT 横断面图像上可区分视网膜的各个组织学层次，依次可见到内界膜、神经纤维层、视杆和视锥细胞层、视网膜色素上皮层及脉络膜毛细血管层等结构。视网膜内界膜由于玻璃体与网膜组织反射性差异大，其边界显示非常清楚。神经纤维层、视网膜色素上皮层和脉络膜毛细血管层呈二条散射性强的红色条带，此二条红色条带之间，位于视网膜色素上皮层和脉络膜毛细血管层之前反射弱的区域是视杆和视锥细胞层，此层前方绿色的中度反射层为视网膜中间组织。黄斑和视盘、视杯可根据其解剖形态特征而辨出。

（2）视盘：通过视盘的连续放射状断层扫描，每一个切面均通过视盘中央，可比较不同平面的 RNFL 厚度，估计视盘的轮廓。通过对视盘周围区不同半径的环形断层扫描，可记录 RNFL 厚度及视盘周围区域病变情况，OCT 视盘分析软件还提供了视盘、视杯和盘缘容积及面积分析。

（3）神经纤维层：在 OCT 图像中，RNFL 表现位于视网膜表面的一层红色高反射层，越靠近视盘越厚。通过计算机体可测算出视网膜和 RNFL 的厚度，为青光眼的监测和诊断提供了一个较好的工具。

正常人的神经纤维层厚度的变化规律是：

1）上、下象限最厚，鼻侧象限最薄，颞侧象限位居中；距视盘越近，神经纤维层越厚。

2）神经纤维层厚度与同象限的视网膜厚度具有高度相关性；即视网膜厚时，神经纤维层亦厚。

3）神经纤维层的厚度随年龄的增长而降低。

（4）眼前节的结构图：OCT 对眼前节的结构包括角膜、虹膜、晶状体、前房角等进行高清晰的成像，为眼前节疾病研究提供了无创伤性、客观定量的手段，以利于进一步加深对疾病的组织形态学的研究。

1）角膜：角膜表面呈强反射信号，内部透明基质只有少量的信号出现；从图像中能够直接测出角膜上皮层厚度、角膜厚度，以及角膜前、后曲率半径。

2）前房：从图像上角膜后表面到晶状体前囊膜，可直接测出前房深度。

3）前房角：可见由角膜、巩膜、虹膜及角巩膜缘组成的房角结构，并能直接测得前房角的角度大小。但不能显示小梁网、Schlemm 管及巩膜突等房角结构。

4）虹膜：虹膜在图像上也表现为强反射信号，近观还能查见虹膜色素上皮。

5）晶状体：当晶状体核重度混浊时，光线仍然能够穿透晶状体进行清晰的成像，OCT 可敏感地查出晶状体密度的改变。

6）巩膜：呈强反射信号。

2. 临床应用

（1）视网膜疾病

1）黄斑裂孔：OCT 可明确地区分特发性黄斑裂孔、板层黄斑裂孔和视网膜前膜引起的黄斑假性裂孔。

A. 特发性黄斑裂孔：根据 Gass 的诊断标准，结合 OCT 影像的特征，可将特发性黄斑裂孔分为以下四期。Ⅰ期：即将发生的黄斑裂孔，OCT 图像上表现正常中心凹轮廓消失，下方见清晰的空腔（中心凹神经上皮脱离），周围可见视网膜前膜，有时可见玻璃体牵引。Ⅱ期：视网膜神经上皮全层破裂，孔表面有一个可贴附的盖。Ⅲ期：神经上皮层全层破裂、盖游离或未见盖，伴不同程度的裂孔周围囊样水肿。Ⅳ期：神经上皮层全层破裂，可见游离盖与玻璃体后脱离相连。

OCT 能定量测量黄斑裂孔的直径、视网膜下液集聚的范围、追踪裂孔的发展或术后恢复情况，可评价黄斑裂孔发生的危险因素。

B. 板层黄斑裂孔：表现为部分神经上皮层组织丢失，依稀可见囊肿的空腔。

C. 假性黄斑裂孔：视网膜前膜形成可使视网膜增厚，并向中心凹堆积，在检眼镜或眼底彩色照相下颇似黄斑裂孔，用 OCT 能准确地鉴别假性黄斑裂孔。

2）黄斑水肿：黄斑水肿在 OCT 图像中表现为正常中心凹轮廓消失，中心凹下液体集聚，呈一无反向散射区（暗区）或中心凹隆起；黄斑囊样水肿的 OCT 图像为黄斑区隆起，有无反向散射区，其中有组织分割成数个小囊腔。

3）视网膜前膜：增生性视网膜前膜，黄斑中心凹厚度明显增加，神经上皮间或神经上皮下也可有暗区（水肿），视网膜内层见光带增强增宽的前膜，亦可见前膜呈团块状向玻璃体腔凸起。

4）中心性浆液性脉络膜视网膜病变：在 OCT 图像中，神经上皮层脱离，表现为神经上皮层与色素上皮层分离，其间为液体集聚的空腔，对脱离的高度或范围可进行精确的测量，尤其对微小的脱离也能作出诊断；色素上皮脱离表现为小的色素上皮光带隆起，其下见浆液暗区。

（2）青光眼：OCT 可对神经纤维层的厚度作出精确的测量，分辨率达 $10\mu m$ 且可重复性好，甚至可以先于视野的变化而发现视神经纤维层厚度的改变。

OCT 使定性的视网膜神经纤维观察变为定量测定，能更早期地发现 RNFL 的损害，结合视野检查和眼底立体照相能够更好地对青光眼作出正确的诊断和评价。

（3）视神经疾病：OCT 所作视盘与视网膜神经纤维层的横断切面图，可运用于视神经疾病的诊断。

1）视盘水肿：正常视盘 OCT 图像表现为横断面的视盘轮廓及清晰正常的生理

性凹陷。当发生视盘网膜炎、葡萄膜大脑炎或颅内肿瘤、颅内高压导致视盘水肿时，正常视盘断层图像发生改变：轻度视盘水肿表现为视盘边缘隆起，仍可见生理凹陷，但较陡峭；重度视盘水肿时整个视盘呈高度隆起，生理性凹陷消失，也呈隆起状。

2）先天性视盘小凹：OCT 图像可表现为视盘局部深凹陷或局部筛板组织缺失，往往出现于颞下方，颞侧视盘周围至黄斑区见视网膜神经上皮层脱离，说明视网膜下腔形成在先天性视盘小坑的浆液性视网膜神经上皮脱离中起一定的作用。

（4）OCT 在眼前节的应用：OCT 高分辨率图像可显示角膜厚度及基质内反射的改变，可定量诊断圆锥角膜、基质角膜炎、角膜水肿等角膜疾病；OCT 图像可显示前房角形态，用于青光眼的分类及术后早期评价滤过性手术的效果，还可用于监测虹膜炎、虹膜肿瘤等虹膜疾病。此外，利用 OCT 可直接进行角膜屈光力、角膜厚度、角膜前后表面屈率半径的临床相关测量等，因此在 IOL 度数的计算、角膜接触镜的配戴和角膜屈光手术中均可应用。

（七）电子计算机断层扫描与磁共振成像术

电子计算机断层摄影术（computed tomography, CT），是利用 X 线、超声波、同位素等作为能源，通过被检部位的扫描和电子计算机的重建而得到断层图像。

磁共振成像术（MRI），是利用磁共振原理，将来自人体氢原子核释放的能量以电磁波形式探测到后，输入电子计算机，经处理得出人体的断层图像。

CT、MRI 临床应用于眼球内病变、眼眶及眼眶周围组织病变，以及眼外伤眶骨骨折和异物定位等。其包括以下眼病的检查：眼球突出；进行性视力障碍及视野缺损；原因不明的眼肌麻痹；眼球运动异常伴有眼球震颤；视盘水肿；视神经萎缩；外伤后视力及视野障碍，异物检查；眼内肿物；斜视、弱视的病因学研究；X 线发现眶周围的骨病变；超声检查怀疑眼球外病变；头痛、眼眶痛、面部痉挛。

CT 主要适应证：①眼内炎症，包括眶内脓肿，原发性眼眶炎症，炎性假瘤等；②眼球内阴性异物，即玻璃和木质异物；③眼球先天性畸形，如马方综合征等；④视神经病变，如视神经肿瘤、视神经损伤等；球后肿瘤，CT 为首选方法。

MRI 主要适应证：①眼眶肿瘤，包括眼球、视神经与眶内肿瘤等，以眶内黑色素瘤效果优良；②眼肌疾病，格氏眼病；③血管性疾病：包括眶内静脉曲张，血管畸形，颈内动脉海绵窦瘘等。MRI 对软组织分辨力较好，不受骨质干扰，对眼部检查尤为适宜。检查眼球可区别液体和肿块，显示良性和恶性，如视网膜母细胞瘤、脉络膜黑色素瘤等，特别是检查眼球突出症更有优势。

（罗 燕）

第七章

治法概要

中医眼科学作为一门独立学科，治疗疾病方法丰富，具有独特的专业性。眼位于人体上部、体表，与脏腑、经络、气血联系紧密，在解剖、生理和病理等方面的特点，决定了眼病的治疗，必须内外兼治。《目经大成·点服之药用须适宜说》云："主内失外谓之痴，治内失外谓之愚。内外兼理，是为良医。"历代医家无不重视内外兼治，并积累了丰富经验。

一般来说，内障眼病多以药物内治为主，外障眼病多以点眼、洗眼、敷眼、手术等外治为法。但也不尽然，将内治和外治有机地结合起来，对许多眼病可以收到更好的疗效。此外，尚有针灸、气功导引等，极大丰富了眼病的治疗方法，千百年来为中医眼科学的发展、为防盲治盲做出了重大贡献。

第一节　内治法

有诸内必形诸外。眼病内治法以整体观为指导，根据眼部表现，结合全身状况加以辨证，通过内服药物祛除病邪或调理脏腑经络及气血、阴阳的失调，达到治疗眼病、提高视力之目的。即使对于眼外伤或手术病患，内治法同样具有重要意义。眼科内治法源于内科，又有别于内科，二者总体精髓、原则相通，在中医眼科治疗中占有重要地位，常用内治法如下。

一、疏风清热法

本法是运用具有辛凉解表作用的方药，疏散风热，清热泻火，治疗外感风热眼病的治疗方法。本法是外障眼病最常用，应用范围广泛的治法之一。

本法常用方剂如银翘散（《温病条辨》），驱风散热饮子（《审视瑶函》），栀子胜奇散（《原机启微》），驱风一字散（《世医得效方》）等。临证应用时根据风邪或热邪的偏盛，祛风、清热各有侧重。如风重于热，眼痒、眵泪多，黑睛起翳等，可适当配伍辛温解表药物，以加强祛风止痒、祛风止泪、祛风退翳之功。风热之邪属阳邪，易伤津耗液，辛温发散和清热苦寒之药亦可伤阴，故应当注意养阴、护阴。另外，在应用疏风清热法时，可遵古法，上病治下，酌情配以通腑泄热药物如大黄等，以期收到更好疗效。

二、祛风散寒法

本法是运用具有辛温解表作用的方药，祛风散寒，主要用于外感风寒眼病之早期。《古今医鉴·眼目》记载："世谓目病而痛，多由火热及血太过……盖人感风寒，则腠理密闭，火热不得外泄，故上走窍而目病矣。散其外之风寒，则火泄而痛自止。"此法对目痛为主证的眼病较有参考价值。

本法常用方剂如八味大发散（《眼科奇书》），荆防败毒散（《摄生众妙方》），川芎茶调散（《太平惠民和剂局方》）等。具体应用时应根据不同情况遣方用药，如目痛甚者，选用祛风止痛药，酌加活血通络之品。伴有头痛者，则应根据目痛牵连的头痛部位选用不同的引经药，如阳明经头痛可选用葛根、白芷，太阳经头痛可选用羌活、川芎、葛根，少阳经头痛可选用柴胡、川芎，厥阴经头痛可选用吴茱萸、藁本，全头痛可选用羌活、防风、蔓荆子等。

三、泻火解毒法

本法是运用药性寒凉的清热、泻火、解毒方药，清除火热邪毒的治疗方法。本法主要用于外感火热，或脏腑积热上攻、热毒炽盛之眼病。张子和《儒门事亲》谓："目不因火则不病。"《银海指南》载："五志之火，宜降其虚阳，滋其肺肾，水旺则火自平。外来之火，宜升阳以散之，苦寒以泻之，火郁发之之义也。"眼病热证较多，为眼科常用之法。

本法常用方剂如黄连解毒汤（《外台秘要》），龙胆泻肝汤（《医方集解》），五味消毒饮（《医宗金鉴》），普济消毒饮（《医方集解》）等。在具体应用时，必须根据脏腑辨证和五轮辨证，灵活掌握。眼居高位，泻火解毒剂常配以轻扬升散药物如桑叶、菊花、防风、蝉蜕等，取其药性之升浮，因势利导，发散火邪。应用本法时，寒凉直折虽然重要，但久用易损伤脾胃阳气，应根据病情和体质，慎重选药，中病即止。凡阴虚火旺者，此法为禁忌。

四、滋阴降火法

本法是运用滋养阴液、清降虚火的方药，清除虚火的治疗方法。本法主要用于阴虚火旺，虚火上炎的各种眼病。眼为上窍，风火易袭，伤津耗液。滋阴降火法历来受眼科医家所重视。症见眼部干涩，白睛微赤，黑睛星翳反复发作，瞳神干缺，视物昏花等，常见五心烦热，耳鸣腰酸，潮热，颧红，失眠，盗汗遗精，舌红苔少，脉细数等阴虚之象即可选用。

本法常用方剂如杞菊地黄丸（《医级》），明目地黄丸（《审视瑶函》），养阴清肺汤（《重楼玉钥》），补水宁神汤（《审视瑶函》）等。具体应用本法时，须依据不同病位辨证论治，宜结合五轮和脏腑所属，遣方用药。滋阴药较为滋腻，且有留邪之弊，故不宜久用，并且需配以驱邪药物，如明目退翳、凉血活血药等。

五、祛湿法

本法是运用具有祛湿作用的方药，通过祛除湿邪治疗眼病的方法。本法适用于湿邪外侵或湿浊内蕴所致的一切眼病。眼为多水多液之器官，具有晶莹透明的结构，病理情况下易受水湿所犯，出现水肿、浑浊，影响视力，常需利水渗湿以明目。

本法常用方剂如三仁汤（《温病条辨》），五苓散（《伤寒论》），猪苓散（《金匮要略》）等。祛湿法应根据病情灵活应用，如健脾祛湿、利水渗湿等。眼病湿证较顽固，但久用祛湿法又易耗阴伤阴，故要根据病情轻重及患者的脏腑阴阳气血情况，慎重把握。

六、止血法

本法是运用止血药物为主的方药，中止眼部出血的治疗方法。眼部各种出血病症的早期可酌情选用，如血灌瞳神、暴盲、视衣出血及眼外伤出血等。

本法常用方剂如十灰散（《十药神书》），生蒲黄汤（《中医眼科六经法要》）等。出血分多种情况，如血热妄行，气不摄血，瘀血阻络，虚火伤络，眼外伤等。止血法为急则治标之法，临床应用时应考虑是全身疾患导致的出血还是单纯的眼部出血，治疗时侧重点有所不同。止血法仅用于新鲜出血阶段，若出血已止，无再出血倾向者，应逐渐转向活血化瘀，促进瘀血吸收，以免留瘀，变生它症。

七、活血化瘀法

本法是运用具有活血行气、化瘀通络的方药，促进血行，通利血脉，消散瘀滞，使眼部瘀血得以排除吸收的治疗方法。本法主要适用眼部血瘀诸证及眼外伤。《银海精微》等眼科专著非常重视活血化瘀法的运用，有专门论述。眼部血瘀常见胞睑青紫，肿块结节，白睛溢血，各种眼内出血、筋膜、外伤及手术后瘀血，以及眼部固定性疼痛，舌有瘀斑等。

本法常用方剂如桃红四物汤（《医垒元戎》），通窍活血汤（《医林改错》），血府逐瘀汤（《医林改错》）等。气为血帅，临床常气血并重，气滞兼以行气方药，气虚兼以补气方药。根据病情酌选补益、软坚、散结、化痰、利湿之品。本法易耗伤正气，不宜久用，慎用于血瘀气虚、易反复出血者，禁用于孕妇。

八、疏肝理气法

本法是运用具有疏肝解郁、调畅气机作用的方药，以消散郁滞、养肝和血的治疗方法。本法适用于所有肝气郁滞而致气机不畅，目窍不利的眼病。目为肝窍，抑郁、暴怒均可伤肝，肝失疏泄，则肝气郁结，眼部气机不畅而目疾丛生。临床多见暴盲、绿风内障、青风内障、视瞻昏渺等内障眼病。

本法常用方剂如逍遥散（《太平惠民和剂局方》），丹栀逍遥散（《太平惠民和剂局方》），柴胡舒肝散（《景岳全书》）等，宜酌加清火、活血、化瘀等药。阴虚者慎用本法。郁能致病，病亦能致郁，清代顾锡《银海指南·郁病论》对郁致病、发病及治疗有专门论述，认为眼病因郁者，不能单纯依赖药物治疗，更应重视心理疏导。

九、益气养血法

本法是运用具有补益气血作用的方药，治疗各种气血亏虚型眼病的方法。本法适用于各种气血不足导致的眼病，多为各种慢性眼病兼气血不足的全身疾患者。

本法常用方剂如补中益气汤（《脾胃论》），归脾汤（《济生方》），益气聪明汤（《东垣试效方》），升陷汤（《医学衷中参西录》），四物汤（《太平惠民和剂局方》），八珍汤（《正体类要》）等。眼病虚实夹杂者多见，眼科补益，多与驱邪之法并用，如明目退翳、利水渗湿、活血通络等。气血紧密相依相连，眼科历来重视补气血和健脾胃，常益气养血并用，临床二者又需有所侧重。邪盛正衰无虚候者，补益气血有闭门留寇之嫌，忌用本法。

十、补益肝肾法

本法是运用具有补益肝肾作用的方药，达到明目作用的治疗方法，适用于各种肝肾不足的眼病，是内障眼病明目常用之法。《银海精微》云："肝肾之气充则精彩光明，肝肾之气乏则昏朦眩晕。"肝肾同源，精血亦同源，目受精血始得其濡养，故目虽为肝窍，但却需肝肾同补。

本法常用方剂如杞菊地黄丸（《医级宝鉴》），石斛夜光丸（《审视瑶函》），加减驻景丸（《银海精微》），四物五子汤（《审视瑶函》），菊睛丸（《审视瑶函》），右归饮加减方（《眼科探骊》）等。内障眼病，难以速愈，用药宜少温补，慎热燥，忌滋腻，以平补为佳，兼顾健脾胃，可佐以理气活血药，补而不滞。虚实夹杂者，扶正尚需结合祛邪。诸"子"明目，补肾明目多可选子类药。本法忌用于实证，湿邪未尽不宜早用。

十一、软坚散结法

本法是运用具有软坚散结、祛瘀化痰的方药治疗眼病的治疗方法，主要适用于眼部痰湿互结、气血凝滞而出现包块、结节、渗出、筋膜增生等病症。

本法常用方剂如二陈汤（《太平惠民和剂局方》），化坚二陈丸（《医宗金鉴》）等。临床组方用药应根据病变灵活用药，若兼血瘀者，配伍行气活血药；痰湿凝结者，选用祛湿化痰药。

十二、退翳明目法

本法是运用具有明目退翳作用的药物，促进黑睛翳障减少或消散，恢复黑睛透明性，提高视力的治疗方法。此法为中医眼科特有的内治法，多用于黑睛新翳转变和恢复期，对病变涉及黑睛浅层甚至实质层的新翳有良好的效果，对形成时间不长的黑睛表浅层宿翳亦有较好作用。病变日久形成顽固老翳者，退翳明目法实难奏效，非本法适用范围。狭义的翳障仅限于黑睛，广义上讲，翳障包含了所有眼部浑浊、视力下降的疾病。因此，本法的运用并非只限于黑睛疾病，可用于圆翳内障早期、清除白内障术后囊膜残留、人工晶体前色素附着等所有影响眼之透明组织的浑浊，临床有极好效果。

黑睛属肝，多数轻扬疏散、入肝经的药物具有退翳作用，常配伍应用。在黑睛翳障的不同阶段，退翳主次有所不同，须掌握时机，及时治疗，合理用药。新翳初发，风热正盛，当疏风清热退翳为主；病至中期，当逐步过渡至平肝解毒退翳为主，兼顾驱邪；病至后期，须退翳明目兼顾扶正，注意此时用药不可过于寒凉，以免气血凝滞，邪气冰伏，翳障难退；若黑睛翳障转变为瓷白光滑，则气血已定，药物难消。

第二节　外治法

眼科外治法是应用祛风、清热、解毒、活血通络、消瘀散结及退翳明目等各种药物配合其他非药物治疗手段，对眼病从外部直接施治的方法，与内治法相对。《目经大成》喻之为："物秽当浣，镜垢须磨。"外治法方式方法丰富多样，眼科应用较广，常与内治法密切配合，对外障眼病的治疗尤为重要，能收到内服药不能替代的效果，历代眼科医家极为重视。眼表暴露在外，生理病理与脏腑经络息息相关，内外兼治是中医眼科的独特治疗方法。《神农本草经》和《淮南子》最早记载了秦皮、黄连等用于眼病外洗。《晋书》有我国割治目瘤的最早记载。隋唐以前，眼科外治法已发展至相当水平。《秘传眼科龙木论》《银海精微》《原机启微》《证治准绳》《审视瑶函》《目经大成》等大批著作的涌现，推动了外治法从成熟逐渐走向完善和丰富。现代外治法在继承、研究和应用传统外治法基础上，结合现代眼科学的先进理论、方法和技术，得到了完善和发展。

中医眼科外治法较多，大致分为如下几类：第一类是药物外治法，如点药水、药粉、药锭、涂眼膏，药物熏洗，药物外敷等；第二类是手术疗法，如钩割，劆洗，针法，熨烙等；第三类为物理外敷法，包括热敷、冷敷等；第四类为其他外治法。本节主要介绍中医眼科传统外治法，对针灸、现代眼科手术等内容将另辟章节加以介绍。

一、药物外治法

（一）点眼药法

本法是将药物直接点于眼部的给药方法，是最常用最直接的给药途径，适用于外障眼病及部分内障眼病，以退红肿、止痛痒、去眵泪、除翳膜，包括眼药水、眼药锭与眼药膏三种剂型。

1. 滴眼药水

眼药水是药物制成的水溶液、油溶液或混悬液，以水溶液最为常用。操作时一手分开并暴露患者下睑后固定于下眶骨缘，嘱患眼向上方注视，注意勿压迫眼球，另一手持眼药瓶，将1~2滴眼液点入下睑内，瓶口避免污染。轻提闭合上睑，使药液在睑内扩散。注意滴毒性药物时，应指压泪窍区2~3分钟，以防药液流入鼻腔吸收引起中毒。滴用两种以上眼药水时，中间应间隔20分钟左右。眼药水与眼药膏同时使用时，先滴眼药水后涂眼膏。

2. 点眼药锭

眼药锭是药物经特定工艺制成的适宜点眼的锭剂，如云南传统之拨云锭。古之锭剂，使用时将药锭头部用清洁之沸水蘸湿（也可不蘸），分开患者下睑，将药锭头部在暴露之下睑内轻划1~2次，或直接将药锭头在大眦泪堂处轻点1~2次即可；目前制剂，使用时将眼药锭加入已配备的溶剂，振摇溶解，摇匀后点眼。

3. 涂眼药膏

眼药膏适宜睡前或术后使用，具有润滑、减轻粘连、防止黑睛暴露损伤等作用，常配合滴眼液使用。操作时用一手分开并暴露患者下睑后固定，嘱患眼向上方注视，另一手先将眼膏挤出一小段丢弃，再将眼膏挤入下睑，眼膏管口避免污染。轻提闭合上睑，拭去外溢眼膏，闭眼按摩片刻；或可用玻璃点眼棒蘸适量眼膏，平放于下睑内，嘱患者闭眼，同时转动点眼棒，注意避免睫毛卷入眼睑，再水平顺外眦方向抽出，勿伤及黑睛，最后轻柔胞睑片刻。注意黑睛翳陷、外伤、内眼术后禁止按摩。

（二）熏洗法

利用药物煎剂沸腾后的热气熏蒸眼部的治疗方法称熏法，将药物煎液滤清后淋洗患眼的方法称洗法，可单用或合用。本法能除病邪，通经络，行气血，退红肿，止痒痛，收眵泪。熏洗液可单独煎煮备用或用直接用内服汤药。黑睛陷翳、真睛破损者，慎用洗法；传染性、出血性眼病，眼部恶性肿瘤等忌用熏洗法。熏眼时，取沸药汤倒入细口杯，将患眼置于杯口熏蒸，闭目或频繁瞬目，勿烫伤，每次治疗15分钟；洗眼时，药液洗剂必须先过滤药渣，再用消毒纱布或棉球渍水，不断淋洗外眼，一般勿令药液入眼。特殊需要时，也可用消毒眼杯盛适量专用药液，先俯首使眼杯与眶缘紧密贴合，再仰首浸眼，频繁瞬目。每次治疗1~2分钟。

（三）药物外敷法

药物外敷法是根据病情选用无毒性和刺激性的药物，直接敷于胞睑及附近皮肤的治法。本法多用于目赤肿痛，眼外伤瘀肿疼痛等。开放性创口及皮肤过敏者忌用。外敷前先将药物研细，根据需要选用蜂蜜、鸡蛋清、生菜油、冷开水、姜汁等将药末调成糊状备用，新鲜带汁药物可直接洗净捣烂。敷药前抗生素眼膏点眼，再用纱布包裹药糊或浸药汁敷于胞睑及邻近部位，注意保持局部湿润。

二、手术疗法

中医眼科从诞生、发展到成熟、完善的过程中，创造了较多手术方法。时代变迁，有些手术方法不但没有退出历史舞台，经不断改进、完善成为中医眼科独特的治疗法，如享誉海内外治疗白内障的金针拨障术等，时至今日，学者们仍在整理、研究和改良这些中医眼科传统手术疗法，以下介绍几种常用的手术方法。

（一）钩割法

钩割法是用钩针挽起病变组织，然后用刀或铍针加以割除的治法。《千金方》之"人马白膜漫睛方"是钩割法的最早应用记载。《外台秘要》首先提出钩割法。钩割法为古代眼科最常用的手术方法。现代眼科手术对病变组织分离、牵起、单纯切除的方法实际是对钩割术的改进，常用于切除胬肉、眼部赘生物，分离粘连等。

（二）劀洗法

劀洗法是用针锋或表面粗糙的器物，轻刺、刮磨患眼病灶，洗净瘀血邪毒的手术方法。本法可祛膜散邪，泄毒消瘀，疏通气血，收到药物、针灸难以达到的效果。本法多用于椒疮、粟疮、睑停瘀血等睑结膜面颗粒累累或瘀滞粗糙者。术前先行表面麻醉，翻转眼睑，充分暴露穹窿部，以消毒之锋针轻刺颗粒处，或以消毒之海螺蛸棒以轻快手法来回摩擦挤压颗粒及瘀滞组织，使之破碎挤出血及黏浊物。劀毕以眼药水或0.9%生理盐水冲洗，涂抗生素眼膏包封。一次未尽，2~3日后可重刮。注意白睛暴赤，眵多胶黏，黑睛新翳者不宜行此术。

（三）针法

针法包括了三棱针法、铍针法和金针拨内障法。

1. 三棱针法

本法是用三棱针刺破皮肤，出血泄毒之法，包括放血法和挑刺法。三棱针法有开导作用，可攻邪。《张氏医通》及《目经大成·开导》等对开导利弊，常用穴位有详细论述。

（1）放血法：以三棱针点刺穴位处皮肤，放出少量血液的疗法，可攻邪、破瘀、泄热、消肿、止痛、退赤。本法适用于外障眼病实证、热证者，不宜反复重施。一般选取太阳、丝竹空、指尖、耳尖等部位，消毒皮肤后点刺放血，以少量出血后自止为宜。

（2）挑刺法：以三棱针挑破穴位、反应点或红点处的皮肤，挤出黏液血水，人为造成创伤而起到刺激作用的治法，临床应用广泛。《证治准绳·杂病》中对针眼的治疗有"视其背上即有细红点如疮，以针刺破，眼时即瘥"的描述，是挑刺法应用于眼病治疗的生动例子。

2. 铍针法

铍针尖如剑锋，两面有刃，可刺可切割，多用于切除胬肉、眼部赘生物等，亦用于刺割胞生痰核（现代眼科多采用霰粒肿切开刮除术）、切开排脓、剔除白睛或黑睛异物等。

3. 金针拨内障法

金针拨内障法是用特制之拨障针，由外刺入眼内，拨下混浊的晶珠，治疗圆翳内障的一种方法，是古代眼科治疗圆翳内障之要法。《医方类聚》首次详述了"开内障用针法"，《张氏医通》对金针拨内障法的适应证、操作方法、注意事项、拨障针的制作等均有详细描述，特别是对进针部位选择准确，与今之白内障切口几乎一致。20世纪六七十年代，金针拨内障法大放异彩，享誉海内外，为许多患者带来了光明。现代医家在金针拨内障的基础上，吸收现代白内障手术的优点，进一步又发明了白内障针拨套出术。如今，白内障手术虽然进展较快，但金针拨内障法之理论及对眼球组织的认识至今仍有参考指导意义，永远载入世界医学史册。

（四）熨烙法

熨法是将药物、器物加热，或以掌心摩擦生热等熨敷患处，或在患部来回移动，与干热敷有相似之处。烙法是以特制烙器或火针烧灼患眼病变组织的治法。二者合称熨烙法。烙法与钩割法合用，谓之割烙术，可起止血、防止疾病复发的作用，类似现代眼科临床常用的热灼止血法。黑睛翳陷，经久难敛者亦可对病灶用专用烙铁施以烙法，注意手法轻、快、准、稳，避免损伤正常组织。

三、物理外敷法

物理外敷法是以物理手段直接刺激眼外部来治疗眼病的方法。

1. 热敷

热敷分湿热敷和干热敷两种。本法适用于目赤肿痛，眼外伤胞睑青紫肿痛（24小时后），白睛溢血、血灌瞳神等症，局部脓成等。常用干、湿热毛巾。

2. 冷敷

本法适用于眼外伤局部青紫肿胀，风热疫毒眼病局部热赤肿痛及电光损伤眼部等。常用冰袋或冷水浸纱布、毛巾等。

四、其他外治法

（一）冲洗法

1. 结膜囊冲洗

结膜囊冲洗为用 0.9% 生理盐水或药液直接冲洗结膜囊的方法。本法一般用于眵泪俱多的白睛疾患，睑内异物，化学性眼外伤急救及眼科术前准备等。眼球穿通伤及角膜溃疡禁忌冲洗。使用洗眼壶、一次性输液管或注射器与受水器冲洗，注意清洁消毒，防止交叉感染。应充分暴露上、下穹窿部结膜，反复冲洗。滴眼液频繁点眼亦可起到冲洗作用，可酌情选用。

2. 泪道冲洗

泪道冲洗为用药液冲洗泪道的方法，常用 0.9% 生理盐水。本法适用于漏睛及冷泪常流等疾病的诊断治疗，也作为眼科术前常规准备之一。冲洗前患者取坐位或仰卧位，患眼上下泪小点行表面麻醉；一手分开下睑，暴露下泪点，必要时用扩张器扩张；另一手持泪道冲洗针，先垂直插入下泪点 1.5~2mm，继而转 90°至水平位沿泪小管走行向鼻侧进针，若无阻力再进针 3~5mm 后，缓缓推注冲洗液，如遇阻力不可强行进针，以免形成假道。冲洗结果判断：若冲洗液完全从同侧鼻孔流出或流到鼻咽部被患者吞咽，则泪道通畅；推注有一定阻力，冲洗液下冲上返，有少量通过，为泪总管或鼻泪管狭窄；推注阻力大，冲洗液下冲上返无通过，为泪总管或鼻泪管阻塞；进针有抵抗感，推注阻力大，冲洗液下冲下返无通过，为该泪小管阻塞。

（二）眼部注射法

1. 球结膜下注射

球结膜下注射是将药物注射到结膜下的方法。本法多用于治疗黑睛深层病变、瞳神紧小等，亦作为术前、术后用药方法。患眼红赤，眵泪多者不宜注射。以 1ml 皮内注射器，针头斜面向上，避开血管，在角膜缘与穹窿部之间成 45° 角刺入结膜下，针头方向与角膜缘平行，缓缓注入药物 0.2~0.5ml，最多不超过 1ml。注射完毕抗生素眼膏包封。多次反复注射需变换注射部位，避免局部粘连。

2. 球后注射

球后注射是将药物注射到眼球后部的方法。本法多用于治疗眼底病变、瞳神紧小，绝对期青光眼的止痛，以及内眼手术睫状神经节阻滞麻醉等。注意严格无菌操作。以口腔科 5 号针头自眶下缘中、外 1/3 交界处（球后穴）皮肤垂直刺入，嘱患者向内上方注视，靠眶下壁再垂直进针 1~1.5cm 后即将针头斜向鼻上方，再向眶尖部进针 2.5~3cm，刺入肌椎，进针总深度不宜超过 3.5cm，注意避免刺伤眼球；回抽无回血后缓慢注入药液 1.5~2.5ml，出针后压迫止血 10 分钟，期间每 1~2 分钟松开片刻，防止眶内出血及球后缺血；轻轻按摩眼球，促进药液扩散。注射后若出现眼睑肿胀，眼球突出，转动受限等为球后出血的表现，应迅速单眼加压绷带包扎 24~48 小时，并予止血药物。

3. 球旁注射

球旁注射是将药物注射到眼球旁晶状体及虹膜以后部位的方法，又称半球后注射。本法多用于治疗全葡萄膜炎或后葡萄膜炎等。注射时将针尖刺进眼球筋膜后，沿巩膜弧度向后推进 1.5cm，针尖达眼球赤道平面之后，回抽无血液，注入药液。相关注意事项参考球后注射法。

4. 球内注射

球内注射是将药物注入前房或玻璃体腔治疗内眼病的方法，目前临床应用较多。常用药物主要为抗生素、糖皮质激素及抗体类生物制剂，用于治疗眼内感染，黄斑水肿，新生血管性眼底病等。优点是药物直接作用于球内，局部浓度高，用量少，全身不良反应轻，但也有严重药物不良反应、球内组织损伤及感染等风险。本法操作应在专业手术室中严格无菌操作下完成。以一次性眼内注射针行前房穿刺或在颞上、颞下距离角膜缘 3.5~4mm 处与眼轴成 45° 角向后极部视乳头方向穿刺入玻璃体腔，进针约 5mm，推注药物 0.1~0.2ml。术后充分止血，再次消毒眼周，抗生素眼膏包封。

第三节　眼病的针灸治疗

从古至今，针灸始终是中医眼科重要的治疗手段之一。针灸治疗眼病最早记载于《灵枢·热病》："目中赤痛，自内眦始，取之阴跷。"《针灸甲乙经》中记载针灸治疗眼病 30 余种，常用穴位 36 个。《秘传眼科龙木论》专设"针灸经"篇，详细记录针灸治疗眼病的经络、穴位、取穴方法、禁忌等。《审视瑶函》绘制了眼科针灸图，定针灸适应证为十三症，采用穴位 29 个。本节主要介绍眼科常用穴位、针灸疗法的操作和主治疾病等。

一、眼针疗法

（一）简介

眼针疗法属微针疗法，是根据眼球结膜血管的形、色变化，判定疾病的性质与部位，再辨证针刺眼周特定区穴，治疗全身疾病或眼病的一种治疗方法。该疗法由著名中医老前辈彭静山教授创立。彭教授总结六十余年临床经验，潜心研究《内经》《证治准绳》等典籍中关于眼与五脏六腑及十四经脉关系等基础理论和华佗"观眼识病"学术思想十余年，构建了眼针疗法的完整体系，曾在中外医学界引起轰动。刘楚玉师学习后，坚持运用此法治疗内外妇儿眼等各科疾病，疗效较好，特别是心脏疾病。

（二）眼区划分和眼针穴位

根据彭静山眼针理论，将人眼白睛分为 8 区，容纳 13 个穴位，各区的比例相等。眼针穴位不另取穴名，属于某区即对应某区名，如"上焦区""肺区"等，总名"眼针眶区十三穴"。1、2、4、6、7 五个区中，肺、大肠，肾、膀胱，肝、胆，心、小肠，脾、胃分别各占二分之一；3、5、8 区分别是上焦、中焦、下焦，各占一个整区。各穴的位置距眼眶均为 2mm，找穴时以瞳孔为中心，按钟点位清楚分辨各区，每个穴占据眶内眶外一定的区域（图 7-1）。

该眼图对应八卦、八区与脏腑的关系，可简化为如下口诀进行记忆：一区明肺与大肠，二区是肾与膀胱，三藏上焦四肝胆，五中焦，六心小肠七脾胃，八下焦。

（三）络脉形色与观眼诊病

根据彭静山观眼识病理论，白睛络脉在病理情况下可出现不同的形状和颜色改变，可为临床诊病提供可靠依据，具体方法内容可参阅《彭静山观眼识病眼针疗法》等专著。

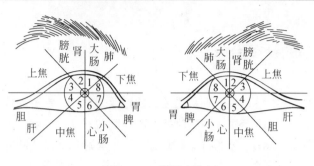

图 7-1　　眼针穴位图

（四）眼针治疗操作步骤与要求

1. 针具选择

选用 29 号 0.5 寸不锈钢针（直径 0.34mm，长 13mm）。

2. 取穴方法

可根据确诊病所属眼区来取一个或几个经区穴即循经取穴，也可据观眼识病结果取穴即看眼取穴，或者将病位按上、中、下三焦划分后取穴即三焦取穴。

3. 针刺方法

（1）进针方法：左手指轻压固定并严密保护眼球，并使眼眶内皮肤绷紧。右手持针，找到针刺点，可直刺，或按经区分布，可横刺，但不可超越所刺经区。

（2）眼针的各种刺法：眼针刺入后得气时患者可产生触电样感觉，或上下窜动感，或酸麻感，或发热、发凉感，或轻松舒适感等。操作中一般不施加手法，如需施行补泻，则顺眼针经穴分布顺序进针为补，反之则为泻。常用点刺法、眶内刺法、沿皮横刺法、表里配合刺法、压穴法等方法。

（3）起针方法：学习眼针应先学起针，后学扎针。起针时，拇指和食指捏住针柄稍微活动，缓缓拔出二分之一，稍停几秒再慢慢提出，立即用干棉球压迫针孔片刻。

（4）注意事项：严格消毒。避免刺伤眼球。留针时间控制在 5~15 分钟。病势垂危，抢救期间，精神错乱，气血虚脱已见绝脉者，震颤，躁动不安，眼睑肥厚者等禁用眼针。可根据临床需加用普通体针，增强疗效。

（五）眼针疗法在眼科及全身疾病的应用

眼针疗法具有止痛、安神定志、理气和血、通经活络等功效，临床上可用于治疗内、外、妇、儿、五官等诸多疾病，如心系病（真心痛、心动过速、胸闷气短）、中风偏瘫，神志异常，震颤，胃脘痛，胆道蛔虫，痹证，扭伤，痛经等，有时可起立竿见影之效。

眼科常用于治疗上胞下垂、针眼、肝火目赤肿痛、青风内障、圆翳内障、能近怯远、能远怯近、风牵偏视、青盲、电光性眼炎等，根据病情常取上焦、肝、胆、脾、肾等穴，可配全身取穴。

二、体针疗法

（一）简介

体针疗法是用毫针对人体经络腧穴进行针刺，以疏通经络，调和气血阴阳，祛除病邪，治疗眼病的一种方法。取穴应以脏腑经络的生理、病理为理论基础，结合临床表现，辨明疾病的阴阳表里，寒热虚实，辨证选穴。操作时，应结合眼周取穴与远端取穴，或补或泻，辨证施针。

（二）常用穴位

1. 眼周穴位

眼部解剖结构精细复杂，针刺不慎可能导致损伤意外。因此，眼周穴位一般只留针，不提插捻转，临床操作时要特别认真仔细。另外，眼部组织皮肤菲薄，神经丰富，故眼周穴位一般禁灸。眶内针刺出针后应轻轻压迫局部 1~2 分钟，以防眶内出血。

（1）睛明（足太阳膀胱经）

定位：目内眦角稍上方凹陷处。

主治：目赤肿痛，迎风流泪，针眼，暴风客热，天行赤眼，目眦痒痛，胬肉攀睛，黑睛生翳，视物昏花等。

操作方法：嘱患者闭目，以一手将眼球推向颞侧固定，另一手持针，沿眶内缘缓慢刺入 0.3~0.5 寸。

（2）攒竹（足太阳膀胱经）

定位：眉毛内侧端，眶上切迹处。

主治：眉棱骨痛，胞睑振跳，针眼，迎风流泪，目赤肿痛，暴风客热，天行赤眼，近视，远视，多种瞳神疾病等。

操作方法：向下斜刺 0.3~0.5 寸。

（3）丝竹空（手少阳三焦经）

定位：面部，当眉梢凹陷处。

主治：头痛目眩，视物昏矇，胞轮振跳，上胞下垂，倒睫拳毛，风牵偏视，暴风客热，天行赤眼，火疳，聚星障等。

操作方法：平刺 0.5~1 寸。

（4）瞳子髎（足少阳胆经）

定位：目外眦外侧，眶骨外侧缘凹陷中。

主治：目赤肿痛，畏光流泪，针眼，上胞下垂，风牵偏视，黑睛翳障，瞳神紧小，视物模糊，绿风内障，青风内障，高风内障，暴盲等。

操作方法：向后平刺或斜刺 0.3~0.5 寸。

（5）阳白（足少阳胆经）

定位：前额眉毛中点上 1 寸处。

主治：头痛目眩，胞轮振跳，眼睑开启无力或不能开启，面神经麻痹，视物昏花等。

操作方法：平刺 0.3~0.5 寸，或透向鱼腰 1 寸。

（6）鱼腰（经外奇穴）

定位：仰卧或正坐，双目平视，额部瞳孔直上眉毛中。

主治：目赤肿痛，上胞下垂，口眼㖞斜，针眼，黑睛生翳等。

操作方法：平刺 0.3~0.5 寸。

（7）承泣（足阳明胃经）

定位：正坐或仰卧，双目平视，瞳孔直下 0.7 寸，当眼球与眶下缘之间。

主治：胞轮振跳，风牵偏视，赤痛，迎风流泪，黑睛翳障，夜盲，青盲等。

操作方法：紧靠眶下缘缓慢直刺 0.3~0.7 寸，或横刺透内眦角处。

（8）四白（足阳明胃经）

定位：瞳孔直下，当眶下孔凹陷处。即承泣直下 0.3 寸处。

主治：头痛眩晕，口眼㖞斜，胞轮振跳，针眼，目赤痛痒，黑睛生翳，近视，远视，绿风内障，青风内障等。

操作方法：直刺 0.2~0.3 寸，或向上斜刺 0.3 寸透承泣，或平刺透睛明。

（9）球后（经外奇穴）

定位：眶下缘外四分之一与内四分之三交点处。

主治：视瞻昏渺，视物昏矇，青盲，夜盲，暴盲，青光眼视野损害，近视，远视，风牵偏视等。

操作方法：向上轻压眼球，沿眶下缘，由外下向内上，朝视神经孔方向刺入 0.5~1 寸。

（10）上明（经外奇穴）

定位：眉弓中点，眶上缘下。

主治：青盲，目睛偏视等。

操作方法：向下轻压眼球，朝视神经孔方向刺 0.5~1 寸。

2. 头部穴位

（1）太阳（经外奇穴）

定位：眉梢与目外眦连线中点旁开 1 寸凹陷处。

主治：目赤肿痛，口眼㖞斜，风牵偏视等。

操作方法：直刺或斜刺 0.3~0.5 寸。

（2）风池（足少阳胆经）

定位：项部枕骨之下，胸锁乳突肌与斜方肌上端之间的凹陷处。与风府相平。

主治：头痛目眩，视物昏矇，风牵偏视，内眦痒痛等。

操作方法：向鼻尖斜刺 0.5~0.8 寸，或平刺透风府穴。

（3）翳明（经外奇穴）

定位：当翳风后 1 寸。

主治：夜盲，圆翳内障，近视，远视，飞蚊症等。

操作方法：直刺 0.5~1 寸。

（4）头临泣（足少阳胆经）

定位：阳白穴直上，入发际 0.5 寸处，当神庭与头维之间。

主治：流冷泪，目痛生翳等。

操作方法：平刺 0.5~0.8 寸。

3. 远端穴位

（1）列缺（手太阴肺经）

定位：前臂桡侧缘，桡骨茎突上方，腕横纹上 1.5 寸处。

主治：头痛眩晕，口眼㖞斜，面瘫，眼睑痉挛等。

操作方法：斜刺 0.3~0.5 寸。可灸。

（2）内关（手厥阴心包经）

定位：腕横纹上 2 寸，掌长肌腱与桡侧腕屈肌腱之间。

主治：目赤疼痛，视物昏矇，恶心欲呕等。

操作方法：直刺 0.5~1 寸可灸。

（3）合谷（手阳明大肠经）

定位：第一、第二掌骨之间，第二掌骨桡侧中点处。

主治：头痛目眩，视物模糊，暴赤肿痛，眼生翳膜，口眼㖞斜等。

操作方法：直刺 0.5~0.8 寸。可灸。

（4）曲池（手阳明大肠经）

定位：屈肘，在肘横纹外侧端，当尺泽与肱骨外上髁连线中点处。

主治：目赤肿痛，视物昏花等。

操作方法：直刺 0.8~1.2 寸。可灸。

（5）臂臑（手阳明大肠经）

定位：在臂外侧，三角肌止点处，当曲池与肩髃连线上，曲池上 7 寸。

主治：视物昏花，目干目涩，暴赤生翳等。

操作方法：直刺 0.5~1 寸，或斜刺 0.8~1.2 寸。可灸。

（6）养老（手太阳小肠经）

定位：前臂背面尺侧，当尺骨小头近端桡侧凹陷中。

主治：视物昏花，目视不明，圆翳内障等。

操作方法：向肘方向斜刺 0.5~0.8 寸。可灸。

（7）三阴交（足太阴脾经）

定位：内踝高点上 3 寸，胫骨内后缘。

主治：高风内障，青盲，视物昏矇等。

操作方法：刺 0.5~1 寸，或向悬钟透刺 1~2 寸。可灸。

（8）太冲（足厥阴肝经）

定位：足背，当第 1 跖骨间隙后方凹陷处。

主治：头痛目眩，视物昏矇等。

操作方法：直刺 0.5~0.8 寸，或向涌泉透刺 1~2 寸。可灸。

（9）足三里（足阳明胃经）

定位：犊鼻下 3 寸，胫骨前嵴外一横指处。

主治：视物昏矇等。

操作方法：向下斜刺 2~3 寸。可灸。

（10）光明（足少阳胆经）

定位：外踝尖直上 5 寸，腓骨前缘，趾长伸肌和腓骨短肌之间。

主治：眼痒眼痛，眼生翳膜，视物昏矇等。

操作方法：直刺 0.5~0.8 寸。

（11）肝俞（足太阳膀胱经）

定位：第 9 胸椎棘突下，双侧旁开 1.5 寸处。

主治：黑睛生翳，泪出眵多，目赤痒痛，肝虚雀目等。

操作方法：朝脊柱方向斜刺 0.5~0.8 寸，不可深刺，以防造成气胸。可灸。

（12）肾俞（足太阳膀胱经）

定位：第 2 腰椎棘突下，双侧旁开 1.5 寸处。

主治：头昏目眩，视力减退，视物昏矇等。

操作方法：直刺 0.8~1 寸。可灸。

（13）气海（任脉）

定位：脐与耻骨上方连线 10 等份，靠近肚脐方向 3/10 处。

主治：视物昏矇，视力渐降，上胞下垂等。

操作方法：直刺 1~2 寸。可灸。

（14）四缝（经外奇穴）

定位：第 2~5 指掌面，第 1、2 指间关节横纹中央，每侧 4 穴。

主治：疳积上目，疮疡疔肿等。

操作方法：三棱针或毫针点刺放血。

三、耳穴疗法

（一）简介

耳穴即分布于耳廓之腧穴，GB/T13734—92 国家标准中有耳穴 91 个，与脏腑经络相对应。耳穴疗法靠针刺、埋针、放血、贴压、磁疗、按摩等手段对耳穴进行刺激，可治疗多种疾病。取穴时应辨证，宜少而精。

（二）常用耳穴

1. 耳尖

定位：耳轮向耳屏对折时，耳廓上最尖端处。

主治：目赤肿痛，针眼等急性炎症。

2. 目 I

定位：耳垂前面，屏间切迹前下方。

主治：各种眼疾。

3. 目 2

定位：耳垂前面，屏间切迹后下方。

主治：各种眼疾。

4. 眼

定位：耳垂五区正中央。

主治：各种眼疾。

5. 眼睑

定位：与屏上切迹同一水平的对耳轮上，胸穴内侧。

主治：上睑下垂，眼睑浮肿等。

6. 目内眦

定位：耳轮结节上方耳舟部，指穴旁。

主治：眦部睑缘炎，斜视等。

7. 泪囊

定位：耳轮上，靠近对耳轮上脚末端处。

主治：溢泪，迎风流泪等。

8. 角膜

定位：三角窝内，近对耳轮上脚中点。

主治：各类角膜炎、角膜混浊。

9. 晶状体

定位：耳轮上，对耳轮上脚与对耳轮下脚之间。

主治：各种白内障。

10. 眼底

定位：耳垂二区上方中点。

主治：各种眼底病。

11. 视神经

定位：对耳轮上脚末端。

主治：各类视神经疾患。

12. 眼底动脉

定位：耳垂三区下方中点。

主治：眼底血管病。

（三）操作方法

患者端坐，医者选穴消毒后以一手食指、中指托住耳背，另一手持毫针直刺、平刺或斜刺，手法宜轻柔，留针 20~30 分钟。也可选用无菌揿针刺入固定 1~7 天。局部感染、习惯性流产者不宜针刺。年老体弱、高血压、心脏病患者，针刺前后均应适当休息。也可用王不留行籽耳穴贴粘贴固定，患者每次自行按压每穴 2~3 分钟，每日 3 次，连续治疗 3~7 天。实证、急症可强刺激，虚证宜轻刺激。

四、三棱针疗法

（一）简介

本法是用三棱针点刺穴位或浅表血络，放出少量血液，达到驱邪治病作用的方法。眼科主要用于外障眼病实证。

（二）常用点刺穴位

常用点刺穴位包括太阳、攒竹、丝竹空、鱼腰、四缝、耳尖、屏尖等。

（三）操作方法

操作前以拇指与食指向针刺中心处推按针刺部位，使血液积聚，局部消毒；以一手拇指、食指、中指捏紧被刺部位，另一手拇指与食指持针柄，中指指腹紧靠针体下端，露出针尖 1~2 分，刺入 0.5~2 分后迅速拔针，勿刺伤深部血管；轻轻挤压针孔周围组织，放出少量血液，消毒棉球按压针孔片刻。注意无菌操作，手法要轻、浅、快。一般 3 天治疗 1 次，不宜过勤。

五、穴位注射疗法

（一）简介

穴位注射疗法是对人体穴位或一定部位进行针刺并注入药物，通过针刺和药物的双重作用来治疗疾病的方法，又称"水针疗法"。眼科常用于内障眼病治疗。

（二）常用穴位及药物

常用穴位有合谷、阳陵泉、足三里、光明、肾俞、肝俞等。常用药物有复方丹参注射液、血栓通注射液、丹参川芎嗪注射液、维生素 B_{12} 注射液等。

（三）操作方法

局部消毒。以无菌注射器必要时加口腔科 5 号、7 号或 9 号针头，按毫针刺入法刺入得气后，回抽无回血即可缓慢注入药液。注意针刺深度及角度，以防意外损伤。通常每穴注射量头面部为 0.3~0.5ml，四肢为 0.5~1ml，隔日 1 次或 3 日 1 次，依据临床情况灵活掌握。

第四节 现代眼科手术简介

手术治疗古已有之，属外治法范畴，是中医眼科学的重要组成部分。当代中医眼科医师不能拘泥于传统，更要善于钻研、学习现代眼科学的先进成果，以不断创新和丰富中医眼科学。本节主要对现代眼科手术择其一二进行简介，详尽内容请参阅眼科手术学相关专著。

一、角巩膜裂伤缝合术

本术式适用于创口大而不整齐，或创口不大但伴有眼内容物脱出，需探查缝合者。眼球外伤后低眼压，外观虽然无明显裂伤，但也应在显微镜下仔细探查，一旦发现巩膜裂伤，必须缝合。

术前彻底清创，清除异物，充分冲洗结膜囊；通常行表面麻醉和球后麻醉，必要时行全身麻醉；处理脱出的眼内容物；显微镜下以 10-0 尼龙线缝合角膜创口，巩膜裂伤缝线适当加粗，缝线应尽可能避开瞳孔区，缝合深度及结扎力度要适中；缝合完毕向前房内注入消毒空气，促进前房形成。术后每日换药，予抗生素眼液和眼膏。根据眼压变化及前房形成情况予相应处理。

此外，还有睫状体脱落缝合术等眼外伤手术。

二、眼睑手术

1. 睑板腺囊肿刮除术

本术式适用于睑板腺囊肿较大，短期内不能吸收者。局部炎症者应暂缓手术。

术前冲洗结膜囊，局部麻醉；以睑板腺夹夹住囊肿并旋紧，翻转睑板，暴露囊肿结膜面；从囊肿中心向睑缘垂直方向切开，内容物自切口溢出后，用小刮匙深入囊肿沿内壁刮除所有内容物，分离并彻底剪除囊壁，老年患者或可疑肿瘤者送病检；切口过大者缝合1针，抗生素眼膏包封。术后每日换药，直至切口愈合。

2. 睑内翻睑板切断缝线矫正术

此经典术式常简称"631"，即6针、3条缝线及1个切口，适用于先天性下睑内翻、轻度痉挛性睑内翻、瘢痕性睑内翻等，不适宜于睑板肥厚者。

术前冲洗结膜囊，局部麻醉；以角针带1号丝线，做3条褥式缝线，使其均匀分布，对于较严重病例，可平行于下睑缘垂直切开睑结膜及睑板，睑板应几乎切透；在相邻两条缝线间置一小棉垫并结扎，通过结扎缝线的松紧来调整矫正程度，一般矫正到睑缘轻度外翻为宜。术后对症支持，每日常规换药，根据矫正程度和效果，于术后5~10天拆线，不宜过早，以免影响矫正效果。

此外尚有部分睑板切除睑内翻矫正术（Hotz睑内翻矫正术）、睑外翻矫正术、上睑下垂矫正术、内眦赘皮修复术、眦角成形术等。

三、泪道手术

1. 鼻腔泪囊吻合术

传统的鼻腔泪囊吻合术适用于慢性泪囊炎流泪、溢脓，泪囊黏液肿，不适宜于碘油造影显示泪囊极小者或严重的萎缩性鼻炎者。近年来，随着鼻内镜微创技术的应用，内路（经鼻内镜）鼻腔泪囊吻合术在临床开展较多，其优点是创伤小，外部不留瘢痕，对局部解剖结构破坏轻等优点，成为治疗慢性泪囊炎较理想的方法。

2. 泪道探通术

本术式适用于各种原因之泪道狭窄，伴明显溢泪者或泪道诊断性检查。目前有条件时多用激光泪道探通术代替。此外，鼻腔泪道置管术、单纯泪小管断裂吻合术等在临床应用亦较广泛。

四、翼状胬肉手术

本手术适用于翼状胬肉进行性生长，进入角膜、瞳孔区，或遮盖瞳孔区者，部分学者认为胬肉头部一旦超过角膜缘，进入角膜即可手术。

术前数日予抗生素和糖皮质激素点眼，减轻充血，预防感染。术前冲洗结膜囊，局部麻醉；显微镜下分离胬肉组织，直达半月皱襞，将之切除，勿损伤内直肌；巩膜表面充分烧灼止血，刮除残留胬肉组织，将结膜创缘卷边缝合于巩膜上，妥布霉素地塞米松眼膏包封。术后每日常规换药，应用抗生素、糖皮质激素点眼。同时，翼状胬肉切除术可联合结膜瓣移植、羊膜移植、角膜缘干细胞移植等。

常用的结膜手术还有结膜肿瘤切除术、睑球粘连分离术等。

五、角膜手术

角膜手术常用的有角膜移植术（部分穿透性角膜移植术、穿透性角膜移植术、板层角膜移植术等），多种角膜屈光手术如机械法准分子激光角膜上皮瓣下磨镶术（Epi-LASIK）等。

六、白内障手术

白内障手术常见的有白内障超声乳化吸除术、现代小切口白内障囊外摘除术、激光后囊切开术治疗后发障等。白内障手术的发展大致上经历了囊内摘除术到囊外摘除术，再到如今临床广泛使用的超声乳化吸除术等阶段。目前临床常联合人工晶体（IOL）植入，用以取代晶状体。人工晶体也从硬质晶体发展到可折叠晶体，材料和功能都在日益进步和完善。

七、玻璃体、视网膜手术

玻璃体、视网膜手术多用于玻璃体病变、眼内异物、视网膜脱离、眼外伤等。常见的有玻璃体切割术、眼内异物取出术、视网膜脱离复位术等。

八、眼外肌手术

眼外肌手术多用于斜视矫正。常见的有直肌后徙术、下斜肌后徙术等。

九、眼眶手术

眼眶手术多用于眼眶内肿瘤，眼眶骨折，整形美容等。常见的有前路开眶术、外侧开眶术、眼眶减压术等。

（曹雪川）

第八章

眼科常用中药

第一节　传统用法

中药是中医理、法、方、药的一个重要组成部分。药物治病的基本作用是通过扶正祛邪，消除病因，恢复脏腑正常生理功能，纠正阴阳气血偏盛偏衰的病理现象，使之最大程度上恢复到正常状态，最终达到治愈疾病、恢复健康的目的。临床运用中药须参照病因病机、脏腑经络理论等。只有辨证，方可立法论治；以法为准则，方可遣方用药；用药体现治则，方才符合病证需要，取得良好效果。

许多中药书籍对药物在眼科的应用论述较少或未明确列出。中医眼科用药有一定特殊性，某些药物如退翳障药物等专科性较强，临床用药一定要很好掌握。本节将眼科常用中药按中药学分类法结合眼科用药特点，着重从中医眼科临床角度对常用中药加以总结介绍。

一、祛风药

祛风药是一类发散外感风邪，治疗表证为主的药物。根据药性及功效主治差异，可分为祛风散寒药及祛风清热药两类。本类药物性味大多辛温或辛凉，善发散，质地轻扬，归肺或膀胱经，具有辛散疏风作用，能祛散皮肤腠理、经络、骨肉、关节间滞留的风邪。《温病条辨》谓"治上焦如羽，非轻不举"，眼居高位，非轻扬升浮发散之剂不能达，外感风邪之眼疾，临床必以此为用药之要旨。

（一）祛风清热药

本类药物性味多辛、苦而偏寒凉，辛发散，凉祛热，故以发散风热、清利头目为主要作用，但发汗解表作用较发散风寒药缓和，主治外感风热表证。眼科常用于目赤肿痛，羞明流泪，眵泪交加，骤生翳膜等风热犯目之证。辛发散，能灼伤阴液，苦燥湿，故阴亏血虚者不宜大剂量或长期使用，表虚多汗者慎用。

1. 桑叶

桑叶为桑科植物桑的干燥叶片。味甘、苦，性寒。归肺、肝经。

【功效】疏风清热，清肝明目。

【眼科应用】

（1）疏风清热：用于外感风热所致目赤肿痛，眵泪多，头痛等，常与菊花相须为对，如桑菊饮（《温病条辨》）。

（2）清肝明目：用于肝经实热或风热所致目赤涩痛，眵泪不止，视物不明等，常与菊花、决明子、青葙子、栀子、黄芩、龙胆草等配伍，内服或外洗。

（3）滋阴养肝：肝阴不足，目暗昏花者，可与黑芝麻、熟地等配伍，如桑麻丸（《医方集解》）。

【用法用量】煎服，5~10g。或入丸、散剂。外用煎水洗眼。

【现代研究】本品含脱皮固酮、芸香苷、桑苷、槲皮素、东莨菪素等。体外试验发现，鲜桑叶煎剂可抑制金黄色葡萄球菌、乙型溶血性链球菌等多种致病菌，煎剂可抑制钩端螺旋体。此外尚能促进排除体内胆固醇，降低血脂。

2. 菊花

菊花为菊科植物菊的干燥头状花序，生用。药材按产地和加工方法的不同，分为亳菊、滁菊、贡菊、杭菊等，以亳菊和滁菊品质最优。此外根据品种又有白菊、黄菊、野菊花之分。味辛、甘、苦，性微寒。归肺、肝经。

【功效】疏风清热，平肝明目，解毒。

【眼科应用】

（1）疏风清热：用于外感风热、肝经风热或肝火上炎之目赤肿痛，瞳神紧小，黑睛生翳，热泪不止，常与桑叶、谷精草、木贼、防风、决明子等配伍，如菊花决明散（《原机启微》）。

（2）平肝熄风：用于肝阳上亢所致目胀欲脱，头痛等，常与石决明、钩藤等配伍。

（3）养肝明目：用于肝肾阴虚之目昏暗证，常与枸杞、熟地等配伍。

（4）明目退翳：用于风热目赤生翳者，常与蝉蜕、刺蒺藜等配伍。

（5）补益肝肾，止泪明目：用于肝肾不足之冷泪长流，目暗不明等，常与枸杞、巴戟天、五味子等配伍，如菊睛丸（审视瑶函）。

【用法用量】煎服，5~10g。疏散风热宜用黄菊花，平肝、清肝明目宜用白菊花，治疮疡肿结、暴发性外感眼疾亦用野菊花。

【现代研究】本品含挥发油、菊苷、腺嘌呤、黄酮、水苏碱、氨基酸等。菊花水浸剂或煎剂对金黄色葡萄球菌、多种致病杆菌和皮肤真菌均有一定抗菌作用，对流感病毒、钩端螺旋体等也有抑制作用。此外尚有降压、解热、抗炎、镇静等作用。

3. 蔓荆子

蔓荆子为马鞭草科植物单叶蔓荆或蔓荆的干燥成熟果实。味辛、苦，性微寒。

归膀胱、肝、胃经。本品质轻浮，善升散，故有"诸子皆降，唯蔓荆子独升"之说。

【功效】疏散风热，止泪，清利头目。

【眼科应用】

（1）疏风清热：用于风热上扰或肝经风热之迎风热泪，泪多不止，目赤肿痛，或伴头昏头痛等，常与菊花、谷精草、木贼、桑叶等配伍。

（2）清利头目：本品辛散苦泄微寒，药性升发，品质轻浮，解表之力较弱，偏于清利头目，疏散头面之风邪。可用于风热上攻，目赤肿痛，目昏多泪，头昏头痛者，常与桑叶、菊花等配伍。

（3）清热退翳：用于外感风热，目赤生翳，畏光流泪，常与菊花、蝉蜕等配伍。

（4）祛风止痛：风热上攻之头痛眼痛，眼眶痛，眉棱骨痛等，常与川芎、细辛、白芷等配伍。

（5）清热止泪：用于肝经不足，内受风热上攻，眼目昏暗，迎风流泪，常与苍术、细辛、牛蒡子等配伍，如明目流气饮（《太平惠民和剂局方》）。

（6）升阳解痉：本品升发之性有利于治疗气虚清阳不升之上胞下垂，眼睑痉挛及眼花等，常与柴胡、升麻等配伍，如助阳活血汤（《审视瑶函》），或与陈皮、人参等配伍，如神效黄芪汤（《兰室秘藏》）。

【用法用量】煎服，5~10g。

【现代研究】本品含挥发油及蔓荆子黄素、脂肪油、生物碱和维生素 A 等。有一定的镇静、止痛、退热作用。蔓荆子黄素有抗菌、抗病毒作用。

4. 薄荷

薄荷为唇形科植物薄荷的干燥茎叶，生用。味辛，性凉。归肺、肝经。气清凉芳香，性轻扬升浮，善治在上在表之风热，为外障眼病常用药物。本品芳香辛散，发汗耗气，体虚多汗者不宜使用。

【功效】疏散风热，清利头目。

【眼科应用】

（1）疏散风热：用于风热上攻，骤然目赤，眵泪俱多，头昏头痛等症，常与羌活、防风、木贼等配伍，如茶调散（《眼科切要》）。

（2）疏风止痒：用于风热客睑，目痒难忍，睑弦赤烂，常与蝉蜕、刺蒺藜等药配伍。

（3）疏肝解郁：用于肝郁气滞，气机不畅之眼目胀痛，视物昏花，常与白芷、柴胡等配伍。

（4）透疹解毒：用于麻疹疹透不畅，毒邪内闭，上攻于目之白睛红赤，常与荆芥、蝉蜕、升麻等配伍。

【用法用量】煎服，3~10g，宜后下。亦可煎汤熏洗。薄荷叶长于发汗解表，薄荷梗偏于行气和中。

【现代研究】本品主含挥发油，此外还含薄荷糖苷及多种游离氨基酸等。薄荷油内服可扩张皮肤毛细血管，起到发汗解热作用。体外试验证明，薄荷对单纯性疱疹病毒、流行性腮腺炎病毒、金黄色葡萄球菌、铜绿假单胞菌等有抑制作用。

5. 柴胡

柴胡为伞形科植物柴胡或狭叶柴胡的干燥根，又分为"北柴胡"及"南柴胡"。味苦、辛，性微寒。归肝、胆经。常作肝经引经药。柴胡性升散，古有"柴胡劫肝阴"之说，凡阴虚阳亢，肝风内动，阴虚火旺及气机上逆者忌用或慎用。

【功效】和解退热，疏肝解郁，升举阳气。

【眼科应用】

（1）疏散风热：用于风热外袭，目赤肿痛，漏睛，常与淡竹叶、栀子等配伍，如竹叶泻经汤（《原机启微》）。用于肝经风热之瞳神紧小、瞳神干缺、凝脂翳等，常与黄连、蔓荆子、龙胆草等配伍，如新制柴连汤（《眼科纂要》）。

（2）清肝退翳：用于肝胆实火，目赤肿痛，黑睛生翳，瞳神紧小等，常与黄芩、龙胆草等配伍，如龙胆泻肝汤（《医方集解》）。

（3）疏肝解郁：用于肝郁气滞之目赤口苦，眼部胀痛，绿风内障，青风内障，视瞻昏渺，暴盲等，常与香附、枳壳配伍，如柴胡疏肝散（《景岳全书》），或与白芍、薄荷等配伍，如丹栀逍遥散（《太平惠民和剂局方》）。

（4）升举清阳：用于中气不足，气虚下陷之上胞下垂，目昏耳鸣，视物模糊，或黑睛生翳，久溃不愈者。常与升麻、黄芪、柴胡等配伍，如补中益气汤（《脾胃论》），升陷汤（《医学衷中参西录》）；与蔓荆子、升麻等配伍，如益气聪明汤（《医方集解》）。

【用法用量】煎服，3~10g。解表退热生用，量宜稍重，疏肝解郁醋炙，升举清阳可生用或酒炙，量均宜稍轻。

【现代研究】本品含 α- 菠菜甾醇、春福寿草醇、柴胡皂苷及挥发油等。柴胡及其有效成分具有镇静、镇痛、解热、镇咳等中枢抑制作用。此外还有抗感冒病毒、抗炎、抑制结核杆菌、增强免疫功能等作用。

6. 升麻

升麻为毛茛科植物大三叶升麻、兴安升麻或升麻的干燥根茎。生用或蜜制用。味辛、微甘，性微寒。归肺、脾、胃、大肠经。

【功效】解表透疹，清热解毒，升举阳气。

【眼科应用】

（1）解表透疹：用于麻疹初起，白睛红赤。常与牛蒡子、葛根等配伍。

（2）清热解毒：用于脾胃热毒，针眼，胞睑肿痛，常与丹皮、生地等配伍，如清胃散（《兰室秘藏》）。

（3）升阳举陷：用于中气下陷，上胞下垂，提举无力，或用于黑睛翳陷，经久不愈者。常与柴胡、黄芪等配伍。

【用法用量】煎服，3~10g。发表透疹，清热解毒宜生用，升阳举陷宜炙用。

【现代研究】本品含升麻碱、水杨酸、咖啡酸等。升麻对结核杆菌、金黄色葡萄球菌和卡他球菌等有中度抗菌作用。此外，还具有减慢心率、降低血压、抑制肠道平滑肌痉挛等作用。

（二）祛风散寒药

本类药物性味多属辛温，辛发散，温祛寒，故以发散风寒为主要作用。主治外感风寒表证。眼科常用于眼涩羞明，冷泪时流，翳膜日久，胞睑紫胀等风寒犯目证。本类药物发汗作用较强，表虚多汗者禁用，阴亏血虚津伤者慎用。

1. 荆芥

荆芥为唇形科植物荆芥的干燥地上部分。生用或炒炭用。味辛，性微温。归肺、肝经。

【功效】祛风，止血，消疮，止痒。

【眼科应用】

（1）祛风散寒：本品祛风散邪且性平和，用于外感风邪所致目病。用于风寒犯目之聚星障，羞明冷泪等，常与防风、羌活等配伍，如荆防败毒散（《摄生众妙方》）。

（2）疏散风热：用于风热所致针眼，椒疮，睑弦赤烂，电光性眼炎等，常与防风、薄荷等配伍，如万金膏（《眼科纂要》）。

（3）炒炭止血：荆芥炭用有止血之功，用于各种眼底出血，眼外伤白睛溢血，血灌瞳神等，常与蒲黄、旱莲草、生地等配伍，如生蒲黄汤（《中医眼科六经法要》）。

（4）消疮止痒：用于椒疮，粟疮，风赤疮痍，目痒难忍等，常与防风、刺蒺藜等配伍。

【用法用量】煎服，4.5~10g，不宜久煎。或入丸、散剂。亦可煎水熏洗。发表宜生用，止血宜炒用。荆芥穗更长于祛风。

【现代研究】本品含挥发油及荆芥苷、荆芥醇、黄酮类化合物等。荆芥水煎剂对金黄色葡萄球菌、白喉杆菌有较强抑制作用，对伤寒杆菌、痢疾杆菌等有一定抑制作用。荆芥炭能缩短出血时间。荆芥穗有明显的抗补体作用。

2. 防风

防风为伞形科植物防风的根。生用或炒炭用。味辛、甘，性微温。归膀胱、肝、脾经。药性升浮，以善祛风著称。味辛而不燥，质润，性温而缓和，为风药中之润剂，可作为治风之通用药，风寒风热皆可用之。

【功效】祛风胜湿，除痒止痛，散头目滞气。

【眼科应用】

（1）祛风疗伤：本品广泛用于风邪外袭所致暴风客热，椒疮，黑睛生翳，头目疼痛，迎风流泪等，常与荆芥、连翘等配伍，如防风通圣散（《宣明论方》）；用于治疗真睛破损，伤感健眼，常与木通、茺蔚子等配伍，如泻脑汤（《审视瑶函》）；治疗目为物伤及血虚头痛，常与熟地、当归、川芎等配伍，如除风益损汤（《原机启微》）。

（2）祛风除湿：用于风邪目病，常与桑叶、菊花等配伍；治疗肺经热毒之火疳初起，常与龙脑、防风、秦皮等配伍点眼，如龙脑煎（《普济方》）；用于风湿交攻为患之睑弦赤烂，常与铜绿、胆矾等配伍外洗，如疏风散湿汤（《审视瑶函》）。

（3）祛风止痒：用于风邪客于睑眦，目痒不适，甚至痒若虫行。常与荆芥穗、川芎配伍；用于脾胃湿热，眼涩痒痛之椒疮、粟疮、风赤疮痍，常与黄连、荆芥等配伍，如除风清脾饮（《审视瑶函》）。

（4）祛风通络：用于风邪中络，风牵偏视，上睑下垂。常与附子、防风等配伍，如小续命汤（《备急千金要方》）。

（5）升举脾阳：用于脾气虚弱，眼睑垂闭。常与党参、黄芪等配伍。

【用法用量】煎服，5~10g。或入丸、散剂。

【现代研究】本品含挥发油、甘露醇、酚类、多糖类及有机酸等。有解热、抗炎、镇痛、镇静、抗惊厥、抗过敏等作用。防风煎剂可不同程度地抑制痢疾杆菌、溶血性链球菌等致病菌。

3. 羌活

羌活为伞形科植物羌活或宽叶羌活的干燥根茎及根。味辛、苦，性温。归膀胱、肾经。本品用量过多易致呕吐，脾胃虚弱者不宜服。

【功效】解表散寒，祛风止泪，胜湿止痛。

【眼科应用】

（1）解表散寒：用于外感风寒，或夹湿之恶寒发热，头痛身痛，白睛红赤等，常与防风、荆芥等配伍。

（2）祛风止泪：用于外感风寒，迎风冷泪，常与防风、川芎等配伍；可用于肝血不足，血虚风动，冷泪常流，常与当归、川芎等配伍；用于暴风客热、混睛障等风重于热者，常与荆芥、防风、独活等配伍，如羌活胜风汤（《原机启微》）。

（3）祛风止痒：用于风邪客于睑眦腠理，眼痒极甚者，常与川乌、防风、川芎等配伍，如驱风一字散（《世医得效方》）。

（4）除湿止痛：用于瞳神紧小，火疳等伴风湿痹痛，关节疼痛者，常与羌活、独活等配伍，如散风除湿活血汤（《中医眼科临床实践》）。

（5）升阳明目：用于脾虚气弱，清阳不升之花翳白陷，视物昏花，目暗不明等，常与防风、桑螵蛸等配伍，如加味修肝散（《银海精微》）。

【用法用量】煎服，3~10g。或入丸、散剂。

【现代研究】本品含挥发油、香豆素类化合物、酚类化合物、有机酸及生物碱等。羌活挥发油有抗炎、解热、镇痛作用。羌活注射液亦有镇痛及解热作用，并可抑制皮肤真菌、布氏杆菌等。

4. 白芷

白芷为伞形科植物白芷或杭白芷的干燥根。味辛，性温。归肺、胃、大肠经。本品祛风解表散寒之力较温和，而善于止痛。

【功效】祛风止痛，消肿排脓。

【眼科应用】

（1）祛风止痛：用于外感风邪之头目疼痛，痛在阳明经者如眉棱骨、眼眶、前额等部位者尤其适宜，常与升麻、葛根等配伍。

（2）祛风散寒：用于风寒犯目，胞睑紧涩，目赤流泪者，常与细辛、羌活等配伍。若为风热眼目赤痛，常与防风、黄芩等配伍。

（3）消肿排脓：用于胞睑疮疡疔肿。疮疡初起时，能消肿止痛；已溃脓者，可促其排脓。常与金银花、连翘配伍。若脓成难溃者，常与黄芪、穿山甲等配伍。

【用法用量】煎服，3~10g。外用适量。

【现代研究】本品主要含挥发油，另含多种香豆素类化合物、甾醇、硬脂酸等。白芷水煎剂对大肠杆菌、铜绿假单胞菌、伤寒杆菌等有一定抑制作用，有解热、抗炎、镇痛、解痉作用。

二、清热药

清热药是指以清泄里热为主要作用的药物。《神农本草经》曰"疗热以寒药"，该类药药性寒凉，沉降入里，通过清热、泻火、凉血、解毒及清虚热等清解里热，治疗各种里热证候。本类药物多属寒凉，易伤脾胃，脾胃虚弱者在应用时宜适当辅以健脾养胃药。热证伤阴或阴虚患者慎用。

（一）清热泻火药

本类药物性味多苦寒或甘寒，清热力较强，以清热泻火为主要作用。适用于实热证。眼部实热证常见于针眼、胞睑肿痛、漏睛疮、目赤肿痛、聚星障、金疳、火疳等。应用时，区分肺热、胃热、心火、肝火等，结合五轮辨证，针对性用药。

1. 栀子

栀子为茜草科植物栀子的干燥成熟果实。味苦，性寒。归心、肺、三焦经。

【功效】泻火除烦，清热利湿，凉血解毒，凉血止血。

【眼科应用】

（1）清热泻火：本品能清泻三焦之火。用于三焦热盛，高热烦渴，瞳神紧小，黄液上冲等，常与黄芩、龙胆草等配伍；治疗肝经郁热，脉络瘀滞之风轮赤豆，常与川芎、当归等配伍，如洗肝散（《银海精微》）；用于心肺风热，胬肉增生者，常与白蒺藜、谷精草等配伍，如栀子胜奇散（《原机启微》）。

（2）清热利湿：用于肝胆湿热之瞳神紧小，聚星障，视瞻有色等，常与龙胆草、车前子等配伍。

（3）凉血止血：用于热入血分，迫血妄行之白睛溢血，眼底出血等，本品炒焦后凉血止血作用加强，常与白茅根、丹皮等配伍。

（4）凉血解毒：用于热毒炽盛，胞睑疮疖，红热肿痛，突起睛高等，常研末外敷或与黄芩、连翘、大黄等配伍，如内疏黄连汤（《医宗金鉴》），亦可与牛黄、麝香等配伍，如安宫牛黄丸（《温病条辨》）；脾胃伏热，针眼反复发作者，常与黄芩、石膏、防风等配伍，如清脾散（《审视瑶函》）。

【用法用量】煎服，5~10g。外用生品适量，研末调敷。

【现代研究】本品含异栀子苷、山栀子苷及藏红花素等。对金黄色葡萄球菌、脑膜炎双球菌、多种皮肤真菌等有抑制作用。

2.金银花

金银花为忍冬科植物忍冬、红腺忍冬、山银花或毛花柱忍冬的干燥花蕾或带初开的花。味甘，性寒。归心、肺、胃经。

【功效】清热解毒，疏散风热。

【眼科应用】

（1）清热解毒：用于眼部疮痈疖肿，凝脂翳，黄液上冲，瞳神紧小等热毒炽盛证。常与野菊花、蒲公英等配伍，如五味消毒饮（《医宗金鉴》）。

（2）疏散风热：用于外感风热，天行赤眼，白睛红赤，眵泪胶黏，常与连翘、桔梗等配伍，如银翘散（《温病条辨》）。

【用法用量】煎服，6~15g。疏散风热、清泄里热生用为佳。

【现代研究】本品含有挥发油、木犀草素、鞣质等。其中，绿原酸和异绿原酸是本品抗菌的主要成分。具有广谱抗菌作用，对金黄色葡萄球菌、痢疾杆菌等有较强的抑制作用，对钩端螺旋体、流感病毒等亦有抑制作用。并且有明显的抗炎及解热作用。

3.连翘

连翘为木犀科植物连翘的干燥果实。青翘之籽实作"连翘心"用。青翘清热解毒之力较强，老翘长于疏散风热，连翘心则长于清心泻火，常用于邪入心包之火热证候。本品既能清心火，解疮毒，又能消散痈肿，故有"疮家圣药"之称。

【功效】清热解毒，消瘀散结，疏散风热。

【眼科应用】

（1）清热消痈：用于眼部各种热毒蕴结之疮痈疖肿如漏睛疮，天行赤眼，电光性眼炎等，常与牛蒡子、川芎等配伍，如驱风散热饮子（《审视瑶函》）；风火上攻致风赤疮痍，多配伍黄芩、马勃等，如普济消毒饮（《医方集解》）。

（2）清心降火：用于心火上炎，眦角红赤痒痛，常与栀子、淡竹叶等配伍。

（3）疏散风热：用于外感风热之椒疮，暴风客热，聚星障等，常与牛蒡子、金银花等配伍。

【用法用量】煎服，6~15g。

【现代研究】本品含三萜皂苷、连翘酚、生物碱、维生素 P 及少量挥发油等。连翘酚及挥发油具有广谱抗菌作用，对金黄色葡萄球菌、痢疾杆菌有很强的抑制作用，对其他致病菌、流感病毒及钩端螺旋体也有一定抑制作用。此外，还有抗炎、解热、镇吐和抗肝损伤等作用。

4. 野菊花

野菊花为菊科植物野菊的干燥头状花序。味苦、辛，性微寒。归肝、心经。

【功效】清热解毒。

【眼科应用】

（1）清热解毒：用于眼部疮痛疔肿，红赤肿痛，常与蒲公英、金银花等配伍。

（2）疏风清热：用于外感风热之天行赤眼，目赤肿痛等，常与荆芥、防风等配伍。

【用法用量】煎服，10~15g。亦可煎汤熏洗。

【现代研究】本品含野菊花内酯、挥发油、维生素 A 及维生素 B_1 等。对金黄色葡萄球菌、痢疾杆菌、流感病毒、疱疹病毒及钩端螺旋体等均有抑制作用。研究表明野菊花有显著抗炎作用。此外尚有降血压作用。

5. 蒲公英

蒲公英为菊科植物蒲公英、碱地蒲公英或同属数种植物的干燥全草。味苦、甘，性寒。归肝、胃经。

【功效】清热解毒，利湿消肿。

【眼科应用】

（1）清热解毒：用于热毒壅盛之火热实证，如目赤疼痛，火疳，突起睛高等，内服常与金银花、野菊花等配伍。亦可单味重用外洗。

（2）清热利湿：用于肝胆湿热之星翳，湿翳，瞳神紧小，黄液上冲等，常与茵陈，龙胆草等配伍。

【用法用量】煎服，10~15g。亦可鲜品适量捣敷或煎汤熏洗。

【现代研究】本品含蒲公英固醇、蒲公英素、咖啡酸及树脂等。对金黄色葡萄球菌、溶血性链球菌和卡他球菌有较强的抑制作用，对肺炎双球菌、脑膜炎双球菌及钩端螺旋体等也有一定的抑制作用。此外，尚有利胆、保肝及利尿等作用。

6. 紫花地丁

紫花地丁为堇菜科植物紫花地丁的干燥全草。味苦、辛，性寒。归心、肝经，为疗疮要药。

【功效】清热解毒，凉血消肿。

【眼科应用】用于火毒炽盛之漏睛疮，眼丹，目赤肿痛等，常与金银花、连翘等配伍。

【用法用量】煎服，15~30g。鲜品捣汁内服，亦可捣烂外敷。

【现代研究】本品含苷类、黄酮类等，有明显的抗菌作用及确切的抗病毒作用。本品尚可解热、消炎、消肿等。

7. 皂角刺

皂角刺为皂荚树的棘刺。味辛，性温。归肺、肝经。

【功效】消肿排脓。

【眼科应用】用于眼部痈肿疮疖，脓成不溃等，常与穿山甲、黄芪等配伍。治疗凝脂翳，常与黄芪、金银花等配伍，如托里消毒散（《医宗金鉴》）。

【用法用量】煎服，3~10g。外用适量，醋煎涂患处。痈疽已溃者忌用。

【现代研究】本品含黄酮苷、酚类等。对金黄色葡萄球菌和卡他球菌有抑制作用。

（二）清热凉血药

本类药物性味多苦寒或咸寒，多归心、肝经，善长入血分以清解营分、血分热邪。主要用于营分、血分实热证。眼科常见者如热入血分，血热妄行之白睛溢血，眼底出血，暴盲等。亦可见于眼部疮痈疔肿，热入营血甚至热陷心包之神昏谵语等。气血两燔者，则可配伍清热泻火药。

1. 生地黄

生地黄为玄参科植物地黄的新鲜或干燥块根。生用者称生地黄或生地，味甘、苦，性寒。归心、肝、肾经。生地为眼科清热、凉血、止血之要药。

【功效】清热凉血，养阴生津。

【眼科应用】

（1）凉血止血：用于热迫营血，血热妄行之血灌瞳神，白睛溢血等眼部出血证候，常与蒲黄、侧柏叶等配伍。治疗暴盲，常与麦冬、五味子等配伍，如大定风珠（《温病条辨》）。

（2）凉血退赤：用于热入血分，白睛混赤，赤脉传睛，赤脉下垂，血翳包睛，眼底血络充血、扩张等，常与丹皮、赤芍等配伍，如四物汤（《太平惠民和剂局方》），或与木通、淡竹叶配伍，如导赤散（《小儿药证直诀》）。

（3）凉血消肿：治疗热毒炽盛，胞肿如桃，常与生薄荷、生艾叶、生当归、朴硝捣烂外敷，即四生散（《银海精微》）。治疗混睛障，常与百合、熟地等配伍，如百合固金汤（《医方集解》）。

（4）滋阴明目：用于热性眼病伤阴，或阴虚内热，消渴目病，眼部干涩，青盲，夜盲等，常与麦冬、天花粉等配伍。治疗远视，常与枳壳、天冬等配伍，如地芝丸（《此事难知》）。

【用法用量】煎服，10~15g。鲜品用量加倍，或捣汁入药。

【现代研究】本品含梓醇、多种氨基酸、多种微量元素及 β-谷甾醇等。有抗炎、抗过敏、镇静、降压等多种作用。

2. 丹皮

丹皮为毛茛科植物牡丹的干燥根皮。味苦、甘,性微寒。归心、肝、肾经。血虚有寒、月经过多及孕妇不宜用。

【功效】清热凉血,活血祛瘀。

【眼科应用】

(1)清热祛瘀:用于血热妄行之眼底出血,血灌瞳神,白睛溢血等,常与生地、蒲黄等配伍。

(2)凉血退赤:用于白睛溢血,目赤肿痛,白睛混赤,抱轮红赤,眼底血络迂张等,常与赤桑白皮、丹皮等配伍,如退赤散(《审视瑶函》)。

(3)凉血消痈:用于眼部痈疮肿毒,外伤感染等,常与大黄、连翘等配伍。

(4)养阴清热:用于阴虚内热,骨蒸潮热,眼部干涩,视物昏矇等,常与青蒿、鳖甲等配伍。

【用法用量】煎服,6~12g。清热凉血宜生用,活血祛瘀宜酒炙用。

【现代研究】本品含牡丹酚、牡丹酚苷、挥发油、植物甾醇等。牡丹皮水煎剂多种致病菌及致病性皮肤真菌有抑制作用。牡丹酚有镇痛、镇静、解热、解痉等中枢抑制作用及抗炎作用。牡丹皮所含多种成分均有抗血小板凝聚作用。

3. 赤芍

赤芍为毛茛科植物赤芍或川赤芍的干燥根。味苦、性微寒。归肝经。反藜芦。

【功效】清热凉血,散瘀止痛。

【眼科应用】

(1)清热凉血:用于血热妄行,眼内出血,白睛溢血,化学性眼外伤等,常与生地、丹皮等配伍,如犀角地黄汤(《备急千金要方》)。

(2)散瘀止痛:用于眼部外伤,出血,瘀血日久不散等,常与丹参、三七等配伍;真睛破损,脓毒侵袭,目珠剧痛者,常与柴胡、连翘等配伍,如经效散(《审视瑶函》)。

【用法用量】煎服,6~12g。

【现代研究】本品含芍药苷、芍药内酯苷、挥发油、树脂等。对多种病原微生物有较强的抑制作用。能扩张冠脉、增加冠脉血流量。芍药苷有镇静、抗炎、止痛等作用。此外赤芍尚有抑制血小板聚集作用。

(三)清热燥湿药

本类药物的性味多苦寒,清热兼能燥湿,主要用于湿热证。湿热目病多见睑眩湿烂,湿痒交加,眵泪胶黏,粟疮,白睛黄浊,黑睛生翳,眼底出血、渗出、水肿等。本类药物过服易伐胃伤阴,一般用量不宜过大。津伤阴损或脾胃虚寒应慎用,必要时可配伍健脾胃药或养阴药。用于治疗火热证及疮痈肿毒时,可配伍清热泻火药及清热解毒药等。

1. 黄芩

黄芩为唇形科植物黄芩的干燥根。味苦，性寒。归肺、胆、脾、胃、大肠、小肠经，又分为枯芩和子芩。枯芩为生长年久的宿根，善清上焦肺火。子芩为生长年少的子根，善泻大肠湿热。

【功效】清热燥湿，泻火解毒。

【眼科应用】

（1）清热燥湿：用于湿热蕴蒸，目赤红肿，睑眩赤烂，视乳头视网膜充血水肿等，常与龙胆草、车前子等配伍。

（2）清热解毒：用于火毒炽盛之针眼，疮疖，胞睑肿胀，目赤疼痛等，常与黄连、连翘等配伍，如散热消毒饮子（《审视瑶函》）；治疗肝肺火炽之花翳白陷，常与黄芩、龙胆草等配伍，如泻肝散（《银海精微》）。

（3）凉血止血：用于热入血分，迫血妄行，血溢脉外之白睛溢血，眼底出血等，常炒炭用，可与生地、丹皮等配伍。用于血热心火之赤脉传睛，常与黄连、大黄等配伍，如泻心汤（《金匮要略》）。

（4）清金降火：用于肺热壅盛，或外感天行时邪疫疠之毒，白睛红赤，眵泪胶黏，常与桑白皮、地骨皮等配伍。

【用法用量】煎服，3~10g。清热生用，清上焦热酒炙，止血炒炭。

【现代研究】本品含黄芩苷元、黄芩苷、汉黄芩素、汉黄芩苷等。黄芩煎剂体外对痢疾杆菌、白喉杆菌、伤寒杆菌、霍乱弧菌等有抑制作用。此外，本品还有解热、降压、镇静、保肝、利胆等作用。

2. 黄连

黄连为毛茛科植物黄连、三角叶黄连或云连的干燥根茎。味苦，性寒。归心，脾、胃、胆、大肠经。善清中焦之火热。

【功效】清热燥湿，泻火解毒。

【眼科应用】

（1）清热燥湿：用于湿热蕴蒸，目赤肿痛，黑睛星翳，眼底渗出水肿等，常与龙胆草、黄芩等配伍。

（2）泻火解毒：本品尤善疗疔毒。用于实热毒邪之疮疖，胞肿如桃，白睛红赤等，常与黄芩、大黄等配伍，如五黄膏（《银海精微》）；用于绿风内障，常与吴茱萸配伍，如左金丸（《丹溪心法》）；用于脾胃实热之胬肉攀睛，常与大黄、芒硝等配伍，如泻脾除热饮（《银海精微》）；用于心经实火，内眦红肿有脓或眦角红赤糜烂，赤脉传睛等，常与栀子、黄芩等配伍；漏睛疮、化学性眼外伤等属实热火毒之证者，常与黄芩、栀子等配伍，如黄连解毒汤（《外台秘要》）。此外还可制成5%~10%黄连滴眼液。

（3）清热凉血：用于血热之眼内出血，白睛溢血等，常与生地，蒲黄等配伍。用于痰火上扰之青风内障，常与枳壳、竹茹等配伍，如黄连温胆汤（《六因条辨》）。

【用法用量】煎服，5~10g。亦可煎水熏洗。

【现代研究】本品主含小檗碱（黄连素）、黄连碱、甲基黄连碱等多种生物碱及含黄柏酮等。本品对葡萄球菌、链球菌、肺炎球菌、痢疾杆菌等均有较强的抗菌作用。黄连素具有抗急性炎症、利胆、抗腹泻等作用。

3. 龙胆草

龙胆草为龙胆科植物条叶龙胆、龙胆、三叶龙胆或坚龙胆的干燥根及根茎。味苦，性寒。归肝、胆经。本药苦寒，不可久服多服。

【功效】清热燥湿，泻肝胆火。

【眼科应用】用于肝胆实火或湿热之目赤肿痛，花翳白陷，凝脂翳，黄液上冲，瞳神紧小等，常与黄芩、赤芍、木贼等配伍，如四顺清凉饮子（《审视瑶函》）。治疗聚星障，风轮赤豆，暴盲时，常与车前子、木通等配伍，如龙胆泻肝汤（《医方集解》）。治疗肝胆火炽之蟹睛症，常与山栀子、大黄等配伍，如泻青丸（《小儿药证直诀》）。

【用法用量】煎服，3~6g。

【现代研究】本品含龙胆苦苷、龙胆黄碱、龙胆碱、秦艽乙素、龙胆三糖等。龙胆水浸剂对钩端螺旋体、铜绿假单胞菌及致病性皮肤真菌等有抑制作用。龙胆苦苷有抗炎、保肝等作用。龙胆碱有镇静、肌松、降压等作用。

4. 苦参

苦参为豆科植物苦参的干燥根。味苦，性寒。归心、肝、胃、大肠、膀胱经。

【功效】清热燥湿，杀虫，利尿。

【眼科应用】用于湿热为患之目赤肿痛，风赤疮痍，疥癣疮毒，睑眩赤烂，瘙痒难忍等，可与生地、防风等配伍，如加减四物汤（《审视瑶函》）。亦可单味煎水外洗。

【用法用量】煎服，5~10g。或适量煎水外洗。

【现代研究】本品含苦参碱等多种生物碱及黄酮类化合物。苦参煎剂对结核杆菌、痢疾杆菌及多种皮肤真菌等有抑制作用。另外还有抗心律失常、降压、利尿、抗炎、抗过敏等作用。

（四）清肝明目药

清肝目药多归肝经，善清肝火，并有明目作用。肝开窍于目，眼病内热证多责之于肝，常见肝经风热、肝经实火之目赤肿痛，黑睛星翳，畏光流泪，抱轮红赤，肝虚雀目等。临床常与其他疏散风热药、清肝泻火药、滋养肝肾药等配伍。

1. 决明子

决明子为豆科植物决明或小决明的干燥成熟种子。味甘、苦、咸，性微寒。归肝、大肠经。内障、外障眼病皆可用之。

【功效】清热明目，润肠通便。

【眼科应用】

（1）清肝明目：用于肝热目赤生翳，羞明流泪等，常与黄芩、赤芍、木贼等配伍，如决明子散（《银海精微》）。用于风热上攻头痛目赤，配伍菊花、青葙子、茺蔚子等，如决明子丸（《证治准绳》）。用于肝经风热之目赤涩痛，黑睛生翳等，常与桑叶、菊花等配伍。

（2）平肝养肝：用于肝肾阴虚，肝阳上亢之视物昏暗，头晕目眩，眼底出血或视瞻昏渺，青盲，夜盲，肝虚雀目等，常与山药、生地等配伍，如决明散（《银海精微》）。

（3）润肠通便：用于眼部热证伴有热结或肠燥便秘，常与黑芝麻、制首乌等配伍。

【用法用量】煎服，10~15g。润肠通便不宜久煎。

【现代研究】本品主含大黄酸、大黄素、决明子素等。对金黄色葡萄球菌、白色葡萄球菌等多种致病菌及皮肤真菌有抑制作用。此外，尚有降压、降脂及泻下作用。

2. 夏枯草

夏枯草为唇形科植物夏枯草的干燥果穗。味辛、苦，性寒。归肝、胆经。

【功效】清热明目，散结消肿。

【眼科应用】

（1）清肝泻火：用于肝火上炎之目赤肿痛，羞明流泪，头晕目眩等，常与黄芩、夏枯草等配伍。

（2）平肝潜阳：用于肝阴不足，肝阳上亢之双眼胀痛，目珠夜痛，常与钩藤、石决明等配伍。

（3）散结消肿：用于痰火互结，瘰疬瘿瘤，炎性结节，肿瘤，眼底渗出、筋膜等，常与玄参、瓦楞子等配伍。

【用法用量】煎服，10~15g。或熬膏服。

【现代研究】本品含三萜皂苷、芸香苷等苷类物质及熊果酸、离齐敦果酸等有机酸及飞燕草素等。本品煎剂在体外对多种致病菌有一定的抑制作用。并有降压、抗炎等作用。

3. 青葙子

青葙子为苋科植物青葙的干燥成熟种子。味苦，性微寒。归肝、脾经。《本草备要》记载"瞳子散大者忌服"，本品具有散瞳作用，青光眼患者禁用。

【功效】清热泻火，明目退翳。

【眼科应用】

（1）清肝泻火：用于肝火上炎，目赤肿痛，瞳神紧小，黑睛生翳等，常与菊花、决明子等配伍。

（2）明目退翳：用于外感风热或肝火上炎之黑睛生翳，目赤肿痛，或眼外伤黑睛留翳等，常与密蒙花、蝉蜕等配伍。

（3）平抑肝阳：可用肝阳上亢，头痛眩晕，视物昏花，目昏干涩等，常与石决明、珍珠母等配伍。

【用法用量】煎服，10~15g。

【现代研究】本品含对羟基苯甲酸、脂肪油及丰富的硝酸钾等。本品有降压作用，所含油脂有扩瞳作用。

4. 刺蒺藜

刺蒺藜为刺蒺藜科植物刺蒺藜的果实。味辛、苦，性微温。归肝经。有小毒。

【功效】平肝疏肝，祛风明目。

【眼科应用】

（1）平肝潜阳：用于肝阳上亢之头晕目眩，视物昏花，常与钩藤、石决明等配伍。

（2）舒肝止痛：用于肝郁气滞之口苦胁满，头胀眼痛，常与川芎、防风等配伍。

（3）祛风止痒：用于风邪目痒，时复目痒，眼部湿疹瘙痒等，常与防风、蝉蜕等配伍。

（4）疏风退翳：本品善疏散肝经风热，为祛风明目退翳之要药。用于风热翳障，目赤肿痛，常与青葙子、蔓荆子等配伍。

【用法用量】煎服，10~15g，最大剂量可用至 30g。或入丸、散剂。

【现代研究】本品含脂肪油、少量挥发油、鞣质、甾醇、皂苷、微量生物碱等。蒺藜总皂苷有显著的强心作用，以及有提高免疫功能、抗衰老、抗过敏等作用。

5. 夜明砂

夜明砂为蝙蝠科脊椎动物蝙蝠的干燥粪便，又名天鼠屎。味辛，性寒。归肝经。孕妇慎用。

【功效】清热明目，散血消积。

【眼科应用】

（1）清肝退翳：用于肝热目赤，翳膜遮睛等，常配伍蝉蜕、木贼等。

（2）消疳明目：用于青盲，雀目，小儿疳积上目，夜盲等，常与苍术、谷精草等配伍。

（3）散血活血：用于白睛溢血，眼底出血后期，瘀血不化者，常与桃仁、红花等配伍。

【用法用量】布包煎服，3~10g。研末，每次 1~3g。外用适量，研末调搽。

【现代研究】本品含尿素、尿酸、胆甾醇及少量维生素 A 等。

三、祛湿药

祛湿药是一类性味芳香、温燥，以祛除湿邪为主要作用的药物。本类药物多入脾、胃经，善醒脾化湿，部分药物还兼解暑、辟秽、开窍之功。祛湿药芳香温燥，能收湿敛疮，消肿，明目，眼科应用较多。此类药物多含挥发油，一般入散剂疗效较好，若入汤剂宜后下。祛湿药易耗气伤阴，阴虚血燥或气虚者宜慎用。

（一）芳香化湿药

本类药物大多气味芳香，味辛苦，性偏温，主入脾胃经，功效以芳化湿浊、化湿醒脾为主。眼科主要用于湿邪眼病，如湿翳、黑睛水肿等，缠绵不愈，伴头身困重，脘腹胀满，食少便溏，舌苔白腻等。

苍术

苍术为菊科植物茅苍术或北苍术的干燥根茎。味辛，苦，性温。归脾、胃、肝经。

【功效】燥湿健脾，祛风散寒。

【眼科应用】

（1）燥湿健脾：用于湿困脾胃，黑睛生翳，翳如腐渣，常与黄芩、栀子等配伍。

（2）燥湿消肿：用于脾失健运，水湿停聚，视网膜、黄斑水肿，视物昏花等，常与茯苓、车前子等配伍。

（3）祛风止泪：用于冷泪常流或迎风流泪等，常与木贼、白芷等配伍。

（4）补虚明目：用于肝虚雀目或疳积上目，不思饮食，可将本品研末与猪肝蒸、煮同食。

【用法用量】煎服，5~10g。或入丸、散剂。

【现代研究】本品主要含挥发油，其他尚含少量苍术酮、维生素 A 样物质、维生素 B 等。苍术挥发油对中枢神经系统小剂量下呈镇静作用，大剂量则呈抑制作用。苍术煎剂有降血糖作用，所含维生素 A 样物质可治疗夜盲及角膜软化症。

（二）利水渗湿药

本类药物味多甘淡，主要归肾、膀胱经，淡渗善利小便，使湿从小便而解，用于治疗水湿内停诸症。眼科常用于水湿上泛之胞睑浮肿，结膜、角膜水肿，视网膜水肿，黄斑水肿等。湿邪常夹杂其他外邪为患，如夹痰则痰湿互结，胞生痰核，眼底渗出；夹热则湿热上攻，白睛泛黄，瞳神紧小，胞睑赤烂渗液等。本类药物易耗伤津液，阴虚、肾虚遗精遗尿者，不宜单独使用。有些药物有较强的通利作用，孕妇慎用。

1. 茯苓

茯苓为多孔菌科真菌茯苓的干燥菌核。味甘、淡，性平。归心、脾、肾经。

【功效】利水消肿，渗湿，健脾，宁心。

【眼科应用】

（1）利水渗湿：用于脾失健运，水湿内聚之胞睑水肿，结膜水肿，角膜水肿，视网膜、黄斑水肿等，常与泽泻、猪苓、车前子、滑石等配伍。

（2）益气健脾：用于脾气虚弱，上胞下垂，胞虚如球，疳积上目，黑睛生翳，缠绵不愈，夜盲等，常与党参、白术等配伍，如参苓白术散（《太平惠民和剂局方》）。

（3）利尿降压：用于水湿内聚，眼压升高，头目胀痛，常与车前子、泽泻等配伍。

【用法用量】煎服，10~15g。

【现代研究】本品主要含 β - 茯苓聚糖，占干重约93%。另含茯苓酸、蛋白质、卵磷脂等。具有利尿、镇静、抗肿瘤、降血糖、增加心肌收缩力等多种作用。

2. 车前子

车前子为车前科植物车前或平车前的干燥成熟种子。味甘，性微寒。归肝、肾、肺、小肠经。

【功效】利水通淋，清肝明目。

【眼科应用】

（1）清热利湿：用于湿热内蕴，上蒸于目之胞睑湿疹、浮肿，睑弦赤烂，风赤疮痍，目痒，黑睛生翳，瞳神紧小等，伴小便不利者尤宜，常与滑石、木通等配伍，如除湿汤（《眼科纂要》）。

（2）清热明目：用于肝经风热或肝胆湿热之目赤肿痛，眵泪胶黏，黑睛翳膜，羞明流泪等，常与栀子、龙胆草等配伍。

（3）养阴明目：用于阴虚内障，眼目昏花，青盲，云雾移睛，视瞻昏渺等，常与五味子、楮实子、枸杞子等配伍，如加减驻景丸（《银海精微》）。

【用法用量】煎服，10~15g。宜包煎。

【现代研究】本品含黏液质、琥珀酸、胆碱、车前子碱、维生素 A 等。有显著利尿作用。此外尚能稀释痰液，有祛痰作用。对各种杆菌和葡萄球菌均有抑制作用。

3. 薏苡仁

薏苡仁为禾本科植物薏苡的干燥成熟种仁。味甘、淡，性凉。归脾、胃、肺经。

【功效】利水渗湿，健脾止泻，清热排脓。

【眼科应用】

（1）利水渗湿：用于脾虚湿盛，胞虚如球，视网膜水肿等，常与杏仁、白蔻仁等配伍，如三仁汤（《温病条辨》）。

（2）清热利湿：用于湿热上蒸之黑睛生翳，瞳神紧小，视瞻有色，黄液上冲，目赤肿痛等，常与黄芩、龙胆草等配伍。

（3）排脓解毒：用于脓毒积聚之漏睛，黄液上冲等，常与苇茎、冬瓜仁等配伍。

【用法用量】煎服，10~30g。清利湿热宜生用，健脾止泻宜炒用。

【现代研究】本品含脂肪油、薏苡仁酯、薏苡仁内酯、氨基酸、维生素 B_1 等。其脂肪油能使血清钙、血糖量下降，并有解热、镇静、镇痛作用。

4. 木通

木通分毛茛科植物小木通或绣球藤的干燥藤茎即关木通和木通科植物木通或白

木通的干燥藤茎即木通。二者皆味苦，性寒，归心、小肠、膀胱经。据考证，历代本草所记载之木通为木通科木通，而非上述关木通。孕妇慎用。

【功效】利尿通淋，清心除烦，通经下乳。

【眼科应用】

（1）清心泄热：用于心火上炎或移热于小肠，口舌生疮，目赤肿痛，小便短赤，常与生地、淡竹叶等配伍，如导赤散（《小儿药证直诀》）。

（2）清利湿热：用于湿热熏蒸，目赤肿痛，黄液上冲等，常与黄芩、龙胆草等配伍，如龙胆泻肝汤（《医方集解》）。

【用法用量】煎服，5~10g。

【现代研究】本品含马兜铃酸、马兜铃苷、木兰花碱等，有利尿、强心作用，对痢疾杆菌、伤寒杆菌等有抑制作用。所含的马兜铃酸为有毒成分，但过量服用和久服可导致急性肾衰竭，甚至死亡。

5. 桑白皮

桑白皮为桑科植物桑的根皮。味甘，性寒。归肺经。

【功效】泻肺平喘，利尿消肿。

【眼科应用】

（1）清肺泄热：用于肺经郁热之金疳，火疳，白膜侵睛，常与黄芩、地骨皮等配伍，如泻肺汤（《审视瑶函》）。治疗暴风客热，天行赤眼暴翳，常与石膏、赤芍等配伍，如泻肺饮（《眼科纂要》）。用于邪热留恋之白涩症，常与黄芩、菊花、旋覆花等配伍，如桑白皮汤（《审视瑶函》）。

（2）利水消肿：用于粟疮，结膜水肿，视网膜水肿等，常与茯苓皮、大腹皮等配伍，如五皮散（《中藏经》）。

【用法用量】煎服，5~15g。泻肺利水，清肝平肝（生用）；肺虚咳喘（蜜炙用）。

【现代研究】本品含多种黄酮类衍生物，还含有作用类似乙酰胆碱的降压成分等。有轻度止咳作用，并能利尿。对伤寒杆菌、痢疾杆菌等有抑制作用。近年研究表明，本品能抗艾滋病病毒。此外，对宫颈癌、肺癌细胞也有抑制作用。

（三）除湿止痒药

本类药物善除湿止痒。眼科主要用于胞睑湿疹，睑弦赤烂，粟疮等湿邪为患之眼疾，常表现为眼痒难忍，眵黏泪多等。临床常可配伍祛风止痒药物应用。

1. 地肤子

地肤子为藜科植物地肤的成熟果实。味辛，苦，性寒。归肾、膀胱经。

【功效】清热利湿，止痒。

【眼科应用】

（1）清热利湿：用于眼睑皮肤湿疹、目痒、睑眩赤烂等，常与白鲜皮、防风等配伍。亦可煎汤外洗。

（2）益肾明目：用于肝肾亏虚、阴血不足之双眼干涩，视物昏花，视瞻昏渺，青盲等，常与熟地、菟丝子等配伍。

【用法用量】煎服，10~15g。外用适量。

【现代研究】本品含三萜皂苷、脂肪油等。对许兰黄癣菌、铁锈色小芽孢癣菌等多种皮肤真菌有不同程度的抑制作用。

2. 白鲜皮

白鲜皮为芸香科植物白鲜的干燥根皮。味苦，性寒。归脾、胃、膀胱经。

【功效】清热燥湿，祛风解毒。

【眼科应用】

（1）清热燥湿：用于湿热睑弦赤烂，睑肤糜烂，创面渗液，红赤疼痛，常与苍术、苦参等配伍。亦可煎汤外洗。

（2）祛风止痒：用于风邪目痒，痒若虫行，常与防风、刺蒺藜等配伍。

【用法用量】煎服，5~10g。外用适量。

【现代研究】本品含白鲜碱、白鲜内酯及黄柏酮等。白鲜皮水浸剂对多种致病性真菌有不同程度的抑制作用。并有解热作用。

四、化痰药

化痰药是一类能祛痰、消痰，治疗痰证为主的药物。痰具有"随气升降，无处不到"的特点。眼科痰证常见者如风痰阻络之口眼㖞斜，目珠偏视，上胞下垂；痰湿郁结之胞生痰核、眼底渗出、筋膜等；痰火动风之青风内障；痰热上壅之暴盲等。痰易阻滞气机，"气滞则痰凝，气行则痰消"，故化痰药常配伍理气药，以加强化痰之功。脾为生痰之源，化痰药常配伍健脾燥湿药，以兼顾标本。

1. 半夏

半夏为天南星科植物半夏的块茎。味辛，性温。归脾、胃、肺经。有毒。不宜与乌头类药物同用。

【功效】燥湿化痰，降逆止呕，消痞散结。

【眼科应用】

（1）化痰散结：用于暴盲属痰热上壅者，常与橘红、枳实等配伍，如涤痰汤（《济生方》）。用于痰湿互结之胞生痰核，视网膜渗出物多而日久不消，常与昆布、海藻等配伍。

（2）化痰降逆：用于绿风内障之恶心呕吐，动辄眩晕，痰火动风者，常配伍黄芩、栀子等。

（3）燥湿化痰：用于绿风内障，痰湿上犯之白睛混赤水肿，黑睛雾状混浊者，常与羚羊角、防风、车前子等配伍，如半夏羚羊角散（《审视瑶函》）。

【用法用量】煎服，3~10g。一般宜制过用。

【现代研究】

本品含挥发油及多种氨基酸、皂苷等，可抑制呕吐中枢而止呕，各种炮制品对实验动物均有明显的止咳作用。此外尚有抗肿瘤、抗心律失常、防治胃溃疡等作用。实验研究证实，半夏煎剂可降低兔眼内压。

2. 白附子

白附子为天南星科植物独角莲的块茎。味辛、甘，性温。归胃、肝经。有毒。生品一般不内服。本品辛温燥烈，阴虚内热者及孕妇均不宜用。

【功效】祛风化痰，止痉，止痛，解毒散结。

【眼科应用】

（1）祛风止痉：用于风痰中络，口眼㖞斜，上睑下垂或风牵偏视，常与胆南星、僵蚕等配伍，如正容汤（《审视瑶函》）。

（2）祛风止痛：用于风痰上扰之眉棱骨痛，头痛，偏头痛等，常与防风、白芷等配伍。

（3）祛风止痒：用于肝肾风毒上攻，眼赤痒痛，羞明多泪，常与黄芪、羌活、沙苑蒺藜等配伍，如四生散（《太平惠民和剂局方》）。

【用法用量】煎服，5~15g；研末吞服0.5~1g。宜炮制后用。外用适量。

【现代研究】本品主含β-谷甾醇及其葡萄糖苷、胆碱等，有明显的镇静、抗惊厥、抗炎及镇痛作用。

3. 浙贝母

浙贝母为百合科植物浙贝母的鳞茎。味苦，性寒。归肺、心经。另有川贝母。川、浙二贝之功，基本相同。但川贝母以甘味为主，性偏于润，浙贝母以苦味为主，性偏于泄。清热散结之功，二者共有，但以浙贝母为佳。二者不宜与乌头类药材同用。

【功效】清热化痰，散结消痈。

【眼科应用】

（1）清热润肺：用于肺阴不足或热伤肺阴之白睛干涩、微赤，赤脉传睛等，常与沙参、麦冬等配伍。治疗内有积热，脉络瘀滞之风轮赤豆，常与香附、川芎等配伍，如香贝养荣汤（《医宗金鉴》）。

（2）化痰散结：用于痰热互结，眼睑硬肿，胞生痰核等，常与昆布、海藻等配伍。

【用法用量】煎服，3~10g。

【现代研究】本品含浙贝母碱、去氢浙贝母碱、浙贝酮等。浙贝母碱及去氢浙贝母碱有明显镇咳作用及镇静、镇痛作用。

五、平肝药

平肝药是一类以平肝潜阳或熄风止痉为主的药物，又称平肝熄风药，用于治疗肝阳上亢或肝风内动的病证。本类药物皆入肝经，部分药物兼有镇惊安神、清肝明目、清热凉血、祛风通络之功。肝阳上亢、肝风内动可致目赤、暴盲、口眼㖞斜等。临床应用本类药物应注意药性偏寒凉或偏温燥的不同。脾虚者，不宜寒凉；阴虚者，当忌温燥。

（一）平抑肝阳药

本类药物善平抑、潜镇肝阳，又称平肝潜阳药。多质重沉降，主要用于肝阳上亢之头晕目眩、头重脚轻、头痛、耳鸣等。眼科主要用于肝阳上亢或阴虚阳亢所引起的头晕目眩、目赤、视物模糊、眼底出血等。

石决明

石决明为鲍科动物杂色鲍（光底石决明）、皱纹盘鲍（毛底石决明）、羊鲍、澳洲鲍、耳鲍或白鲍的贝壳。味咸，性寒。归肝经。脾胃虚寒，食少便溏者慎用。

【功效】平肝潜阳，清肝明目。

【眼科应用】

（1）平肝潜阳：用于肝阳上亢之头痛眩晕，视物昏花，常与菊花、钩藤等配伍。

（2）清肝退翳：本品为清肝明目退翳之要药，用于肝火目赤，羞明，翳障，视物模糊等，常与密蒙花、谷精草等配伍，亦可与珍珠、冰片等配伍研细点眼。

（3）清肝退赤：用于肝火目赤、瞳神紧小，常与青葙子、决明子等配伍。

（4）养肝明目：用于肝虚血少，目涩昏暗，青盲，夜盲，视物不清，圆翳内障，常与草决明、青葙子等配伍，如石决明散（《普济方》）。

（5）其他应用：用于蟹睛疼痛外障，常与五味子、细辛等配伍，如镇肾决明丸（《秘传眼科龙木论》）。

【用法用量】煎服，3~15g。打碎先煎。平肝、清肝宜生用。外用点眼宜煅用、水飞。

【现代研究】本品含碳酸钙、有机质、少量镁、铁、硅酸盐、磷酸盐、氯化物和极微量的碘。煅烧后碳酸钙分解，产生氧化钙，有机质则被破坏。

（二）熄风止痉药

本类药物善平息肝风，主治肝风内动之惊厥抽搐。外风宜疏散，内风宜平息。该类药在眼科主要用于肝风上扰之绿风内障、头目剧痛、瞳神散大、视力急降，或口眼㖞斜，风牵偏视，胞睑瘈疭，或眼底脉络阻塞、出血等。

1. 天麻

天麻为兰科植物天麻的干燥块茎。味甘，性平。归肝经。

【功效】平抑肝阳，祛风通络，熄风止痉。

【眼科应用】

（1）平抑肝阳：用于肝阳上亢，头晕目眩，暴盲，视瞻昏渺等，常与钩藤、石决明等配伍，如天麻钩藤饮（《中医内科杂病证治新义》）。

（2）熄风止痉：用于肝风内动，眼肌痉挛，频繁瞬目，眼球震颤，胞睑麻木，头痛目眩，视物昏花，常与钩藤、僵蚕等配伍。

（3）祛风通络：用于风邪入络，口眼㖞斜，风牵偏视，目痒若虫行，常与防风、全蝎等配伍。

【用法用量】煎服，3~10g。研末冲服，每次1~1.5g。

【现代研究】本品含天麻苷、天麻苷元、β-甾谷醇和胡萝卜苷等。尚含天麻多糖、维生素A、多种氨基酸、微量生物碱、多种微量元素。动物实验表明，天麻具有镇静、镇痛、抗癫痫、抗炎等作用。

2. 钩藤

钩藤为茜草科植物钩藤、大叶钩藤、毛钩藤、华钩藤或无柄果钩藤的干燥带钩茎枝。味甘，性凉。归肝、心包经。

【功效】清热平肝，熄风止惊。

【眼科应用】

（1）平肝潜阳：用于肝阳上亢，头痛眩晕，视物昏花，暴盲，常与天麻、石决明等配伍，如天麻钩藤饮（《杂病证治新义》）。

（2）平肝熄风：用于肝风上扰，胞轮振跳，眼睑痉挛等，常与天麻、全蝎等配伍。

（3）清肝明目：用于肝经风热，黑睛星翳，羞明流泪等，常与菊花、蝉蜕等配伍；用于肝胆火炽，风火攻目之绿风内障，常与羚羊角、竹茹等配伍，如羚角钩藤汤（《通俗伤寒论》）。

【用法用量】煎服，3~12g。入煎剂宜后下或冲泡兑服。

【现代研究】钩藤含多种吲哚类生物碱，尚含黄酮类化合物及儿茶素类化合物等。对各种动物正常血压和高血压都具有降压作用。水煎剂对小鼠有明显镇静作用。此外，钩藤还有抑制血小板聚集、降血脂等作用。

3. 僵蚕

僵蚕为蚕蛾科昆虫家蚕幼虫感染（或人工接种）白僵菌而致死的干燥体。味咸、辛，性平。归肝、肺、胃经。

【功效】祛风定惊，化痰散结。

【眼科应用】

（1）熄风通络：用于风中经络或风痰阻络之偏视，胞轮振跳，口眼㖞斜，上睑下垂等，常与全蝎、白附子等配伍。用于绿风内障属痰火动风，上阻清窍者，常与大黄、黄芩、天麻等配伍，如将军定痛丸（《审视瑶函》）。

（2）化痰散结：用于胞生痰核，增殖瘢痕，常与昆布、海藻等配伍。

（3）清肝退赤：用于风热或肝热之头痛目赤，迎风流泪，常与桑叶、木贼等配伍。

（4）祛风止痒：用于风邪为患，眼痒难忍，常与刺蒺藜、蝉蜕等配伍。

【用法用量】煎服，5~10g。研末吞服，每次1~1.5g。散风热宜生用，其他多制用。

【现代研究】：本品主要含蛋白质和脂肪。尚含多种氨基酸及微量元素。白僵蚕体表白粉含草酸铵。动物实验表明白僵蚕具有催眠、抗惊厥、抗凝作用。体外试验对金黄色葡萄球菌、铜绿假单胞菌等有轻度抑菌作用。

4. 地龙

地龙为钜蚓科动物参环毛蚓、通俗环毛蚓、威廉环毛蚓或栉盲环毛蚓的干燥体。味咸，性寒。归肝、脾、膀胱经。

【功效】清热定惊，通络，平喘，利尿。

【眼科应用】

（1）通络利水：用于瘀血阻滞，目络不通，水瘀互结之视力骤降，暴盲，视网膜、黄斑水肿等，常与茯苓、车前子等配伍。

（2）平肝潜阳：用于肝阳上亢之头晕目眩，视物昏花，常与石决明、钩藤等配伍。治疗风牵偏视，常配伍当归、川芎、赤芍等活血行气药物，如补阳还五汤（《医林改错》）。

【用法用量】煎服，5~10g。鲜品10~20g。研末吞服，每次1~2g。外用适量。

【现代研究】本品含多种氨基酸及微量元素。尚含花生四烯酸、琥珀酸等有机酸。还含蚯蚓解热碱、蚯蚓素、蚯蚓毒素、黄嘌呤、酶类等成分。有良好的解热、镇静、抗惊厥、利尿等作用。地龙提取物具有纤溶和抗凝作用。

5. 全蝎

全蝎为钳蝎科动物东亚钳蝎的干燥体。味辛，性平。归肝经。有毒，用量不宜过大。孕妇慎用。

【功效】熄风止痉，攻毒散结，通络止痛。

【眼科应用】

（1）熄风止痉：用于风邪中络或风痰阻络之眼肌痉挛，目珠偏视，口眼㖞斜，面肌抽动，常与僵蚕、白附子、天南星等配伍。

（2）通络止痛：用于偏正头痛，痛连目珠，常单味研末服或与川芎、天麻等配伍。

【用法用量】煎服，3~6g。研末吞服，每次0.6~1g。外用适量。

【现代研究】本品含蝎毒，一种类似蛇毒神经毒的蛋白质。尚含三甲胺、甜菜碱、牛磺酸、卵磷脂及铵盐及微量元素等。现对其所含的镇痛活性最强的蝎毒素Ⅲ、抗癫痫肽（AEP）等研究最多。

六、止血药

止血药是一类制止体内外出血，治疗各种出血病证为主要功效的药物。眼科常用于各种出血性眼病，如白睛溢血，血灌瞳神，眼底出血，眼外伤出血等。前贤有"下血必升举，吐衄必降气"之用药经验，故眼部出血病证，可根据病情适当配伍降气之品。另外，运用止血药必须始终注意"止血不留瘀"，尤其是凉血止血药和收敛止血药均有止血留瘀之弊，故出血夹瘀滞者不宜单独使用。

（一）凉血止血药

本类药物多味苦性寒，归心、肝经，入血分，能清泄血分之热而止血。适用于血热妄行之各种出血，出血量多、色红，多伴热证。本类药物清热作用较弱，常配伍清热凉血药物；血热夹瘀者，宜配伍化瘀止血行气之品；急性出血者，宜配伍收敛止血药。本类药物易凉遏留瘀，不宜过量久服。

白茅根

白茅根为禾本科植物白茅的根茎。味甘，性寒。归肺、胃、膀胱经。

【功效】凉血止血，清热利尿，清肺胃热。

【眼科应用】

（1）凉血止血：用于血热妄行之眼部出血，如白睛溢血，血灌瞳神，眼底出血等，常与生地、蒲黄等配伍。

（2）利尿消肿：用于视瞻昏渺，视网膜水肿，眼压升高，眼球胀痛等，常与茯苓、车前子等配伍。

【用法用量】煎服，15~30g。鲜品加倍，以鲜品为佳，可捣汁服。多生用，止血亦可炒炭用。

【现代研究】本品含葡萄糖、蔗糖、果糖、木糖、淀粉等。尚含白茅素、芦竹素、5-羟色胺等，能显著缩短出血和凝血时间。其水煎剂和水浸剂有利尿作用。对肺炎球菌、卡他球菌、流感杆菌等有抑制作用。

（二）化瘀止血药

本类药物既止血，又化瘀，具有止血不留瘀的特点。其适用于瘀滞经脉，血不循经，溢于脉外之出血病证。部分药物尚能消肿止痛，宜用于跌打损伤，撞击伤目等。化瘀止血药性行散，出血不夹瘀者及孕妇宜慎用。

1. 三七

三七为五加科植物三七的干燥根。味甘、微苦，性温。归肝、胃经。孕妇慎用。

【功效】化瘀止血，活血定痛。

【眼科应用】

（1）化瘀止血：用于眼内外各种出血。本品既能止血，又能活血化瘀，具有止血不留瘀的优点，尤适宜于出血兼有瘀滞者。可单用研末内服，也可配伍花蕊石、血余炭等，以增强化瘀止血之力。

（2）活血定痛：三七为治疗血诸证之佳品，伤科之要药。用于跌打外伤，眼部瘀血肿痛，可单味研末内服或外敷，亦可与乳香、没药等配伍。

（3）化瘀通络：用于脉络瘀阻之视力骤降，暴盲，常与丹参、红花等配伍。

（4）其他应用：目前，利用提纯的三七总皂苷制成的血栓通注射液在眼科多用于治疗眼脉瘀阻之暴盲、视瞻昏渺、云雾移睛等。

【用法用量】多研末吞服，1~1.5g。煎服，3~10g。亦入丸、散剂。外用适量，研末外掺或调敷。

【现代研究】本品主要含皂苷、黄酮苷等。止血活性成分为三七氨酸。本品能够缩短出血和凝血时间，能抗血小板聚集及溶栓。此外尚有镇痛、抗炎、抗衰老等作用。

2.蒲黄

蒲黄为香蒲科植物水烛香蒲、东方香蒲或同属植物的干燥花粉。味甘，性平。归肝、心包经。

【功效】止血，化瘀，利尿。

【眼科应用】

（1）止血化瘀：本品为止血行瘀之良药，有止血不留瘀的特点。用于各种眼部出血，常与三七、生地等配伍。

（2）祛瘀止痛：用于眼部外伤瘀血肿痛，常与五灵脂、乳香等配伍。

（3）活血明目：治疗目络瘀滞，云雾移睛，常与旱莲草、丹参等配伍，如生蒲黄汤（《中医眼科六经法要》）。

【用法用量】煎服，3~10g，包煎。外用适量，研末外掺或调敷。止血多炒用，化瘀、利尿多生用。

【现代研究】本品主要成分为黄酮类、香蒲甾醇、β-谷甾醇、脂肪油、生物碱等。本品具有促进凝血，降低血压，增加冠脉血流量，改善微循环，抗炎、镇痛等作用。

七、活血化瘀药

活血化瘀药是一类以通利血脉，促进血行，消散瘀血为主要功效的药物，用于治疗瘀血病证。活血作用较强者称破血药或逐瘀药。外眼瘀血证常见者如撞刺伤目，瘀肿刺痛，痛有定处，血脉紫赤，胬肉红厚，鹘眼凝睛等；内眼瘀血证常见者如前房反复出血积血，角膜血染，眼底脉络迂曲，出血、筋膜、积血等。寒凝血脉者，常配伍温里散寒、温通经脉药；因虚致瘀者，则配伍补益药；气行则血行，气滞则血凝，故该类药常配伍行气药，以增强疗效。本类药物不宜用于月经过多及出血不夹瘀者，孕妇尤当慎用或忌用。

1.川芎

川芎为伞形科植物川芎的根茎。味辛，性温。归肝、胆、心包经。阴虚火旺，多汗，热盛，无瘀之出血证和孕妇慎用。

【功效】活血行气，祛风止痛。

【眼科应用】

（1）活血行气：用于气滞血瘀之眼内外出血、瘀血、眼外伤等，常与桃仁、红花等配伍。

（2）祛风止痛：用于风邪、瘀血或血虚之头目疼痛，常与细辛、白芷等配伍，如川芎茶调散（《太平惠民和剂局方》）。

（3）祛风止痒：用于风邪为患，目痒难忍，常与荆芥穗、川乌、防风等配伍，如驱风一字散（《审视瑶函》）。

（4）祛风止泪：用于肝血不足，泪窍不密之迎风流泪，常与当归、生地等配伍。

【用法用量】煎服，3~10g。

【现代研究】本品含川芎嗪等生物碱、挥发油、酚类物质（如阿魏酸）、内酯素、维生素 A、叶酸等。川芎嗪能扩张冠状动脉，降低心肌的耗氧量；扩张脑血管，降低血管阻力，改善微循环；抑制血小板凝集，预防血栓的形成。此外，本品能抑制多种杆菌。

2. 五灵脂

五灵脂为鼯鼠科动物复齿鼯鼠的粪便。味苦、咸、甘，性温。归肝经。血虚无瘀及孕妇慎用。"十九畏"认为人参畏五灵脂，一般不宜同用。

【功效】活血止痛，化瘀止血。

【眼科应用】用于眼外伤瘀血疼痛，眼球胀痛，常与蒲黄、乳香等配伍。

【用法用量】煎服，3~10g，宜包煎。

【现代研究】本品主要含尿素、尿酸、多量树脂及维生素 A 类物质。可抑制血小板聚集，降低全血黏度。能缓解平滑肌痉挛，改善实验性微循环。

3. 丹参

丹参为唇形科植物丹参的根。味苦，性微寒。归心、心包、肝经。孕妇慎用。

【功效】活血调经，祛瘀止痛，凉血消痈，除烦安神。

【眼科应用】

（1）活血化瘀：用于眼病瘀血诸证。本品善活血祛瘀，能祛瘀生新而不伤正，历代有"一味丹参，功同四物"之说。常与补气、行气、补血等药物灵活配伍。

（2）凉血消痈：用于眼部热毒瘀阻之疮痈肿毒，胞肿如桃，突起睛高等，常与金银花、连翘等配伍，如清营汤（《温病条辨》）。

（3）其他应用：眼科临床常用丹参注射液穴位注射或丹参川芎嗪注射液静脉滴注治疗眼内瘀血诸症。

【用法用量】煎服，5~15g。活血化瘀宜酒炙用。

【现代研究】本品主含脂溶性成分和水溶性成分。脂溶性成分包括丹参酮 I、丹参酮 II$_A$、丹参酮 II$_B$、丹参酮 III 等。水溶性成分主要含有丹参素，丹参酸甲、丹参酸乙、丹参酸丙、原儿茶醛等。丹参能扩张冠脉，增加冠脉血流量，改善心肌缺血。

能改善微循环，促进血液流速。能改善血液流变性，降低血液黏度，对抗血栓形成。能促进骨折和皮肤切口的愈合。对中枢神经有镇静和镇痛作用。具有抗炎、抗过敏作用。对金黄色葡萄球菌、多种杆菌等有不同程度抑制作用。

4. 桃仁

桃仁为蔷薇科植物或山桃的成熟种子。味苦、甘，性平。归心、肝、大肠经。有小毒，不可过量。便溏者慎用。孕妇忌用。

【功效】活血祛瘀，润肠通便，止咳平喘。

【眼科应用】

（1）活血止痛：用于撞击伤目，瘀血肿痛，常与红花、赤芍等配伍，如桃红四物汤（《医垒元戎》）。

（2）祛瘀明目：用于暴盲或眼内积血，日久难散，常与红花、麝香等配伍，如通窍活血汤（《医林改错》）。用于目络瘀滞之云雾移睛，青盲，常与当归、红花等配伍，如血府逐瘀汤（《医林改错》）。

（3）润肠通便：用于脾胃伏火，大便秘结或干燥不通，常与麻子仁、当归等配伍，如润肠丸（《奇效良方》）。

【用法用量】煎服，5~10g，捣碎用。

【现代研究】本品含苦杏仁苷、苦杏仁酶、挥发油、脂肪油等。桃仁提取液能改善血流动力学状况，明显延长小鼠的出血及凝血时间。桃仁中含45%的脂肪油，可润滑通便。此外还有镇痛、抗炎、抗菌、抗过敏等作用。

5. 红花

红花为菊科植物红花的筒状花冠。味辛，性温。归心、肝经。有出血倾向者慎用。孕妇忌用。

【功效】活血通经、祛瘀止痛。

【眼科应用】

（1）破血祛瘀：用于各种眼部出血静止期，眼底脉络瘀滞，增殖瘀痕，赤膜下垂，血翳包睛等，常与当归、川芎等配伍，如破血红花散（《银海精微》）。

（2）活血退翳：用于血翳包睛，胬肉红赤肥厚等外障眼病，常与赤芍、生地等配伍。

（3）破血疗伤：用于眼外伤瘀血内停，肿胀疼痛，常与乳香、没药等配伍。

【用法用量】煎服，3~10g。或入丸、散剂。外用适量。

【现代研究】本品含红花醌苷、新红花苷、红花苷、红花黄色素、红花油等。能轻度兴奋心脏、降低冠脉阻力、增加冠脉流量、扩张周围血管、降低血压。能抑制血小板聚集，增强纤维蛋白溶解，降低全血黏度。红花黄色素对中枢神经系统有镇痛、镇静和抗惊厥作用。

6. 牛膝

牛膝为苋科植物牛膝（怀牛膝）和川牛膝（甜牛膝）的根。味苦、甘、酸，性平。归肝、肾经。本品为动血之品，性专下行，孕妇及月经过多者忌用。脾虚中气下陷，下元不固，遗精多梦者慎用。

【功效】活血通经，补肝肾，强筋骨，利水通淋，引火（血）下行。

【眼科应用】

（1）活血通经：用于眼底脉络郁滞，反复出血，玻璃体积血，眼外伤，前房积血等，常与桃仁、红花等配伍。

（2）引火（血）下行：用于阴虚火旺，肝阳上亢，虚火上攻，血热妄行之眼内出血等，常与白茅根、小蓟等配伍。

（3）补益肝肾：用于肝肾不足之视瞻乏力，近视，视瞻昏渺，视物昏暗等，常与楮实子、枸杞子等配伍。

【用法用量】煎服，6~15g。活血通经、利水通淋、引火（血）下行宜生用，补肝肾、强筋骨宜酒炙用。川牛膝长于活血通经，怀牛膝长于补肝肾、强筋骨。

【现代研究】本品含有三萜皂苷、蜕皮甾酮、牛膝甾酮等甾体类成分和多糖类成分。此外还含有精氨酸等十二种氨基酸、生物碱类、微量元素等。脱皮甾醇有明显的抗生育、抗着床及抗早孕作用。怀牛膝能降低大鼠全血黏度，并有抗凝作用。此外还能抗炎、镇痛、提高机体免疫功能。

7. 鸡血藤

鸡血藤为豆科植物密花豆的藤茎。味苦、微甘，性温。归肝、肾经。

【功效】行血补血，调经，舒筋活络。

【眼科应用】用于血虚目失濡养之视瞻昏渺，高风内障，瞳神干缺等，常与熟地、阿胶等配伍。

【用法用量】煎服，10~30g。或浸酒服。或熬膏服。

【现代研究】本品主要含异黄酮类化合物如刺芒柄花素等、三萜类化合物如表木栓醇等及甾体类化合物如鸡血藤醇等。能降低实验动物血管阻力，明显抑制血小板聚集。此外还有抗炎作用及免疫系统双向调节功能。

8. 茺蔚子

茺蔚子为唇形科植物益母草的干燥成熟果实。味辛苦，性微寒。归心包、肝经。本品有散大瞳神的作用，绿风内障、青风内障患者慎用。孕妇忌用。

【功效】活血调经，清肝明目。

【眼科应用】

（1）活血化瘀：用于眼内出血，瘀久不散等，常与桃仁、红花等配伍。

（2）清肝明目：用于肝经热盛之目赤肿痛，羞明流泪，黑睛生翳等，常与夏枯草、青葙子等配伍。

（3）养肝明目：用于肝肾阴虚之视物昏花，视瞻昏渺，常与菟丝子、枸杞子等配伍。

【用法用量】煎服，10~15g。鲜用加倍。外用适量。

【现代研究】本品含益母草宁、茺蔚子油、维生素 A 等。

9. 水蛭

水蛭为水蛭科动物蚂蟥、水蛭及柳叶蚂蟥的干燥体。味咸、苦，性平。归肝经。有小毒。孕妇及月经过多者忌用。

【功效】破血通经，逐瘀消癥。

【眼科应用】用于眼底出血，玻璃体积血量多、筋膜，瘀血蓄积。病情稳定无新鲜出血者，常与昆布、海藻等配伍；用于眼底陈旧出血，筋膜，渗出，常以少量本品与活血、行气、补益等药物配伍，加强改善微循环作用。

【用法用量】煎服，1.5~3g。研末吞服，0.3~0.5g。多入丸、散或研末内服。或以活虫置于瘀肿局部吸血消瘀。

【现代研究】本品主要含蛋白质。其唾液含水蛭素、肝素、抗血栓素等。水蛭水煎剂有强抗凝血作用，能改善血液流变学，对皮下血肿也有明显抑制作用。此外尚有终止妊娠的作用。

10. 穿山甲

穿山甲为鲮鲤科动物鲮鲤的鳞甲。味咸，性微寒。归肝、胃经。孕妇慎用。痈肿已溃者忌用。

【功效】活血消癥，通经，下乳，消肿排脓。

【眼科应用】

（1）活血化瘀：用于撞刺伤目，瘀血内停，肿胀疼痛，常与当归、川芎等配伍。

（2）消肿排脓：本品为治疗疮疡肿痛之要药。用于眼部疮疖，初期局部硬结，红肿热痛，脓液未成者，常与金银花、连翘等配伍；后期成脓未溃者，常与当归、皂角刺等配伍。

【用法用量】煎服，3~10g。研末吞服，每次 1~1.5g。

【现代研究】本品含硬脂酸、胆甾醇、二十三酰丁胺、16 种氨基酸和无机物等。能明显延长小鼠和大鼠凝血时间，降低血液黏度。此外还有抗炎、抗心肌缺氧、升白细胞等作用。

八、补益药

补益药是一类扶助正气，补益精微，纠正人体气血阴阳虚衰的病理偏向，治疗虚证的药物，又称补虚药。各种补益药常配伍使用，如补气药和补阳药、补血药和补阴药等常相须为用。补益药入汤剂宜适当久煎，使药味尽出。

（一）补气药

此类药物善治气虚证。气虚常表现为身体机能不足，眼病气虚者常见胞睑下垂、抬举无力，久视疲劳，黑睛陷翳日久难愈，眼内出血，青盲等，可兼有气虚的全身表现。气能生血，亦能摄血。因此补气药可与补血药、止血药同用以增强疗效。

1. 党参

党参为桔梗科植物党参、素花党参或川党参的根。味甘，性平。归脾、肺经。本品不宜与藜芦同用。

【功效】补中，益气，生津。

【眼科应用】

（1）补气升阳：用于脾肺气虚，清阳不升，上胞下垂，视力疲劳，目昏目暗，青盲，夜盲，黑睛溃陷经久不愈，常与白术、茯苓配伍，如四君子汤（《太平惠民和剂局方》）。治疗漏睛疮，常与生黄芪、当归等配伍，如千金托里散（《眼科集成》）。

（2）补养气血：用于气虚不生血，面色萎黄，睑结膜苍白，目昏目暗，常与当归、熟地等配伍。

【用法用量】煎服，10~30g。

【现代研究】本品含甾醇、党参苷、党参多糖、生物碱、氨基酸、微量元素等。能调节胃肠运动、抗溃疡、增强免疫功能。能升高实验动物红细胞、血红蛋白、网织红细胞。此外还有延缓衰老、抗缺氧等作用。

2. 黄芪

黄芪为豆科植物蒙古黄芪或膜荚黄芪的根。味甘，性微温。归脾、肺经。

【功效】健脾补中，升阳举陷，益卫固表，利尿，托毒生肌。

【眼科应用】

（1）升阳举陷：用于中气下陷之黑睛生翳，或经久不愈，或反复不愈及上睑下垂等，常与柴胡、升麻等配伍，如补中益气汤（《东垣十书》）。

（2）补气摄血：用于脾虚气弱，气不摄血之眼底反复出血，常与三七、党参等配伍。

（3）健脾利水：用于气虚水湿停聚之胞睑浮肿，视网膜、黄斑水肿等，常与茯苓、泽泻等配伍。

（4）托毒生肌：用于胞睑痈疮，久溃不敛，或久不溃破等，常与连翘、皂角刺等配伍。

【用法用量】煎服，10~30g。蜜炙可增强其补中益气作用。

【现代研究】本品含苷类、多糖、黄酮、氨基酸、微量元素等。能促进机体代谢。能增强和调节机体免疫功能，提高机体抗病力。对心血管系统有保护作用。有明显的利尿作用。能降低血小板黏附力，减少血栓的形成。有较广泛的抗菌作用。此外还有降血脂、抗衰老、抗缺氧等作用。

3. 白术

白术为菊科植物白术的根茎。味甘、苦，性温。归脾、胃经。

【功效】健脾益气，燥湿利尿，止汗，安胎。

【眼科应用】

（1）健脾升阳：用于脾胃气虚，清阳不升之上睑下垂，胞虚如球，青盲，夜盲等，常与白术、党参、龙眼肉等配伍，如归脾汤（《济生方》）。

（2）健脾利湿：用于脾失运化，水湿停聚之视网膜水肿，云雾移睛，视物昏花，常与人参、茯苓等配伍，如六君子汤（《医学正传》）。

（3）消疳明目：用于脾失健运之疳积上目，目劄，常与当归、川芎等配伍，如八珍汤（《正体类要》）；亦可与人参、茯苓、使君子等配伍，如肥儿丸（《医宗金鉴》）。

【用法用量】煎服，6~12g。炒用可增强补气健脾止泻作用。

【现代研究】本品含挥发油（油中主要有苍术酮、苍术醇、苍术醚等），并含果糖、白术多糖、多种氨基酸等。白术对肠管活动有双向调节作用。有强壮作用。还能保肝、利胆、利尿、降血糖等。

（二）补阳药

补阳药能扶助人体阳气，治疗阳虚证。目病阳虚者常见目昏目暗，冷泪常流，近视，远视，青盲等，可兼有阳虚的全身表现。临床上补阳药常与温里药、补肝肾药等配伍。此类药物性多燥烈，易助火伤阴，阴虚火旺者忌用。

菟丝子

菟丝子为旋花科植物菟丝子或大菟丝子的成熟种子。味辛、甘，性平。归肾、肝、脾经。阴虚火旺、大便燥结、小便短赤者不宜服。

【功效】补肾益精，养肝明目，止泻安胎。

【眼科应用】用于肝肾不足之目暗不明，云雾移睛，圆翳初起，迎风冷泪，翳膜难消等，常与熟地、决明子、茺蔚子、青葙子等配伍，如开明丸（《审视瑶函》）。用于肝肾俱虚，眼昏暗黑花，或生障翳，视物不明，迎风流泪，常与车前子、熟地配伍，如驻景丸（《太平惠民和剂局方》）。

【用法用量】煎服，10~20g。

【现代研究】本品含有机酸、淀粉、维生素 C 等。有类雌激素样作用。

（三）补血药

此类药物能补血，用于治疗血虚证。血虚证多责之生化不足或失血过多。眼病血虚者常见目失血养，胞睑内面苍白，眼部干涩，视物不清，目痒时作等，可兼有血虚的全身表现。血虚往往可导致阴虚，故补血药常与补阴药相须为用；有形之血不能自生，生于无形之气，故补血药又常与补气药同用。该类药滋腻黏滞，脾虚湿阻，气滞食少者慎用。

当归

当归为伞形科植物当归的根。味甘、辛，性温。归肝、心、脾经。脾虚湿盛、大便溏泄者忌服。

【功效】补血调经，活血止痛，润肠通便。

【眼科应用】

（1）补血养血：用于血虚目失所养，视力减退，目眩流泪，目痒，风牵偏视，视瞻昏渺，青盲等，常与熟地、白芍等配伍，如人参养荣汤（《太平惠民和剂局方》），或与熟地、藁本、防风等配伍，如养血当归地黄汤（《济生拔萃》）；治疗血虚生风之胞轮振跳，常与防风、羌活等祛风药配伍，如当归活血饮（《审视瑶函》）。

（2）活血通络：用于血虚血滞之眼内出血，视网膜血管阻塞等，常与丹参、川芎等配伍。治疗赤脉传睛，常与知母、远志等配伍，如补心汤（《眼科纂要》）。

（3）活血止痛：用于眼外伤瘀血作痛，瞳神紧小，眼球胀痛等，常与乳香、没药等配伍。

（4）活血消痈：用于胞睑疮疖痈肿，红肿疼痛，常与金银花、野菊花、蒲公英、紫花地丁、赤芍等配伍。

【用法用量】煎服，5~15g。

【现代研究】本品含中性油成分（如α-蒎烯、β-蒎烯等）、酸性油成分（如5-甲氧基-2，3-二甲苯酚等）、有机酸、维生素等。有明显的抗血栓作用。能显著促进小鼠血红蛋白及红细胞的生成。当归中性油对实验性心肌缺血有明显保护作用。

（四）补阴药

补阴药能滋养阴液、生津润燥，治疗阴虚证。眼病阴虚者常见眼珠干涩，黑睛星翳乍隐乍现，瞳神干缺，视瞻昏渺，眼底反复出血等，可兼有阴虚的全身表现。阴虚易致阴液不足、虚火内生、津枯血燥等，故补阴药常与清热降火药、补血药等配伍。本类药大多滋腻，脾胃虚弱，痰湿内阻，腹满便溏者慎用。

1. 麦冬

麦冬为百合科植物麦冬的块根。味甘、微苦，性微寒。归胃、肺、心经。

【功效】润肺养阴，益胃生津，清心除烦。

【眼科应用】

（1）润肺养阴：用于阴虚肺燥之白睛溢血，目珠干燥，金疳，火疳，白涩症等，常与生地、玄参、贝母等配伍，如养阴清肺汤（《重楼玉钥》）。治疗燥邪犯肺，伤津耗液之目劄，常与桑叶、枇杷叶等配伍，如清燥救肺汤（《医门法律》）。

（2）益胃生津：用于消渴目病，口渴多饮，视物昏花，常与天花粉、玉竹等配伍。

（3）清心除烦：用于心经虚火，心烦失眠，胬肉攀睛，赤脉传睛，常与淡竹叶、生地等配伍。

【用法用量】煎服，6~12g。

【现代研究】本品含多种甾体皂苷、β-谷甾醇、多种氨基酸、各类多聚糖、铜、锌、铁、钾等。能增强网状内皮系统吞噬功能，升高白细胞，提高免疫功能。能改善左心室功能，抗休克。此外还有镇静、抗菌等作用。

2.石斛

石斛为兰科植物环草石斛、马鞭石斛、黄草石斛、铁皮石斛或金钗石斛的茎。味甘，性微寒。归胃、肾经。

【功效】益胃生津，滋阴清热。

【眼科应用】

（1）养阴生津：用于热病伤津或胃阴不足之目睛干涩，白睛赤丝虬脉，视物不清，金疮反复不愈，消渴目病等，常与天花粉、麦冬等配伍。

（2）滋阴明目：用于肝肾阴虚之圆翳内障，云雾移睛，视瞻昏渺，视力减退等，常与生地、熟地、白蒺藜等配伍，如石斛夜光丸（《审视瑶函》）。

【用法用量】煎服，6~12g。鲜用，15~30g。

【现代研究】本品含生物碱（石斛碱、石斛星碱、石斛因碱等）、黏液质、淀粉等。对晶状体中的异化变化有阻止、纠正作用，能延缓半乳糖性白内障且有一定的治疗作用。

（五）补益肝肾药

肝肾同源，补益肝肾药能补精血之不足而明目。眼病肝肾不足者常见目暗不明，视物昏花，云雾移睛，圆翳内障，夜盲等，可兼有肝肾亏虚的全身表现。该类药物多用于久病虚证，药性滋腻，应用时常配伍健脾胃、理气、活血、扶正之品，以求补而不滞。忌用于实证，湿邪未尽不宜早用。

1.楮实子

楮实子为桑科植物构树的干燥成熟果实。味甘，性寒。归肝、肾经。

【功效】滋肾，清肝，明目，利尿。

【眼科应用】

（1）补肾明目：用于肝肾亏虚之视物不明，常与生地、肉苁蓉、防风等配伍，如补肾明目丸（《银海精微》）。用于肾阳虚衰之眼花少力，常与桂心、干姜等配伍，如楮实丸（《太平圣惠方》）。

（2）润燥明目：用于气郁化火，津液亏损，或阳虚阴虚，椒疮日久失治，疳疾上目，泪腺疾病之神水将枯，目珠干燥失泽，干涩灼热，羞明流泪，视力渐减等，常与菟丝子、车前子、五味子、枸杞子、决明子等配伍，如加味五子明目丸（《眼科临症笔记》）。

（3）清肝明目：用于肝热目赤，目翳流泪，宿翳等，常与川芎、蝉蜕等配伍，如拨云退翳散（《银海精微》）。

（4）利水消肿：用于胞睑浮肿，视网膜黄斑水肿，常与茯苓、泽泻等配伍。

【用法用量】煎服，6~10g。或入丸、散剂。

【现代研究】本品含皂苷、维生素 B 和油脂。

2. 枸杞子

枸杞子为茄科植物宁夏枸杞的成熟果实。味甘，性平。归肝、肾经。

【功效】滋补肝肾，益精明目。

【眼科应用】治疗肝肾阴虚，精血不足之头晕目眩，腰膝酸软，潮热盗汗，目昏内障，视力减退、消渴目病等。可单用，或与补益肝肾、益精补血药物配伍，如杞菊地黄丸（《医级宝鉴》）。

【用法用量】煎服，6~12g。

【现代研究】本品含甜菜碱、多糖、粗脂肪、粗蛋白、烟酸、抗坏血酸、微量元素、氨基酸等。对免疫有促进、调节作用。对造血功能有促进作用。此外还有抗衰老、抗突变、抗肿瘤、降血脂、降血压等作用。

3. 黑芝麻

黑芝麻为脂麻科植物脂麻的成熟种子。味甘，性平。归肝、肾、大肠经。

【功效】补益肝肾，润燥滑肠。

【眼科应用】用于肾精肝血亏虚之头晕眼花，须发早白，目暗内障，视力下降，眼部干涩等，常与制首乌、熟地等配伍。

【用法用量】煎服，10~15g。或入丸、散剂。

【现代研究】本品含脂肪油（包含油酸、亚油酸等）、植物蛋白、氨基酸、磷脂、多种微量元素、多种维生素等。有抗衰老作用。有防治动脉硬化作用。所含脂肪油能润肠通便。

4. 熟地黄

熟地黄为玄参科植物地黄的新鲜或干燥块根，经加工炮制后称熟地黄或熟地。味甘，性微温。归肝、肾经。本品性质黏腻，易败脾胃，脾胃虚弱、食少便溏者忌服。重用、久服宜与健脾药物配伍使用。

【功效】补血养阴，填精益髓。

【眼科应用】

（1）滋补肝肾：用于肝肾阴虚，目失所养之羞明畏光，迎风流泪，视物昏花等，常与枸杞子、菊花等配伍，如杞菊地黄丸（《医级宝鉴》）。治疗流泪症，亦可与山萸肉、枸杞子等配伍，如左归饮（《景岳全书》）。治疗肝虚目暗，视物不明，翳膜遮障，暴热赤眼，消渴目病等，常与生地、石斛、防风等配伍，如加减地黄丸（《审视瑶函》）。

（2）补血养血：用于血虚之头晕目眩，目痒，视物昏花等，常与当归、白芍等配伍。

（3）其他应用：治疗目为物伤，常与生地、牛膝、当归等配伍，如加减地黄丸（《原机启微》）。

【用法用量】煎服，10~30g。

【现代研究】本品含梓醇、地黄素、甘露醇、糖类、氨基酸等。能对抗地塞米松对垂体－肾上腺皮质系统的抑制作用，促进肾上腺皮质激素的合成此外尚有降血压、降血脂等作用。

九、退翳明目药

退翳障药是一类减轻或消除黑睛翳膜、晶珠混浊、神膏混浊等外、内翳障的药物，是眼科临床常用专科药物。前述药物中，一些祛风、清热、清肝、疏肝、平肝、补益等药物亦有退翳明目作用，在此不再赘述。本节主要介绍以退翳障为主要功效的内服药。该类药物性多寒凉，翳障虚证或黑睛生翳后期不可过用，以免气血凝滞，邪气冰伏，翳障难退。

1. 蝉蜕

蝉蜕为蝉科昆虫黑蚱羽化后的蜕壳。味甘，性寒。归肺、肝经。《名医别录》有"主妇人生子不下"的记载，故孕妇当慎用。

【功效】祛风止痒，明目退翳。

【眼科应用】

（1）明目退翳：本品入肝经，善疏散肝经风热而有明目退翳之功，用于外感风热，目赤翳障，花翳白陷或肝火上炎之目赤肿痛，翳膜遮睛等新翳，以及云翳、斑翳等。常与菊花、刺蒺藜等配伍，如蝉花散（《银海精微》）；与羚羊角、猪蹄甲配伍，如蝉蜕散（《小儿药证直诀》）。

（2）疏风透疹：用于麻疹不透，白睛红赤，黑睛生翳，常与菊花、地骨皮、苍术、升麻等配伍，如蝉壳散（《圣济总录》）。

【用法用量】煎服，3~10g。或单味研末冲服。

【现代研究】本品含大量甲壳质，并含异黄质蝶呤、赤蝶呤、蛋白质、氨基酸、酚类化合物等。具有镇静、抗惊厥、解热作用，蝉蜕头足较身部的解热作用强。

2. 蛇蜕

蛇蜕为游蛇科动物王锦蛇、红点锦蛇、黑眉锦蛇或乌梢蛇等多种蛇脱下的皮膜。味甘、咸，性平。归肝经。孕妇忌服。

【功效】祛风止痒，明目退翳。

【眼科应用】

（1）祛风止痒：用于风邪久客于胞睑，睑内拘急，倒睫拳毛，目痒甚者，常与荆芥、蝉蜕等配伍。

（2）明目退翳：用于天行赤眼暴翳，翳膜遮睛等，常与蝉蜕、木贼、密蒙花等配伍，如拨云退翳丸（《原机启微》）。

（3）祛风通络：本品能祛风逐邪，通畅目中之玄府。用于绿风内障、青风内障及黄风内障等，常与钩藤、防风等配伍。

【用法用量】煎服，1.5~3g。研末吞服，每次 0.3~0.6g。外用适量。

【现代研究】本品含骨胶原、氨基酸等。试验研究发现，急性毒性试验无明显的毒性，有抑制浮肿、降低血管通透性等作用。

3. 木贼

木贼为木贼科植物木贼的干燥地上部分。味甘、苦，性平。归肺、肝经。

【功效】疏散风热，明目退翳。

【眼科应用】

（1）祛风退翳：本品虽疏散风热，但一般较少用于外感风热。眼科临床主要取明目退翳之功，用于肝经风热之黑睛生翳，反复不愈，白睛混赤，羞明流泪等，可促进角膜上皮修复生长，常与蝉蜕、青葙子等配伍。用于宿翳、化学性眼外伤，常与密蒙花、蔓荆子等配伍，如消翳汤（《眼科纂要》）。

（2）清肝退赤：用于肝热目赤，经久不退，常与夏枯草、谷精草等配伍。

（3）祛风止泪：用于泪窍不密之迎风流泪，常与防风、刺蒺藜等配伍。

【用法用量】煎服，3~10g。

【现代研究】本品含木贼酸、黄酮等成分。有较明显的扩张血管、降压作用。此外，还有抗炎、收敛等作用。

4. 谷精草

谷精草为谷精草科植物谷精草的干燥带花蕾的头状花序。味辛、甘，性平。归肝、肺经。阴血亏虚之眼疾不宜用。

【功效】疏散风热，明目退翳。

【眼科应用】

（1）祛风退翳：用于风热目赤肿痛，羞明流泪，黑睛生翳，常与荆芥、龙胆草等配伍。

（2）养肝明目：用于肝虚雀目，疳积上目，常与猪肝或羊肝煮食或与夜明砂、胡黄连等配伍。

【用法用量】煎服，5~10g。

【现代研究】本品含谷精草素。对铜绿假单胞菌、肺炎双球菌、某些皮肤真菌等有抑制作用。

5. 密蒙花

密蒙花为马钱科植物密蒙花的干燥花蕾及花序。味甘，性微寒。归肝、胆经。

【功效】清热泻火，养肝明目，退翳。

【眼科应用】

（1）清肝泻火：用于肝火上炎之目赤肿痛，畏光流泪，常与龙胆草、石决明等配伍。

（2）明目退翳：用于肝火郁滞，黑睛生翳，常与蝉蜕、木贼等配伍。

（3）养肝明目：用于肝虚有热之目暗干涩，视物昏花，夜盲等，常与苍术、谷精草等配伍。

【用法用量】煎服，10~15g。

【现代研究】本品含刺槐苷、密蒙皂苷 A、密蒙皂苷 B、梓苷、梓醇等。刺槐素有维生素 P 样作用，能减轻小鼠甲醛性炎症。此外有解痉、利尿等作用。

十、外用药

眼科外用药常用于外障眼病之红肿热痛、眵泪不止、翳膜遮睛或内障眼病之圆翳内障，青风内障，青盲等，可由单味或多味药配制而成，具有退赤消肿、除眵收泪、止痒定痛或退翳明目等作用。现代研究表明，外用药多能抑制或杀灭病原微生物，具有防腐、收敛、保护和促进创伤愈合等作用。

外用药常用水、散、膏、锭、膜等剂型，或可直接用以点、洗、敷眼，亦可配合内服药以内外同治。许多内服药亦可制成外用药，此处所介绍的药物以外用为主，甚至有些是专供外用的，故单独列出加以介绍。本类药物多为矿石重金属类药材，多有剧烈的毒性或刺激性，应注意严格控制用法和剂量，不宜过量或过久应用。

（一）常用外用药

常用外用药包括矿物、动物、植物三类，常用者如下：

1. 硼砂

硼砂为天然矿物硼砂的矿石经提炼精制而成的结晶体。可治疗椒疮、粟疮、黑睛翳障、瞳神紧小、目赤肿痛等，常与冰片、炉甘石等配伍，研极细末点眼。

2. 炉甘石

炉甘石为碳酸盐类矿物菱锌矿石。用于目赤肿痛，新翳宿翳，胬肉攀睛等，常与冰片、珍珠等配伍点眼，如马应龙八宝眼膏（《中华人民共和国药典》2010 年版）。用于眼部湿疹，瘙痒，黄水渗出，睑弦赤烂，常与煅石膏、黄连配伍研细点眼。

3. 牛黄

牛黄为牛科动物牛的干燥的胆结石。用于黑睛生翳，羞明流泪，常与麝香、冰片等配伍研细点眼。

4. 海螵蛸

海螵蛸为乌鲗科动物无针乌贼或金乌贼的内壳，又名乌贼骨。常用消毒海螵蛸挤压、磨除椒疮、粟疮。用于宿翳老翳，血翳包睛，胬肉攀睛，常与炉甘石、硼砂等配伍研细点眼。

5. 冰片

冰片为龙脑香科植物龙脑香树脂加工品，或龙脑香树的树干、树枝切碎，经蒸馏冷却而得的结晶，名龙脑冰片或梅片。由菊科植物艾纳香（大艾）叶的升华物经加工劈削而成者名艾片。现多用松节油、樟脑等，经化学方法合成，名机制冰片。用于治疗目赤肿痛，黑睛翳膜等，单用研末点眼即效，或与炉甘石、麝香等制成复方制剂点眼，如退云散（《眼科临症录》）。

6. 芙蓉叶

芙蓉叶为锦葵科植物木芙蓉的叶。用于目赤肿痛，眼部疮疖肿毒，胞肿如桃，烧、烫伤等。研末外敷，或与生地配伍外用，如一绿散（《审视瑶函》）。

（二）眼科常用外用药剂

眼的解剖生理特点决定了眼部外用制剂必须无菌、无刺激性，故眼用制剂在理化性质、灭菌等方面均有特殊要求。眼科常用的外用药剂有水剂、膏剂、散剂、锭剂、膜剂几种。

（曹雪川）

第二节　刘楚玉眼科用药经验

1. 麻黄

麻黄宣散太阳表邪，为发汗上药。除能宣散风寒引起之目赤肿痛外，还用于眼睑皮色不变之水肿、风肿，眼部作痒等。又能深入积痰凝血之中，与相应药物配伍，治疗胞睑、白睛之浮肿、痰核，撞击伤目之皮下瘀血、血肿，黑睛翳陷，眼内视衣水肿渗出等，消坚化瘀。癥坚积瘀，乃阴寒之气凝聚于阴分之中日积月累而成，得麻黄汗之，从阴出阳，则癥坚积瘀可散。眼科常用，如麻黄连翘赤小豆汤、八味大发散等。但若属眩晕中风症（高血压）、心悸脉数（心动过速）等慎用。

2. 防风

防风治风通用，随诸经之药而至各经，为祛风胜湿之要药。能治三十六般风邪袭眼之眩、痒、痛、泪、肿、湿、烂、翳、障，皮肤粗糙鳞屑等，邪从毛窍出而诸症可疗。眼之一切动、瘫、缓、痿、胀，视物不明，能近怯远，能远怯近等亦用之，以通络解痉明目。常伍荆芥、川芎、伸筋草、夏枯草、苦参、地龙等。

3. 羌活

羌活药性温和。其体轻，其气清，味辛能散，性行不止。条达通畅血脉，除湿止痛，祛风散寒。广泛用于风邪夹寒、湿、热之头眼痛，如火疳、绿风内障、瞳神紧小、聚星障、眉棱骨疼痛不止；又能排毒托脓，发溃生肌治癞，用于眼之湿、痒、肿、烂，如睑弦赤烂、眦帷赤烂、鳞屑、聚星障之畏光流泪、眼痒难当等；阳草中之风药，除祛风止痒，还散寒治痹，与小白附子同用，则治贼风寒邪入面口之痹。

4. 荆芥

荆芥质轻气香，有书归为发散风热药类，可见其性不燥，清头目。用于一切风，为风病、血病、疮病圣药。缪仲淳《神农本草经疏》曰："得春气，善走散……春气升，风性也升，故能上行头目""血分之风药也""生疮者，血热有湿也。凉血燥湿，疮自脱矣"。依此，内服外用于睑弦赤烂，眦帷赤烂。外用以淘米水浸泡后，涂抹于睫毛根部或眦角，日数次，忌入眼内。另用于青少年能近怯远、视劳、眼酸痛等。

5. 柴胡

柴胡功效有三：其一和解少阳清热，《伤寒论》用治少阳病之目眩等症，经典方小柴胡汤众医皆知，眼科用于"目昏赤痛翳障""头眩目赤"，以和解清热、疏风，如专方新制柴连汤；其二疏肝解郁，凡肝气郁结，暴怒伤肝，悲伤哭啼过度，肝气不舒等引起之头目眩晕，头痛眼胀，视物不明，甚或暴盲等，皆赖其解郁调达，疏理肝气而明目，如暴怒目盲、青风、绿风内障等，常用方如逍遥散、丹栀逍遥散；其三升举阳气，正气亏损，或眼病日久，或反复发作等，气虚下陷，清阳之气下沉，如上睑下垂、针眼反复、黑睛溃疡翳陷久治不平、眼球萎软等，需柴胡升清阳之气而举陷，阳升则清气上升，常与党参、黄芪、升麻、桔梗等合用，柴胡左升，升麻、桔梗右升，左右皆升，无有不举，则诸病可治，代表之补中益气汤、升陷汤、益气聪明汤等，升举下陷之清阳，推陈以生新。

6. 薄荷

薄荷辛香，散发之力强，除疏散风热、清利头目外，还"善解忧郁""疏肝解郁"，故眼科常用于肝郁或暴怒伤肝之双目突然失明（癔病）、目系暴盲、青盲、绿风等情志引起之眼病。常与柴胡、白芍药、佛手、郁金等配伍。如逍遥散中，助柴胡散肝郁之热邪，故前贤有"薄荷解郁更神"之说。张锡纯认为："治肝气胆火郁结作疼，肝风内动……头疼目疼……一切风火郁热之疾，皆能治之。"

薄荷、桑叶同属辛凉解表、发散风热药，但偏重各有不同。桑叶偏于凉血清热；薄荷偏于入气分，并有解表透疹之功，上清头目，下疏肝气。视其生形，绿茵深深，欣欣向荣，枝条舒蔓伸展，与肝喜条达疏散相符。

鲜者还可作蔬，或与鸡蛋烧汤，或与牛羊肉同食避腥除膻去腻。夏日凉拌不失为一道芳香开窍，清利头目，解暑散热之凉菜。

7. 蝉蜕

此物吸风饮露，气极清虚。其体轻，其性凉，轻清上浮，故主疏散头眼部一切风热疾。性善蜕，为皮，故能退翳明目，治皮肤瘙痒及熄风止痉。凡眼痛、痒、赤、烂、泪、胀、动、痉、瘫、癫、翳等皆可。与相应药物配伍，治目劄、胞轮振跳、口眼㖞斜、视一为二、迎风流泪、眼目赤肿、能近怯远、黑睛星翳等。不负《本草蒙筌》赞："眼科内诚奇。"

8. 蛇蜕

蛇蜕为多种蛇脱下的干燥表皮。质极薄，量极轻，轻清上浮，符治上焦药特性。蛇性走窜极速，又为皮，有蜕义，故能退翳明目、祛风止痒，治皮肤疾以生新。《本草蒙筌》云"去翳明激双眼"，《本草备要》论述更为全面，曰："性毒而能杀虫，故治疥癣恶疮；属皮而性善蜕，故治皮肤疮疡，产难目翳。"张锡纯将蛇蜕与蝉蜕并用，也治皮肤疾。临床黑睛翳障，睑眩赤烂，目痒难忍等常用，特用于新翳治愈后退翳明目，以雪白者良。

9. 桑叶

桑，一身五宝（白皮、叶、枝、果、寄生）。缪希雍曰："甘所以益血，寒所以凉血。甘寒相合，故下气而益阴。"热伤阴，阴伤则目暗不明、干涩、出血、星翳、消渴等。用此物，肝热得清，血得凉得益，苦坚阴，阴不乏，诸症可疗。合黑脂麻，得桑麻丸，补肾阴，益血坚阴，明目长发，其理明也。经霜后得天地清肃之气，性轻扬，易达头面五官，故祛风明目，止泪、止渴。

10. 菊花

菊花质轻，平木治火，为"治上焦如羽，非轻不举"之代表。凡芳香之品，皆能解头目肌表之疾。此品备受四气（冬苗，春叶，夏蕊，秋花），饱经霜露，晚开晚落，不与群芳争，花中君子，最寿者。性纯良，无伐正之虞。能益金水二脏，金以平木，水以治火，木平则风息，火降则热除，故能治翳膜、收泪，治头风、头疼、眩晕。无论外障内障，虚实眼病皆可用之。引诸药上达头目，眼科方基本无不用者，符"明目无双"之誉。可药，可饵，可酿。久伏书案，菊花茶一杯，饮之，顿觉神清气爽，缘清头目第一尔。但只养目，而星翳不能除，需谷精、木贼驾之。

11. 升麻

升麻功专升、透、清，为手足阳明经风之的药。升者，升举中阳之气，阳气陷于至阴，非升不举，眼病久之，气虚气陷，眼球萎软，黄液上冲，翳障久陷不平，内障昏朦等，以柴胡为使，助参芪引清阳之气上行阳道，升之举之，如升陷汤；透者，热毒伤目，疮痈肿疔透发不畅，以其托之透之，解皮肤之风毒，如升麻葛根汤；清者，清阳明热毒，清解头眼之风热邪毒，则眼之红肿热痛、怕光流泪，目赤牙痛可疗，如清胃散。另导引诸药同入阳明，与五灵脂、生蒲黄、当归、赤芍等，治眼部之出血、血瘀之症。

12. 木贼

木贼入厥阴少阳二经血分。其形中空而直，外有竖条，质轻，故能升散调畅气血。肝气横逆上冲眼目之诸血病，可顺其条达，以止血消积。形质类麻黄，升散与之相似，能升能浮，但不似麻黄辛热，最能升散火郁风湿之邪，故能发散、通窍止泪。被誉为"去翳明目要剂""能驾甘菊……去翳障"。缪希雍言："消中有补""皆入肝胆之功"。

谷精去星、木贼去翳，共驾养目之菊治木邪横逆，实火郁结之一切目赤肿痛、泪、翳膜星障，最愈黑睛刀伤（角膜移植术后久不愈合者）。

13. 谷精草

谷精草生于稻田中，"本谷余气而成"得名。《滇南本草》因花序如珠，又名"谷精珠"。且定为"清热明目之品"，能"退翳膜，散火热，疗疮疡"，后世眼科常用。《本草纲目》赞："明目退翳之功似在菊花之上。"《本草求真》更言："退翳明目，功力驾于白菊，而去星明目尤为专剂""凡一切风火……血热疮疡痛痒，肝虚目翳涩泪，雀目……疳疾伤目、痘后星障，服之立效"。临床常与木贼加菊退星退翳，特聚星障（浅层点状角膜病变、丝状角膜炎）不离。又"治目中诸痛良"（《本经逢原》），常与白芷、蔓荆、羌活、芍药等止各种眼痛。此药轻清外达，平稳不惹祸端，多治头面之疾，于眼内外障不限。

14. 密蒙花

密蒙花甘，微寒。入肝经气血分，润肝燥，为厥阴肝家正药，养荣和血，治一切目病。所主为肝虚有热者。肝虚则青盲翳障，肝热则红肿眵泪赤脉，小儿则针眼、疳积上目。"目得血能视"，此药甘以补血，寒以除热，肝血足，热得清，目病鲜有不瘥。景岳曰："专理目疾，疗青盲，去赤肿多泪，消目中赤脉肤翳，羞明畏日，及小儿疮痘肝气攻目，风热糜烂，云翳遮睛。"重在"糜烂"二字。

15. 青葙子

青葙子形圆色黑光亮，外表滑溜，类目之黑睛。决定着眼是否明亮，故又名草决明，但处方不用此名。治目青盲翳障，赤肿昏花。《滇南本草》曰："入肝……花凌青翳，用之良效。"目无火不病，眼科患者常便秘或干结。本品苦寒，性滑利，验之临床，可通便，常与玄参、决明子为伍，火随便泄，肝火得清，归于平和，疏泄正常，目得血能视，且有不明之理。至于有散瞳作用之说，个人认为若真有，对青少年能近怯远患者正宜。

16. 决明子

历代中药书对其名称及归类认识有异。①药名：因具明目功效，与清肝明目之石决明同功，得名草决明，而《本经》中青葙子也名草决明，其实是一名二物，但从来处方中之草决明指决明子。②归类：有两种，一归平肝熄风药；一归清热药。清热药中又有两种归法，一为清肝明目药，一为清热泻火药。不管以上归何种，功效都共同是：清肝明目，润肠通便，都无平肝熄风具体内容。其性味共同认识为甘、苦、微寒，多数归肝、大肠经，少数认为归肾经。就临床运用来看，都用于肝经热邪所致之目赤肿痛，羞明流泪等。所以个人认为归清热药中之清肝明目药类更为恰当。

本品气禀清阳，苦寒泄热，甘补血，入肝经。除风散热，故为退目赤肿痛、羞明，收泪止痛要药。以其润肠通便，眼病见便秘、便干者更为中的，达通便益阴、泄热明目之功，此时可用至 20~30g。此药长期服用，眼脑血脉得以保健，不仅如《本经》言"益精光"，还能延年益寿，眼科乐用之。

17. 柏子仁

柏子仁子类目，故凡子皆可明目。世人只用其养心安神，润肠通便，而舍"安五脏""益气""令人润泽美色，耳目聪明，不饥不老，轻身延年"之功。其味甘，性平而补，辛能润。气清香能透心、肾，益脾胃，益血，安心神，滋养补虚。主治正虚体弱，阴血不足，肾阴亏虚，封填骨髓。古养生家服食，正据此。张锡纯之益瞳丸滋补肝肾，益气明目，治瞳孔散大昏耗，视物不清。心主神明，肾主藏精，心静神宁，肾精充足，心肾得补，耳目岂有不聪不明之理。凡内障眼病，入之佳。

18. 茺蔚子

茺蔚子主归肝经。疏散风热，活血调经，疗血逆，养阴益精。《本经》曰："主明目、益精，除水气。"子类似目，凡子皆可明目。精血足则目明，凡具活血、补阴益精之品，皆治内障眼病。因能除水气，通络逐水时选用之，如眼之水肿、痰浊。肝脏有火则血逆，肝凉则降而顺，故凡眼之血病，可以其顺之降之；其性凉，又疏散风热，故外障眼病之目赤肿痛，可清散之消之。

至于文献记载有"瞳子散大禁用"，本人于绿风、青风，老年患者噤若寒蝉，待有机会当验之。但临床常用于青少年能近怯远患者，若瞳子真的散大，可达缓解眼肌疲劳之效，变害为利。

19. 夜明砂

《本经》定下辛、寒。"主面痈肿，皮肤洗洗时痛，腹中血气"。《本草纲目》明确了治眼病之功，另有"去面上黑皯""下死胎""能活血消积"。附方治"目盲障翳、明目""青盲不见""内外障翳""小儿雀目"等。后人素知并常用，特小儿夜盲。《本草备要》言："称其下死胎，则其能攻血块也何疑。"余依"攻血块"，用于眼内出血积瘀，神膏内积血等视力严重受损者。而"去面上黑皯"，也用于熊猫眼。

20. 栀子

栀子上中下皆达，清泄五轮中四轮火热。退目赤、肿、热、痛、面赤之良药，眼科清热泻火药之向导。苦燥湿，寒清热，治湿热为患之一切眼病；凉血则血不躁动，血归于静，故能止血；目无火不病，有火必烦，栀子其形似心，色黄赤主入心，轻飘象肺，故上清心肺，心火得清，心静自然凉，烦躁止，常与连翘、竹叶、黄连、淡豆豉为伍。缪希雍曰："味苦气寒，泻一切有余之火。"

21. 黄芩

黄芩禀天地清寒之气，兼金之气。泻上、中二焦湿热，解毒，解表里热邪，清热止血，可升可降。用治湿热为患之多种眼病，余常用。长于清肺热，得桑白皮更良，可达气血两清。虽栀子可降上焦火，无黄芩则不能上清头目，二药常为对，消目赤，黑睛病急性期之要药，火热炽盛，血热妄行之眼部出血更显重要。当今生活水平提高，湿热体质人群增多，眼病患者兼口苦者众，常用温胆汤清胆和胃，验之临床，尚显力量不足，加黄芩则效增，故清肝泻胆口苦时一定加用之。

22. 大黄

大黄苦、寒。归脾、胃、大肠、肝、心经。张景岳曰："气味俱厚，阴中之阴"，又言："其性推陈致新，直走不守，夺土郁壅滞，破积聚坚癥，疗瘟疫阳狂，除斑黄谵语，涤实痰，导瘀血，通水道，退湿热，开燥结，消痈肿。因有峻烈威风，积垢荡之顷刻"。常言"大黄救人无功"，其实功劳大矣。眼科临床常用，时有立竿见影之效。用于阳明热邪上炎损目，火热上攻目睛之赤肿疮疡，血分热盛或疫毒攻目之内外出血，或出血日久之脉络瘀阻等（详见《中国中医眼科杂志》1999 年第 9 卷第三期，拙文：大黄在眼科的临床运用）。

23. 蚤休

蚤休常用名重楼。苦，微寒。归肝经。清热解毒，消肿止痛，熄风定惊。可内服外用。眼科主用于痈肿疮毒，外伤瘀血等，如针眼、漏睛疮、结膜肉芽肿、瘀血肿痛等症。内服与黄连、生地、赤芍、金银花、穿山甲、皂角刺等配伍，以增药效。外用磨醋或酒涂擦患处。余治一少女，患漏睛疮，经输液症情不减，泪窍处红肿，其肿核大如杨梅。经中药内服，外用鲜重楼磨醋，一日数次外涂，数日后痊愈。又治一睑结膜肉芽肿，外涂眼睑皮肤，数日后肉芽肿自行脱落。其效如此，神哉！谚云：七叶一枝花，深山是我家。痈疽如遇者，一似手拈拿。

24. 苦参

苦参听名知味，归经较多。使用历史悠久，《神农本草经》有载，并言"明目止泪"。《滇南本草》认为："凉血解毒，疥癞脓窠疮毒。疗皮肤瘙痒，血风癣疮，顽皮白屑……消风，消肿毒痰毒。"历来多用治皮肤疾。受陶隐居"能杀虫"、《药性论》"赤癞脱眉"、《金匮要略》等启发，用于眼病之赤痒湿烂、鳞屑、溢泪、风肿红肿、杀虫止痒。遵前辈医家之论，余用治睑弦赤烂、眦帷赤烂、狐惑（白塞病），杀虫则用于肉螨、尘螨、眉睫阴虱等效佳。可内服外用，外用煎汤熏涂，忌入眼。

25. 夏枯草

夏枯草苦、辛、寒，直入肝胆二经。辛能散结，花草中散癥结瘿瘤，软坚者鲜有，唯有此物，缪希雍誉为"治瘰疬、鼠瘘之要药"。主用于宣散肝胆热邪上犯，致气血痰火郁结集聚之癥结有形之物。据此，个人常用于眼之痰核、火疳之结节、囊肿、黑睛后沉淀物、视衣水肿渗出之类。若较重之胞睑、白睛病致耳前瘰核肿大，触痛者，常配玄参、浙贝母、穿山甲、浮海石、牡蛎等消散之。

受南滇兰茂"舒肝气、开肝郁"启发，用于肝阳上亢之目珠胀痛、眼突、头晕目眩，视衣血络变细硬化等，开郁行气，顺利气血运行，清之平之。常与菊花、决明子、石决明、天麻、钩藤、炙首乌伍之。缪希雍治"冷泪""合洁面药"，临床也习用。丹溪《本草衍义》谓"有补养血脉之功"，又常用于青少年之能近怯远。

26. 玄参

玄参质润，清热凉血，强阴益精。"目无火不病"，凡眼病大便秘结难解，皆火热伤津劫液之故。治用大黄过猛，恐病不能胜，大剂玄参入药，清热益津润燥，增水以行舟，津生热去则肾补，眼病可疗。咸软坚，凡眼之肿结痰核，痰浊积聚等有形结滞，皆可软之散之，如黑睛后之沉淀物，视衣之水肿渗出等。《神农本草经》曰"补肾气，令人目明"，为壮水以治火，益精水以滋木，消痰散结之故。张锡纯谓："玄参与柏实、枸杞并用，以治肝肾虚而生热，视物不了了者，恒有捷效也。"余仿之。

27. 丹皮、赤芍

丹皮、赤芍均清热凉血，活血行瘀。凉血不留瘀，活血不妄行。都用于血热妄行之眼部出血、红赤、痈肿疮疡，外伤出血等。但又有不同。

丹皮和血、生血、凉血。功偏清心经伏火，泻血分伏热，去瘀生新。又可除阴虚发热，为血中气药。

赤芍专入肝家血分，清血分实热，清肝泻火解毒，以活血行瘀止痛之功见长。赤主破散，故善破血中凝滞，散恶血，逐贼血；酸甘凉肝，故通顺血脉；行血凉血，则痈肿目涩自消。于血有清、凉、解、破、消、行、顺、散、逐之功于一身。治有形之火，为退眼病有形之红赤、肿痛要药。

28. 紫草

紫草入厥阴血分，能凉血、活血、滑血，为凉血圣药。血得寒则凉，得咸则降，得清而通，得紫而入。本品利九窍，通脉络，达皮毛。主用于眼之痛疽疮疡，癣疥疹癞斑痘，潮红湿烂，光洁皮肤等。

云南中医学院附属医院传统外用之黄金万红膏，具清热解毒、祛腐生肌、清热凉血、消肿止痒之功。用于一切疮痈肿毒，疮疡溃烂久不收口，水火烫伤、褥疮、婴儿尿布疮、蚊虫叮咬，身痒等极佳。

29. 槐花

槐花别名槐米。苦，微寒。归肝、大肠经。清热凉血止血。眼科用于白睛红赤，血热妄行、肝经热邪过盛之出血性病症。能缩短出凝血时间，减少毛细血管通透性，可使因脆性增加而出血的毛细血管恢复正常弹性，并能降低三酰甘油、胆固醇。故眼科用于眩晕中风（高血压）、眼底动脉硬化、高脂血症、消渴等引起之眼底出血，可作预防保健品。除此，能泻大肠火而通便，治眼目红赤。

30. 三七

三七产云南文山者质优效佳。用治内外虚实、上中下各种血症。既能止血补血，又能活血化瘀，尤善治出血兼瘀滞之证。止血不留瘀，活血不沸腾，化瘀不伤新，诚为治血之妙品，《本草纲目》认识全面。可单用、也可用于复方中，外用也可。近年广泛用于心脑血管疾病、高脂血症等。对消化道溃疡有温胃健胃，止血散血，化瘀定痛，消痈之功。眼科常用于一应出血性疾病。滇人喜研末开水送服，或平素用其须根炖鸡，或入汽锅与鸡同蒸食，或鸡汤送末服之，极具营养保健作用。

31. 川芎

川芎祛风行气活血，开郁止痛。上升、下降、外达、内透，无所不至，其性善走，通血脉，一往直前，走而不守。特引清气入脑，通络活血搜风，为血中气药，气滞血瘀之要药。治一切风、气、血、痛、劳损。因其香窜温通，治目泪出；因其搜风，治目痒目劄、口眼㖞斜；因其止痛，治眼痛头痛；因其活血，眼部之一切血症不离。特眼之外伤、眼内之出血，须引药达其患，疮疥脓疡，游风等必用之。

32. 丹参

丹参以其外观、性状、功效得名。《本草蒙筌》谓："生新血……去恶血……眼赤肿可消。"自《本草备要》提出"功兼四物"后，世人蜂效之。然一药可抵一方乎？只是此物活血祛瘀之力平和，祛瘀不伤正，瘀去新生故补，为间接作用。《本草便读》言之较明，曰："丹参虽有参名，但补血之力不足，活血之功有余，为调理血分之首药。"而张山雷说："走窜有余，必非补养之品，即《本经》所谓'益气'，《别录》所谓'养血'，皆言其积滞既去，而正气自伸之意，亦以通为补耳。"个人治眼疾之瘀血症，方中基本不少此物，取擅活血祛瘀、走窜疏通、去积滞之功，寓补于其中也。

33. 鸡血藤

鸡血藤其脂滴出之时，鲜红艳丽可人，极似鸡血得名。藤生用或取汁，或熬膏。主产云南。晚清《本草纲目拾遗》始载，言"大补气血""壮筋骨，已酸痛"又曰："于老人最宜，治老人气血虚弱，手足麻木瘫痪等证""统治百病，能生血、活血、补血、破血。又能通七孔走五脏，宣通经络"。物不可以价论，普通之物，其功甚巨，特现代病用之极佳。血虚可补，血瘀可活可破，血络痹阻可走可通。余常用于目系暴盲恢复期，消渴内障及眼之一切出血症。

34. 五灵脂

五灵脂独归肝经。因受五行之灵气而成，药效确切，用之灵验，药成块状似凝脂得名。入肝最速，最能行血活血，逐瘀止痛，治有余之滞，为血分行气之药，多部中药文献有疗目翳之功。《本草纲目》总其说，明确治"血贯瞳子"，曰："引经有功，不能生血，此物入肝最速也。尝有人病目中翳往来不定，此乃血所病也。肝受血则能视，目病不治血，为背理也，用五灵脂之药而愈"，又曰："五灵脂，足厥阴肝经药也。气味俱厚，阴中之阴，故入血分。肝主血……故此药能治血病。散血和血而止诸痛……治血痹、血眼诸症，皆属肝经也"。还治"目生浮翳"。并赞以五灵脂为主之"失笑散"为"近世神方"。所治"血灌瞳子""血眼""目中翳往来不定"者，当为前房积血、玻璃体积血、视网膜出血等。究此，个人常用治眼球内出血之症，眼球外之出血，杀鸡焉用牛刀也。此药气燥恶，难咽，脾胃虚弱者不能胜其气，气血不足者大损真气，慎用。

35. 水蛭

䗪虫、水蛭皆破血逐瘀消癥，然䗪虫较水蛭性缓，偏于续筋接骨，疗伤止痛，伤科必用，眼外伤出血必用。水蛭善破血逐瘀，其力较猛，为攻血之要药，又为宣窍利水良药。张锡纯谓："其味咸，故善入血分。为其原为噬血之物，故善破血；为其气腐，其气味与瘀血相感召，不与新血相感召，故但破瘀血而不伤新血。"一般破血药多伐正气，本品为血肉有情之品，非但无毒，还破瘀不伤新血，入坚破积，攻积久之滞，于正气丝毫不损，邪去正复，推陈致新，因而有间接补益作用。余用于眼内出血瘀久不散、水肿等。使其通之散之、破之逐之、消之活之、利之补之，为治眼内一切血瘀不散之要药。并眼赤痛，如瞳神紧小用之，退翳用之。

36. 牛膝

《本草正义》曰："疏利泄降，所主皆壅滞之病。"张锡纯悟《名医别录》之理，"重用牛膝引其气血下行，并能引其浮越之火下行"，治"脑充血证"。思之，何不用治与其病病因相同，气血随火热上升壅滞于眼之病症。如血灌瞳神、血溢视衣、视衣脉阻暴盲、白睛溢血，一应外伤出血，绿风、青风内障、肝劳、视劳等。同样，凡火热上炎之目睛红赤、肿痛、眵泪翳膜等，亦用其引之。

37. 穿山甲

穿山甲性善走窜，专于行散。活血散瘀力较强，能宣通脏腑，通利经脉，透达玄腑关窍，无所不至，直达病所。咸能软坚散结，善治癥瘕痞块。痈疽起于初，红肿热痛时，可消可散；脓成，可促其早溃；脓溃，以之托脓排脓。眼科普遍用于痰核、针眼、漏睛疮等。余喜用其透达玄府关窍，治疗青少年之青风内障。又《日华子本草》"治妇人鬼魅悲啼"，故又用治妇女暴怒目盲（癔病性失明），或惊啼悲伤后之眼胀眼痛，视物不明等。

38. 白附子

白附子云南习称小白附子。有认为归脾、胃，或归胃、肝经。从主治看，引药势上行，去头面游风，主治面部百病，消斑疵，洗皯黯，可作面脂，为祛头面经络风痰之要药，《本草纲目》曰："乃阳明经药。"足阳明经及其经别，经筋都上走于面，荣于面；又"肝主筋""诸风掉眩，皆属于肝"，本品祛风化痰通络止痉，效专力宏。总结以上，归经为胃、肝较为恰当。临床用于风痰为患之颜面部疾病，目劄、胞轮振跳、口眼㖞斜，面痛（三叉神经痛），青风，绿风等常用之，青少年青风内障有一定疗效。另面部之美容，如眼黡也可。

39. 半夏

《神农本草经》治"头眩""悦泽面目""消痈肿"。缪希雍曰："邪在上则头眩。"本品"苦善下泄"故能愈；又"实脾分水燥湿……面目因而滑泽矣""辛能散结，故消痈肿"。汪昂曰："体滑性燥，能走能散能润，和胃健脾去湿，补肝润肾，除湿化痰。"《汤液本草》"流湿润燥"，一言以尽。脾为生痰之源，湿去土燥，源既绝，痰涎何生？脾健湿去，水肿何来？痰湿者，阴邪，必得温化方可行散，眼病多因火，若用附桂干姜之属，有所不宜，半夏为最佳之品。常用于痰湿积聚之水肿、痰核、结节、囊肿、混浊渗出、痰厥头眼痛，眉棱骨痛等。临床以二陈、温胆为常用方，特口苦口干，肝胆郁热痰火之证，可直达病所，标本兼治。半夏，确为除湿化痰，开郁消痈散结圣药。生用最好，必须先于他药先煎半时。

40. 浙贝母

浙贝母得天地土金清肃之气。色白形似心，故入肺、心二经，泻心火，散肺郁。专能散结除热，降痰气，开郁结，疗目眩，明耳目。肺热则痰，热上攻则目眩不明，以寒折热，故能使明、聪。用治针眼、痰核、金疳、火疳及各种水肿渗出，特金疮良效。与白芥子合增其功。贝母润，痰核应为燥痰，故更符之；半夏燥，治脾经湿痰。

41. 浮海石

浮海石咸，寒。独归肺经。清金降火，消积块，化老痰，消瘿瘤结核。水飞后治目中翳。用治外障眼病之胞生痰核、白睛水肿、囊肿、胬肉攀睛、金疮、火疮等；内障眼病之水肿、顽痰积聚之渗出、机化诸症。配入化坚二陈，与白芥子、浙贝母、夏枯草等，共奏软坚散结，化痰消结之效。针眼、黑睛溃陷久不收口者，可以其收敛之。散结无他药可比。

42. 白芥子

书言白芥子"利九窍，明耳目"。自朱丹溪"痰在肋下及皮里膜外，非白芥子莫能达"发其端，后有"冷涎壅塞者殊效""治风湿痰涎结成痞块""能消能降，能补能升，善化痰涎，实胜半夏、南星"之论。痰之为眼病，水肿、渗出、痰核等有形可见，确在皮里膜外；黑睛后沉淀物、神水混浊，视衣之水肿、渗出，机化条索等皆在膜外。一般药物难以到达，白芥子辛散之，搜剔之。去皮里膜外之痰，仅有此物，所言"利窍""明目"为是理。

43. 桑白皮

桑白皮泻肺经有热之火邪。不燥不刚，虽泻肺而不伤娇脏。肺热肺燥之白睛病为肺之有余，非用此清泻不可。以其为君之泻白散，乃泻肺诸方之准绳，气轮病当首选之。本品行水消痰，利水消肿，特消面目浮肿。眼科常与白芥子为对，一"治皮里膜外之水"（《得配本草》），一祛皮里膜外之痰。二药协同，水肿、渗出、痰浊无不消之理。肺主皮毛肌表，桑白皮独归肺经，其性甘寒，皮主走表，故一应肌肤邪热，浮风燥痒皆可治，眼科亦然。余治白睛病，起首即为桑白皮，再以症加之。因能"宽肿胀"，眼睑无故肿胀，皮色不变亦可。

44. 车前子

车前子为肝、肾、膀胱三经要药。养肺强阴益精，育阴明目，疗目赤痛目昏之品。本为利水通淋，何以明目？水窍开，湿热外泄，精窍闭，真阳之火宁谧则精固，精固阴强，故目明，常与补肾药配伍。何以疗目赤目痛？能清肝和肝，肝热得清，肝气得和，肾气固，水脏足，火可灭故也，常与清肝和肝药配伍，以增药效。具化痰之功合其利水作用，眼的各部水肿，痰浊渗出可治，如白睛肿若鱼泡、囊肿、黑睛水肿、混浊、黑睛后沉淀物、神水混浊，视衣、目系之水肿渗出等可疗，与现代研究有稀释痰液作用相符。

45. 石决明

石决明足厥阴经药也，入厥阴血分。肝开窍于目，因能明目，得其名。张锡纯遵为"凉肝、镇肝之要药"。《得配本草》言："能生至阴之水，以制阳光；清肝肺之风，以疗内障（缪仲淳）。""血虚有热，则青盲赤痛翳障生焉。咸寒入血除热，所以能主诸目疾也"。用于肝阳上亢，风热上扰，肝气肝火挟血上冲眼部之青、绿风，怯远、怯近；老视之目珠胀痛，头晕目眩、头痛、眉棱骨痛、目翳眼痛等。以其重坠，能平之、潜之、抑之，性寒清之。常与菊花、僵蚕、蝉蜕、钩藤、天麻、牡蛎、白芷、蔓荆子等同用。

由其性寒，治眼宜生用，经煅则失清肝平肝之效。原恐生煎药性难出，验之，水煮时气味甚浓烈，始信生用之理。主目之红赤肿痛，实在栀芩之下。常用方为《世医得效方》之大决明散（后世之石决明散），特青，绿风不可缺。

46. 牡蛎

牡蛎治眼病与石决明同用，增平肝潜阳之功。咸能软坚散结，生用于痰浊结聚于眼之水肿、渗出、痰核等。常与浙贝母、玄参、夏枯草配伍。煅后其性收敛固涩，加入菊睛丸，治泪窍通畅而迎风流泪，冷泪常流。

47. 钩藤

钩藤性微寒不燥。熄风止痉，清热平肝。足厥阴主风，手厥阴主火，风火相煽，风因火愈炽，火因风愈盛，风火相搏，则为烦热瘈疭。本品恰为手足厥阴药，通心包于肝木，轻平宣泄以为下降，风静火熄，诸症自除。故凡眼抽、搐、动、胀、痛皆可用之。因风之口眼㖞斜、胞轮振跳、目劄、眼面肌肉抽动、青风、绿风；肝阳上亢、肝经风热之头晕目眩、眼胀眼痛、头昏头痛、面红目赤等立求。常与石决明、天麻、牡蛎、菊花、牛膝、全蝎等配伍。方如天麻钩藤汤、羚角钩藤汤、阿胶鸡子黄汤、韦文贵之平肝熄风降压方、风热头痛方等。与天麻常为对，然钩藤性微寒，偏于清肝熄风，平熄肝风内动强于天麻，为肝风内动要药，更适宜肝热风动，肝阳上亢之眼病。天麻养肝阴，有标本兼治特点。

48. 天麻

天麻古名赤箭、鬼督邮。主产云南，以昭通奕良县小草坝产者良。味甘，性平，质润，有较浓之腥味，所以气味应加辛。独归肝经，熄肝风平肝阳。《神农本草经》曰："久服益气力，长阴肥健，轻身增年。"《本草纲目》认为："乃肝经气分之药……入厥阴之经而治诸病。"并引罗天益云："眼黑头旋，风虚内作，非天麻不能治。"天麻又名"定风草"，足见治风之力，誉为"定风神药""治风药"，宋·沈括评为"草药上品……神仙补理，养生上药"（《梦溪笔谈·药议》）。肝主筋，此物"强筋力"（缪希雍）。眼病用于肝风内动、风痰上扰、肝阳上亢之动、痉、搐、缓、痛、胀等。为治头昏目眩、头痛眼痛、口眼㖞斜、风牵偏视、目劄、青风、绿风要药。常与钩藤相须为对，方如将军定痛丸，云南验方小白附子汤等。天麻滋润，养筋缓急，标本兼治，性平和，无论虚实寒热皆可，但专于平肝风，清热之力不足。缘此，云南常为药膳，用专制器皿与鸡肉同蒸，称天麻汽锅鸡。鸡肉补阳起阴，天麻滋润经脉，缓其坚劲，养肝阴，缓肝急，平肝风。二物相合，味美气馨，老少咸宜。服后神清气爽，脑醒目明，精力充沛，筋脉舒缓。其补理养生，轻身延年之理尽在其中。

49. 刺蒺藜

刺蒺藜辛散苦泄，可升可降。独归肝经。平肝疏肝，祛风明目。为治风入厥阴之向导。个人体会祛风止痒、明目之功在平肝疏肝之上。故《本草纲目》称"治风明目最良"。风木之邪，最易伤目，风盛则目病，风去则目明。本品宣散肝经风邪，风热目赤，肿翳多泪，作痒难当者，治无不效，是为止眼痒之要药，用时量宜大。

50. 全蝎

全蝎色青属木，归厥阴肝经。血肉有情之品，性善走窜，能穿筋透骨，为熄风止痉，搜风之要药，兼引风药直达病所。治肝风内动，成为此物最主要功效。眼病症见抽、搐、痉、胀、痛、瘫、缓、酸等皆可。对动、瘫具双向治疗作用。如青风、绿风、口眼㖞斜、风牵偏视、上睑下垂、目箚、胞轮振跳、视劳、火疳等。常与石决明、天麻、钩藤辈合用。方如止痉散、牵正散。因能解风毒瘾疹散结，还用于眼部之疮痈肿结、眼丹结核。

51. 蜈蚣

蜈蚣与全蝎同为虫类节肢动物，血肉有情之品。其性味、归经、功效应用基本相同。但蜈蚣毒性大于全蝎，性猛，穿筋透骨，走窜通达最速，内通脏腑，外达经络，为熄风止痉要药。解毒散结消肿，通痹止痛优于全蝎。内科多用全蝎，外科多用蜈蚣。眼病所治与全蝎相同，常二药相须，相得益彰。然全蝎性平，无论眼病寒热皆可，蜈蚣性温燥，用于眼病热邪不甚，偏寒者为宜。蜈蚣常外治一切疮痈肿毒，未溃者可消可散，已溃者拔脓消肿。虽有毒而善解毒，以毒攻毒。能去恶血，治癥癖，疗心腹寒热结聚，凡气血凝聚皆能开之。眼病依其功效选用，近代用于消化道肿瘤。

52. 僵蚕

僵蚕僵而不腐，得清化之气，故能治风化痰，散结行经。熄风止痉虽不如全蝎、蜈蚣，但善走头面，为祛颜面风，止头面痛要药。既熄内风，又祛外风。性平，无论风寒风热皆可。于眼之内风则与全蝎、蜈蚣、天麻相伍，共奏熄风止痉之效，如牵正散、韦文贵之平肝熄风降压方、慢性青光眼方等；祛外风则与桑叶、菊花、防风、谷精草、蝉蜕等为伍，治风热所致之头痛目赤、迎风流泪等病。另还解毒散结，化痰软坚，又用于眼之痰核、囊肿、结节、渗出等，化之散之。色白入肺，对白睛之肿结更佳，如金疳、火疳，余常以泻白合化坚二陈丸。

《神农本草经》言主"灭黑黯，令人面好"，故有美容作用，可内服外用。特对睑黡（熊猫眼）、睑弦赤烂有较好疗效。

53. 地龙

《滇南本草》对功效应用认识全面，独到。言："祛风，治小儿瘼瘲惊风，口眼㖞斜，强筋治痿。"《本草纲目》进行总结，趋于完善，治有"风热赤眼"。其熄风止痉与全蝎、蜈蚣、僵蚕相同，常为伍。然地龙性寒，对热邪引起之诸病更为适宜。生性平和、穴窜，《本草蒙筌》赞"行湿如神"，《得配本草》则认为"能引诸药直达病所"，《本草求真》又曰："此物伏处溲处（水湿），钻土饮泉是其本性……处湿而以入湿为功，故于湿热之病、湿热之物，遇之即化；停瘀蓄水，触着即消……本有钻土之能，化血之力，而凡跌仆受伤、血瘀经络，又安有任其停蓄而不为之消化乎？"故用于补阳还五汤、身疼逐瘀汤中。

眼病应用广泛，除熄风止痉外，眼之红肿赤痛、水肿痰浊、血瘀、痹、痿皆能。可谓风则祛之息之，热则凉之清之，湿则渗之利之，痰则化之，痹则通之，痛则缓之，肿则消之，痿则强之起之，瘀则化之活之，诸药借其引之。

54. 黄芪

黄芪甘温纯阳，功在补虚，在眼科其补有五。一者，健脾补气，久病、眼病日久，或反复发作，或出血反复，或手术后等诸虚，需健壮脾胃，运化健旺，"气旺则津液生"，血生气足，"目得血能视"，眼病可治，视力可复，出血可止；二者，升阳举陷，托毒生肌，实为益元补气，眼病之疮痈、溃烂、痿废等，为皮肤肌肉之病，阳虚不升，气虚不举，气血不足，肌肉何长？黄芪甘能解毒，外行皮毛，中补脾胃，助中正之气，气旺血盛，则能升之、举之、托之、敛之，疮痈可溃，脓毒可托，肌肉可长，翳陷可平，痿废可举，是为疮痿之要药，其性同甘草，中正温和，不管黑睛病新久、寒热，只要发现有溃疡，皆可入药；三者，补气活血祛瘀，眼病出血，治用活血逐瘀，药多克伐，耗时既久，正气伤损，瘀则更凝，只有用黄芪补益脾胃之气，助诸药之力，气旺以促血行，祛瘀扶正两举，瘀去络通，活血生新，补阳还五汤为例；四者，利水消肿，眼病水肿，皆脾虚失运，肺气不足之故，黄芪补脾益肺，水湿得运，水道通调，眼各层之水肿、积液得消得散；五者，益气固表，实腠理生津，表虚自汗，津随汗失，黄芪益卫固表，善补肌表之气、止汗，津液不外泄，眼之干涩昏花、眼干口干、视物不明，乃至黑睛溃烂（如丝状角膜炎）等，用之皆宜。以上数功，消渴眼病最宜，非但最宜，本病可疗，一举数得。

55. 人参

人参得土中清阳之气，故又名地精、土精。补五脏真气，五脏各得其养，精气血充足，"目得血能视"故明。《神农本草经疏》曰："能回阳气于垂绝，却虚损于俄倾。"用于内外障眼病日久，如眼睑下垂，黑睛溃陷长期难愈，眼内压过底、眼球萎软、眼球内陷，起坐生花等虚损之疾。方如补中益气汤、生脉散、举元煎等。

景岳曰："盖人参之功，随阳药则入阳分，随阴药则入阴分。欲补命门之阳，非人参不能捷效。"又"阳生阴长"，缪希雍言"气回则津生"，余又用于时下之干眼症。试口含参片，顿觉津生满口，验之不虚。古之医圣《伤寒论》《金匮要略》中之白虎加人参汤、麦门冬汤，东垣《内外伤辨惑论》之生脉散等即此意。

56. 西洋参

西洋参为泊来药品，我国使用较晚，清末《本草从新》首载，入我中土后，已有人工栽培。其味苦、甘，性寒。主归肺、胃经。功效：补气养阴，清火生津。具益肺降火，良好养阴生津，润燥固精作用。域外主用于清热，国内运用与人参相近。"凡欲用人参而不受人参之温补者，皆可以此代之"（《医学衷中参西录》）。眼病常用于有热象之目睛干涩少津（干眼症）、聚星障（丝状角膜炎）、椒疮后遗之眼珠干燥等。

57. 党参

党参味甘性平。归脾、肺二经。补中益气，生津养血。主用于素体中气不足，久病气血亏乏，体质虚弱，气不摄血，脾不统血患者。眼之消渴目病、眼球痿软、云雾移睛、荧星满目、眼睑下垂、起坐生花等常用。

消渴之为病，病程长危害大，合成药物长期过多使用，轻则伐正损脾，重则中毒，阴阳失衡，发生多种后遗并发症，变症蜂起。其中于眼损害较早较重，出现之消渴目病有风牵偏视、消渴圆翳内障，严重者为消渴视衣病（糖尿病视网膜病变）。其因为：脾虚气不摄血统血，则视衣（玻璃体）反复或大量出血；气虚血瘀，则视衣微血管瘤形成；脾运不健，水湿泛溢视衣而水肿；湿邪积久不散，为渗出痰浊留聚视衣。结果，视衣大面积受损，视力受到极大影响，甚至失明。治疗别无他法，虽有激光或球内注射药物治疗，乃杀鸡取卵之策，唯有中药缓图之。治疗时虚不可大补，出血不可强攻强逐，水肿不可峻下，痰浊渗出不可重剂涤痰散结。脾色黄，五行属土，视衣色黄，其为病当从脾治。出血则止之养之，反复出血则健脾益气统之摄之，血瘀则祛之活之，水肿则运之利之，渗出痰浊则化之散之软之。党参入脾补中，补而不燥，滋而不腻，润而不凉，养血生津，鼓舞清阳，振奋中气，以正抗邪，正符以上病机。

另党参益气养血，生津润肤，睑弦赤烂属气虚血虚者，临床常用。

附：

人参、西洋参、党参异同

人参、西洋参同为五加科多年生植物的干燥根，味亦同，但植物品种不同，性有寒温之别。党参为桔梗科多年生草本植物的根，味甘，性平。

三参皆有补气生津作用，但又有异。人参以大补元气，补虚救脱为主；西洋参以养阴生津，清热见长；党参补益中气兼具养血作用。人参通过补气生津，即"阳生阴长""气充津生"；西洋参直接生津，清热以间接存阴；党参通过健脾补中，加强化生之源而生津。

眼科，一般不致需人参大补元气，救脱挟危，较少使用；西洋参，用时视体质和病情；党参温和平稳，虽无峻补元气之力，却有甘平缓图之功，再加价廉，余常用。党参可以取代人参、西洋参，临床随需选用。

58. 白术、当归

1970 年末，侍诊上海姚芳蔚老师。师言：白术、当归对视衣疾病有较好疗效。谨记在心，常用之，思之。通过近四十年实践，此言不虚，并有浅悟。

（1）白术

1）助后天化生气血明目：视衣是产生视觉的关键，色黄属脾，一旦为病，当健脾为要。白术乃健脾第一良药，助后天化生气血精华荣养视衣，视衣康健，诸如血虚（缺血缺氧）、出血、血瘀（微血管瘤）、水肿、渗出等不生。

2）除视衣阴湿：白术"逐皮间风水结肿"（《名医别录》），主治"水肿胀满"。缪希雍认为："术为阳药，故善除阴湿。"白术通过健脾对视衣之水肿运之化之利之，温而燥之除之。

3）去痰浊渗出：《名医别录》曰："消痰水。"《药性论》曰："开胃去痰涎。"脾为生痰之源，脾运健，水湿不潴留，源既绝，视衣之渗出痰浊可去。

4）止出血：白术健脾益气。脾气健旺，血得统得摄，行于脉内不外溢，视衣可保。

（2）当归：《名医别录》曰："除客血内塞……补五脏，生肌肉。"《药性论》曰："破宿血……补诸虚不足。"《日华子本草》曰："治一切风，一切血，破恶血，养新血及主癥癖。"综观其功，总在治血，故誉为活血补血，养血生新，生肌之要药。视衣得养，故能视；血溢视衣血瘀，得"辛温通畅之"，客血自散，血瘀可疗；补诸虚生新，视力可复。

人之所活，气血二字。归术相配，一从气，一从血，气血两顾，互相协同。无病可防可养，有病可疗可补，标本兼治，配合全面，故视衣疾病二药良效。

59. 路路通

路路通辛、苦、平。归肝、胃、膀胱经。祛风通络，利水、下乳。顾名思义，即四处皆通。《纲目拾遗》名"枫果"，言："辟瘴却瘟，明目除湿，舒筋络拘挛可除蚤……其性大能通十二经穴，故《救生苦海》治水肿胀用之，以其能搜逐伏水也。"取其功，眼科主用于眼睑水肿、白睛水肿，肿若鱼泡，白睛囊肿、视衣水肿、渗出、目系水肿等，常与地龙为对药。因有祛风杀蚤作用，余也用于风肿眼痒、杀虫。

60. 伸筋草

伸筋草苦、辛，温。此品青青秀美，干鲜常绿，形态舒展柔韧绵长，其形似筋。肝开窍于目，肝主筋。眼科取其舒筋活血通络之功，以宽松筋脉，舒缓肌肉，解除痉挛，通络明目。余用于治疗用眼过度，眼肌紧张疲劳，筋脉拘急不利之眼酸、眼胀、眼痛，视物昏矇等。如能近怯远、能远怯近，久视眼花，眉骨酸痛。本品性平无毒，尤适宜青少年近视。常与白芷、川芎、石决明、荆芥、防风、酸木瓜等配伍。

（刘楚玉）

第九章

眼病的预防与护理

眼病的预防，是中医眼科学的重要组成部分。预防即防患于未然，中医学历来重视未病先防，早在《素问·四气调神论》中已明确指出："圣人不治已病治未病，不治已乱治未乱。"《难经·七十七难》亦云："上工治未病，中工治已病。"可见中医学很早就将对疾病的防范于未然放在了治疗的较高层次，在几千年同疾病斗争的过程中积累了丰富的预防疾病的经验，并在临床实践中不断发展完善。中医眼科学是中医学的组成部分，历代医家都很重视眼病的预防。《诸病源候论》就以导引方法预防眼病，曰："鸡鸣以两手相摩令热，以熨目三行，以指抑目左右，有神光，令目明不病痛。"《备急千金要方·七窍病》列举注意饮食、节制房事，并食疗预防目病。后世如此者众多，不一一列举。

第一节　眼病的预防

一、未病先防

未病先防，就是在疾病发生之前提高抗邪能力，做好预防工作，将疾病杜绝于未然。早在《千金方》中，孙思邈就提出丧明之十六因："生食五辛，接热饮食，热餐面食，饮酒不已，房室无节，极目远视，数看日月，夜视星火，夜读细书，月下看书，抄写多年，雕镂细作，博弈不休，久处烟火，泣泪过多，刺头出血过多。"

1.顺应四时，防止外邪入侵

眼居高位，直接暴露于外，更易受外邪的侵袭。《素问·上古天真论》曰："夫上古圣人之教下也，皆谓之虚邪贼风，避之有时"，又曰："失四时之从，逆寒暑之宜，贼风数至，虚邪朝夕，内至五脏骨髓，外伤空窍肌肤"。说明若四时不正之气侵犯机体，可引发多种眼病，特别是外障眼病。疫疠流行之季，应加以隔离，避免接触，在工矿、学校、机关、托儿所等公共场所发放预防性的"大锅药"。

2. 调畅情志，避免脏腑内损

《素问·上古天真论》曰："恬淡虚无，真气从之，精神内守，病安从来。"故《秘传眼科龙木论》言："病者喜怒不节，忧思兼并，致脏气不平，郁而生涎，随气上厥，逢脑之虚，浸淫眼系。轻则昏涩，重则障翳，眵泪窳肉，白膜遮睛。"《银海精微·七情》云："喜伤心其气散，怒伤肝其气紧，忧伤肺其气聚，思伤脾其气结，悲伤心包其气急，恐伤肾其气怯，尺伤但其气乱。"《审视瑶函》也指出："怒则伤肝，肝伤则目损。"《银海指南》则认为："怒发于阴，而侵乎肾也，至肝胆心肾四脏皆能为病……目为肝窍，尤易受伤。"可见七情过激，脏腑受损，气机郁滞能引发各种眼疾。如暴怒伤肝，肝火上攻于目，可致眼部红赤肿痛，黑睛生翳，甚至暴盲。因此，调畅情志，七情和畅，方能百脉调和，脏腑机能正常，防止眼病的发生。

3. 饮食有节，起居有常

规律的饮食起居，可以增强体质，提高抗邪能力，减少眼病的发病。正如《原机启微·七情五贼劳役饥饱之病》说："饥饱伤胃，劳役伤脾，戊已既然，则生生自然之体，不能为生生自然之用，故致其病。"饮食应饥饱适宜，不可过饥过饱，更不能暴饮暴食，并应做到膳食合理搭配，不可有饮食偏嗜，以免损伤脾胃。过饥则摄取不足，营养不良，生化乏源，气血不足，目失濡养而发病；过食肥甘，损脾伤胃，则运化失司，痰浊生成上窜，发为多种眼病；过食辛辣香燥，则脾胃积热，多生热性眼病；嗜食偏食，营养不均衡，则疳积上目等。起居无常，则百病丛生。

4. 锻炼身体，增强体质

坚持锻炼身体，增强体质，提高机体抗病能力，减少或防止眼病的发生。古代的气功导引调节形神，对防治眼病有极好作用。汉代名医华佗根据"流水不腐，户枢不蠹"的道理，创造出了强身健体的"五禽戏"。隋·巢元方《诸病源候论》中记载了养生导引法十一条。后世不断演变出太极拳、八段锦、易筋经等多种功法。

5. 注意用眼卫生，爱护目力

注意保护目力对预防能近祛远等眼疾有重要作用。古代医家早有认识，如《审视瑶函》说："劳瞻竭视，能致病而损光华""久视伤睛成近视"。其说明长期使用目力不当，可损伤目力，使视功能减退。因此，应养成良好的读写习惯。当今，电脑、手机广泛普及，应避免长时间注视。同时，应坚持做眼保健操，按摩眼周穴位，以疏通眼部经络气血，消除眼疲劳。

6. 注意安全，防止眼外伤

眼外伤轻则可以引起眼部红痛不适，重则影响视力，甚至失明，故应引起重视，在日常生活、工作中应注意防范。社区医务人院应做好眼外伤预防知识宣传教育工作，使广大人民群众了解眼外伤的基本预防知识。在厂矿和农村，要根据不同工种，建立和健全各种规章制度，制订安全措施，定期检查落实情况，并要改进生产设备和增加防护措施，减少甚至消除眼外伤。如电焊工戴防护眼罩，防止发生电光性眼炎；打磨铁器时戴防护镜以防止铁屑飞溅入眼；雪域作业时应戴专业防护眼镜以预防雪盲发生。在农村，尤其是播种收割农忙季节，应注意谷麦芒等异物入眼划伤角膜引起凝脂翳等严重眼病。老师和家长要对小孩进行安全教育，禁止儿童玩耍有棱角、尖刺的玩具及易燃、易爆等危险品，并应告诫儿童勿用弹弓、爆竹伤人。一旦发生眼外伤，须及时去医院诊治。

7. 防止遗传性眼病的发生

遗传因素是不少眼病发生的重要原因，目前尚没有较好的治疗方法，故预防遗传性眼病的发生至关重要。如高度近视、色盲、家族遗传性角膜营养不良、先天性晶体异位、糖脂代谢性白内障、先天性遗传性青光眼、视网膜色素变性、遗传性视网膜劈裂症、遗传性视神经萎缩等眼病，遗传因素起着关键性作用。因此，从预防学、优生学的角度来说，必须大力提倡优生法，避免近亲结婚，最大限度地控制遗传性眼病的发生。

8. 预防全身疾病引发眼病

眼是整个机体的一部分，与全身其他各系统、各器官间有着密切的联系。临床上不少眼病是由全身其他疾病引起的，是全身疾病在眼部的表现。如糖尿病可致干眼症、白内障、糖网病，甚至引起失明；高血压可引起视神经水肿、眼底出血等；另外，结核、梅毒、霉菌感染、麻疹、扁桃体炎、龋齿、鼻窦炎、化脓性中耳炎、传染性肝炎、流行性出血热、白血病、风湿性关节炎、动脉硬化、无脉症、肾炎、妊娠中毒症、脑血管疾病等均可致眼部病变。预防全身病引起眼病，除了定期进行例行健康体检外，对于已患有可致发眼病的全身病的患者应常作眼科针对性体检。

二、已病防变

如果眼病已经发生，应当尽早就医，争取及早诊断、及早治疗，以防止眼病的发展和传变。明·傅仁宇《审视瑶函》一书中说："目之害者起于微，睛之损者由于渐""欲无其患，先治其微"。临床有许多眼病如不在刚开始发病、病情轻微时抓紧时间治疗，将导致变症丛生。

三、病愈防复

病愈防复，是指疾病通过治疗暂时得以基本治愈后，还应采取一些相应的措施，以防止疾病的复发。病愈后继续服用治疗性的药物巩固疗效。适当锻炼身体，调畅情志。避风寒，慎起居。饮食有节，避免食用辛发之物。定期复查。

第二节　眼病的护理

在疾病的治疗过程中，护理工作占有相当重要的地位，直接影响着疾病的治疗效果。正确、良好的护理可以缩短病程，提高疗效，"三分医药，七分护理"就是这个道理。我国古代医家对护理也很重视，《秘传眼科龙木论》对护理方面的知识记载丰富，如"煎药诀""服药须知"及针拨内障术前后的护理等都有详细论述。

1. 眼部护理

医护既要分工，也要密切合作。对于眼病护理，则要辨证施护。《秘传眼科龙木论·黑翳如珠外障》曰："不用强看将手擘，恐因手重出青涎。"对于眼外伤的患者，尤其是真睛破损者，除注意伤眼情况外，还应注意健眼情况，避免误诊或漏诊交感性眼炎。对于手术患者，术前应作好细致工作，消除患者思想顾虑，取得患者合作，并做好一切术前准备工作。术后遵医嘱护理患者，如发现病情有变化，及时报告医生，以便及时处理。

2. 情志护理

情志护理在疾病的康复过程中起着重要的作用，如《银海指南》说："使意志和平，精神淡定，悲怒不起，惊忧不扰，则不君泰然，百体从令，自然勿药有喜。"眼病患者大多恐惧忧虑，尤其是患严重眼病且有失明趋势的患者，更是悲观失望，烦躁易怒。故医护人员应急患者所急，不能再给患者刺激，增加精神负担，帮助患者树立治疗信心。贯彻保护性医疗制度，以免影响患者情绪而恶化病情。

3. 正确用药

中药的剂型多种多样，目前常用的剂型有汤剂、散剂、膏剂、丸剂、片剂、合剂、颗粒剂、胶囊剂、酊剂等。护理人员应熟练掌握各种药物的功用、剂型特点以便给予患者正确的药物剂型。

4. 手术护理

历代眼科医家，对眼科手术前后的护理均很重视。《秘传眼科龙木论》中就有对"针内障眼术"术前术后护理的记载，曰："呕逆劳神翳却翻，咳嗽振头皆未得，多惊先服镇惊丸。"术后应"仰卧三朝莫厌迟……七朝豉粥温温食，震着牙关事不宜；大小便时须缓缓，无令自起与扶持"。并嘱一个月之内切勿高声叫唤，更应禁食五辛，勿过思虑，禁忌房室等。《审视瑶函》对于术后的护理方法提出应："一日一换（药），仰面而卧……起坐饮食，大小二便俱宜缓，不可用力震动，三日内只用温和稀粥，烂熟肴馔，不可震动牙齿，三日后开封视物，服药静养而已。"另外，该书还提出了术眼疼痛及呕吐的护理方法。

（景　晶）

下篇·各论

第十章

胞睑病

胞睑又称眼睑、眼胞、约束、睥等，分为上下两部分。胞睑有护卫、濡润目珠，司开合的作用。五轮学说中胞睑属于肉轮，内应于脾。

胞睑为卫外屏障，易受外邪侵袭及外伤，内因则多与脾胃失调有关。若内外合邪，则更易发病。外受风热则胞睑赤肿痒痛；脾胃湿热则胞睑赤肿湿烂或睑内变生椒粟颗粒；湿邪不化，聚而成痰，则成痰核；热毒熏灼，则胞睑红赤如朱，血败肉腐，水疱、脓疱生成；脾胃虚弱，运化无力可致胞虚如球或胞肿如桃；脾虚气陷，则上胞下垂，无力上提，开合失司。

治疗实证以祛风、清热、解毒、除湿为要，虚证以补虚、扶正为主。部分疾病还需配合手术治疗。有传染性的当注意预防。

胞睑疾病属外障眼病，一般预后良好。但若失治误治，轻则留下瘢痕，造成畸形；若向内传变，可致黑睛星翳；重则可致毒邪内陷，危及生命。

第一节　针眼

一、概说

脾胃蕴热，感受外邪，致胞睑边缘或睑内生小硬结，红肿疼痛，形如麦粒的眼病，称为针眼，亦称偷针、土疡、土疳，云南俗名偷针眼，为临床常见病。上下睑均可发生但以上睑居多。

二、源流

本病首见于《诸病源候论·目病诸候》，曰："人有眼内眦头忽结成疱，三五日间，便生脓汁，世呼为偷针。此为热气客在眦间，热搏于津液所成，但其热势轻者，故止小小结聚，汁溃热歇仍瘥。"其对临床证候描述形象，病因、预后认识清楚，病名沿用至今。《银海精微·睑生偷针》将病因定为阳明热毒，与脏腑联系，认为属疮毒，并有治疗方法和方药，即："此症翻转睑皮，剔洗瘀血，点用清凉散，先宜服退赤散，后用通精散、泻脾饮。"《证治准绳·杂病》称本病为"土疳"，曰："土疳症谓睥上生毒，俗呼偷针眼是也。有一目生又一目者，有止生一目者，有邪微不出脓血而自愈者。有犯触辛热燥腻、风沙烟火，为漏为吊败者；有窍未实因风乘虚而入，头脑俱肿，目亦赤痛者"，论述了本病的特点、病因病机、预后；并有治疗方法曰："视其背上即细红点如疮，以针刺破，眼时即瘥"。《目经大成》称为"土疡"，认为可以不药或成脓自溃即愈。

三、病因病机

（1）外感风热：风热外袭，客于胞睑。
（2）饮食不节：过食辛辣肥甘厚味，脾胃蕴热，热邪循经上扰胞睑。
（3）正虚邪留：反复发作或素体脾胃虚弱，卫外不固，正虚邪恋。

四、证候特征

本病初起自觉胞睑微痒不适，胞睑边缘或睑内限局性红肿渐生小硬结，少数经数日后可自行消散。多数红肿疼痛加重，硬结隆起，形如麦粒。可伴恶寒发热等全身症状。若病变发于眦部，可致眦部白睛发红或肿若鱼胞，羞明流泪等。经3~5天后，硬结变软，于顶端出现黄白色脓点，溃破出脓而愈。

五、诊断

1. 四诊合参
（1）问诊：问病史，是否近视、患消渴等疾病，问饮食嗜好，疼痛及全身情况。
（2）望诊：望胞睑有无红肿、硬结、脓点。望白睛、眵泪。望舌质舌苔。
（3）闻诊：热盛者口气较重。
（4）切诊：触痛明显，重者可触及耳前臁核肿大。切脉。

2. 检查
（1）检查：见胞睑轻红肿，睑缘限局性硬结，或睑内红肿并有硬结或黄白色脓点。发于眦部者，邻近白睛充血或水肿。
（2）实验室检查：血常规可有白细胞增高等。
通过病史，症状，综合上述检查，即可作出诊断。

六、鉴别

本病应与胞生痰核相鉴别。

七、现代意义

本病相当于西医学之急性睑腺炎，也称睑缘疖，分为内睑腺炎及外睑腺炎，外睑腺炎为睫毛毛囊所属的附属腺体［Zeiss腺或（和）Moll腺］的急性炎症，即外麦粒肿；内睑腺炎为睑板腺的急性炎症，即内麦粒肿，为细菌感染所致。

八、治疗

本病的治疗，未成脓者应退赤消肿散结；已成脓者，促其早溃或切开排脓。

（一）辨证论治

1. 风热外袭

主证：胞睑微痒微红微痛，继之形成限局性硬结。无明显全身症状。舌苔薄白或薄黄，脉浮数。

证候分析：风热客于胞睑，故胞睑微痒微红微痛。气血壅滞，故形成限局性硬结。因病邪初入，故无全身症状。脉舌亦然。

治则：疏风清热散结。

选方：银翘散（《温病条辨》）加减；桑菊饮（《温病条辨》）加减；驱风散热饮子（《审视瑶函》）加减。

加减：以上方中可选加黄连、栀子、丹皮、赤芍、重楼。

2. 脾胃热毒

主证：胞睑红肿明显，疼痛较重，硬结成脓变软。白睛发红或肿若鱼胞。全身可见寒热往来，口渴咽干，便秘溲赤，耳前臖核肿大。舌红苔黄，脉数。

证候分析：脾胃蕴热，阳明热毒上攻，气血壅滞导致胞睑红肿、疼痛较重。热邪灼伤白睛则出现白睛发红或肿若鱼胞。热毒灼伤肌肤血脉，致血败肉腐化脓。热毒伤津耗液，故口渴咽干，便秘溲赤。热毒太盛，延及周围组织，故耳前臖核肿大。舌脉也因热毒所致。

治则：解毒泻热，消肿排脓。

选方：清脾散（《审视瑶函》）加减；泻黄散（《小儿药证直诀》）合清胃散（《兰室秘藏》）加减；五味消毒饮（《医宗金鉴》）合小承气汤（《伤寒论》）加减。

加减：以上方中可选加菊花、蒲公英、紫花地丁、重楼、金银花、大黄。

3. 正虚邪恋

主证：针眼反复发作，胞睑红肿痛痒不甚，经久难消。面色少华，倦怠乏力。舌淡苔白，脉沉细或细。

证候分析：正气不足，卫外不固则无力抗邪，反复发作。热邪不重则胞睑红肿痛痒不甚。正气亏虚则经久难消，面色少华，倦怠乏力。脉舌亦正气不足之象。

治则：健脾益气，扶正抗邪。

选方：补中益气汤（《脾胃论》）加减；四君子汤（《太平惠民和剂局方》）加减；参苓白术散（《太平惠民和剂局方》）加减。

加减：以上方中可选加菊花、决明子、夏枯草、浙贝母、黄芩、栀子、桔梗。

（二）外治

针眼初起，或针眼反复发作均可湿热敷患眼。或鲜芙蓉叶、鲜蒲公英、野菊花、紫花地丁、重楼捣烂敷患眼，酌情选用。或内服中药汤熏眼，严防烫伤。

（三）针灸治疗

（1）放血疗法：耳尖或耳垂眼区，消毒后三棱针点刺放血 3~5 滴可缓解症状。

（2）挑刺疗法：在背部 1~7 胸椎两侧的皮肤上，找出一个或数个淡红色疹点，用三棱针（或缝衣针）挑破皮下纤维组织，挤出黏液或血水。

（四）气功导引

本病红肿热痛时可选择调神法中意守涌泉、意守鼻端，意守一清凉环境或景物习练。正气虚者，可选择命功之医统调气法习练。

（五）手术治疗

本病已成脓者应切开排脓。外针眼在皮肤面作切口，切口与睑缘平行；内针眼在结膜面作切口，切口与睑缘垂直。

（六）西医治疗

本病点用抗生素眼液、眼膏，或全身口服、肌内注射抗生素。

九、预后、预防与调护

本病早期积极治疗，可于数天内消散，少数患者可不药自愈；成脓自溃或手术切开排脓，症情随之缓解。脓成经久不溃，病情迁延，红肿渐消成为核状硬结，则转为胞生痰核。平素注意饮食，勿过食辛辣炙煿及肥甘厚味。体质虚弱反复发作者，锻炼身体，培补脾胃以增强正气，防止复发。切忌挤压，以免脓毒扩散，变生走黄，危及生命。患有屈光不正者，配戴适度眼镜。患消渴病者，治疗消渴。

（景　晶）

十、经验介绍

验案1：陈某，5岁，2012年12月13日就诊。代述：双下睑针眼，右眼曾在外院切开排脓，但仍红肿。检查：右下睑可见手术后之干痂。结膜面限局性充血。左下睑缘限局性红肿，中央见白色脓点，但不破溃。脉细，苔薄。中医诊断：双眼针眼。西医诊断：麦粒肿（双）。辨证：证属阳明热毒上攻，肉腐成脓。治则：清泻阳明，消痈排脓。处方：仙方活命饮加减。药物：金银花10g，天花粉8g，炙穿山甲5g，赤芍药8g，浙贝母10g，当归8g，生黄芪10g，白芷8g，防风8g，皂角刺6g，野菊花8g，重楼10g，土茯苓10g，甘草2g，4剂。每剂4煎，每日3服。1周后二诊：右下睑红肿消退，左下睑脓液溢出，结痂，但仍有硬结。再以软坚散结、托里生肌法善后。化坚二陈丸加减：陈皮8g，半夏10g，茯苓8g，僵蚕12g，川黄连8g，菊花6g，枳壳4g，玄参10g，夏枯草8g，白芥子8g，浙贝母10g，甘草3g，3剂。

验案2：高某，女，2岁，2013年8月15日就诊。代诉：双上下睑多发针眼，右上睑外院行"针眼切开引流术"后，仍可见脓点。大便干结如羊粪，平素纳眠可。检查：双上下睑缘见2~3个形如麦粒之限局性硬结，红肿色暗，有的可见黄色脓点，有的见中央较小干痂覆盖。右下睑结膜下见一黄色脓点。指纹无特殊，苔白干。中医诊断：针眼（双）。西医诊断：麦粒肿（双）。辨证：阳明热毒上攻，肉腐成脓。治则：清泻阳明，散结消痈排脓。处方：五味消毒饮加味。药物：金银花8g，野菊花4g，蒲公英6g，紫花地丁6g，葵子4g，生黄芪8g，桔梗6g，决明子8g，牛蒡子8g，玄参10g，赤芍8g，夏枯草4g，皂角刺4g，穿山甲3g，甘草2g，每剂4煎，每日3剂。3剂后脓出，再3剂后肿退结消，大便每日一行。临床治愈。并予上海中医学院唐文中老前辈方3剂，不时服用。

刘按　针眼为常见多发病，初起以中药、针灸便可治愈，特别小儿生针眼多个或反复发作者，中药疗效尤佳。眼科医家多认为系阳明、太阳二经热毒所致，实为二经热毒结聚于胞睑，发为肿、痈、疮、痛，故又名土疡。治疗宜遵疮痈之法。陈实功谓："成痈者壅也，为阳，属六腑毒腾于外，其发暴而所患浮浅，因病原禀于阳分中。盖阳气轻清，浮而高起，故易肿、易脓、易腐、易敛，诚为不伤筋骨易治之症也。"遵此，初起宜祛风清热，消肿退赤，使其消散于浮浅；病情加重，宜清热泻火解毒，散结消肿溃坚，活血止痛，或"托里以速其脓"；若热毒炽盛，灼伤胞睑肌肉筋膜，气血壅阻，化腐成脓，则"不可内消，宜用托药"，使脓出而愈；正不胜邪，正虚不能托毒外透，脓成不溃，或余邪存留，反复发作者，宜扶正益气托毒。即陈实功之："塞而痛者通之，虚而痛者补之，突而痛者泻之，阴阳不和者调燮之，经络秘涩者冲和之，脓胀而痛者开之，恶肉侵蚀者去之。"临床对反复发作者，个人常习用上海中医学院附属曙光医院唐文中老先生方，即：荆芥、防风、蒲公英、赤芍、车前草、皂角刺、生黄芪，常服，验之确效。小儿一眼多个发作，或反复发作者此方亦可，但要考虑健脾，清泻阳明。若大便秘结者，决明子、牛蒡子清肝明目，润肠通便，疏散风热，解毒，散结消肿，一举两得。小儿复发后留下僵结，成胞生痰核，则宜软坚散结消肿辈。

（刘楚玉）

第二节　胞生痰核

一、概说

胞生痰核指痰湿凝聚胞睑，内生渐长渐大之核状硬结，推之可移，按之不痛，不红不痒，皮色如常之眼病，又名目疣、睥生痰核、眼胞痰核等。上胞多见，单眼发病者多，或双眼先后发病，数量一至数个不等。儿童及青壮年多见，预后佳。

二、源流

《秘传眼科龙木论》虽未明确命名，但曰："皆因脾胃积热……风冲入眼胞，睑有肉初时小如麻米，年多渐长大如桃李之状……里边宜令针出血，然后镰洗瘀血，服细辛汤。"其阐述了病因、病机及临床症状，手术治疗及方药。《原机启微》认为系"血气不分，混而遂结之病"，明确病在"皮肤之中"，称为"疣病"，认识与上同，对手术方法介绍详细，与现今大抵相同。后《证治准绳》名为"睥生痰核"，对病位、症状、预后论述清楚，认为病因是"痰""火"，与病名更相符。《审视瑶函》在此基础上提出病因病机是"脾胃痰气"，治疗提倡"灸"及外用药物"贴""搽"。《医宗金鉴》在历代基础上提出经典方内服"化坚二陈丸"，外用"生南星蘸醋磨浓频涂眼皮"，影响至今。《目经大成》称为"痰核"，论述详细，对翻转眼睑内的症状描述准确，谓："必有形迹，一圆一点，色紫或黄。"更明确为此病，也详细地介绍了手术方法。

三、病因病机

（1）饮食不节：恣食肥甘炙煿，损伤脾胃，水湿内停，积久成痰，痰浊循经上窜胞睑，积久成核。

（2）针眼日久不溃，硬结不消，转化而来。

四、证候特征

胞睑下生大小不等的核状硬结，肿核处皮色如常，不红不痒，推之能移，按之不痛。核大者相应眼睑皮肤稍隆起，睑内相应处呈灰蓝或紫红色。

五、诊断

1.四诊合参
（1）问诊：问病程长短，问是否患过针眼，问饮食习惯、嗜好。
（2）望诊：望眼睑皮肤，有否隐隐隆起。望舌质舌苔。
（3）闻诊：患者语音及气味无特殊。
（4）切诊：触胞睑下有无核状硬结，有无疼痛。切脉。

2.检查
眼睑皮色是否如常，有否触痛。核与皮肤是否相粘，能否移动。睑内相应处是否呈灰蓝色或紫红色。

通过病史，症状，结合上述检查，可明确诊断。

六、鉴别

本病需与针眼鉴别。从发病部位来看，针眼多发于睑缘，胞生痰核则在睑内。针眼发病急，有明显红肿热痛，可成脓，严重者可伴全身症状。胞生痰核则在睑内，无红肿热痛及成脓表现。

七、现代意义

本病相当于西医学睑板腺囊肿，又名霰粒肿，为睑板腺非化脓性、慢性炎症，系由睑板腺排出受阻，分泌物潴留而形成的慢性肿核。本病有纤维结缔组织包囊，囊内含有睑板腺分泌物及包括巨噬细胞在内的慢性炎症细胞浸润。在病理形态上类似结核结节，但不形成干酪样坏死。

八、治疗

（一）辨证论治

主证：胞睑皮下生大小不等核状硬结，肿核皮色如常，无疼痛。相应处胞睑内面呈灰蓝、暗紫红色或黄色，较大者胞睑重坠感。苔厚腻，脉濡或滑。

证候分析：素食肥甘炙煿，脾胃运化失司，聚湿生痰，痰浊循经上窜胞睑，阻滞于胞睑脉络，气血受阻，结于睑内，故生硬核。胞睑内面见灰蓝、暗紫红色或黄色等，为痰浊阻滞于胞睑脉络筋肉所致。舌脉亦为痰湿内阻之征。

治则：化痰散结。

选方：化坚二陈丸（《医宗金鉴》）加减；消瘰丸（《医学心悟》）加减；清气化痰丸（《医方考》）加减。

加减：以上方中可选加橘核、海藻、昆布、菊花、夏枯草、浙贝母等。

（二）外治

（1）湿热敷：湿毛巾热敷患眼，一日数次。

（2）药物外敷：用生南星或重楼研细末以醋调敷患处。

（三）针灸治疗

（1）眼针：上焦、脾区、肝区，一次选2穴，双侧取穴。

（2）普通针刺：选睛明、承泣、鱼腰、太阳、曲池、合谷、灵台，双侧取穴。

（四）手术治疗

痰核较大者，应选择手术治疗。手术时翻转眼睑，切口应与睑缘垂直。儿童下睑溃破于睑内者，可形成肉芽肿，手术时将肉芽组织尽量全部去除。

九、预后、预防与调护

平素少食肥甘厚味、辛辣炙煿之品。痰核较小者经治疗后可消散，较大者手术预后良好。部分患者复感外邪可并发针眼。老年患者，肿核呈结节状，质硬如石，与皮肤粘连甚至破溃后如菜花状者应考虑睑板腺癌。

（景　晶　刘楚玉）

第三节　椒疮

一、概说

椒疮指胞睑内面，变生粗糙不平之细小颗粒，累累成片，色红而坚，状若花椒的眼病，又名椒疡。本病常双眼发病，能传染，可发生多种后遗并发症，严重影响视力，甚至失明。据世界卫生组织统计，世界1/4的盲眼直接或间接的由此病引起。1950年以前，曾在我国广泛流行，居致盲病中第三位，政府号召群防群治后，发病率明显下降。1980年以后，由于人口流动量大，又有"抬头"趋势。1988年，流行病学抽样调查结果中，云南省的调查结果显示，在全省18万双眼盲患者中，本病及其合并症占第二位，约3万人。近年，居住环境改善，发病率又有所降低。

二、源流

《证治准绳》前，只对此病的一些并发后遗症有记录，如"倒睫眼"（《外台秘要》）、"赤膜下垂外障"（《秘传眼科龙木论》）等。明·王肯堂《证治准绳·杂病》正式命名曰："椒疮证，生于睥内累累如疮，红而坚者是也。有则沙擦，开张不便，多泪而痛。"并对临床表现作了较为详细的描述，提出与"粟疮"鉴别，治疗以"龙须、灯心等物出血起效"。《审视瑶函》遵从上说，列出治疗内服方剂归芍红花散，现仍在使用。《医宗金鉴》对病因病机有所阐述，明确使用"灯草"刮除，《目经大成》称之为"椒疡"，仍遵前人。

三、病因病机

（1）风热邪毒：染易风热邪毒，客于胞睑，结于睑内。
（2）内外合邪：脾胃湿热内蕴，外染风热毒邪，内外合邪，循经上壅胞睑。
（3）邪毒瘀滞：胞睑脉络瘀阻，结而成病。

四、证候特征

初起症状轻微，自觉眼部痒涩，少量眼眵。复感邪毒症情加重则出现睑内红赤，自觉眼内刺痒灼热，畏光流泪，眵多胶黏，甚则胞睑肿硬，重坠难开，白睛红赤。进一步发展可出现倒睫拳毛、黑睛星翳、上胞下垂、睥肉黏轮甚至赤膜下垂、血翳包睛等影响视力，甚至失明。

五、诊断

1. 四诊合参
（1）问诊：问是否共用洗面用具，问眵泪、畏光、痒涩，异物感等。
（2）望诊：注意胞睑形态是否正常，有无倒睫。上睑内面有无细小红色颗粒。
（3）闻诊：无特殊。
（4）切诊：无特殊。
2. 检查
（1）检查视力：轻者视力一般不受影响，重者出现不同程度的视力受损。
（2）眼部检查：初起上睑内面眦角两侧色红，血络模糊，红色细小颗粒。病情发展，红赤加重，颗粒累累，遍及上下睑内，或有粟样颗粒。病变后期，颗粒破溃，在睑内形成白色线条状、网状瘢痕，并出现一系列并发后遗症。

（3）裂隙灯检查：除看到以上病变外，可见黑睛星翳，赤膜下垂，血翳包睛。

通过以上检查，结合西医诊断标准与分期标准，即可作出明确诊断。

六、并发症与后遗症

重症椒疮可出现严重并发症与后遗症，是致盲的主要原因，应引起重视。

（1）目珠干燥：患病日久，邪毒耗伤津液，目珠失养，发为本症。

（2）流泪症与漏睛症：邪毒侵袭泪窍，泪窍闭阻，泪液不循常道溢出，形成流泪症。邪毒壅聚泪窍日久，灼伤泪窍筋肉脉络，化腐成脓，形成漏睛。

（3）上胞下垂：患病日久，邪毒久郁，致使胞睑脉络瘀阻受损，胞睑内组织肥厚、重坠，无力抬举，上胞下垂。

（4）睥肉黏轮：邪毒蕴积于胞睑，使睑内面与白睛表层气滞血壅，成腐溃破，相互黏着，呈幕布状，可致目珠转动不灵。

（5）倒睫拳毛：患病日久，邪毒久郁，睑内颗粒破溃，形成瘢痕，致皮松内紧，内急外弛，睑弦内翻，睫毛倒入。

（6）赤膜下垂：邪毒日久，赤丝脉络从上方逐渐侵入黑睛，如帘幕状垂下，故又称垂帘翳、赤脉下垂、垂帘膜。

（7）黑睛星翳：邪毒侵袭黑睛，于下垂赤膜的赤丝尽头出现多个星点翳障，名曰星翳。星翳扩大相互融合而成新月翳。若复感毒邪，可发生花翳白陷。

（8）血翳包睛：赤丝脉络自白睛各方侵入黑睛，逐渐遮闭黑睛，致黑睛混浊，多由赤膜下垂发展而来。

七、现代意义

本病相当于西医学之沙眼，认为是由沙眼衣原体感染所致的一种慢性传染性结膜角膜炎。1956年，中国第一代医学病毒学家，"衣原体之父"汤飞凡首次分离出沙眼衣原体，是世界上发现重要病原体的第一个中国人，也是迄今为止唯一的一个中国人。因睑结膜表面形成粗糙不平的外观，形似砂粒，故名"沙眼"。

中华医学会眼科学会1979年制订了沙眼诊断标准和分期标准。

（1）诊断标准

1）上穹窿部和上睑结膜血管模糊充血，乳头增生或滤泡形成或二者兼有。

2）用放大镜或裂隙灯显微镜检查可见角膜血管翳。

3）上穹窿部或（和）上睑结膜出现瘢痕。

4）结膜刮片有沙眼包涵体。

在第一项的基础上，兼有其他3项中一项即可诊断为沙眼。结膜刮片有包涵体可确诊为沙眼。

（2）沙眼分期，见表 10-1

表 10-1　沙眼分期表

期别	依据	分级	活动病变占上睑结膜总面积
Ⅰ（进行期）	上穹窿部和上睑结膜有活动病变（血管模糊、充血、乳头增生、滤泡形成）	轻（+） 中（++） 重（+++）	< 1/3 1/3~2/3 > 2/3
Ⅱ（退行期）	有活动性病变，同时出现瘢痕	轻（+） 中（++） 重（+++）	< 1/3 1/3~2/3 > 2/3
Ⅲ（完全瘢痕期）	仅有瘢痕，无活动性病变		

八、鉴别诊断

本病需与粟疮相鉴别。粟疮睑结膜面颗粒黄而大，质软，以下睑居多，愈后不留瘢痕，且无赤脉下垂。椒疮睑结膜面颗粒红而细，质坚，以上睑居多，愈后留有瘢痕，有赤脉下垂。

九、治疗

椒疮病程较长，需内外兼治。坚持局部用药，必要时应采取手术治疗。

（一）辨证论治

1. 风热上扰

主证：椒疮初起，睑内轻微痒涩不适，畏光流泪，睑内血络模糊，内外眦部有少量颗粒。舌尖红，苔薄黄或薄白，脉浮或平。

证候分析：风热侵袭，客于胞睑则见睑内痒涩不适，畏光流泪。风热之邪阻滞胞睑脉络则睑内血络模糊。风热初犯，故两眦部有少量颗粒。脉舌亦然。

治则：祛风清热，止痒。

选方：银翘散（《温病条辨》）加减；桑菊饮（《温病条辨》）加减；竹叶柳蒡汤（《先醒斋医学广笔记》）加减。

加减：以上方中可选加桑叶、菊花、赤芍、丹皮、刺蒺藜、桑白皮等。

2. 湿热夹风

主证：眼涩痒痛，灼热流泪，眵多胶黏。睑内红赤较甚，颗粒累累形如花椒。

病程较长。舌红苔黄腻或腻，脉滑。

证候分析：脾胃蕴积湿热，复感毒邪，内外合邪，上攻胞睑。风甚则痒，热邪太盛，故灼热流泪。湿与热结故眵多胶黏，湿热壅滞胞睑脉络，故睑内红赤，颗粒累累。舌红苔黄腻或腻，脉滑为湿热的表现。

治则：清热除湿，祛风消滞。

选方：除风清脾饮（《审视瑶函》）加减；龙胆泻肝汤（《医方集解》）加减；清胃汤（《审视瑶函》）加减。

加减：以上方中可选加赤芍、黄连、菊花、金银花、连翘、决明子、青葙子等。

3. 血热壅滞

主证：胞睑厚硬，重坠难开，睑内红赤，颗粒累累。沙涩刺痛、羞明眵多，热泪如汤，或黑睛赤膜下垂。舌红苔黄，脉洪。

证候分析：热盛则睑内红赤，沙涩刺痛、羞明眵多、热泪如汤。血热壅滞胞睑内组织，则肿胀厚硬。血脉瘀阻，则颗粒累累。热瘀血络，侵犯黑睛，故见赤脉下垂。舌红苔黄，脉洪数等为血热内盛的全身表现。

治则：清热凉血，散瘀。

选方：归芍红花散（《审视瑶函》）加减；清营汤（《温病条辨》）加减；犀角地黄汤（《备急千金要方》）加减。

加减：以上方中选加菊花、金银花、蝉蜕、青葙子、决明子、丹皮等。

（二）西医治疗

（1）单次口服阿奇霉素1g。

（2）可点用利福平眼液、羟苄唑眼液及抗生素眼液等。

（三）手术治疗

（1）沙眼摩擦术：用消毒海螵蛸棒进行摩擦。

（2）液氮冷冻术：到有设备的医院进行治疗。

十、预后、预防与调护

椒疮轻证，治疗及时得当预后良好，不留后遗症。若长期失治，可发生倒睫拳毛、黑睛星翳等一系列并发后遗症，影响视力甚至失明。平素应注意眼部卫生，避免食用辛辣炙煿之品。本病病程长，应坚持长期用药。椒疮发病率高，易传染，重在预防，控制传播。注意改善环境卫生，加强对旅馆、游泳池、理发店等服务行业的卫生管理。

（景　晶）

第四节　粟疮

一、概说

粟疮指胞睑内面见形如粟米，大小均匀，色黄而软之颗粒的眼病。

二、源流

宋·《太平圣惠方》称为"粟眼"，其"治睑生风粟"中提出了病因病机，谓："眼痛状如眯者，名曰粟眼。此皆心肺壅毒，肺脏积热，肝家有风，致令眼睑皮肉上下，有肉如粟粒，或赤或白，泪出涩痛，如眯隐睛。"《银海精微》称为"睑生风粟"，认为病机是"脾胃壅热"，治疗用镰洗。《秘传眼科龙木论》称"睑生风粟外障"，描述了本病临床表现及治疗方法，谓："涩痛多泪出，真如米隐睛，翻开上下睑，粟子只频生，赤白非言定，针挑更似冰，直须血瘀尽，凉药必能征。"《证治准绳》始命名为"粟疮"，沿用至今。傅仁宇《审视瑶函》较详细地描述了临床表现及病因病机，曰："脾经多湿热，气滞血行迟。粟疮胞内起，粒粒似金珠。似脓脓不出，沙擦痛无时。脾急开张涩，须防病变之。病来如软急，散亦不多时。"《医宗金鉴》提出与椒疮不同。黄庭镜《目经大成》称为"粟疡"。

三、病因病机

过食辛辣炙煿，致脾胃湿热。复感风邪。内外合邪，循经上攻胞睑，郁于胞络而成；或脾胃运化失司，湿邪停聚，循经上犯为病。

四、证候特征

成年人及儿童均可发病，自觉症状一般不明显，或仅有轻微痒涩感。急性发作时胞睑轻红肿，白睛红赤，眼眵多。病程长，可持续数月之久。

五、诊断

1.四诊合参
（1）望诊：望胞睑内面，主要是下睑，有无颗粒，其形态及颜色。
（2）问诊：问病史，问自觉症状。

（3）闻诊：无特殊。

（4）切诊：无特殊。

2.检查

（1）胞睑内面有无排列整齐之粟米状颗粒，色黄质软，下睑居多。

（2）急性期伴有睑内红赤，白睛红赤，眵多。

六、现代意义

粟疮与结膜滤泡症相似，赤者为滤泡性结膜炎，白者为结膜滤泡症。滤泡性结膜炎主要见于细菌及病毒（单纯疱疹病毒、腺病毒）感染引起，也见于药物刺激，主要为阿托品、依色林（毒扁豆碱）等，称为阿托品、依色林性卡他性结膜炎。滤泡由淋巴细胞组成，有少量多形核白细胞、单核细胞。结膜复原后滤泡也随之消散，不留瘢痕。结膜滤泡症是一种单纯的结膜滤泡增生而不伴有炎症变化的良性结膜病变。症状轻微，病因尚不明，可能为腺体增殖的一种表现。

七、鉴别诊断

本病应与椒疮相鉴别。二者均为睑内有颗粒，椒疮颗粒细小而坚，色红，以上睑居多，愈后留有瘢痕，有较多并发症。粟疮，颗粒大而软，色黄，以下睑居多，愈后不留瘢痕，一般愈后良好，无严重并发症。

八、治疗

（一）辨证论治

1.风湿热上攻

主证：胞睑肿胀，睑内红赤，睑内面布满粟状颗粒，眵泪较多，痒涩感较重。舌质红苔黄腻或腻，脉滑。

证候分析：脾胃湿热兼风热外袭，风湿热循经上扰胞睑，脉络壅滞，粟疮丛生。风热上犯，故胞睑肿胀，睑内红赤。风盛则痒，故痒涩。风热湿盛则眵泪多。舌脉也为风湿热之象。

治则：祛风清热，除湿化滞。

选方：除风清脾饮（《审视瑶函》）加减；平胃散（《太平惠民和剂局方》）合桑菊饮（《温病条辨》）加减；三仁汤（《温病条辨》）合银翘散（《温病条辨》）加减。

加减：以上方中选加菊花、桑叶、桑白皮、夏枯草、栀子、黄芩、丹皮。

2.脾虚湿盛

主证：胞睑内面轻微红赤或无，粟米样颗粒丛生。仅轻微痒涩或无自觉症状。体倦乏力，食少便溏。舌质淡尖边有齿痕，苔白腻或腻，脉濡或沉细。

证候分析：素体脾胃虚弱，运化无权，湿邪循经上泛，停滞于胞睑，形成睑内粟状颗粒。脾虚气虚，故体倦乏力，食少便溏。脉舌亦然。

治则：健脾除湿化滞。

选方：参苓白术散（《太平惠民和剂局方》）加减；四君子汤（《太平惠民和剂局方》）合化坚二陈丸（《医宗金鉴》）加减；六君子汤（《妇人良方》）合（《化坚二陈丸（《医宗金鉴》）加减。

加减：以上方中可选加菊花、桑叶、夏枯草、牡蛎、浙贝母等。

（二）西医治疗

本病可滴用抗生素眼液，抗病毒眼液等。

九、预后、预防与调护

本病一般预后良好，愈后不留瘢痕。注意饮食，忌辛辣炙煿。

（景　晶　刘楚玉）

第五节　睑弦赤烂

一、概说

由风湿热邪蕴结，客于胞睑，致睑弦红赤、溃烂、刺痒为临床特征的眼病称睑弦赤烂，又名风弦赤眼、沿眶赤烂、风沿烂眼、迎风赤烂等。病变发生在眦部者，称眦帷赤烂，又名眦赤烂。婴幼儿患此病者，称胎风赤烂。云南俗称"烂眼边"或"红眼边"。常双眼发病，病程长，病情较为顽固，时轻时重。素有近视、营养不良、睡眠不足及卫生习惯不良者易患。

二、源流

最早的中医学典籍《内经》记载的"眦疡"应为此病。隋·巢元方《诸病源候论·目病诸疾》曰："目赤烂眦候，此由冒触风日，风热之气伤于目，而眦睑皆赤烂，见风弥甚，世亦云风眼。"其论述了本病因病机和临床表现。至宋《圣济总录》

"目赤烂"中曰："目赤者，睑眦俱赤烂，见风益甚，又谓之风赤眼。"并有治疗方多个。《银海精微》对大人患病的病因病机作了详细论述，"大人患者，因脾土蕴积湿热，脾土衰不能化湿，故湿热之气相攻，传发于胞睑之间……以致眼弦赤烂"，指出脾胃蕴积湿热，是发病之因，并与五轮相结合。明·王肯堂记载了其并发后遗症，曰："久而不治则拳毛倒入，损甚则赤烂湿垢而拳毛皆坏。"傅仁宇《审视瑶函》曰："眦帷赤烂，人皆有之，火土燥湿，病有轻重。重者眦帷裂而血出，轻则弦赤烂而难舒，以轻润而为治。"明确阐明了本病重症和轻症的不同临床表现，为后世辨证治疗提供了理论依据。清·黄岩在《眼科纂要·风弦赤烂外障》中，提出了治疗方药"除湿汤"，此方后世推崇，沿用至今。

三、病因病机

（1）饮食不节：过食辛辣炙煿肥甘，脾胃积热；或脾胃积热受损，运化失调，水湿内停，湿热相结。复受风邪，风与热或与湿热相结，循经上攻睑缘。

（2）心火内盛：五志过极化火，过食煎炸，心火内盛，循经上炎，灼伤睑眦。

（3）虚火上炎：素体阴虚或久病伤阴，阴虚火旺，虚火上犯于睑弦。

四、证候特征

本病自觉患眼睑弦或眦部刺痒甚至刺痒难忍，灼热疼痛，异物感。可伴干涩羞明流泪，喜揉擦。睑缘潮红，睫毛根部及睫毛上附有细小糠皮样鳞屑，除去鳞屑后可见睑缘红赤，睫毛易脱落；或见睑缘红赤糜烂，出血或溢脓、结痂，除去痂皮可见睫毛根部污秽不洁或出血。睫毛胶黏成束，乱生或脱落，不能再生，日久则睫毛稀疏或成秃睫。两眦红赤糜烂，有时伴出血及小皲裂或糠皮样鳞屑附着。重者可致睑眩变形。

五、诊断

1. 四诊合参

（1）问诊：问发病时间、嗜好，治疗经过，有无异物感。

（2）望诊：睑弦红赤或赤烂，脓液或干痂，睫毛不整齐，或眵泪胶黏。

（3）闻诊：闻语音及气味有无特殊。

（4）切诊：无特殊脉象。

2. 检查

（1）检查：查睑缘有无红赤糜烂出血，溢脓或结痂，睫毛有无胶黏、污秽或鳞屑，是否秃睫及两眦情况。

（2）裂隙灯检查：睫毛脱落情况，是否有极细鳞屑或颗粒状物附着。

通过病史、症状及相关检查，即可作出诊断。

六、现代意义

睑弦赤烂从病因、症状比较，相似于现代医学的睑缘炎。临床上分为干燥性睑缘炎、鳞屑性睑缘炎、溃疡性睑缘炎和眦部睑缘炎。

（1）干燥性睑缘炎：是一种早期、性质较轻的睑缘炎，睑缘干燥、失去光泽、表面充血、有烧灼样疼痛感，轻痒，睑裂周围由于充血形成一红圈，俗称"红眼圈"。若病程持续过久，便可进入鳞屑性睑缘炎阶段。

（2）鳞屑性睑缘炎：眼睑皮脂腺及睑板腺分泌亢进，加上轻度感染，其他如物化因素刺激，睡眠不足，屈光不正不注意眼部卫生都可促使发生。自觉症状轻，或睑缘轻度发痒。检查可见睑缘充血，睫毛及睑缘皮肤表面附着皮屑。

（3）溃疡性睑缘炎：多由葡萄球菌感染，加上眼睑皮脂腺及睑板腺分泌旺盛，理化因素刺激，睡眠不足，屈光不正及不注意眼部卫生等引起。

（4）眦部睑缘炎：由摩－阿双杆菌感染所致，体质原因，维生素 B_2 缺乏，或营养不良等引起。表现为眦部发痒、刺痛，眦部皮肤发红、糜烂。

七、鉴别

本病应与风赤疮痍相鉴别。相同的是皆有红赤湿烂、刺痒、疼痛等症。不同的是病位不同，睑弦赤烂病变部位仅限于睑缘或眦部睑缘，一般不波及眼睑皮肤；风赤疮痍病变部位以眼睑及前额部皮肤为主，多不累及睑弦，可出现黑睛生翳。

八、治疗

本病临床难治，易误诊，病势缠绵，缺乏较好治疗药物，宜内外合治。

（一）辨证论治

1. 风热上扰

主证：睑弦红赤，灼热疼痛，奇痒难忍，睫毛根部有糠皮样鳞屑。舌淡红，苔薄白或薄黄，脉浮。

证候分析：风热上袭，故睑弦红赤，灼热疼痛，奇痒。风热伤及睑缘，伤津耗液，气血不营肌肤，则见糠皮样鳞屑。脉舌亦风热所引起。

治则：祛风止痒，清热凉血。

选方：银翘散（《温病条辨》）加减；桑菊饮（《温病条辨》）加减；加减四物汤（《审视瑶函》）加减。

加减：上方中可选加赤芍、生地黄、牡丹皮、蝉蜕、防风、桑叶、刺蒺藜等。

2. 风湿热偏盛

主证：痒痛并作，眵泪胶黏。睑弦红赤溃烂，秽浊结痂。睫毛脱落不整，倒睫或秃睫。舌质红，苔黄腻，脉滑。

证候分析：风热外袭，脾胃积热，内外合邪。风盛则痒，热盛则痛，故痒痛并作。风湿热邪上攻睑弦，湿性黏腻污秽，故红赤溃烂。热邪熏灼，秽浊结痂。风湿热伤及皮毛肌肤，故睫毛脱落不整，倒睫或秃睫。脉舌也由此三邪引起。

治则：清热除湿，退赤止痒。

选方：除湿汤（《眼科纂要》）加减；三仁汤（《温病条辨》）合五味消毒饮（《医宗金鉴》）加减；龙胆泻肝汤（《医方集解》）加减。

加减：以上方中可选加蒲公英、栀子、黄芩、菊花、荆芥、刺蒺藜、丹皮等。

3. 心火上炎

主证：眦部睑弦或附近皮肤红赤，灼热刺痒，鳞屑，甚或湿烂。小便短赤，心烦。舌尖红，苔薄黄，脉弦。

证候分析：两眦属心，心火素盛，复受风邪，风火循经上炎，灼伤眦睑，故眦部红赤湿烂。心与小肠相表里，心火内盛则小便短赤。心火上扰神明，故心烦。其脉舌，亦心火上炎之象。

治则：清心泻火。

选方：导赤散（《小儿药证直诀》）加减；退热散（《审视瑶函》）加减；竹叶泻经汤（《原机启微》）加减。

加减：以上方中可选加刺蒺藜、丹皮、白鲜皮、菊花、防风、川芎、桑白皮。

4. 虚火上炎

主证：睑缘或眦部轻红赤，刺痒时作，乍有轻时，睑缘鳞屑隐隐。口干不喜饮，时发烘热，手足心热。少苔，舌红或绛，脉沉细。

证候分析：病程日久或肝肾阴虚，虚火循经上扰，灼伤睑缘、两眦，故患部轻微红赤，刺痒时作；火热不盛，故刺痒乍有轻时，睑缘鳞屑隐隐。其全身症状为虚火上炎所致。脉舌亦然。

选方：知柏地黄丸（《医宗金鉴》）加减；大补阴丸（《丹溪心法》）加减；三才封髓丹（《卫生宝鉴》）加减。

加减：以上方中可酌加菊花、刺蒺藜、防风、蝉蜕、川芎、丹皮等。

（二）外治

熏洗法：清洗时，均应拭去鳞屑、脓痂、已松脱的睫毛及清除毛囊中的脓液，充分暴露病损处，使药达病所。熏洗时注意切忌药液入眼。

（1）内服药渣煎液熏洗。

（2）选用千里光30g，白鲜皮15g，苦参30g，野菊花15g，蒲公英30g，蛇床子30g 等药煎水熏洗，每日2~3 次。

（三）针灸治疗

（1）眼针：上焦、肝区、心区，每次选2穴，双侧取穴。普通针刺：风池、曲池、合谷、承泣、陷谷、灵台、大椎、三阴交、足三里、中脘。

（2）三棱针点刺耳背静脉，放血3~4滴，每日治疗1次。

（四）西医治疗

（1）鳞屑性睑缘炎：局部用3% 硼酸水湿敷，去除痂皮，涂以抗生素眼膏。

（2）眦部睑缘炎：0.5% 硫酸锌眼液滴眼，每日2~3 次，眦角涂以抗生素眼膏；内服维生素 B_2，每次5mg，每天3次。

（3）溃疡性睑缘炎：挑破脓疱，拔除睫毛，彻底清洁溃疡面后涂抗生素眼膏。

九、预后预防及调护

本病难治，病程长，易复发。重则形成倒睫、秃睫、兔眼、下睑外翻、溢泪等。保持眼部清洁，避免风沙烟尘刺激，少揉眼。勿过食辛辣炙煿肥甘。

（景　晶）

十、经验介绍

刘某，女，2岁，2013 年7月8月就诊，2010 年患"瞳神紧小"，经中药治疗痊愈，平素喜食油炸食品。此次因食油炸花生后，双眼发红，辣痛，热泪滚滚，眵多黏稠月余。点用眼药后病情不减，并有加重趋势。大便干结难解，口干口苦。检查：视力右 0.5、左 0.5 双眼分泌物较多，睑缘潮红、肥厚，轻度外翻。双大小眦皮肤潮红湿烂，并有大片鳞屑附着，难以拭去。睑球结膜急性充血。脉弦，苔薄黄，舌质红。中医诊断：双眼睑弦、眦帷赤烂。西医诊断：睑缘炎、眦角性睑缘炎（急性）。辨证：心脾火毒，上炎损目。治则：清泻心脾，退赤明目。处方：导赤散合温胆汤加减。药物：生地15g，木通10g，竹叶5g，栀子10g，黄芩15g，陈皮10g，半夏10g，茯苓15g，枳壳10g，竹茹10g，连翘15g，赤芍15g，川黄连10g，野菊花10g，决明子15g，甘草3g，每周3剂，每剂4煎，每日2次。药汤熏眼后再服，并以药物涂擦睑缘，日数次，不拘时。嘱：忌食香燥油炸食品。并静卧，少暴晒太阳。共服药15剂，治愈。

刘按　睑弦赤烂、眦帷赤烂，是一种不被重视的眼病，若非急性发作，临床极易漏诊、误诊，多数被误诊为慢性结膜炎。虽不致盲，但病程缠绵，患者感觉长期不适，影响美观及社交活动。目前尚无较好的治疗药物。通过临床实践，个人对此病有些不同见解。

（1）病因认识：除以往认识外，个人认为系一种眼部皮肤病，多由脂溢、肉螨、尘螨等引起。《证治准绳》曰："于中生细小虫丝，遂年久不愈而多样者是也。"治疗则是"痒者，又当去虫以绝根本。"《审视瑶函》专列"治烂弦眼生虫方"。缪希雍也有"烂弦眼，其中有虫"的认识。并用《夷坚志》所载"复盆叶……取汁入筒中，皂纱蒙眼，滴汁浸上下弦"以治。可见，先哲已经认识到其中的病因之一为虫。若饮食不节，过食辛辣炙煿，风火热邪过盛，表现为急性发作，则赤烂更甚。有初生小儿即患者，《幼幼集成》就有认识，曰："小儿生下眼胞赤烂者，由产时拭洗不净，以致秽恶浸渍两目角，故两胞赤烂，长久不瘥。"

（2）临床症状的认识：除以往书中所描述的临床症状外，非急性发作时，要注意询问有无异物感，特别是一过性异物感。其原因为附着在睫毛上之鳞屑或颗粒物，或脱落之睫毛掉落入眼内，故异物感出现。当其被泪液湿润后，或通过眨眼、瞬目等动作，或被泪液冲出后，异物感消失，故为一过性。

（3）检查注意事项：本病以上眼睑发病为多为重，鳞屑及颗粒状物也多附着于上睑睫毛及睑缘部皮肤。睑缘一般较肥厚，潮红、油腻，轻度外翻。两眦则以红赤、潮湿，鳞屑附着，不易拭去多见。严重者上下眼睑皮肤发黯，失去光泽，粗糙，并有细小皮屑附着，或皲裂。

裂隙灯显微镜的检查不可忽视，在显微镜下，可以检见睑缘或两眦部皮肤湿润、粗糙、油腻，附着的细小皮屑成大片，且不易拭去，睫毛污秽、油腻，变得粗糙不平或增粗，似涂过睫毛膏之外观，即《证治准绳》所述之"赤烂垢腻""赤烂湿垢"。严重者不仅上下睑睫毛脱落，或秃睫，甚至眉毛全脱者有之。

急性发作时，睑缘或两眦红赤，湿烂明显，睑结膜或邻近球结膜亦表现为急性充血，故易误诊为结膜炎。由于沿睑缘红赤，故有的民间称为"红线锁眼边"。

（4）鉴别：临床除与慢性结膜炎鉴别外，应与阴虱、过敏性结膜炎相鉴别。阴虱除虫卵附着于睫毛外，尚可找到成虫附着于睫毛或睫毛根部，并能见其活动。过敏性结膜炎则有季节性，或可以找到过敏源。

（5）治疗：《幼科释谜》曰："风沿烂眼者，肝经风热也，柴胡清肝汤。"治疗除传统治疗方法外，急则治其标。对急性发作者宜清热泻火退赤为主，痒重则杀虫止痒为法。针灸治疗效果较佳，除一般治疗眼病、皮肤病取穴外，个人取透刺法，即上睑从上睑外眦部入针，沿睑缘部皮肤直透睛明穴。下睑从下睑外眦部进针，顺下睑缘皮肤直透内眦部。除内服中药外，尚须用内服中药汤熏蒸后再服，还可用所服药汤涂擦睑缘及睫毛根部，一日数次皆可，注意不要入眼。

（刘楚玉）

第六节　风赤疮痍

一、概说

胞睑皮肤红痛赤痒，水疱、脓疱，甚至局部溃烂的眼病，名风赤疮痍，又名风赤疮疾，可单独发生，预后良好，但也可向内传变，影响黑睛，为多种胞睑疾病的临床表现。

二、源流

本病病名最早见于《秘传眼科龙木论》曰："脾脏毒风，即热膈中""风赤生于脾脏家，疮生面睑似朱砂，乌珠洁净未为事……欲饮钩镰知者夸，若把灸烧来退却，欲除根本路程赊"，其描述了病因，发病特征，与脾的关系及各种治疗方法。还曰"渐生膜翳，障闭瞳人"，指出可内传黑睛、瞳仁，影响视力。后《证治准绳·杂病》之"实热生疮"，应包括在内。《审视瑶函》提出治疗用加减四物汤之"湿热生疮"，并有外治方。《杂病源流犀烛》称为"风赤疮疾"，直接提出本病因"由脾脏内热蕴结"而致。

三、病因病机

（1）外邪侵袭：风热之邪，客于胞睑，损伤眼睑皮肤。
（2）脾胃湿热：饮食不节，脾胃湿热，上攻于胞睑。
（3）风火热毒：内外热邪上攻，灼伤胞睑。

四、证候特征

胞睑皮肤灼热红肿，疼痛发痒，甚则红如涂朱，继则出现丘疹、水疱，疱液多呈黄色，溃破后皮肤糜烂，胶黏结痂，甚或成脓。

五、诊断

1. 四诊合参
（1）问诊：问起病时间，饮食嗜好，有无药物、化妆品过敏，问自觉症状。
（2）望诊：望胞睑皮肤有无肿胀，红赤程度及水疱、脓疱，面色，舌象。
（3）闻诊：闻患者语声，或高亢或懒言。或伴口气重。
（4）切诊：脉象浮，或滑，或数。

2. 检查

急性期见胞睑皮肤红肿，甚则红如涂朱，或见水疱、丘疹、渗出液；重者可出现目肿如桃，睑裂成缝难开，或可见黄色脓点。

实验室检查：必要时，辅助血常规检查。

六、现代意义

本病应包括西医学之眼睑湿疹、眼睑带状疱疹、眼睑丹毒、眼睑药物性皮炎、眼睑皮肤炎等。发病原因较为复杂，有的与过敏因素有关。

七、鉴别诊断

本病应与睑弦赤烂相鉴别。睑弦赤烂病变仅限于睑缘或眦部，不波及眼睑皮肤。风赤疮痍病变部位以胞睑为主，有的延及患侧前额。严重者可损及黑睛。

八、治疗

本病有明显病因者，去除病因。若因药物、化妆品过敏所致者应停用。

（一）辨证论治

1. 风热外袭

主证：起病急，胞睑奇痒难忍，皮色红赤肿胀，或可见丘疹、水疱，疱液少未溃破。苔薄白而干或薄黄，脉浮数。

证候分析：风热之邪侵袭胞睑，风甚则痒，热甚则红赤肿胀。热邪灼伤胞睑，故见丘疹、水疱，热邪较轻，故疱液少。脉舌也为风热侵袭的表现。

治则：祛风清热。

选方：银翘散（《温病条辨》）加减；普济消毒饮（《东垣试效方》）加减；驱风散热饮子（《审视瑶函》）加减。

加减：以上方中可选加蝉蜕、防风、菊花、蒲公英、紫花地丁等。

2. 脾胃湿热

主证：胞睑红肿痒痛，水疱溃破，脓汁浸淫，睑肤湿烂，痂皮污秽。口渴不欲饮，大便不爽。舌红苔黄腻，脉滑或滑数。

证候分析：脾胃湿热蕴结胞睑，故红肿痒痛。湿热浸淫，故胞睑湿烂、水疱、脓疱，痂皮污秽。全身症状及舌脉亦然。

治则：清热除湿健脾。

选方：除湿汤（《眼科纂要》）加减；甘露消毒丹（《续名医类案》）加减；三仁

汤（《温病条辨》）加减。

加减：以上方中可选加菊花、桑叶、蝉蜕、荆芥、防风、刺蒺藜等药物。

3.风火热毒

主证：胞睑红肿疼痛剧烈，或红赤如朱，水疱大小不等或脓疱，或破溃，或可延及前额，或破溃结痂污秽。全身或见寒热往来，口苦咽干，大便秘结。舌红，苔黄或黄燥，脉数或弦数。

证候分析：风火热毒上窜，故胞睑红肿，疼痛剧烈，红赤如朱。灼伤皮肤，故水疱或脓疱，破溃后脓液、渗液溢出，故痂皮污秽。邪正交争，故寒热往来，口苦咽干，大便秘结乃热毒引动肝火所致，脉舌亦火热毒邪引起。

治则：泻火解毒祛风。

选方：龙胆泻肝汤（《医方集解》）加减；五味消毒饮（《医宗金鉴》）加减；当归龙荟丸（《宣明论方》）加减。

加减：以上方中可选加蒲公英、重楼、紫花地丁、野菊花、金银花等。

（二）外治

（1）熏洗法：①未破溃者可用内服药渣煎液，或选用千里光、野菊花、蒲公英、重楼、生大黄等煎水熏洗。②急性期皮肤有湿烂渗液者可用0.9%生理盐水清洗或3%硼酸溶液清洗加湿敷。③炉甘石洗剂清洗涂擦患处。

（2）外敷：渗液较多，疮面难敛者，用煅石膏、青黛、黄柏研末调醋外敷。

（三）针灸治疗

（1）针刺治疗：合谷、曲池、睛明、太阳、少商、上星、灵台、风池、阳陵泉、太冲，双侧取穴。进针后留针30分钟，每隔10分钟行针一次。

（2）三棱针点刺耳尖或耳背，放血3~4滴，每日治疗1次。

（四）气功导引

气功导引可选择调神中守一法，意守一清凉之自然景物习练。

（五）西医治疗

（1）药物外涂法：慢性期局部干燥的病变，可涂15%氧化锌软膏。

（2）超声雾化法：可用内服或外洗方剂煎汤加入雾化器中雾化治疗患处。

九、预防、预后与调护

注意局部清洁，禁搔抓；渗液多者用消毒棉球拭去，防止毒液浸淫；少食辛辣炙煿之品，保持局部清洁。停用过致敏药物及化妆品。一般预后良好。

（景　晶）

十、经验介绍

杨某，女，62岁，2015年9月16日就诊。饮酒食油炸花生、辣椒后，右眼疼痛难当，眼睑迅即起水样大疱，不能睁眼，前额痛。大便数日未行，口苦口干。检查：右上睑皮肤红赤浮肿，伴大小不一之水疱，延及前额发际内，下睑轻浮肿。眼睑难睁，睑裂小。结膜充血（++++），角膜光滑透明，房水清亮。体温39℃，视力右0.6、左0.8，脉弦数，苔黄厚干燥。

中医诊断：右眼风赤疮痍，西医诊断：右眼睑带状疱疹，辨证：肝胆火炽，治则：清泻肝胆，通便排毒，治法：中药、针灸、外治。处方：龙胆泻肝汤加减。药物：龙胆草10g，黄芩20g，栀子15g，柴胡10g，生地15g，车前子15g，土茯苓15g，当归15g，玄参20g，菊花10g，生大黄10g，甘草3g，水煎服，1剂药3煎，每日服3次。针灸：眼针：上焦、肝区。普通针：头维、太阳、列缺、曲池、合谷、足三里、阳陵泉、太溪、太冲、天枢，均双侧取穴。气海、关元，患侧取穴。每日1次。局部：选未皮损处浅进针。外用药：金银花10g，栀子10g，黄芩10g，黄连10g，冰片0.1g等，浸入75%的乙醇溶液中，乙醇溶液超过药物。用棉签沾湿，不定时涂抹。经治疗7天左右结痂。随访：痂脱落后未留后遗神经痛，只右前额留下大小不等之茶色凹陷瘢痕，待恢复。

（刘楚玉）

第七节　上胞下垂

一、概说

上胞不能自行抬举，或抬举无力导致眼裂变窄，遮盖部分甚至全部瞳仁，妨碍瞻视的眼病称上胞下垂。一般双眼发病。

二、源流

《诸病源候论》称为"睢目""侵风"，谓："血气虚则肤腠开而受风，风客于睑肤之间，所以其皮缓纵，垂覆于目，则不能开。"其简要地认为病因病机为血虚受风所致。《圣济总录》称为"眼睑垂缓"。《目经大成》称为"睑废",谓:"此症视目内如常,自觉亦无恙,只上下左右两睑,日夜长闭而不能开……愚意两胞丝脉之间为邪所中,血气不相荣卫,麻木不仁而作此状。"其详细地论述了临床表现,病因病机。

三、病因病机

(1)禀赋不足:胞睑筋肉先天发育不全,抬举无力。
(2)脾虚气陷:脾胃虚弱,中气下陷,无力抬睑。
(3)阴血亏虚:筋肉失养,睑肌乏力。

四、证候特征

本病见单眼或双上胞下垂,开睑无力,睑裂变窄,遮盖部分或全部瞳仁,影响瞻视。晨轻暮重,抬头仰视。逐渐加重或严重者可出现全身无力。

五、诊断

1.四诊合参
(1)问诊:问起病缓急,发病时间长短,有无诱因,一天中病情变化情况,劳累后是否加重。
(2)望诊:望睑裂大小,胞睑活动情况。望舌质舌苔。
(3)闻诊:无特殊。
(4)切诊:切患者寸口脉,注意有无沉细无力之脉象。

2.检查
(1)检查视力:一般无视力减退。
(2)检查眼睑:双眼自然向前平视,上胞睑遮盖黑睛上缘超过2mm。伴见眉毛高耸,额纹加深,仰头视物。
通过以上检查,加新斯的明实验,即可作出明确诊断。

六、鉴别

本病临床特征典型,较易与它病鉴别。

七、现代意义

本病即西医学上睑下垂,是由于提上睑肌或Müller肌功能不全或丧失,以致上睑不能提起或提起不全，而使上睑呈下垂的异常状态，遮盖部分或全部瞳孔，可分为先天性和后天性两种类型。

八、治疗

（一）辨证论治

1.脾虚气陷

主证：起病缓慢，上胞下垂，遮盖瞳仁，晨轻暮重，劳累后加重，休息后减轻。伴倦怠乏力，少气懒言。舌淡苔白，脉沉细无力。

证候分析：胞睑为肉轮，在脏属脾，脾虚气陷故无力抬举；脾气属阳，晨时得天阳相助而症状较轻。劳累耗阳耗气，故劳累后加重。脾虚气弱，中气不足则倦怠乏力，少气懒言。舌淡苔白，脉沉细无力为脾虚气弱的舌脉表现。

治则：健脾益气，升阳举陷。

选方：补中益气汤（《脾胃论》）加减；参苓白术散（《太平惠民和剂局方》）加减；举元煎（《景岳全书》）加减。

加减：可于方中加人参、西洋参，鹿茸、鹿角胶、紫河车等血肉有情之品。

2.阴血亏虚

主证：眼症同前。全身见烘热，口渴不欲饮，手足心热，腰膝酸软。脉细或细弦，舌红或绛，少苔或无苔。

证候分析：阴血亏虚，胞睑肌肉经脉不得濡润，故缓纵抬举无力。晨起阴血充足，午后阴血渐虚，故晨轻暮重。脉舌亦然。

治则：养血滋阴。

选方：六味地黄丸（《小儿药证直诀》）加减；归芍地黄汤（《症因脉治》）加减；加减八味丸（《目经大成》）加减。

加减：以上方中可选加桑叶、菊花、桑椹子、菟丝子、女贞子、枸杞子。

（二）针灸治疗

（1）眼针：上焦、心区、中焦，双侧取穴，一次取2穴。

（2）普通针刺：双侧攒竹、鱼腰、风池、养老、合谷、足三里、脾俞、三阴交、太冲、百会、气海、关元。

（三）气功导引

气功导引可选择性功之涵养本源法、动功站式八段锦习练，特别其中之攒拳怒目功法。

（四）西医治疗

西医治疗可选用维生素 B_1、维生素 B_{12} 等内服或肌内注射。可服用新斯的明治疗，不宜手术治疗。

九、预后、预防与调护

本病宜早治，中药、针灸、气功有较好效果，病情严重者则预后较差。

十、经验介绍

姚某，女，46 岁，务农，昆明安宁市人，2016 年 9 月 9 日就诊。自觉双眼难睁无力，晨起较轻午后加重，易疲劳数月。头昏头胀，饮水时有呛咳。外院确诊为：双眼重症肌无力，给服"溴苯斯的明？"，自觉症状尚轻，未曾服用，选择中医治疗。检查：视力：右眼 1.0、左眼 1.0，双眼球活动自如。用力睁眼平视前方时，睑裂较小，上睑遮盖瞳孔约 1/3。双拇指压紧双眉弓后，上睑不能抬举，只轻微向上活动。脉细，苔薄白。中医诊断：上胞下垂。西医诊断：重症肌无力（上睑下垂）。辨证：气虚气陷。治则：益气升阳举陷。治法：中药加针灸、气功综合治疗。补中益气汤加自制虎挣散：党参 50g，黄芪 80g，白术 20g，升麻 15g，柴胡 15g，陈皮 15g，当归 15g，炙甘草 10g。每日 1 剂，每剂 3 煎，分 3 次服。自制虎挣散（内含马钱子）每日 9g，分 2 次温水或红酒送服。针灸：眼针：上焦、心区。普通针：合谷、内关、天枢、足三里、三阴交、太冲、太溪，以上双侧取穴；廉泉、天突、膻中、气海、关元，患侧取穴。每日 1 次，针 6 天休息 1 天。气功：每日习练八段锦中"攒拳怒目"功法，不分时间，有空即炼。连续治疗 1 个月后，痊愈而归。后每遇情绪欠佳时，觉头昏头胀，前额胀，眼部未出现不适。因条件限制，每次针灸、服药 3~5 日后，带 5~10 剂药归。

（刘楚玉　景　晶）

第八节　胞轮振跳

一、概说

胞轮振跳是因胞睑不自主地频频眴动、牵拽而得名，不影响视力，上下胞睑均可发生，俗称"眼皮跳"。常见于中、老年人，轻者可不药自愈，重者发作频繁，持续时间长，甚至面部、口唇也出现不自主抽搐。

二、源流

《证治准绳》称为"睥轮振跳",曰:"目睥不待人之开合而自牵搐振跳也。乃气分之病,属肝脾二经络牵振之患,人皆呼为风。殊不知血虚而气不顺,非纯风也。"确立病名,对临床表现、病因病机有所论述。《审视瑶函》称为"目睛瞤动",在《证治准绳》基础上明确提出:"与血不足""风火内生"有关,治疗应使"阴血内荣,则虚风自息"。《目经大成》称"目瞤",为太阴、厥阴病,仍与风有关,并提出治疗方剂。

三、病因病机

(1)营血亏虚:久病或外伤失血,营血亏虚,胞睑筋肉失养,筋急振搐。
(2)血虚生风:久病或素体血虚,肝血不足,血虚生风,风邪内动上窜而发。

四、证候特征

胞睑频频跳动,不能自主,时发时止。轻者持续时间短,在过用目力、睡眠不足等情况下发作频繁。严重者半侧面部肌肉、眉、口角皆可出现牵搐跳动。

五、诊断

1.四诊合参
(1)问诊:问发作轻重,持续时间长短,睡眠及用眼情况,有无心悸。
(2)望诊:望眉、眼睑、面口有无跳动,持续时间。望面色,神采,爪甲。
(3)闻诊:无特殊。
(4)切诊:脉细、沉细或弦。
2.检查
(1)检查视力:视力一般不受影响。
(2)面部检查:眉、胞睑、面肌、口角振跳抽搐,不能自主。

六、现代意义

本病相当于西医学之眼轮匝肌痉挛,原因不明。

七、鉴别诊断

本病应与目劄相鉴别,目劄多见于4~8岁之男性小儿,本病多见于成人。

八、治疗

本病偶发者休息后可自行缓解，不必治疗。发作频繁者治疗宜针药配合。

（一）辨证论治

1. 营血亏虚

主证：眼胞振跳不能自主，或伴有口唇、面颊抽搐跳动。面色㿠白，心悸失眠，乏力。舌淡苔薄白，脉细或沉细。

证候分析：失血，久病或日夜操劳，劳伤心脾，生化乏源，营血亏虚，目胞筋肉失养失濡，故筋急肉瞤而抽搐跳动。血不上荣，故面色㿠白。血不养心，故心悸失眠。气行血行，营血亏虚，不荣全身，故气短乏力。舌脉亦血虚之象。

治则：补血养血，舒筋止痉。

选方：归脾汤（《严氏济生方》）加减；八珍汤（《正体类要》）加减；当归补血汤（《内外伤辨惑论》）加减。

加减：以上方中选加地龙、全蝎、蝉蜕、僵蚕、天麻、钩藤等。

2. 血虚生风

主证：胞轮振跳牵及面颊口唇，频频不已。头晕目眩，爪甲不荣，妇女月经量少。舌质暗淡苔白，脉细或细弦。

证候分析：血虚生风，虚风内动，循经上扰，故胞轮振跳等。血虚不能上荣，则头晕目眩。血虚不荣四末，故爪甲不荣。血虚冲任不足则经量少。舌脉亦然。

治则：养血熄风，舒筋止痉。

选方：四物汤（《太平惠民和剂局方》）合正容汤（《审视瑶函》）加减；芎归补血汤（《审视瑶函》）加减；当归活血饮（《审视瑶函》）加减。

加减：以上方中可选加天麻、钩藤、蝉蜕、菊花、僵蚕、全蝎等。

（二）针灸治疗

（1）眼针：上焦、肝区、心区、脾区，任选二穴，双侧取穴。

（2）普通针刺：睛明、攒竹、鱼腰、阳白、太阳，患侧取穴。合谷、足三里、阳陵泉、风池、太冲，双侧取穴。气海、关元。每日一次，每次留针30分钟。

（三）气功导引

本病气功导引参见上睑下垂功法行功。

（四）西医治疗

本病可选肉毒素治疗，但笔者不主张。

九、预防、预后与调护

本病轻者适当休息多可自愈。重者针灸药物综合治疗，预后较好。少数病例迁延难愈。避免劳倦，节用目力，保证睡眠。饮食宜清淡，不食发病之物。

十、经验介绍

刘某，女，51岁，2013年8月24日初诊，右下睑跳动不停数年，近数月出现自动闭合，经数秒钟方能睁眼。检查：视力：右1.0、左1.0右下睑跳动不停，时见上下睑自动闭合，良久始能睁。脉沉细，苔薄白。中医诊断：右眼胞轮振跳。西医诊断：右眼睑痉挛。辨证：血虚生风，眼肌自痉。治则：养血熄风，舒筋止痉。处方：四物汤合牵正散加减。药物：小白附子15g，防风15g，僵蚕15g，全蝎15g，当归15g，川芎10g，白芍15g，天麻15g，钩藤15g，半夏10g，菊花10g，甘草3g，每日3服，一剂1天。针灸治疗：卧位，眼针：上焦、肝区，双侧取穴。卧位，取鱼腰、承泣，取患侧。合谷、列缺、足三里、阳陵泉、三阴交、太冲，双侧取穴；气海或关元，患侧取穴。治疗中，意守涌泉。除针后，再针风池（双）、百会，留针10分钟左右除针。每日或隔日一次。共服中药12剂，针灸1个月后诸症消失，临床治愈。

刘按　云南俗称眼皮跳，不影响视力。平时偶尔跳动不为病，但跳动频繁，持续时间长即为此病。《证治准绳》认为"久而不治，为牵吊败坏之病"。确实，若久历年岁，不只是眼皮跳动，甚则眼睑痉挛，自动闭合，久不开启。严重者还会引起口角以致半个面部跳动、抽扯，致人心烦意乱，此时治疗较难。本病的治疗比口角㖞斜困难，且易反复。临床以中药、针灸治疗尚可，除此无更多良策。

（刘楚玉　景　晶）

第九节　目劄

一、概说

双眼不自主频频眨动，严重者单侧出现挤眉眼、噘嘴、鼻翼抽动甚或头颈扭动，或口中发出类似秽语之声音等临床证候的眼病，名目劄。多见于男性小儿。

二、源流

早在唐·孙思邈之《备急千金要方》就有"目眴动与项口相参引"的记载，并写明治疗"刺承泣"穴。按《汉语大字典》眴：①眼皮跳动。②掣动；颤抖。③同瞤。目劄应为眼睑的不时掣动，颤抖，与胞轮振跳不同。按孙思邈意，还会引起口角、颈项相牵引的掣动，与现今认识一致。其实王肯堂《证治准绳·杂病》中之"胞轮振跳"已包含此内容，如"目睥不待人之开合而自牵拽振跳也……久而不治为牵吊败坏之病"，说明了此病的预后及严重性。《审视瑶函》提出目劄之病名，认为此羔其中之一是："有发搐目劄，属肝经风热，先用柴胡清肝散治"，又曰："因受惊眼劄或搐"。儿科专著《幼幼集成》称为"目连札"，《眼科阐微》名"小儿病目连劄"，沈金鳌之《幼科释谜》为"眼睫连札"等，实遵《幼幼集成》之说。后世《眼科菁华录·小儿劄目》中曰："目劄病之由，肝脏风邪受。不轻亦不重，连劄四边收。"其辨证有：弄眉劄、雀目劄、发搐目劄、受惊眼劄，搐搦等。并各有治疗方剂，较前认识更为全面。纵观历史，认为发病多为小儿，病因多为肝风、肝胆风热、肝热、受惊等所起。治疗多用柴胡辈清肝、平肝。从明·王肯堂到民国《眼科菁华录》的遣词用字来看，《证治准绳》用相拽、振跳、牵吊败坏，傅仁宇的发搐，康惟恂用弄眉连劄、发搐目劄、搐搦等，就不同一般的胞轮振跳，而是动的幅度大，是牵拉、抽缩、掣动、牵动，症状重，预后欠佳。

三、病因病机

（1）脾弱肝旺：小儿肝常有余，脾常不足，喂养不当，肝木克脾土，脾胃功能失调，生化不足，目失所养。

（2）肝阴不足：过食甘甜香燥，肝阴暗耗，内热生成，虚火上炎损目。

（3）血虚生风：体弱多病，偏食嗜食，气血亏虚，虚风内动，上扰于目。

四、证候特征

胞睑频频眨动，不能自主，或畏光喜揉拭。重者出现挤眉眼、噘嘴、鼻翼抽动甚或头颈扭动，或口中发出类似秽语之声音等。

五、诊断

1. 四诊合参

（1）问诊：问发病时间，饮食嗜好，身体健康状况。

（2）望诊：望患者胞睑情况，睑内黏膜是否变淡。望面色。望舌象。

（3）闻诊：一般无特殊。

（4）切诊：脉细或无特殊。

2. 检查

（1）检查视力：无明显变化。

（2）眼部检查：观察患儿眼睑，面部表情、动作。

具备以上临床证候特征，即可作出诊断。

六、鉴别

本病需与胞轮振跳相鉴别。本病以男性小儿为多，胞轮振跳多见于成人。

七、现代意义

与现代医学相比，应包括抽动秽语综合征，或称慢性多发性抽动症。可参见曾进胜主编的《神经内科疾病临床诊断与治疗方案》，由科学技术文献出版社出版（临床诊断与治疗方案系列）。

八、治疗

（一）辨证论治

1.脾弱肝旺

主证：胞睑频频眨动，严重者出现挤眉眼、噘嘴、鼻翼抽动、头颈扭动，或口中发出秽语之声。烦躁易怒，多哭，揉眼挖鼻，挑食等。舌苔花剥。

证候分析：脾虚挑食，气血不足，目失所养，故出现以上眼面症状。肝木过旺乘土，渐成疳积，故烦躁易怒，多哭，揉眼挖鼻等。舌苔亦然。

治则：健脾养肝，止痉。

选方：肥儿丸（《医宗金鉴》）加减；柴芍六君汤（《医宗金鉴》）加减；柴胡疏肝散（《景岳全书》）加减。

加减：以上方中选加蝉蜕、菊花、钩藤、僵蚕、龙骨、牡蛎。

2.肝阴不足

主证：眼症同前。见手足心热，潮热盗汗。舌红少津，苔少。

证候分析：饮食不节，内热伤阴，阴不制阳，阳主动，再加筋脉肌肉失于濡养，故制动，而见眼面症状。虚火内生，则咽干口燥，手足心热，潮热盗汗。舌象亦然。

治则：养阴清热，止痉。

选方：养阴清肺汤（《重楼玉钥》）加减；杞菊地黄丸（《医级》）加减；大补阴丸（《丹溪心法》）加减。

加减：以上方中选加菊花、蝉蜕、天麻、钩藤、白芍、百合、全蝎。

3.血虚生风

主证：眼症同前。面色㿠白，精神不振，毛发枯焦。舌淡，苔薄或薄白。

证候分析：体弱多病，偏食嗜食，生化不足，气血亏虚，虚风内动上扰故见此症其全身及脉舌亦然。

治则：补血养血，熄风止痉。

选方：参考胞轮振跳血虚生风型。

加减：参考胞轮振跳血虚生风型。以上方中选加鸡血藤、丹参、川芎、天麻、钩藤、全蝎。

（二）针灸推拿治疗

（1）针灸：阳白、鱼腰、攒竹、太阳、颊车、迎香、合谷、足三里、太冲。

（2）推拿：行小儿推拿治疗。

九、预后、预防与调护

本病治疗及时，预后佳。注意饮食调护，不偏食嗜食，忌香燥甘甜食品。

十、经验介绍

赵某，男，4岁，2012年7月6日就诊。半年前父母发现其双眼频繁眨动，继而出现挤弄左眼，左侧鼻、面颊抽动。平素纳眠可，但多伤食。脉细，苔白。中医诊断：目劄。西医诊断：抽动综合征。辨证：脾弱肝旺。治则：健脾养肝，舒筋解痉。处方：逍遥散加减。药物：柴胡6g，当归6g，白芍8g，茯苓8g，白术8g，薄荷6g，蝉蜕6g，地龙6g，钩藤8g，牡蛎8g，僵蚕10g，甘草2g。每周5剂，每日1剂，1剂3煎，每日3服。连服15剂，配合小儿推拿按摩，痊愈。从4~7岁，每次父母发现眼有眨动，口角抽动随即就诊，服中药加小儿推拿即愈。

（刘楚玉　曹雪川）

第十节　睑黡

一、概说

眼无其他疾病，上下胞睑皮肤颜色发暗或黑，无光泽，如淡墨渍于棉纸上的外障眼病，称为睑黡。民间俗呼黑眼圈、熊猫眼。虽不算大病，但有碍观瞻。本病以女性为多见。

二、源流

对于睑黡一病，清之眼科专著《目经大成》有详细论述，曰："此症两目别弊，但上下外睑煤黑，有如淡墨渖于旧棉纸，望之若米家山水，烟雨空濛。盖虚肥之人，肺脾稔亏而饮食过量，未尽传送施化，譬沟渎所积，自久为淤浊。且土金亏，则水木之邪由中凌上，故现前象"，并说："此症妇人亦常见有患者，总由脾土衰惫，传于承运输送，至寒饮热痰，不下送而上走，现斯秽迹。或人事不齐，中怀郁郁，无时悲泣，因而木胜水侮，青斑黑点，玷污花容。"与现今认识不悖。其实《金匮要略·血痹虚劳病脉证并治》中之"两目黯黑"包括此病，即是李中梓《诊家正眼》中之"目胞黑"，对病因认识全面，《金匮要略》还附有治疗方药。

三、病因病机

（1）劳伤血瘀：如五劳虚极，食伤、忧伤、饮伤、房室伤、饥伤、劳伤、经络营卫伤等，致经络气血虚损不足，血行凝滞，血枯不荣于胞睑，发为睑黡。

（2）痰浊上犯：脾虚不运，湿浊久积为痰，由下凌于胞睑。

（3）七情内伤：抑郁忧愁，无时悲伤哭泣，失眠多梦，寝不能安，卧不能息，食不甘味，肝木克土，血无生源，木胜水侮，肾精不足。精血不荣于眼，故胞睑皮肤黯黑。

（4）劳伤心脾：思虑劳神，笔耕不辍，霄旰辛劳，熬夜苦战，损伤心脾，心脾气血两虚，胞睑不得气血滋润，发为睑黡。

四、证候特征

本病主要表现为眼睑皮肤黯黑，无光泽，越靠近睑缘越明显。

五、诊断

1.四诊合参

（1）望诊：望眼睑皮肤是否黯黑，有无光泽，与周围皮肤是否有异。望患者神态，有否疲乏萎靡，面色是否萎黄、苍白。看全身皮肤是否晦暗，有否肌肤甲错。体型是否肥胖、虚胖。舌质有否齿痕，舌体是否胖嫩，舌边尖有无瘀斑等。舌苔是否厚腻。

（2）问诊：问有否过劳，有无情志损伤，是否思虑熬夜。问睡眠及经行情况，是先期还是后期，是否夹有瘀血块。痰的多少，颜色等。有无外伤史。

（3）闻诊：声音及气味有无特殊。

（4）切诊：触摸眼睑，是否柔软光滑，有否结节，皮肤是否糙手。脉多沉细或弦细。

2. 检查

（1）视力检查：一般无异常。

（2）检查胞睑：有无外伤，有无皮下瘀血，有无瘢痕等。

六、现代意义

本病即西医医学睑缘周围黯黑。

七、鉴别

本病需与撞击伤目之胞睑瘀血相鉴别，本病无外伤撞击史，且颜色黯黑，外伤为青紫肿胀。

八、治疗

本病若不伴有全身症状，可不予治疗。若伴有全身症状或为了不影响社交及个人形象，应积极治疗。治疗以中药、针灸疗效较佳。

（一）辨证论治

1. 气虚血瘀

主证：胞睑皮肤黯黑，缺少光泽。并见身倦乏力，少气懒言，或见身痛如刺，痛处不移。肌肤干燥瘙痒，甚则肌肤甲错。女性则见月经不调，闭经，行经量少，夹有瘀血块，腹痛腹胀等。脉细，沉细或弱，苔薄舌暗或见瘀斑。

证候分析：五劳虚损，各种劳伤，致经络气血不足，血行凝滞，血枯不荣胞睑，故黯黑少泽。其全身症状及脉舌也是气虚血瘀，血脉瘀阻，不得濡润滋养所致。

治则：补气，活血行瘀。

选方：补阳还五汤（《医林改错》）加减；当归补血汤（《内外伤辨惑论》）合失笑散（《太平惠民和剂局方》）加减；益气活血明目方（刘楚玉验方）。

以上方中可选加黄芪、白术、菊花、生蒲黄、五灵脂、夜明砂、地龙、丹参、鸡血藤、炙首乌、三七等。

2. 痰浊上犯

主证：胞睑皮肤黯黑，无光泽。胸闷呕恶，脘痞纳呆，呕吐痰涎。头晕目眩，体型虚胖。脉滑或弦，苔腻或厚。

证候分析：平素饮食不节，过食肥甘，损脾伤胃，脾胃运化失司，湿浊久积为痰，凌于胞睑，故胞睑皮肤黯黑无光泽。阻于胸膈，故胸闷呕恶，脘痞纳呆。痰无出处，故呕吐为快。痰浊上扰清窍，故头晕目眩。痰浊流于肢体，故体型虚胖。脉舌亦然。

治则：健脾除湿，祛痰通络。

处方：二陈汤（《太平惠民和剂局方》）加减；半夏白术天麻汤（《医学心悟》）加减；三子养亲汤（《韩氏医通》）加减。

加减：以上方中可选加桑叶、菊花、蔓荆子、制南星、地龙、天麻、钩藤、贝母、化红、川芎等。

3. 肝郁气滞

主证：胞睑皮肤黯黑无光泽。情绪抑郁或暴躁易怒，喜悲伤哭泣。失眠多梦，两肋胀满，乳房胀，嗳气吞酸，脘痛纳差。经行腹痛，月经不调，甚则闭经。脉弦或细弦，苔薄或薄黄等。

证候分析：多因精神损伤，或心胸狭窄，致情志抑郁不畅，肝失疏泄条达，气机阻滞，血不上荣，神不得安，故胞睑黯黑，失眠多梦。经布两胁，肝气阻滞，故两胁胀满，乳房胀痛。肝气横逆犯胃，胃气上逆，故见脘痛纳差，嗳气吞酸。肝脉下络阴器、少腹，故经行腹痛，月经不调，甚则闭经。脉舌亦然。

治则：疏肝理气，通络。

选方：逍遥散（《太平惠民和剂局方》）加减；丹栀逍遥散（《太平惠民和剂局方》）加减；柴胡疏肝散（《景岳全书》）加减。

加减：以上方中可选加桑叶、菊花、川芎、佛手、郁金、丹皮、栀子、地黄、地龙、三七、水蛭、地鳖虫等。

4. 肾阳亏虚

主证：上下眼睑黯黑无光泽。面色灰暗，眠差，记忆力减退，甚或健忘。腰膝酸软，形寒肢冷，萎靡不振。性欲减退，男子阳痿精冷，女子白带清稀如水。小便清长，夜尿频频，大便稀溏，或五更作泻。脉沉细或细弦无力，以尺脉为甚。苔薄白或白厚。

证候分析：素体阳虚或久病伤阳，或纵欲不节，伤肾损阳。肾阳不足，无力推动气血精华上荣，故上下眼睑黯黑无光泽，面色灰暗，眠差，记忆力减退，甚或健忘。腰为肾腑，肾主骨，肾阳虚，命火不足，无力鼓动温煦，故腰膝酸软，形寒肢冷，萎靡不振，性欲减退，阳痿精冷。肾阳虚衰，不足以化气行水，故女子白带清稀如水。其小便清长，夜尿频频，亦为此因。肾阳虚损及脾，脾胃阳虚，运化，故大便稀溏，五更作泻。脉舌以肾阳不足使然。

治则：温补肾阳。

选方：肾气丸（《金匮要略》）加减；十补丸（《济生方》）加减；右归丸（《景岳全书》）加减。

加减：以上方中可选加菊花、桑叶、蝉蜕、菟丝子、补骨脂、人参、地龙等。

（二）针灸治疗

（1）眼针：取上焦、心区、肝区，辨证取穴，每次取 1~2 穴。

（2）眼周取穴：睛明、鱼腰、承泣、阳白、太阳等。每次取 2~3 穴。

（3）体针：取气海或关元、合谷、足三里、三阴交、阳陵泉、丰隆、太冲。辨证取穴，每次取 3~5 穴。双侧取穴，但合谷每次必取。

（4）留针 20~30 分钟。除针后再针风池、百会，静坐 10 分钟后除针。

（三）气功导引

本病可选择涵养本源法、医统调气法、坐式八段锦、站式八段锦，或太极拳中之迎手动作习练。

九、预后预防

本病不影响视力，虽为一小病，但患者心理负担较重，影响外观及社交，故应积极治疗。临床中药及针灸有极好疗效，甚至有的针灸后立刻见效。预防本病，宜有规律的作息时间，不熬夜，注意精神修养，饮食宜清淡，伏案工作者要注意劳逸结合。

十、经验介绍

周某，女，23 岁，云南省中医学院应届毕业生，很快至阿联酋工作，因黑眼圈多年，要求针灸治疗。即刻针刺。选穴：眼针：上焦、肝区、睛明、鱼腰、承泣，双侧取穴。体针：取百会，太阳、合谷、足三里、阳陵泉、三阴交、太冲（均双侧取穴）。留针 20~30 分钟，交代同学观察。进针后十余分钟，同学惊呼奇怪，眼周黯黑逐渐消退。待除针后，双眼圈几如正常。感谢而去。2016 年 5 月 26 日，17 年后看望老师。曰：自那次治疗后，眼睑一直未再变黑。

（刘楚玉）

第十一章

两眦疾病

上下胞睑的内、外两侧联合处分别为内眦（又名大眦）、外眦（又名小眦、锐眦），合称两眦，五轮属血轮，内应于心和小肠，故两眦疾病多责之于心与小肠。两眦疾病属常见外障眼病，不影响视力。

两眦暴露于外，易受外邪侵袭，如风热外袭，可见两眦红赤痒痛；心主火，五行属火，在内多由心火上炎，心火下移小肠，心阴不足，湿热为患等致病，而出现两眦红赤刺痛、湿烂，眵粘干结，痒涩不适，小便黄赤等；心火内盛，再遇外邪，内外合邪，则病情较重。两眦邻近胞睑、白睛，三者病变可以相互影响。如心肺同病则胬肉攀睛，赤脉传睛；心脾热毒壅盛，则睑眦同病，结聚成疮成脓；久治不愈则成为眼内外手术的严重隐患。

紧靠内眦上下睑弦处，各有小孔窍一个，称泪窍，司泪液排泄。泪为肝液，故泪液异常多与肝血不足或肝肾亏虚有关。

两眦疾病的治疗，外感风热者，当辛凉祛风；心火内炽，伤津耗液者，当清心泻火；心经虚火，心阴不足者，当滋阴降火；心脾、心肺同病者，视病情进行整体辨证，灵活论治。此外，两眦疾病常需结合点眼、洗眼、手术等，内外兼治。

第一节　流泪症

一、概说

泪液不循常道溢出睑弦之外，目无赤痛、眼眵的眼病称为流泪症。根据流泪冷热不同，可分为"冷泪"和"热泪"。热泪为各种热性眼病常见症状之一，本节只讨论冷泪症。此病常见于冬春季节，可单眼或双眼发病，见于多种眼病后及老年人。有多种病名，云南民间称"遇风流泪""冷眼泪"等。

二、源流

《素问·解精微论》对"泪""泣"有较多论述，曰："夫风之中目也，阳气内守于精。是火气燔目，故见风则泣下也。有以比之，夫火疾风生，乃能雨，此之类也。"说明泪多与风有关。《诸病源候论》遵《内经》之旨，载："目为肝之外候，若被风邪伤肝，肝气不足，故令目泪出"，又曰："夫五脏六腑皆有津液，通于目者为泪。若脏气不足，则不能收制其液，故目自然泪出，亦不因风而出不止，本无赤痛"，描述了症状，从内、外两方面阐述病因病机，详细地记载了导引养生法。承上，《银海精微·卷上》"充风泪出"载："充风泪出者，症非一也……不赤不痛泪出，是谓之风泪，肿痛赤涩泪出者此热泪也。若迎风而出汪汪，冬日多夏日少，拭即还生，又不分四季皆有，此冷泪也……血气虚弱之人，不肿不赤，但淡紫红者，涩痛泪出，是虚泪。"将冷泪明确区分出来。"迎风洒泪症"描述该病临床特征："迎风泪遂出，拭去还生，夏月即少，冬月即多。后若经二三年间，不以冬夏皆有。"《证治准绳·杂病》细分为迎风冷泪证、迎风热泪证、无时冷泪证、无时热泪证四证，并提出治法。《审视瑶函》将无时冷泪与迎风流泪分开论述，并对两症加以鉴别，曰："无时冷泪……此症为目无赤病也，只是时常流出冷泪，久则瞻视昏渺。非比迎风冷泪，因虚引邪之轻者。""迎风冷泪……此为窍虚，因邪引邪之患。若无时冷泪则内虚，胆肾自伤之患也。"

三、病因病机

（1）气虚不摄：气不足则统摄无力，约束失常，外遇风邪而致迎风流泪。
（2）肝肾两虚：肝失疏泄，肾气不固，泪窍不密，冷泪常流。
（3）罹患他病：椒疮、睑弦赤烂、睑缘外伤、年老睑弦外翻，泪窍受累，泪窍狭窄阻塞或外翻，泪不循道而外溢。

四、证候特征

患眼无红赤肿痛，轻者遇风才流，无风则止，或仅在冬春遇寒风即泪出；病情加重，则不分季节，无风有风，不时泪下滚滚，迎风尤甚。因外伤、年老下睑弦外翻或患其他眼疾等，不能承泪而外溢。

五、诊断

1.四诊合参

（1）问诊：问有无外伤及其他眼病，发病时间。问流泪情况，是迎风流泪，还是不时泪下。点眼药水时，口中有无药味。

（2）望诊：望患眼有无溢泪，大眦有无红肿，下睑是否外翻。望舌质舌苔。

（3）闻诊：有无鼻音重浊。

（4）切诊：挤压泪窍区，观察泪窍有无溢脓、溢液。脉细或细弱。

2. 检查

（1）视力检查：无明显改变。

（2）眼部检查：眼无红赤，无眼眵。黑睛无异常。泪道冲洗或通畅、或通而不畅、或不通。

（3）裂隙灯显微镜检查：泪小点开口是否正常，有无倒睫。

（4）辅助检查：X线泪道碘油造影能准确显示泪道阻塞、狭窄部位。

通过了解病史，症状，结合上述检查，即可明确诊断。

六、现代意义

流泪症类似于西医学之泪小点位置异常、细小或封闭，泪道阻塞或狭窄，泪腺分泌旺盛等原因引起的溢泪。泪道起始部（泪小点、泪小管、泪总管）管径细，位置表浅，并与眼睑、结膜囊毗邻，易受到炎症、外伤等影响导致泪液排出受阻，各种原因导致的下睑外翻也是该病的常见原因之一。另外，鼻泪管下端开口于鼻腔，鼻腔病变也可影响泪液排出，引起溢泪。

七、鉴别

本病须与漏睛相鉴别。流泪症按压内眦部泪窍区或冲洗泪道时，无黏液或脓液流出，而漏睛则有黏液或脓液溢出。

八、治疗

泪窍通畅、或通而不畅者，可采用药物及针灸等治疗。若泪窍阻塞不通者，需行手术治疗。

（一）辨证论治

1. 气虚不摄

主证：患眼无红赤肿痛，无眼眵，迎风流泪。可伴头晕目眩，身倦无力，自汗，纳差，动则气喘。舌淡，苔白，脉细。

证候分析：气虚则统摄无力，约束失常，外遇风邪而致迎风流泪。全身症状为气虚之象。脉舌亦然。

治则：益气健脾，收摄止泪。

选方：补中益气汤（《东垣试效方》）加减；益气聪明汤（《东垣试效方》）加减；六君子汤（《医学正传》）加减。

加减：上方酌加桑叶、菊花、金樱子、石榴皮、五味子、乌梅、煅牡蛎等。

2. 肝肾不足，约束无权

主证：眼泪常流，拭之又生，泪液清冷稀薄。可伴头昏耳鸣，腰膝酸软。舌淡红，脉细弱。

证候分析：五脏化液，泪为肝液，肾主五液，肝肾亏损则泪失约束，常流不止，拭之又生。全身见症乃肝肾不足之象。

治则：补益肝肾，固摄止泪。

选方：菊睛丸（《审视瑶函》）加减；滋阴肾气丸（《原机启微》）加减；左归饮（《景岳全书》）加减。

加减：上方酌加桑叶、菊花、防风、五味子、乌梅、益智仁、桑螵蛸等。

因其他疾病引起者，去除病因。

（二）局部治疗

本病根据需要可行泪道冲洗或泪道探通术。

（三）针灸治疗

（1）眼针：上焦、肝区、肾区，随证取两穴，双侧取穴。

（2）普通针刺：睛明、承泣，患侧取穴；合谷、风池、足三里、肝俞、肾俞、太冲、三阴交，双侧取穴。

（四）气功导引及其他

（1）可选择动功之站式八段锦，或其中之"攒拳怒目增气力"功法。

（2）推拿治疗：从泪窍处挤压后，再顺势往下推摩，再以双手掌擦热后，用劳宫穴熨目，每日数次，每次10遍。

（五）手术治疗

泪道阻塞者，可行激光泪道探通术、泪道硅胶管留置术，以上无效者可行鼻腔泪囊吻合术。泪腺分泌旺盛者，可考虑泪腺部分切除术。

九、预后、预防及调护

本病预后良好。迎风流泪宜尽早诊治，以免加重。注意营养，增强体质，户外工作者宜戴防护眼镜，避免或减少风沙刺激。少揉眼，以免擦伤皮肤，或导致下睑外翻。

十、经验介绍

杨某，女，56岁。2015年3月2日，因患冠状动脉硬化性心脏病、高血压，来我处针灸治疗。治疗中诉右眼流泪十余年，无眼眵，冬天及遇风更甚。检查：右眼泪珠涟涟，挤压大眦部，无溢脓溢液，泪小点开口正常。结膜不充血，滴用氯霉素眼液，口中无苦味。脉细，苔薄白。诊断：流泪症（右）。治疗：主要针刺治疗冠心病，附带治疗流泪症。取穴：眼针：上焦、心区，双侧取穴。普通针：内关、合谷、天枢、足三里、三阴交、太溪、太冲，双侧取穴。膻中、气海、关元，患侧取穴。每周2~3次。要求治疗流泪症后，附带右眼周加睛明，进针0.5~0.7寸、攒竹、鱼腰、承泣。针刺2个月后，自诉某日觉右鼻腔不适，似有物堵塞，作擤鼻，猛吸鼻动作数次后，自鼻腔擤吸出较多"脏东西"，自此，右眼流泪自止。通过此案，针灸治疗流泪症值得扩广。

（曹雪川 刘楚玉）

第二节 漏睛

一、概说

患眼不红不肿，大眦部常有黏液或脓液自泪窍溢出的眼病称为漏睛，又名目脓漏、漏睛脓出外障。本病多见于中老年人，女性多于男性，有新生儿即患者，可单眼或双眼发病。漏睛可演变为漏睛疮，漏睛疮治疗不彻底也可演变为漏睛。

二、源流

古代医籍对本病症状记载全面、准确、形象，首见于《诸病源候论》，名"目脓漏候"，对病因症状有简明论述，谓："目，是肝之外候，上液之道。风热客于睑眦之间，热搏于血液，令眦内结聚，津液乘之不止，故成脓汁不尽，谓之脓漏。"《太平圣惠方·治眼脓漏诸方》称此病为"脓漏""漏睛"，而"漏睛"之名沿袭至今。《圣济总录》曰："脓汁时下，绵绵不绝，如器津漏，故谓之脓漏。"元《世医得效方·眼科》将症状"脓出"加在病名中，谓之"漏睛脓出"，治疗"宜服白薇丸"。《原机启微》中对本病病位、主要症状记载更为详细，曰"其病隐涩不自在，稍觉眵躁，视物微昏，内眦穴开窍如针目，按之则沁沁脓出，有两目俱病者，有一目独病者……故曰热积必溃之病，又曰漏睛者是也"，提出治疗以"竹叶泻经汤主之"。《医宗金鉴》明确提出本病病因是"风热攻冲，心火上炎"，仍沿用《原机启微》之方。后世认识与前人大同小异。

三、病因病机

（1）外感风热：风热客于泪窍，泪道下通不畅，泪液受灼，变为稠浊溢出。
（2）脏腑蕴热：心经伏火，脾蕴湿热，上攻泪窍，久积成脓，浸渍溢出。
（3）正虚邪恋：余毒留恋，病情迁延，日久不愈，清稀浊液常自沁出。

四、证候特征

本病患眼不时泪下，目无赤肿，大眦角常有黏液或脓液积聚或溢出。

五、诊断

1.四诊合参
（1）问诊：问发病时间，泪液是否黏稠，是否有脓。有否眼、鼻疾病。
（2）望诊：望大眦皮肤是否红赤，泪窍有无隆起，大眦有无脓液。望舌质舌苔
（3）闻诊：无特殊。
（4）切诊：指压泪窍区有无黏液或脓液溢出。

2.检查
（1）视力检查：无明显变化。
（2）眼部检查：内眦部皮色如常，或见睛明穴处微有隆起，按之有黏液或脓液溢出。行泪道冲洗可见黏液或脓汁自泪窍反流。
通过病史、临床症状，结合上述检查，即可明确诊断。

六、现代意义

本病类似西医学之慢性泪囊炎。其病因与沙眼、泪道外伤、鼻炎、鼻中隔偏曲、下鼻甲肥大、先天性泪道异常等因素有关，多继发于鼻泪管狭窄或阻塞后，常因泪液及分泌物、脱落之上皮细胞等残留于泪囊内，再伴发细菌感染引起，多为单侧发病。常见致病菌为肺炎链球菌和白色念珠菌，一般不发生混合感染。泪小点反流分泌物涂片染色有助于明确致病菌。小儿出生即患者，称为新生儿泪囊炎，须及时治疗，否则遗害终生。

七、鉴别

本病常表现为流泪，故应与流泪症相鉴别。流泪症按压内眦部或行冲洗泪道时，无黏液或脓液溢出，而漏睛则相反。

八、治疗

本病为邪深久伏之顽固眼疾，主要以局部辨证为主，兼顾全身辨证。同时要重视外治，如点眼、泪道冲洗等。日久不愈者，可考虑手术治疗。

（一）辨证论治

1. 风热停留

主证：患眼隐涩不舒，大眦部皮色如常，睛明穴处稍显隆起，按之不痛，时有流泪。可有黏浊泪液自泪窍沁出，指压大眦泪窍处见溢液或溢脓。伴恶风、口渴。舌红，苔薄黄或白干，脉浮。

证候分析：外感风热，客于泪窍，故时有流泪。泪液受灼变稠，故有黏液或脓液从泪窍溢出，脓积窍不散则睛明穴处稍有隆起。全身症状为风热内停的表现。

治则：疏风清热。

选方：白薇丸（《审视瑶函》）加减；银翘散（《温病条辨》）加减；桑菊饮（《温病条辨》）加减。

加减：以上方中酌加金银花、连翘、野菊花、桔梗、浙贝母、皂角刺、木通等。

2. 心脾湿热

主证：大眦头微红，黏稠脓液常自溢泪窍外，浸渍睑眦，拭之又生。可伴纳差，尿短赤。舌红苔黄腻，脉濡或滑。

证候分析：心有伏火，脾有湿热，湿热循经上攻，故大眦头微红。泪窍闭塞，湿热熏灼泪窍，肉腐成脓，故满溢而出，拭之又生。全身见症为心脾湿热的表现。

治则：清热除湿。

选方：竹叶泻经汤（《原机启微》）加减；导赤散（《小儿药证直诀》）合三仁汤（《温病条辨》）加减；大黄黄连泻心汤（《伤寒论》）加减。

加减：上方选加蒲公英、紫花地丁、重楼、天花粉、桔梗、皂角刺、穿山甲等。

3. 正虚邪恋

主证：漏睛日久，大眦头无红肿，按之不痛，清稀浊液常自泪窍沁出，绵绵不已。并伴头晕，倦怠乏力。苔薄或薄白，脉细或细弱。

证候分析：病情迁延日久，正虚余毒不尽，故清稀浊液常自沁出，绵绵不已。邪轻热不甚，故大眦头不红不肿，按之不痛。全身见症乃正虚邪恋之象。

治则：扶正祛邪，托毒排脓。

选方：治风黄芪汤（《秘传眼科龙木论》）加减；托里消毒散（《外科正宗》）加减；补中益气汤（《脾胃论》）加减。

加减：以上方中酌加当归、川芎、党参、山药、升麻、柴胡、桔梗等。

（二）局部治疗

（1）抗生素眼药水滴眼，滴眼前应尽量将黏液或脓液挤出。
（2）0.9% 生理盐水、鱼腥草滴眼液或抗生素滴眼液冲洗泪道，每日 1 次。

（三）针灸治疗

（1）眼针：上焦、心区、脾胃区，任选两穴，患侧取穴。
（2）普通针刺：睛明、攒竹、承泣等，患侧取穴；合谷、曲池、尺泽、鱼际、少商、灵台等，双侧取穴。

（四）手术治疗

（1）泪道探通术：日久不愈者可行泪道探通术或激光泪道探通术。婴儿患者按摩日久无效，可于 6 个月后行此手术。
（2）鼻腔泪囊吻合术、泪囊摘除术：经长期治疗无效者，可根据病情选择。

（五）推拿按摩

本病可自行推拿按摩，先用食指顺鼻泪管方向向上挤压，尽量挤出黏液或脓液，挤压数次后，滴用抗生素眼液。再从睛明穴处适当用力，从上往下推摩。

九、预后、预防及调护

本病虽预后良好，需及时彻底治疗。由于邪毒长存，脓汁不尽，对眼部手术构成了巨大隐患，凡眼部手术前，均应常规冲洗泪道排除本病，方可手术；目珠外伤时，尤其黑睛破损者可造成凝脂翳、黄液上冲等危症。必须坚持用药，点眼药前，先按压内眦部，排净浊液后再用药。平素戒烟限酒，少食辛辣肥甘。新生儿发现眼眵较多、溢泪应引起重视，立即推拿，挤压按摩，可以治愈。

十、经验介绍

刘楚玉教授解毒排脓，活血通络法治疗新生儿泪囊炎经验（《云南中医学院学报》，1983，7）：
（1）选用仙方活命饮加减（炙穿山甲 10g、天花粉 10g、炙没药 6g、炙乳香 6g、防风 10g、皂刺 10g、当归 10g、金银花 10g、牡丹皮 10g）。
（2）黄金万红膏（院内）涂瘘管周围，切忌入眼，以生肌收口。
（3）嘱家长以手指轻轻从上至下压迫按摩泪囊部，每日 3~5 次。

（曹雪川　刘楚玉）

第三节　漏睛疮

一、概说

大眦睛明穴处骤发赤肿疼痛高突，继之从高突处溃破出脓的急性眼病，属眼部疮疡，故名漏睛疮，又名大眦漏、漏睛眼。女性多见，多单眼发病。可由漏睛演变而来。

二、源流

漏睛疮名首见于《圣济总录》："治漏睛疮，目大眦出脓汁，有窍，以龙脑散点方。"但无更具体内容。金·窦汉卿《疮疡全书》对病因病机、治疗药物有所描述，曰："夫漏睛疮者……初生疼痛，渐成脓水，其色如泔。"《原机启微·热积必溃之病》称为"漏睛眼"，认为病因为"淫热"，邪伏积久，"久积必溃"，并提出治疗方药。《证治准绳·杂病》称"大眦漏"，谓："大眦漏证，大眦之间生一漏，时流血水，其色紫晕肿胀而疼。病在心部，火之实毒。"将病因、病位与五轮、五脏联系起来。《医宗金鉴》曰："此证生于目大眦，由肝热风湿，病发于太阳膀胱睛明穴……初起如豆如枣，红肿疼痛，疮势虽小，根源甚深。溃破出粘白脓者顺；出青黑脓或如膏者险……有脓从大眦内出者，成漏难敛。亦有疮口过出泪液，以致目内干涩者，收敛更迟。"对病因病机、临床表现、治疗及预后论述较详。

三、病因病机

（1）内外合邪：心经伏火或素有漏睛，火毒内蕴，复感风邪，风火热毒搏结于内眦泪窍，气血津液壅塞凝滞经络之间而发。

（2）饮食不节：过食辛辣炙煿肥甘，心脾热毒壅盛，上攻大眦，气血凝滞，肉腐成疮成脓。

（3）正虚邪留：正气不足，邪气留恋，则反复发作，缠绵不愈，转为漏睛。

四、证候特征

本病起病急，大眦睛明穴处皮肤骤然红肿热痛，渐大隆起，疼痛拒按，热泪频流。重者患侧鼻梁、面颊皆现红肿，胞睑难开。或兼头痛，恶寒发热。部分患者耳前、颌下可触及臖核肿大，并有压痛。继之脓成可在下睑内眦皮下溃破，脓汁流出，红肿消退。常见溃后疮口难敛形成瘘管，脓汁常流。

五、诊断

1.四诊合参
（1）问诊：问发病时间，疼痛情况，是否伴恶寒发热。

（2）望诊：急性病容，神情痛苦，常见以手护患眼。望患处红肿、眵泪、脓点等情况。望舌质舌苔。

（3）闻诊：或有呻吟。

（4）切诊：患处压痛拒按，或坚硬或有波动感。触摸臀核是否肿大。脉象多数。

2.检查
（1）视力检查：可无明显变化。

（2）眼部检查：急性患者内眦睛明穴处皮肤红肿灼热隆起，疼痛拒按，热泪频流。重者患侧鼻梁、面颊皆现红肿，胞睑难开。若脓成疮已局限者，触之有波动感。脓溃疮口未敛者，内眦下皮肤处见瘘管口。

（3）实验室检查：血常规检查可见白细胞总数及中性粒细胞增高。

通过了解病史及症状，结合上述检查即可作出诊断。

六、鉴别诊断

本病需与漏睛鉴别。二者病位皆在泪窍，漏睛病程缠绵，目无赤肿，患眼不时泪下，大眦角常有黏液或脓液积聚溢出，压之不痛；漏睛疮起病急，睛明穴处骤发赤肿疼痛，触痛明显。继之溃破出脓。漏睛与漏睛疮可互为因果，相互转化。

七、现代意义

漏睛疮类似西医学之急性泪囊炎。大多在慢性泪囊炎的基础上发生，也可骤然发病。与感染细菌毒力强或机体免疫力低下有关。最常见的致病菌为金黄色葡萄球菌或溶血性链球菌，儿童常因流感嗜血杆菌感染发病。近年新生儿急性泪囊炎较为常见，常迁延转为慢性泪囊炎。

八、治疗

本病未成脓时，以消肿散结为主；若已成脓，以托毒排脓为主，必要时手术切开排脓。病久不愈，邪毒留恋，转为漏睛者，按相关内容治疗。形成瘘管者，我院内制剂黄金万红膏有极好疗效。

（一）辨证论治

1. 风热上攻

主证：患眼热泪频流，内眦部红肿疼痛拒按，下方隆起。并伴头痛，恶寒发热。舌红，苔薄黄或白干，脉浮或浮数。

证候分析：风热内外相搏，客于泪窍，脉络壅塞，气血凝滞瘀阻，故内眦部红肿疼痛，下方隆起。泪窍阻塞，故热泪频流。风热外袭，正邪相争，故恶寒发热。全身见症均为风热之象。

治则：疏风清热，消肿散结。

选方：驱风散热饮子（《医宗金鉴》）加减；银翘散（《温病条辨》）加减；五味消毒饮（《温病条辨》）加减。

加减：以上方中可选加生地、赤芍、金银花、连翘、栀子、黄芩、重楼等。

2. 热毒炽盛

主证：患处红肿热痛，隆起坚硬，疼痛拒按，红肿甚至漫及面颊胞睑。严重者可有波动感或见黄色脓点。可伴头痛身热，心烦口渴，大便燥结，小便黄赤。耳前或颌下臀核肿大。舌红，苔黄或黄燥，脉洪或洪数。

证候分析：内眦属心，足阳明胃经起于眼下，经睛明穴，心火、阳明热毒上攻，则眦部红肿热痛。热毒燔灼眦部，气血受阻，脉络瘀塞，故局部隆起坚硬，疼痛拒按。面颊属阳明，阳明热毒上攻，故面颊胞睑亦红肿。更甚者，热毒灼腐肌肉经脉成脓，故患处波动感或黄色脓点。大便燥结，心烦口渴等乃阳明热盛，心火上扰之故。耳前或颌下臀核肿大，乃热毒侵及周围所致。脉舌亦然。

治则：清热解毒，消疮散结。

选方：黄连解毒汤（《外台秘要》）加减；五味消毒饮（《医宗金鉴》）加减；仙方活命饮（《校注妇人良方》）加减。

加减：以上方中选加大黄、乳香、没药、穿山甲、皂角刺、蒲公英、紫花地丁等。

（二）局部治疗

（1）未成脓者，可用紫金锭或黄金万红膏（我院内制剂）外用。亦可将新鲜蒲公英、紫花地丁捣烂外敷。

（2）抗生素滴眼，晚上睡前患处涂抗生素眼膏。

（三）针灸治疗

针刺合谷、曲池、尺泽、鱼际、少商、灵台等。湿热浸淫加阴陵泉、水分。

（四）手术治疗

成脓不溃有波动感或见脓点者，应切开排脓，并放置引流条。

（五）气功导引

本病可选择调神法中之守一法，意守涌泉或意守清凉之意境，或涵养本源法习练。

九、预后、预防及调护

本病发病迅猛，应及早救治，以免成漏，终不免手术，失去排泪功能而终身溢泪。治疗不彻底亦可转为漏睛。注意清淡饮食，忌食辛辣发物。急性发作时，患处属面部危险三角区，切忌挤压，以免脓毒扩散，造成走黄、毒陷心包等危候。

十、经验介绍

验1：杨某，女，13岁，1998年6月13日就诊。右眼患"急性泪囊炎"，经输"青霉素"治疗后，大面积红肿消退。但大眦部留一硬结，红肿疼痛流泪。仍在"青霉素"治疗中。求中医治疗。检查：右大眦部红肿，突起如一杨梅大小硬结，触痛明显，无波动感。视力：右1.0、左1.2，脉数，苔黄。中医诊断：右漏睛疮。西医诊断：右急性泪囊炎。辨证：热毒蕴结。治则：清热泻火，退赤，消肿散结。治法：停用青霉素，内服中药，局部外用，热敷。处方：仙方活命饮去皂角刺、当归、防风，加蒲公英15g，紫花地丁15g，鲜重楼15g，共3剂，煎服，每日1剂，1剂3服，每服熏右眼。外用：家在山区，找新鲜重楼洗净，磨醋不定时勤涂患处。交替滴用氯霉素、斑马眼液。湿热敷：每日数次，湿毛巾热敷。3日后复诊，右眼大眦部红肿之硬结明显消退，约黄豆大小，疼痛明显缓解。前方再进5剂善后。

验2：曹某，男，31岁，2011年6月19日初诊。近一周来，无明显诱因左眼流泪，未予重视。今日上午感左眼不适，热泪频流，左内眼角肿痛。夜间来诊。刻诊：左大眦部睛明穴处肿痛，伴头痛，口渴。舌红，苔薄干，脉浮数。检查：矫正视力：右1.0、左0.8，左眼少量分泌物，内眦部皮肤轻微隆起，红肿、压痛明显。少量眼眵。余无特殊。中医诊断：漏睛疮。西医诊断：左眼急性泪囊炎。辨证：风热上攻。治则：祛风清热，消肿散结。治疗：患者不愿口服药物，要求局部治疗：①处方：五味消毒饮加减。药物：野菊花10g，金银花15g，蒲公英10g，紫花地丁15g，天葵子10g，连翘15g，栀子10g。煎浓汤，熏敷患处，勿入眼。②轻按摩左泪囊区数次，挤出少量脓液，抽取适量左氧氟沙星滴眼液注入左泪道。翌日，患者来电告晨起后鼻咽部有异物感，后咳出约3mm×15mm×14mm大小脓栓1枚，诸症消退痊愈。

（曹雪川　刘楚玉）

第四节 胬肉攀睛

一、概说

胬肉攀睛指从眼眦部长出赤膜如肉，状如虫翼，横贯白睛，重者攀侵黑睛，甚至遮盖瞳神的外障眼病。多生于大眦，生于小眦者少见。本病多发于中老年人及户外工作者，一般双眼发病，女多于男。云南由于海拔高，日照时间长，紫外线强，风沙大，故为高发地区，又以香格里拉为最。临床观察发现，本病有一定遗传倾向，确与文献报道相符。

二、源流

从孙思邈《千金方》关于"治人马白膜漫睛"的描述来看，与现代手术差别不大。病名首见于《银海精微》，曰："胬肉攀睛者，与大眦赤脉之证同……血滞于大眦，胬肉发端之时多痒，因乎擦摩，胬肉渐渐生侵黑睛。"对病因病机记载甚详。《外台秘要》认为本病单纯使用钩割法容易复发，谓"有令人割之三复生，不如烁之良"，提倡烧灼法。20世纪70年代，上海五官科医院蔡教授通过改良，手术切除后，用烧灼法防止复发。《太平圣惠方》有治疗胬肉的方剂。《圣济总录》主张宜内、外、手术结合专列"钩割针镰法"。元·《世医得效方》提出病因，并认为发病与心相关，与五脏五轮有了联系。《原机启微·奇经客邪之病》从经络认识，主张先内服中药，无效再选择手术治疗，并描述了手术步骤。《证治准绳·杂病》中"马蝗积""胬肉证""肺瘀"均属本病范畴。《审视瑶函》认为："此症多起气轮，有胀如肉，或如黄油，至后渐渐厚而长积，赤瘀胬起如肉，故曰胬肉……久则漫珠积肉，视亦不见，治宜峻伐……积而无瘀之症甚恶，及珠尚露，皆不必用钩割之治。"《张氏医通》沿用《证治准绳》之三个病名，在前人手术的基础上，增加了用线穿挂割法，谓："以针从上边胬肉中道，挑起穿过，先揭起风轮边，后揭至大眦边。钩定，沿眦割去。留则复长，过则伤眦，适当为妥。若血出，用软纸蘸墨涅之则止。胬肉四沿虽粘，中则浮也。有用线穿挂割，亦能去之，但延缓为累。去后用点药消其根，内服和血清火之剂。"《目经大成》观察细致，认识到胬肉进行期和静止期的不同，且胬肉头部侵及黑睛、瞳神者，手术难度加大。《医宗金鉴》称目中胬肉，认为病因为火热，并分虚实，提出治疗方药。

三、病因病机

（1）外感风热：心肺郁热，户外活动疏于防护，再遇风热外袭，脉络瘀滞。
（2）饮食不节：嗜烟酒、辛辣厚味，脾胃积热，上攻于目。

（3）劳欲过度：久视熬夜，用眼过度，暗耗心阴，水不制火，心火攻目。

（4）禀赋异常：先天禀赋异常，遗传而来。

四、证候特征

本病初起无明显自觉症状，睑裂部位白睛起膜，逐渐变厚，血丝相伴，红赤高起，形成三角形胬肉，渐向黑睛攀侵，胬肉过大可致眼珠转动受限。发展较快者，可迅速侵入黑睛中央，影响视力；若胬肉菲薄，淡红或白，发展缓慢者，有的始终不进入黑睛。

五、诊断

1. 四诊合参

（1）问诊：问发病时间，居住环境，是否接触大量日光、风沙等刺激，是否长期熬夜用眼，是否户外工作者。患眼有无红赤眵泪，痒涩不适等。

（2）望诊：望大眦部膜之形态、颜色、厚薄，头部到达何处等。望舌质舌苔。

（3）闻诊：无特殊。

（4）切诊：无特殊。

2. 检查

（1）检查视力：胬肉侵及黑睛，遮盖瞳神者可影响视力。

（2）眼部检查：白睛红赤，无眵泪，上下胞睑之间可见胬肉，一般自大眦角开始，呈三角形，横向白睛的宽大部分称体部，攀向黑睛的尖端称为头部，附着于眦角部分称尾部。注意观察胬肉头部进入何处，有无血丝相伴。

通过了解病史，临床症状，结合上述检查即可明确诊断。

六、现代意义

本病相当于西医学之翼状胬肉。翼状胬肉的确切病因与发病机制虽然尚未完全清楚，但流行病学显示，发病与两个因素有密切关系，一是所居住地区的地理位置，二是暴露于日光及风沙下的时间。目前认为日光中的紫外线可能是引起本病的主要原因。另外，遗传也是发病中不可忽视的因素。此外尚有许多相关因素包括局部泪液异常、Ⅰ型变态反应、人乳头瘤病毒感染等。

七、鉴别

1. 与黄油症鉴别

黄油症类似西医学的睑裂斑，可见眼裂部白睛表面，黑睛内、外两侧有淡黄色隆起，状如脂膜，呈三角形，尖端指向眦角，但不与眦角相连，亦无赤丝相伴，不痒不痛，不侵及黑睛，不影响视力，无须治疗。

2. 与流金凌木鉴别

流金凌木是白睛与黑睛表面之间呈膜状或条索状粘连者，通常只有头部与黑睛粘连，类似于西医学之假性胬肉。多形成于睛珠外伤（尤其是酸、碱性化学伤）或黑睛边缘生翳后。部位不限于睑裂部，无发展趋势，患眼无赤肿，无须治疗。

3. 与结膜肿瘤鉴别

一些结膜肿瘤在发病初期易与翼状胬肉相混淆，但良性肿瘤一般很少侵犯黑睛，而恶性肿瘤生长迅速，外观不规则。病理检查可明确诊断。

八、治疗

胬肉色白而薄者，多药物点眼为主；色赤而厚，眵泪多者，应内外同治。胬肉进展迅速者，宜手术治疗。

（一）辨证论治

1. 外感风热

主证：胬肉初生，赤丝相伴，多眵泪，眦痒羞明。舌苔薄黄或白干。

证候分析：内有心肺郁热，目珠久露于外，外感风热，内外合邪上攻于目，故患眼多眵泪，眦痒羞明。风热客于眦部，致该处经络瘀滞壅阻，增生胬肉，赤丝相伴。舌亦风热所致。

治则：祛风清热。

选方：栀子胜奇散（《原机启微》）加减；泻白散合导赤散（《小儿药证直诀》）加减；银翘散（《温病条辨》）加减。

加减：以上方中酌加丹皮、栀子、黄芩、灯心草、浙贝母、夏枯草等。

2. 脾胃积热

主证：患眼痒涩不舒，眵多粘结。胬肉头尖高起，体厚而宽大，赤瘀如肉，生长迅速。可伴口渴欲饮，便秘尿赤。舌红，苔黄，脉洪大或弦。

证候分析：嗜食辛辣肥甘，日久脾胃积热，上攻于目，故痒涩不舒，眵多黏结。热壅血滞，脉络瘀阻，故胬肉头尖高起，体厚而宽大，赤瘀如肉，生长迅速。全身见症为脾胃实热的表现。

治则：泻热通腑。

选方：泻脾除热饮（《银海精微》）加减；清胃散（《兰室秘藏》）加减；泻黄散（《小儿药证直诀》）加减。

加减：以上方中酌加菊花、蝉蜕、玄参、连翘、夏枯草、赤芍等。

3.阴虚火旺

主证：患眼涩痒间作，胬肉淡红菲薄。可伴心中烦热，口舌干燥。舌红或绛，或少苔，脉细或细弦。

证候分析：素体阴虚，久病劳欲或久视熬夜，暗耗心阴，虚火上炎于目，故患眼涩痒间作，胬肉淡红菲薄。全身见症及脉舌均为阴虚火旺的表现。

治则：滋阴降火。

选方：知柏地黄丸（《景岳全书》）加减；大补阴丸（《丹溪心法》）加减；左归饮（《景岳全书》）加减。

加减：以上方中选加菊花、夏枯草、决明子、浙贝母、莲子心、丹皮等。

（二）局部治疗

（1）熊胆眼药水，拨云锭滴眼液。

（2）抗生素眼液，激素滴眼液等，注意眼压及晶状体情况。

（三）针灸治疗

（1）眼针：上焦、心区、肺区，双侧取穴，每次选1~2穴。

（2）普通针刺：太阳、睛明、丝竹空、攒竹，患侧取穴；足三里、合谷、风池、少商、阳陵泉，双侧取穴。

（四）手术治疗

胬肉发展迅速，一旦侵入黑睛，有掩及瞳神趋势者，须行手术治疗。手术原则为角膜创面干净光滑，胬肉结膜下组织切除要广泛，以减少复发可能。常选用翼状胬肉切除结膜瓣移补术、翼状胬肉切除联合角膜缘干细胞移植术等。

（五）气功导引

本病选择调神中之守一法，意守涌泉或意守清凉之意境，或选择站式八段锦习练。

九、预后、预防及调护

本病及时治疗预后良好。注意户外眼部防护，避免风沙阳光刺激。忌烟酒，少食辛辣肥甘，少长期熬夜用眼。平素多习练站式八段锦中"攒拳怒目"功法。

（曹雪川）

第十二章

白睛疾病

白睛又名白仁、白眼，居目珠最外层，表层透明，里层色白坚韧，有保护眼珠内部组织的作用。五轮属气轮，在脏属肺，腑应大肠，其病变与肺和大肠密切相关。肺合皮毛，主一身之表，为娇脏，易受风热侵袭而致病，清热祛风散邪是白睛疾病常用的治疗方法；肺热可致白睛红赤、肿胀、疼痛等，清热泻肺是治疗白睛疾病的关键；肺与大肠相表里，若大肠传导失司，阳明化火，邪热壅盛，上攻于目，则红赤、肿胀疼痛更甚，此时清泻阳明，通腑泻热可获良效。

白睛外与胞睑、两眦相接，内与黑睛相邻，邻近病变可相互影响。若白睛病变失治误治，迁延不愈，易侵及黑睛影响视力。因此，白睛疾病虽易治预后良好，仍应积极治疗，以防变生他症。

第一节 暴风客热

一、概说

暴风客热是指素体阳热内盛，外感风热而猝发的以白睛红赤、眵多黏稠、热痛或痒痛为主要特征的急性外障眼病，有一定传染性，但不引起广泛流行。多发于春、夏、秋季，常双眼患病，有一眼先患者，一般 1~2 周内痊愈，预后良好。

二、源流

暴风客热病名首见于《银海精微》。《秘传眼科龙木论·暴风客热外障》载："此眼初患之时，忽然白睛胀起，都覆乌睛和瞳人，或痒或痛，泪出难开。"并有治疗方药。《证治准绳·杂病》曰："暴风客热证，非天行赤热尔我感染之比；又非寒热似疟，目痛则病发，病发则目痛之比。乃素养不清，躁急劳苦，客感风热，卒然而发也。虽有肿胀，乃风热夹攻，火在血分之故，治亦易退，非若肿胀如杯等证，久积退迟之比。"对症状描述清楚，对病因认识较全面，提出与天行赤眼之鉴别及预后。后《审视瑶函》基本宗此。

三、病因病机

本病因素体阳热内盛，或过食辛辣炙煿，骤感风热外邪，风热相搏，客于肺经，上攻于目而猝然发病。

四、证候特征

骤然发病，患眼胞睑红肿甚则水肿，白睛红赤，羞明多泪或眵泪胶黏，或晨起眵干胶结，患眼难睁。痒痛并作，重者可见灰白色伪膜附着，拭去复生，不及时治疗或误治易累及黑睛。全身可伴恶寒发热，头痛，流涕，便秘尿赤等症。

五、诊断

1.四诊合参
（1）问诊：问起病时间，起病缓急，眵泪情况，饮食偏好，大便情况等。
（2）望诊：神情痛苦，可见患眼胞睑、白睛红赤肿胀，眵多黏稠。望舌质舌苔。
（3）闻诊：可伴鼻音重浊，口气较重。
（4）切诊：可触及耳前瘰核肿大。脉多浮、数。

2.检查
（1）检查视力：下降不明显。
（2）眼部检查：胞睑红肿，白睛充血、水肿，眵泪胶黏。严重者，胞睑内面可见伪膜附着。
（3）裂隙灯检查：部分患者可见黑睛边缘生翳。
（4）实验室检查：必要时可辅助分泌物涂片、细菌培养、结膜刮片等检查。
通过病史、症状及各种辅助检查，即可明确诊断。

六、现代意义

暴风客热类似于西医学之急性细菌性结膜炎。最常见的致病菌是肺炎双球菌、金黄色葡萄球菌和流感嗜血杆菌。病原体可随季节变化，有研究显示主要以肺炎双球菌为多见，流感嗜血杆菌感染多见于春夏季节。

七、鉴别

本病应与天行赤眼和天行赤眼暴翳相鉴别，鉴别要点见表 12-1。

表 12-1　暴风客热与天行赤眼和天行赤眼暴翳的鉴别诊断

	暴风客热	天行赤眼	天行赤眼暴翳
病因	外感风热之邪	猝感疫疠之气	猝感疫疠之气，内兼肺火亢盛，内外合邪，肝肺同病
眵泪	眵多黏稠	泪多，眵多胶结或清稀	泪多眵稀
白睛	白睛红赤浮肿	白睛红赤浮肿点状或片状白睛溢血	白睛红赤浮肿，或白睛混赤
黑睛星翳	多无黑睛生翳	少有，其星翳易消退，久治不愈者可见	以发病后 1~2 周更多见，星翳多位于中央，日久难消
预后	一般较好	一般较好	重者，黑睛可留点状翳障，渐可消退
传染性	有传染性，但不引起流行	传染性强，易引起广泛流行	同天行赤眼

八、治疗

此病治疗常内外兼施，内治以疏风、清热、清肺、泻阳明为主，加外治。

（一）辨证论治

1. 风重于热

主证：痒痛兼作，胞睑微肿，白睛红赤，羞明多泪。可伴头痛鼻塞、清涕，恶风发热轻。舌苔薄白或微黄，脉浮。

证候分析：病变初起风邪作祟，故痒痛兼作，胞睑微肿，白睛红赤，羞明多泪。头痛、鼻塞等亦风邪外袭所致。此时内热不重，故恶风发热轻，脉舌亦然。

治则：疏风解表，清热退赤。

选方：桑菊饮（《温病条辨》）加减；银翘散（《温病条辨》）加减；羌活胜风汤（《原机启微》）加减。

加减：以上可酌加野菊花、蒲公英、丹皮等。

2. 热重于风

主证：胞睑红肿，白睛红赤或浮肿，眵多胶结。热泪如汤，畏光。甚则胞睑内面灰白色伪膜附着。发热恶寒头痛，口渴烦躁，便秘溲黄。舌红，苔黄，脉数。

证候分析：外感风热，交攻于目，故畏光怕热，热泪如汤，胞睑、白睛红肿，目痛较甚。风热熏灼津液，故眵多黏稠，口渴烦躁，便秘溲黄。热邪灼伤胞睑内面，伪膜生成。脉舌也因热重引起。

治则：清热泻肺，疏风。

选方：银翘散（《温病条辨》）合泻白散（《小儿药证直诀》）加减；泻肺饮（《眼科纂要》）加减；驱风散热饮（《审视瑶函》）加减。

加减：上方中选加桔梗、葶苈子、黄芩、赤芍、丹皮、生大黄、决明子。

3. 风热并重

主证：痛痒交作，白睛赤肿，怕热畏光，泪多眵结。重者可见胞睑内面灰白色伪膜附着，拭去复生。可伴头痛难忍，鼻塞声重，恶寒发热，便秘溲赤，口渴欲饮。严重者耳前臖核肿大，舌红苔黄，脉数有力。

证候分析：内热较甚，复感风热，内外热邪交攻，故局部及全身症状较剧。较重之风热损伤胞睑内面，伪膜生成。热邪伤及头目，耳前臖核肿大。脉舌亦然。

治则：疏风清热，表里双解。

选方：防风通圣散（《宣明论方》）加减；新制柴连汤（《眼科纂要》）加减；银翘散（《温病条辨》）合小承气汤（《伤寒论》）加减。

加减：上方中可选加蒲公英、金银花、野菊花、蝉蜕、黄连上清丸等。

（二）局部治疗

（1）选用抗生素滴眼液及眼膏。

（2）熊胆眼药水，鱼腥草滴眼液，拨云锭滴眼液等。

（3）汤剂口服前熏眼。或以金银花、蒲公英、野菊花、连翘等清热解毒之品，煎汤熏眼。亦可用生大黄片开水泡软贴敷胞睑，或绿茶叶末香油调敷患眼。

（三）针灸治疗

（1）眼针：上焦、肺区，双侧取穴。

（2）普通针刺：合谷、曲池、攒竹、丝竹空、睛明、风池、太阳、外关、少商，双侧取穴。放血疗法：点刺眉弓、眉尖、太阳、耳尖，放血 2~3 滴以泻热消肿。

（四）气功导引

本病可选择气功调神法中之守一法，或性功之水炼法，或选择动功八段锦习练。

九、预后、预防与调护

注意个人卫生，避免脏手揉眼。急性期患者注意消毒，尤其对手帕、毛巾、脸盆等生活用品做到隔离专用。医生接触患者后，应注意洗手消毒，防止交叉感染。患病期忌烟酒，平素少食辛辣炙煿燥热之品。

十、经验介绍

陈某，女，12，岁，2011年4月9日初诊。母代诉：双眼红肿，畏光，流粉红色泪，眼难睁。一周前双眼发红，医院诊为"急性伪膜性结膜炎"，点用多种眼液并输液治疗，不得缓解，求治中医。近日大便数日未行。检查：双眼睑轻浮肿，睑球结膜急性充血，分泌物较多呈绿色，晨起上下睑粘封，流泪不止。脉缓，苔薄黄。中医诊断：暴风客热。西医诊断：急性伪膜性结膜炎。辨证：阳明热毒炽盛。治则：清泻阳明，退赤明目。处方：桑白皮10g，地骨皮10g，菊花10g，赤芍药12g，栀子10g，黄芩12g，蒲公英10g，茯苓10g，生大黄6g，金银花10g，甘草3g。每日1剂，每日3服，每服药汤熏眼。外用：氯霉素眼液、羟苄唑滴眼液交替勤滴，晚上涂以红霉素眼膏。3剂后大便通畅，去生大黄，再进3剂痊愈。

（曹雪川　刘楚玉）

第二节　天行赤眼

一、概说

感受疫疠之气后，白睛暴发红赤，或胞睑内面及白睛见点片溢血，常累及双眼，能迅速传播并引起广泛流行的眼病为天行赤眼，又名天行赤目、天行赤热等。本病传染性极强，潜伏期短，患者常有传染接触史。多于24小时内双眼同时或先后发病，起病急剧，眼部刺激症状重。本病常呈暴发流行，多见于学校、幼儿园、宾馆、游泳池、电影院等人群聚集之地。

二、源流

本病病名见于《银海精微》曰："天行赤眼者，谓天地流行毒气，能传染于人，一人害眼，传于一家，不论大小，皆传一遍，是谓天行赤眼……此症只气候瘴毒之染，虽肿痛之重，终不伤黑睛瞳人也。"其对病因、证候特征、预后认识清楚。《秘传眼科龙木论》提出具体治疗方药，且强调不可镰洗。《证治准绳·杂病》中"天行赤热证"对本病临床特征描述详细。

三、病因病机

（1）疫疠伤目：猝感疫疠之气，疫毒伤目，急剧发病。
（2）内外合邪：平素肺胃积热，外感疫疠之气，疫热合邪，交攻于目。

四、证候特征

一人发病，互相传染，引起流行。发病急剧，患眼骤见白睛红赤，或白睛、胞睑内面见点、片状溢血，涩痒不适，灼热疼痛。眵胶结或清稀，热泪如汤，怕热羞明。双眼同时或先后发病。日久不愈易并发黑睛星翳。

五、诊断

1.四诊合参
（1）问诊：有无接触史，家中有无先患者，一般能追踪到传染源。是否有畏光，痒涩，疼痛，羞明，灼热，眵泪情况。
（2）望诊：神情痛苦，望胞睑及内面、白睛情况。望舌质舌苔。
（3）闻诊：无特殊。
（4）切诊：耳前、颌下是否可触及肿大臖核。

2.检查
（1）检查视力：无明显下降。
（2）眼部检查：胞睑红肿，白睛红赤，白睛或胞睑内面或有溢血呈点、片状。
（3）裂隙灯检查：久病者可见黑睛星翳，荧光素染色（+）。
（4）实验室检查：分泌物涂片及结膜刮片镜检见单核白细胞增多。
通过仔细询问病史，根据临床症状及上述各种检查，即可明确诊断。

六、现代意义

本病类似西医学之急性传染性结膜炎，可由肺炎双球菌、70型肠道病毒（偶由A24型柯萨奇病毒）等感染引起，是一种呈暴发流行的眼部传染病。急性出血性结膜炎被列入国家法定丙类传染病。

七、鉴别

本病鉴别见暴风客热。

八、治疗

（一）辨证论治

1. 初感疫疠

主证：病初起，多见眼局部症状为主，且症状较轻，全身症状不明显。

证候分析：初感疫疠，内热不重，故局部病变较全身症状明显，如白睛红赤，眵泪增多，痒涩不适等。舌脉可无明显异常。

治则：疏散风邪，清热退赤。

选方：银翘散（《温病条辨》）合泻白散（《小儿药证直诀》）加减；驱风散热饮子（《审视瑶函》）加减；桑菊饮（《温病条辨》）加减。

加减：上方选加金银花、野菊花、蒲公英、紫花地丁、丹皮、赤芍、紫草等。

2. 疫热炽盛

主证：患眼胞睑红肿，灼热疼痛，白睛赤丝鲜红满布，眵泪黏稠。可伴口渴烦躁，便秘溲赤。严重者头痛，耳前臑核肿大。苔黄，脉数。

证候分析：肺胃素有积热，复感疫疠之气，内外疫热交攻，故胞睑红肿，灼热疼痛，白睛赤丝鲜红满布。热邪伤津，故眵泪黏稠、口渴、便秘溲赤。热毒炽盛，上扰神明，故烦躁、头痛。疫热伤及头面，故耳前臑核肿大。舌脉亦然。

治则：清热泻火，解毒散邪。

选方：普济消毒饮（《东垣试效方》）加减；泻肺饮（《眼科纂要》）加减；五味消毒饮（《医宗金鉴》）加减。

加减：上方酌加生地、木贼、夏枯草、蝉蜕、车前子、生大黄等。

3. 疫毒伤络

主证：除上述证候外，尚见白睛或睑内点、片状溢血。

证候分析：疫邪热毒炽盛，灼伤血络，迫血妄行，血溢脉外，故白睛或睑内出血，成点成片。全身症状皆由疫毒所引起。

治则：清热凉血，解毒祛疫。

选方：凉膈连翘散（《银海精微》）加减；清瘟败毒饮（《疫疹一得》）加减；神犀丹（《温热经纬》）加减。

加减：可选加紫草、生地、赤芍、丹皮、蝉蜕、谷精草、生大黄、车前子等。

（二）局部治疗

（1）选用抗病毒、抗生素滴眼液。

（2）鱼腥草滴眼液，拨云锭滴眼液等，每日6次，严重者可频繁滴眼。

（3）汤剂口服前熏眼，或以金银花、蒲公英、野菊花、连翘等清热解毒之品煎汤熏眼，也可将上药煎好后，以纱布包敷胞睑。此外，生大黄片开水泡软贴敷胞睑或用新鲜马齿苋、紫花地丁适量捣烂贴敷胞睑。

（三）针灸治疗

本病针灸治疗参考暴风客热。

（四）气功导引

本病气功导引参考暴风客热。

九、预后、预防与调护

本病预后佳。医、患均应注意消毒，避免传染及医源性感染。注意公共环境卫生和消毒，特别是机关、学校、幼儿园、电影院等人群聚集场所。个人生活用品应做到隔离专用。此病流行期间，少到公共场所。患病期间忌烟酒辛辣，平素饮食宜清淡，少食煎炸食品。

十、经验介绍

陶某，男，32岁，2016年5月6日就诊，双眼突发红赤，畏光流泪，眵多而稠，色淡绿，晨起封眼。清涕，口干喜饮。其小孩患此病，中药治愈。自认为因感染而患。脉缓，苔薄白干。检查：双眼白睛暴赤，结膜急性充血，视力无变化，分泌物多而黏稠。中医诊断：天行赤眼。西医诊断：急性传染性结膜炎。辨证：初染疫疠。治则：疏散疫邪，清热退赤。处方：泻白银翘散加减。药物：桑白皮15g，地骨皮15g，金银花15g，连翘15g，柴胡10g，荆芥10g，薄荷10g，蒲公英15g，菊花10g，栀子15g，赤芍15g，土茯苓15g，甘草3g，3剂，每服前汤药熏眼，治愈。

（曹雪川　刘楚玉）

第三节　天行赤眼暴翳

一、概说

感受疫疠之气后，白睛、黑睛同时受累，发病急骤，易广泛流行，可影响视力的急性传染性眼病为天行赤眼暴翳，又名大患后生翳、暴赤生翳。本病发病无明显季节性，无年龄、性别差异。

二、源流

本病病名首见于《古今医统大全·眼科》，描述为："患眼赤肿，泪出而痛，或致头额俱痛，渐生翳障，遮蔽瞳人，红紫不散。"认为病因是"运气所加，风火淫郁……必有瘀血，宜去之"。《银海精微》论述了本病与天行赤眼的鉴别"大患后生翳者，与天行赤眼同一症也，何分两症治之？天行赤眼只一候或七日愈矣，虽同，无生翳之患"，并提出治疗方法。《秘传眼科龙木论》描述本病临床发病特点为："此眼初患之时，忽然赤肿泪出。若有患者，或轻或重。还从一眼先患，后乃相牵俱损。"《证治准绳》明确提出："七日不愈而有二七者，乃再传也。二七不退者，必其犯触及本虚之故，防他变证矣。"

三、病因病机

（1）外感疫疠：卒感疫疠之气，正不抗邪，损及白睛、黑睛。

（2）疫热伤目：平素肝肺郁火，外感疫疠邪毒，火热疫毒交攻，侵犯肝经，燔灼黑睛，星翳丛生。

四、证候特征

本病发病迅速，易传染流行。临床见胞睑红肿疼痛，白睛混赤，眵少泪多，逐步可见黑睛星翳簇生，疼痛、畏光流泪加重，影响视力。一般双眼齐发或先后发病。全身可伴有倦怠、头痛、发热、耳前臖核肿大压痛等。

五、诊断

1.四诊合参

（1）问诊：问是否有畏光，痒涩、疼痛，异物感，灼热，羞明，眵泪多否。

（2）望诊：神情痛苦，不愿睁眼，低头避光，可见胞睑红肿疼痛，白睛红赤或混赤，畏光流泪。望舌质舌苔。

（3）闻诊：可伴痛苦呻吟。

（4）切诊：胞睑触痛，耳前或可触及肿大臖核，脉象多数。

2.检查

（1）检查视力：可有不同程度视力下降。

（2）眼部检查：胞睑红肿，胞睑内面充血，白睛红赤或混赤。

（3）裂隙灯检查：可见黑睛星点状翳障，荧光素染色（＋）。

（4）实验室检查：结膜刮片可见单核细胞增多。

通过病史询问、症状及各种检查，可作出明确诊断。

六、现代意义

本病类似于西医学的流行性角结膜炎。通常由腺病毒8、腺病毒19、腺病毒29和腺病毒37型（人腺病毒D亚组）致病。传染性强，可散在或流行性发病。临床表现因病毒毒力及个体免疫状况而有较大差异，常合并有角膜病变，严重者可有全身症状。

七、鉴别

本病鉴别见暴风客热。

八、治疗

气轮、风轮同病为本病的发病特点，故治疗时不能局限于祛风清热、退赤消肿，而应重视清肺肝、明目退翳，以免发生变症。

（一）辨证论治

1.疫疠初感

主证：胞睑微肿，白睛红赤，痒痛不适，羞明流泪，眼眵清稀，黑睛星翳初现。可伴头痛发热、鼻塞流涕。舌红，苔薄白或薄黄，脉浮数。

证候分析：肺经初感疠气，外邪上犯，眼部气血壅滞，故胞睑微肿，白睛红赤，痒痛，眼眵清稀。累及黑睛，星翳初现，故羞明流泪。外感疫疠，正邪交争，故头痛发热，鼻塞流涕。舌脉亦然。

治则：清肺除邪，泻热退翳。

选方：银翘散（《温病条辨》）合泻白散（《小儿药证直诀》）加减；泻肺饮（《眼科纂要》）加减；菊花决明散（《证治准绳》）加减。

加减：以上酌加蝉蜕、谷精草、白蒺藜、木贼、葶苈子、苍耳子、辛夷花等。

2.肝胆火炽

主证：患眼视物模糊，碜涩刺痛，畏光流泪，黑睛星翳丛生，白睛混赤。伴头痛耳鸣，口苦咽干，便秘溲赤。舌红，苔黄，脉弦数。

证候分析：素体肺肝热盛，外邪引动实火，内外合邪上犯，故白睛混赤，灼伤黑睛，故星翳簇生。眼部刺激症状较重，乃肺肝实火的表现。舌脉亦然。

治则：清泻肝胆，退翳明目。

选方：龙胆泻肝汤（《医方集解》）加减；解毒清肝汤（《张皆春眼科证治》）加减；凉膈散（《太平惠民和剂局方》）加减。

加减：以上方中酌加菊花、密蒙花、谷精草、蝉蜕、木贼、决明子、青葙子。

3. 正虚邪恋

主证：日久不愈，白睛混赤渐消，黑睛星翳不退。仍畏光流泪，视物不清，目珠干涩、异物感。苔薄，脉缓或细。

证候分析：失治误治，余邪未尽，黑睛星翳不愈，故畏光流泪，视物不清，异物感。黑睛星翳不退，乃正气受损。热病伤阴，故目珠干涩。舌脉亦然。

治则：扶正举陷，退翳明目。

选方：消翳汤（《眼科纂要》）加减；拨云退翳散（《原机启微》）加减；四物退翳汤（《韦文贵眼科临床经验》）加减。

加减：以上方中酌加北沙参、生黄芪、白术、柴胡、升麻等。黑睛星翳久不消退者，加桑叶、荆芥、谷精草、蝉蜕、蛇蜕以清肝明目退翳。

（二）局部治疗

（1）阿昔洛韦滴眼液，更昔洛韦眼用凝胶，必要时配合抗生素类制剂。

（2）鱼腥草滴眼液，重者可频繁滴眼。

（3）角膜上皮修复、保护剂，如贝复舒、羧甲基纤维素钠滴眼液等。

（4）汤剂口服前熏眼，或选金银花、蒲公英、野菊花、连翘等煎汤熏眼。

（三）针灸治疗

（1）眼针：上焦、肝区或肺区，双侧取穴。

（2）普通针刺：双侧承泣、鱼腰、攒竹、阳陵泉、光明、外关、合谷、太冲。

（四）气功导引

本病可选择气功调神法中之守一法，或性功之水练法习练。

（五）西医治疗

本病以局部治疗为主，无特效药物。

九、预后、预防与调护

本病预后、预防与调护参考天行赤眼。

十、经验介绍

龙某，男，30岁，2012年6月5日初诊。主诉：双眼发红，视力下降，磨痛，眵多年余。一年多前患"双眼传染性急性结膜炎"，西药治疗后，异物感，双眼发红未消。又诊为"双眼浅层点状角膜炎"，长期用药未愈。滴用过"干扰素、玻璃酸钠（易贝）、羧甲基纤维素纳、上皮生长因子、氧氟沙星、百力特、地塞米松"等十数种眼液眼膏，病情未减而求中药医治。现觉口干口苦，便秘。脉弦，苔黄腻。检查：矫正视力：右0.3、左0.4，双眼分泌物较多，睑结膜充血（+++），球结膜充血（++），睫状充血（++）。双角膜上皮广泛点状剥脱，染色弥漫点状（+），右眼较重。中医诊断：天行赤眼暴翳。西医诊断：双眼流行性角结膜炎。辨证：肝胆火炽。治则：清泻肝胆，退翳明目。处方：龙胆泻肝汤加减。药物：龙胆草10g，栀子10g，黄芩15g，柴胡10g，生地15g，车前子15g，菊花10g，青葙子15g，决明子15g，木贼10g，蝉蜕10g，赤芍15g，谷精草10g，生黄芪15g，甘草3g。2日一剂，一剂4煎，每日两次，药汤熏眼后再服。局部用药：羧甲基纤维素钠眼液每日3次滴眼。停用以前所有眼液。针灸：眼针：上焦、肝区。双侧取穴。普通针刺：睛明、鱼腰、承泣、太阳、合谷、天枢、足三里、阳陵泉、光明、太冲，双侧取穴。气海或关元，患侧取穴。每日一次，共针12次。共服药10剂，针12次后自觉眼症较前明显好转，视力提高。

复诊：视力：右0.6、左0.8，双眼睑球结膜及睫状充血消退，右角膜染色稀疏点状（+），但双角膜留有较多点片状云翳。脉弦，苔薄舌尖红。治则：退翳明目。处方：拨云退翳散加减。药物：桑叶10g，菊花10g，谷精草10g，川芎10g，荆芥10g，密蒙花10g，蛇蜕1g，茯苓15g，生地15g，甘草3g。连进9剂，仍以药汤熏眼后再服，服法同前。再针刺治疗5次。停用眼药。

再诊：视力：右0.8、左1.0，双眼睑球结膜充血（－），睫状充血（+），染色（－）。右角膜少许点状云翳，左角膜光滑透明，但双角膜扁平，中央变薄。临床治愈。诉开车不能戴原来之眼镜。医生开玩笑说："得过这次角膜炎，相当于做了一次近视眼手术"。

（曹雪川 刘楚玉）

第四节 时复目痒

一、概说

时复目痒是指发病时白睛红赤，目痒难忍，每年至期而发，过时自愈，呈周期性反复发作的外障眼病。一般春暖花开季节发病。多见于青少年男性，常双眼罹患，病程可长达数年至十数年不等，随年龄增长可逐渐减轻或痊愈。

二、源流

《世医得效方》认为"痒极难忍"为本病典型症状，并提出治疗用祛风一字散。《证治准绳·杂病》明确提出病名为"时复症"。在《汉语大字典》中，"时复"释义为"随季节反复重复"。《审视瑶函》对该病以歌括进行总结，描述本病发病特征为"如花如潮，至期而发，过期而又愈……或发于春"，并罗列了治疗方药。随着时代的发展，历代医家对本病认识不断深入。民国康维恂《眼科菁华录·时复之病》说此病："类似赤热，不治自愈，及期而发，过期又愈，如花如潮，久而不治，遂成其害。"

三、病因病机

（1）外感时邪：肺卫不固，外感风热时邪，上犯于目。
（2）内外合邪：脾胃湿热，复感风邪，风湿热邪上壅于目。
（3）血虚生风：肝血亏虚，虚风内动，发为目痒。

四、证候特征

本病每年定期发作。双眼奇痒难忍，白睛红赤，灼热沙涩，微痛不适，羞明流泪，眵如黏丝，天热加重。甚者黑睛两侧边缘见胶状突起之结节。

五、诊断

1.四诊合参
（1）问诊：问发病时间、病程长短，发作是否有季节规律性，是否伴随清涕、鼻痒、鼻塞、喷嚏。
（2）望诊：胞睑轻红肿，白睛红赤或呈灰粉红色，眵清稀，可呈丝状。儿童则低头避光。望舌质舌苔。
（3）闻诊：可有鼻音重浊。
（4）切诊：脉多浮。
2.眼部检查
（1）检查视力：一般无明显改变。
（2）裂隙灯检查：胞睑内面扁平颗粒遍生，累累如铺路卵石。或白睛污红、黄浊，黑睛边缘见灰黄或暗红色胶样隆起结节，重者结节相互融合包绕黑睛边缘。
（3）实验室及特殊检查：结膜刮片可见嗜酸性粒细胞或嗜酸性颗粒，必要时行过敏原检查可辅助诊疗。
通过询问病史、症状，以及上述各种检查，即可明确诊断。

六、现代意义

本病类似于西医学的春季卡他性结膜炎，属变态反应性结膜炎症，是眼部组织对特定过敏原的超敏反应，常见花粉、各种微生物的蛋白质成分、动物皮屑和羽毛等均可能致敏。传统认为 IgE 介导的超敏反应是最基本的发病机制。近年研究认为，该病发病机制同时涉及 I 型超敏反应和 IV 型超敏反应。

七、鉴别

（1）与椒疮鉴别：二者均在胞睑内面有颗粒丛生。区别在于椒疮之颗粒较小，状似花椒，痒涩，无周期性反复发作的特点；而时复目痒之颗粒较大、硬而扁平，呈铺路卵石样排列，双眼奇痒，呈周期性反复发作。

（2）与暴风客热鉴别：暴风客热发病突然，可伴刺痒，眵多黏稠，胶黏似脓。有一定传染性。

八、治疗

（一）辨证论治

1. 风热时邪犯目

主证：眼内奇痒难忍，灼热微痛，眵如黏丝，胞睑内面扁平颗粒遍生，累累如铺路卵石，畏光流泪，见风遇热，病情加重。可兼清涕、鼻痒、鼻塞、喷嚏。舌淡红，苔薄白，脉浮。

证候分析：风热时邪外袭，上壅于目，则目痒难忍、灼热微痛，眵如黏丝。胞睑脉络气血瘀滞，气血不畅，故红赤颗粒遍生。风热系阳邪，故见风遇热，病情加重。清涕、鼻痒、鼻塞、喷嚏及舌脉象均为外感风热的表现。

治则：祛风清热，止痒消滞。

选方：祛风散热饮子（《审视瑶函》）加减；荆防败毒散（《摄生众妙方》）加减；消风散（《外科正宗》）加减。

加减：上方酌加玉屏风散、桑叶、菊花、刺蒺藜、荆芥、蝉蜕、紫草等。

2. 湿热夹风

主证：患眼奇痒甚，胞睑重着，泪多眵稠呈丝状，睑内遍生颗粒如铺路卵石。白睛污黄，甚则黑白睛交界处见胶状隆起之结节。小便短赤。苔黄腻，脉滑数。

证候分析：脾胃湿热内蕴，外受风热时邪，风湿热邪上壅于目，故患眼奇痒尤甚。湿热壅遏，故胞睑重着，泪多眵稠丝状，白睛污黄。湿热胶结于黑白睛交界处，故形成胶状隆起之结节。全身及脉舌亦脾胃湿热的表现。

治则：清热除湿，祛风止痒。

选方：除湿汤（《眼科纂要》）加减；茵陈蒿汤（《伤寒论》）加减；三仁汤（《温病条辨》）加减。

加减：以上方酌加地肤子、白鲜皮、桑白皮、苍耳子、白蒺藜、蝉蜕等。

3. 血虚生风

主证：眼痒势轻，干涩不适，时作时止，白睛污红不退。面色少华或萎黄，爪甲不荣，夜寐不安。舌淡，脉细。

证候分析：血虚生风，故眼痒干涩，痒势不甚，时作时止。肝血亏虚，血不上荣，无力散邪，故白睛污红不退。舌脉亦为肝血不足之象。

治则：补血养肝，熄风止痒。

选方：四物汤（《太平惠民和剂局方》）加减；当归补血汤（《内外伤辨惑论》）加减；八珍汤（《瑞竹堂经验方》）加减。

加减：以上方酌加白芷、防风、刺蒺藜、蝉蜕、蛇蜕、白术、茯苓、山药等。

（二）局部治疗

（1）熊胆眼液、珍珠明目液。

（2）色苷酸钠滴眼液、富马酸依美斯汀滴眼液等，必要时加用激素、抗生素类滴眼液，应用激素类眼液时，注意观察眼压及晶状体情况。

（3）内服药熏患眼。

（三）针灸治疗

（1）眼针：上焦、肺区、肝区，双侧取穴。

（2）普通针刺：双侧瞳子髎、承泣、鱼腰、外关、合谷、足三里、曲池等。

（3）穴位敷贴：每年夏季三伏或冬季三九，行双侧肺、脾、肾三腧，足三里、气海、关元穴位敷贴，可减轻或减少发作。

（四）气功导引

本病可选择调神法中涵养本源法之中和法、命功之医统调气法或动功习练。

九、预后、预防与调护

本病随年龄的增加逐渐减轻或自愈，预后良好。尽量避免接触花粉、粉尘、动物皮毛，户外可戴有色眼镜减轻光刺激。少食或不食辛辣厚味发物。找出过敏原，并尽量避免接触。长期使用激素治疗者，临床不乏激素性青光眼、激素性白内障病例，应密切观察随访眼压及晶状体情况。

十、经验介绍

王某，男，10岁，2014年4月8日就诊。代诉：患者双眼奇痒难忍，发红，畏光流泪数年，每遇春暖花开即发，秋冬症状缓解，伴清涕长流。用过各种眼药及地塞米松眼药水无效。检查：视力：右眼1.0、左眼1.0，双眼睑结膜灰红色充血（++++），并见粟状突起，球结膜水红色充血（+++），分泌物呈黏丝样。双侧角膜缘见棕色胶状隆起之小结节。脉平，苔薄白。中医诊断：时复目痒。西医诊断：春季卡他性结膜炎。辨证：风邪外袭。治则：祛风除邪，固表止痒。处方：温肺止流丹加减。药物：党参15g，荆芥10g，防风10g，细辛5g，桔梗10g，诃子12g，土茯苓15g，黄芪15g，地龙10g，蝉蜕10g，刺蒺藜15g，苍耳子15g，赤芍15g，甘草5g，10剂，水煎，先用煎好之药汤熏眼后服用。每日1剂，1剂4煎，日服3次，每服前熏眼。

1个月后复诊：眼症较前明显有减，因路途遥远，带药10剂回家服用。1个月后，母亲来告，患眼治愈。2017年随访未再发作。

（曹雪川　刘楚玉）

第五节　金疳

一、概说

金疳又名金疡，指白睛表层出现玉粒样小泡，周围赤脉环绕的外障眼病。本病以单眼发病为多，亦有双眼同时或交替发病者，体弱患者常反复发作。

二、源流

金疳之名首见于《证治准绳·杂病》，书中对该病病变部位、症状、预后认识比较明确，曰："金疳证，初起与玉粒相似，至大方变出祸患。生于睥内，必碍珠涩痛以生障翳；生于气轮者，则有珠痛泪流之苦，子后午前阳分气升之时尤重，午后入阴则病略清宁。久而失治，违戒反触者，有变漏之患。"《审视瑶函》则更进一步完善，在治疗上与五轮学说联系起来，提出泻肺汤方药。

三、病因病机

（1）肺经燥热：肺失宣发，气血郁滞。
（2）肺阴不足：虚火上炎，白睛血络瘀滞壅阻。

（3）禀赋不足：脾胃失调，肺金失养。

四、证候特征

本病自感眼部轻微碜涩不适，羞明、流泪，黑睛边缘白睛表面出现灰白色玉粒样小泡，周围发红。小泡多为单个，重者可多至两个以上，可自行破溃后愈合，不留瘢痕。常见于大眦部黑睛旁，易复发。

五、诊断

1. 四诊合参
（1）问诊：问发病时间，病程长短，眼部碜涩不适程度，居住环境。
（2）望诊：黑睛旁白睛表面见灰白色玉粒样小泡，周围赤脉环绕。舌质舌苔。
（3）闻诊：无特殊。
（4）切诊：小泡无压痛，推之可移无粘连。脉象实者多数，虚者多细。

2. 检查
（1）视力检查：无明显改变。
（2）眼部检查：白睛浅层见灰白色小泡，多为单发，压之不痛，推之可移，周围有赤脉环绕，多见于黑睛两旁。
（3）实验室检查：部分患者结核菌素试验阳性。
通过病史、症状的了解，以及上述各种检查，可作出明确诊断。

六、现代意义

本病类似于西医学之泡性结膜炎，是由微生物蛋白质引发的迟发型变态反应性疾病。常见致病微生物有结核杆菌、金黄色葡萄球菌、白色念球菌、球孢子菌属，以及 L1、L2、L3 血清型沙眼衣原体等。

七、鉴别

本病应与火疳相鉴别，鉴别要点见表 12-2。

表 12-2　金疳与火疳的鉴别诊断

	金疳	火疳
病位	白睛表层	白睛深层
病状	灰白色小泡，界限明显，可破溃，推之可移，按之不痛	结节隆起，界限不清，很少溃破，推之不移，按之痛甚

续表

	金疳	火疳
赤脉	小泡四周的赤脉多鲜红	结节四周的赤脉多紫红、暗红
病程	较短	较长
预后	较好，一般不波及瞳神，愈后多不留瘢痕	较差，常波及瞳神，愈后多留瘢痕

八、治疗

（一）辨证论治

1. 肺经燥热

主证：目涩稍痛，泪热眵结，白睛浅层小泡隆起，周围赤脉红赤怒张环绕。兼有口渴鼻干，便秘溲赤。舌红，苔薄黄，脉数。

证候分析：肺经燥热，热邪循经上扰，故白睛局部表现为实热之证，全身兼有肺与大肠燥热的表现。

治则：清肺散结。

选方：泻肺汤（《审视瑶函》）加减；泻白散（《小儿药证直诀》）加减；贝母瓜蒌散（《医学心悟》）加减。

加减：上方酌加桑叶、菊花、赤芍、木贼、夏枯草、决明子，便秘加生大黄。

2. 肺阴不足

主证：隐涩微疼，眼眵不结，白睛小泡扁平，周围赤脉淡红，病久不愈，反复发作。可伴干咳，咽干，潮热烘热，或手心热。舌红，少苔或无苔，脉细数。

证候分析：肺阴不足属虚证，故隐涩微疼，眼眵不结，白睛诸症不剧。全身兼肺阴不足的表现。

治则：滋阴润肺，散结。

选方：养阴清肺汤（《重楼玉钥》）加减；生脉散（《内外伤辨惑论》）加减；百合固金汤（《慎斋遗书》）加减。

加减：上方酌加夏枯草、浙贝母等以清热散结。

3. 肺脾两虚

主证：白睛赤脉轻微，小泡日久不愈或反复发作。可伴咳嗽咯痰，神疲乏力，食少纳呆，便溏或便秘等。舌淡，苔薄白，脉细无力。

证候分析：因肺脾两虚，卫外不固，邪气不盛，故眼症轻微，反复发作。全身兼肺脾两虚的表现。

治则：补益脾肺。

选方：参苓白术散（《太平惠民和剂局方》）加减；四君子汤（《太平惠民和剂局方》）加减；六君子汤（《医学正传》）加减。

加减：上方酌加桑白皮、赤芍等退赤止痛。

（二）局部治疗

（1）0.5% 熊胆眼药水。

（2）激素类滴眼液，如地塞米松，氢化可的松等，注意观察眼压及晶状体变化。

（三）针灸治疗

（1）眼针：上焦、肺区、脾区、胃区，双侧取穴。

（2）普通针刺：双侧攒竹、睛明、丝竹空、承泣、肺俞、合谷、曲池、风池、太渊、足三里、风池等，患侧百会。

（四）气功导引

本病可选择气功中性功之水练法、涵养本源法，或动功之站式八段锦习练。

九、预后、预防与调护

本病病情控制稳定者，预后良好。少食辛辣炙煿之品，适当补充多种维生素。加强锻炼，增强体质。注意居住环境避免潮湿、阴暗。

十、经验介绍

李某，女，22 岁，2013 年 12 月 10 日就诊。右大眼角发红，并起一小疱，稍觉异物感，视力未明显下降。数月前患过同样的病，在此服中药后治愈，现又发作。检查：右大眦部结膜充血，角巩缘见一泡状突起。脉缓，苔薄。中医诊断：金疳。西医诊断：泡性结膜炎。辨证：肺经热邪壅阻。治则：清肺散结，退赤明目。处方：泻白散合化坚二陈丸加减。药物：桑白皮 15g，地骨皮 15g，菊花 10g，陈皮 10g，半夏 15g，僵蚕 15g，川黄连 10g，浮海石 15g，牡蛎 15g，白芥子 15g，路路通 15g，甘草 3g。每日 1 剂，1 剂 3 服。3 剂后治愈。

（曹雪川　刘楚玉）

第六节　火疳

一、概说

因实火上攻白睛，无从宣泄，致白睛深层出现暗紫红色局限性结节隆起的眼病名为火疳，又名火疡。本病多见于成年女性，常单眼发病，也有双眼同时或先后发病者。本病病程长，易反复，失治误治可波及黑睛、黄仁，变生他症，甚至可造成失明。愈后常遗留白睛青蓝，或变生瞳神紧小，瞳神干缺等症。

二、源流

火疳之病名最早见于《证治准绳·杂病》，书中认为本病发病特点为"初起如椒疮，榴子一颗，小而圆，或带横长而圆，如小赤豆，次后渐大，痛者多，不痛者少……此则从内而生也"，对病因、临床症状及鉴别皆有描述。《古今医统大全》载："白膜侵睛：此症肝虚肺盛，故有白膜侵上黑睛。白珠多赤，亦肺有火邪。"《审视瑶函》在《证治准绳》基础上有所发挥，对症状、病因认识及治疗上有所填补，并用歌诀形式加以总结，便于记忆。

三、病因病机

（1）肺热亢盛：气机不利，气血滞结，发于白睛。
（2）火毒蕴结：心肺热毒，火郁不宣，上犯白睛。
（3）风湿热攻目：风湿热内蕴，外感风邪，循经上犯，直逼白睛。
（4）阴虚火旺：肺经郁热，伤阴化火，上攻白睛。
此外，痨瘵、梅毒、历节风等全身疾病常可诱发本病。

四、证候特征

本病病势缓，病程长，易复发。初起患眼涩痛或局部疼痛，羞明流泪，视物不清。白睛常见单个紫红色结节自深部向外突起，周围赤紫血脉包绕，呈圆形或椭圆形，推之不移，压痛拒按。随着病情发展，结节可逐渐增大，一般很少溃破。重者，目痛剧烈，痛连目眶。常单眼发病，也有双眼先后或同时发病者。反复发作后，可发展为白睛青蓝，甚或累及黑睛、瞳神。有的可合并口舌、下阴溃疡。

五、诊断

1. 四诊合参
（1）问诊：问既往病史。问发病时间，病程长短。问患眼是否疼痛，是否畏光流泪，以及是否伴有口舌、下阴溃疡。
（2）望诊：表情痛苦，畏光流泪，白睛里层向外隆起紫红色结节。望舌质舌苔。
（3）闻诊：无特殊。

（4）切诊：紫红色结节推之不移，压痛拒按。脉多弦数。

2. 检查

（1）检查视力：视力轻度下降。

（2）眼压：可轻度升高。

（3）眼部检查：白睛可见由里层向外隆起的紫红色结节，呈圆形或椭圆形，或可融合成环，推之不移，压痛拒按，周围赤紫血脉围绕，压迫时赤紫血脉不消退。

（4）实验室检查：血沉、血清尿酸、类风湿因子、免疫复合物、结核菌素试验、梅毒血清学检查等有助于诊疗。

通过病史、症状，辅助上述各种检查，即可明确诊断。

六、现代意义

本病类似于西医学之巩膜外层炎及前巩膜炎，属复发性、暂时性、自限性巩膜表层组织非特异性炎症。本病可反复发病，持续数年。女性发病率是男性的3倍，好发于20~50岁青壮年，约1/3的患者双眼同时或先后发病。部分患者仅表现为眼红，无明显刺激症状。炎症常累及赤道部前巩膜，多见于角膜缘至直肌附着点之间区域内，以睑裂暴露部位最常见。复发病变可出现在原部位或其他部位。目前病因尚未明了，多认为是外源性抗原免疫反应。患者常有结核、类风湿性关节炎、痛风、病毒感染、结节病、麻风、梅毒、白塞病等原发病。

七、鉴别

本病鉴别见金疳。

八、治疗

（一）辨证论治

1. 肺经热盛

主证：缓慢发病，白睛局部紫红色结节隆起及自觉症状较轻。可伴口干咽痛，咳嗽，便秘。舌红，苔黄，脉数。

证候分析：肺经热盛，循经上犯白睛，致气机不利，气不行血，故气血滞留成瘀，混结成紫红结节。全身症状则因肺经热盛而起。

选方：泻白散（《小儿药证直诀》）加减；泻肺饮（《圣济总录》）加减；银翘散（《温病条辨》）加减。

加减：上方酌加金银花、野菊花、蒲公英、夏枯草、浙贝母、红花、郁金等。

2. 火毒蕴结

主证：发病较急，患眼疼痛较重，羞明流泪，视物不清。白睛结节大而隆起，赤紫血脉怒张包绕，疼痛拒按。可伴烦躁，口苦咽干，呼出之气热。或口舌、下阴溃疡。便秘溲赤。舌红苔黄，脉数有力或弦数。

证候分析：心肺热毒结聚，火毒上攻，致目络壅阻，气血瘀滞，目珠疼痛较重。羞明流泪，白睛结节高隆，脉络赤紫怒张等，为火毒蕴结燔灼之象。全身各症亦火毒炽盛所致。

治则：泻火解毒，凉血散结。

选方：还阴救苦汤（《原机启微》）加减；五味消毒饮（《医宗金鉴》）加减；龙胆泻肝汤（《医方集解》）加减。

加减：上方之温燥药物宜减味或减量，可加生石膏、生大黄清热泻火。

3. 风湿热邪攻目

主证：起病较急，眼珠胀闷疼痛，且有压痛，羞明流泪，视物不清。白睛结节样隆起鲜红，周围赤丝牵绊，病程缠绵。常伴骨节酸痛，身重肢肿甚或变形。胸闷纳减。舌苔黄厚或腻，脉滑数或濡数。

证候分析：湿邪客于肌肉筋骨脉络，郁久化热，外感风邪则风湿热邪上攻白睛，故眼珠胀闷疼痛，且有压痛，羞明流泪，视物不清。气机不畅，气血瘀滞，故结节隆起，湿热夹风则隆起鲜红，赤丝牵绊。湿性黏滞，故病势缠绵。全身各症亦风湿热邪所引起。

治则：祛风除湿，清热散结。

选方：散风除湿活血汤（《中医眼科临床实践》）加减；四妙散（《丹溪心法》）加减；独活寄生汤（《备急千金要方》）加减。

加减：上方酌加丹参、郁金、桑白皮、地骨皮、络石藤、海桐皮等。

4. 阴虚火旺

主证：病情反复发作，迁延不愈。眼酸痛，畏光流泪，视物欠清。白睛结节高隆不甚，血丝紫暗，压痛不甚。可伴口燥咽干，颧红潮热，便秘。舌红或绛，少津，脉细数或细弦。

证候分析：病久邪热伤阴，虚火上炎，正虚邪留，故白睛结节难以消退，血丝紫暗，压痛不甚，病程漫长或反复发作。全身兼见症，则为阴虚火旺所引起。

治则：养阴清热，散结。

选方：养阴清肺汤（《重楼玉钥》）加减；大补阴丸（《丹溪心法》）加减；知柏地黄丸（《医方考》）加减。

加减：上方酌加夏枯草、瓦楞子、丹参、郁金、海浮石等。

（二）局部治疗

（1）糖皮质激素类药物滴眼或结膜下注射，必要时选用抗生素滴眼。

（2）鱼腥草眼液，拨云锭滴眼液。

（3）并发瞳神紧小者，及时以 1% 阿托品滴眼液（眼膏）或托吡卡胺滴眼液散瞳。

（三）全身治疗

（1）可根据实验室检查进行病因治疗，有明确原发病者需积极治疗。
（2）病情严重者，根据病情加服皮质类固醇类或非甾体类抗炎药。

（四）针灸治疗

（1）眼针：肺区、肝区、上焦，任选 2 穴，双侧取穴。
（2）普通针刺：患侧攒竹、睛明、丝竹空、承泣、太阳；双侧肺俞、列缺、鱼际、合谷、曲池、太冲、关元、天枢、光明。

（五）气功导引

本病可选择气功调神法中之守一法、性功之水练法、命功之医统调气法习练，以增强体质。平时可选择动功之站式或坐式八段锦。

九、预后、预防与调护

本病变生他症者可损伤视力乃至失明，宜及早治疗。病情控制稳定者，预后良好。平素宜少食辛辣炙煿之品，慎起居，适寒温。

十、经验介绍

验案 1：张某，女，45 岁，2012 年 5 月 8 日就诊。左眼白睛发红，疼痛，反复发作 4~5 年。诊为"巩膜炎"。并"眼球上注射过激素"。不愿再注射，求中医治疗。检查：视力：OD1.0、OS0.5；左眼白睛外上下象限红赤，呈暗紫红色，外上下方有紫色隆起之结节数个，周围血络粗大，压痛明显。脉缓，苔白。中医诊断：火疳（左）。西医诊断：巩膜炎（左）。辨证：肺热壅盛，眼络瘀阻。治则：泻肺退赤，散结，止痛。处方：泻白散加减。药物：桑白皮 15g，地骨皮 15g，菊花 10g，羌活 15g，白芷 15g，僵蚕 15g，赤芍 15g，栀子 10g，浙贝母 15g，地龙 10g，牡蛎 15g，雷公藤 15g，夏枯草 10g，甘草 3g。每周 6 剂，2 周后红赤消退，疼痛消失，但白睛紫色隆起之结节仍存，周围血络粗大有所减轻，临床治愈。

验案 2：戴某，男，2014 年 2 月 11 日初诊。左眼发红，疼痛 2 个月。去年 4 月患"角膜溃疡"，经住院治愈。曾"口腔溃疡，生殖器溃疡"，诊为"白塞病"。此次被诊为"巩膜炎"，不愿"眼睛上打针"而求治于中医。检查：视力：OD0.6、OS0.6；左眼白睛外上下象限水肿充血，呈暗红色，血管粗大迂曲，压痛明显。外侧巩膜见红色结节 2 个，脉弦，苔薄。中医诊断：火疳（左）。西医诊断：左眼巩膜炎。辨证：肺热邪壅，眼络瘀阻。治则：清肺退赤，散结止痛。处方：泻白散加味。药物：桑皮 15g，地骨皮 15g，菊花 10g，羌活 15g，白芷 15g，僵蚕 15g，地龙 10g，夏枯草 10g，栀子 10g，赤芍 15g，全蝎 15g，雷公藤 15g，心不干 15g，浙贝母 15g，甘草 3g。每周 3 剂，连服 9 剂，每剂煎 4~5 次，日服 2~3 次。服药后眼部红赤疼痛消失。检查：外眦部结膜肥厚，轻充血，有 2 支血管粗大迂曲，外眦部红色结节消退，仅见一白色小结节。临床治愈。

（曹雪川　刘楚玉）

第七节　白涩症

一、概说

自觉眼内干涩不适，白睛无赤肿，严重者视物不清的眼病称为白涩症。本病多双眼发病，与年龄、季节无关，女性多发，药物治疗难取速效。

二、源流

《诸病源候论》中有"目涩候"，与本病有相似之处，但记载过简。《证治准绳·杂病》中"白眼痛"及"干涩昏花"与此病有相同内容。白涩症之病名首见于《审视瑶函》，该书在《证治准绳》基础上对其主证进行了描述："不肿不赤，爽快不得，沙涩昏朦，名曰白涩……此症南人俗称白眼，其病不肿不赤，只是涩痛。"该书认为本病病因及发病季节为"气分隐伏之火，脾肺络湿热，秋天多患此"，并提出治疗用桑白皮汤。

三、病因病机

（1）邪热留恋：暴风客热或天行赤眼治疗不彻底，余邪未清，隐伏于肺脾之络而发病。

（2）肺阴不足：虚火上炎，目失濡润。

（3）饮食不节：嗜烟酒辛辣，脾胃蕴积湿热，气机不畅，目窍失养。

（4）肝肾亏损：阴血不足，目失濡养。

四、证候特征

患眼常干涩不爽，瞬目频频，或微畏光或流泪，灼热微痒，白睛不红不肿，眦头或有白色泡沫样眼眵,睑内如常或微见赤丝细脉。久视劳累,症状加重。

五、诊断

1.四诊合参
(1)问诊:问发病的时间,病程长短,患眼不适是否在患"红眼病"后出现。
(2)望诊:白睛不红不肿或赤脉隐隐。望舌质舌苔。
(3)闻诊:无特殊。
(4)切诊:脉细或濡。

2.检查
(1)检查视力:无明显变化。
(2)眼部检查:白睛不红不肿或赤脉隐隐,睑内如常或微见赤丝细脉。
(3)裂隙灯检查:患眼黑睛或见星点翳障,荧光素染色(+)。
通过病史、症状的了解,以及上述各种检查,即可明确诊断。

六、现代意义

本病类似于西医之慢性结膜炎、浅层点状角膜炎角膜上皮剥脱等失治误治。慢性结膜炎进展缓慢,持续时间长,可单眼或双眼发病。

七、鉴别

1.与椒疮鉴别
椒疮也有痒涩不适,赤脉隐隐,但病变位于上睑内面,可见明显细小颗粒,状如花椒,色红而硬。

2.与聚星障鉴别
聚星障是发于黑睛的星翳,可互相融合,成树枝状、地图状,肉眼可见,裂隙灯下更加明显。

八、治疗

(一)辨证论治

1.邪热留恋
主证:常因暴风客热或天行赤眼治不彻底,白睛赤丝细脉迟迟不退,睑内轻度红赤,少量眼眵,畏光流泪,干涩不适。舌红,苔薄,脉数。

证候分析：热邪伤阴，余邪未尽，隐伏于肺脾两经，故白睛赤丝细脉迟迟不退，睑内轻度红赤。伏热伤津，则见少量眼眵，畏光或流泪，干涩不适，瞬目频频，灼热微痒。舌脉亦然。

治则：清肺明目。

选方：桑白皮汤（《审视瑶函》）加减；泻白散（《小儿药证直诀》）加减；桑菊饮（《温病条辨》）加减。

加减：酌加麦冬、玉竹等。

2. 肺阴不足

主证：眼干涩泪少，不耐久视，白睛如常或稍有赤丝，黑睛可见细点星翳，反复迁延。可伴干咳少痰，咽干便秘。舌红少津，脉细无力。

证候分析：肺阴不足，目失濡润，故眼干涩，不耐久视。黑睛受损，病久失治，见细点星翳。虚火上炎故白睛有赤脉。全身症状为肺阴不足之象。舌脉皆然。

治则：养阴润肺。

选方：养阴清肺汤（《重楼玉钥》）加减；生脉散（《内外伤辨惑论》）加减；百合固金汤（《慎斋遗书》）加减。

加减：上方加太子参、五味子、蝉蜕、菊花、谷精草、密蒙花等。

3. 脾胃湿热

主证：患眼干涩隐痛，眦部可见白色泡沫样眼眵。胞睑重坠，睑内可有粟粒样小泡，白睛淡赤，持久不愈。可伴口黏口臭、便秘溲赤。舌苔黄腻，脉濡。

证候分析：脾胃湿热郁于胞睑，气机不利，则眼内干涩隐痛，胞睑重坠，睑内粟粒样小泡。湿滞热蒸，故目眦生眵，白睛淡赤。湿性黏滞，故持久不愈。全身症状皆为脾胃湿热之象。脉舌相同。

治则：清热除湿，宣畅气机。

选方：三仁汤（《温病条辨》）加减；四妙散（《丹溪心法》）加减；归芍红花散（《审视瑶函》）加减。

加减：酌加炒黄芩、桑白皮、地骨皮等。

4. 肝肾阴虚

主证：患眼干涩畏光，双眼频眨，视物欠佳，白睛隐红，久视疲劳则诸证加重。伴口干少津，头晕耳鸣，腰膝酸软，夜寐多梦。舌红，苔薄或无苔，脉细。

证候分析：肝肾阴虚，目失所养，故干涩畏光，双眼频眨。虚火上扰，故畏光，白睛隐红，久视疲劳则诸证加重。全身症状为肝肾亏损，阴血不足之象。

治则：滋补肝肾，养血明目。

选方：杞菊地黄丸（《医级宝鉴》）加减；驻景丸（《银海精微》）加减；知柏地黄丸（《医方考》）加减。

加减：上方酌加五味子、玄参、石斛、麦冬、赤芍、桑白皮、地骨皮等。

（二）针灸治疗

（1）眼针：上焦、肺区、肝区、肾区，选1~2穴，双侧取穴。
（2）普通针刺：双侧攒竹、睛明、丝竹空、承泣、太阳、肺俞、列缺、阴郄、合谷、曲池、三阴交、光明、太冲。

（三）中药制剂

本病辨证选用杞菊地黄丸、明目地黄丸、知柏地黄丸、石斛夜光丸等内服。

（四）局部治疗

（1）珍珠明目滴眼液，拨云锭滴眼液。
（2）必要时滴用抗生素。
（3）酌选玻璃酸钠滴眼液、羧甲基纤维素钠滴眼液等。

（五）气功导引

本病可选择气功调神法中之守一法，或选择动功之站式八段锦习练。

九、预后、预防与调护

患暴风客热或天行赤眼应治疗彻底。忌烟酒，少食辛辣炙煿，饮食宜清淡。注意用眼卫生，避免熬夜、过度用眼。本病病势缠绵，预后良好。

（曹雪川　刘楚玉）

第八节　色似胭脂

一、概说

白睛表层下血络破裂，血溢络外的外障眼病称为色似胭脂，又名白睛溢血。本病多见于50岁以上的中老年人，能自行消退，预后良好。

二、源流

色似胭脂病名首见于《证治准绳·杂病》，书中描述主证为："不论上下左右，但见一片或一点红血，俨似胭脂抹者是也。"其认为病因病机是"此血不循经络而来"，提出治疗原则，病属轻浅，能不治自愈，故无具体方药。《审视瑶函》在此基础之上，完善了病因病机，曰："此症白睛不论上下左右，但见一片或一点红血，俨似胭脂者是。此因血热妄行，不循经络，偶然热客肺膜之内，滞而成患。常有因嗽起者，皆肺气不清之故。"其对病因病机认识较前深入，提出治疗原则为"清肺散血"，并罗列方药，仍指导当今实践。

三、病因病机

（1）邪热客肺：热客肺经，肺气不降，热盛则迫血妄行，脉络破损，血溢白睛。
（2）阴虚火旺：年老肝肾不足，阴虚内热，虚火上炎，灼伤脉络，血溢络外。
此外，剧烈呛咳、呕吐，气逆上冲；酗酒过度，湿热上熏；妇女逆经和眼部外伤等均可导致本病。

四、证候特征

本病常无明显自觉症状，多为他人发现，白睛一处鲜红，边界清楚，出血多者呈暗红，可遍及整个白睛。发病3天内出血可有增加趋势，一般一周左右逐渐消退。

五、诊断

1. 四诊合参
（1）问诊：问年龄，问发病时间，诱因（如饮食辛辣炙煿、剧烈咳嗽、呕吐、便秘努挣、眼部外伤等），问全身有无其他疾病，如眩晕、中风等。
（2）望诊：白睛点片状出血斑，边界清楚。出血量、出血的多少。望舌质舌苔。
（3）闻诊：无特殊。
（4）切诊：脉象实者多弦或弦数，虚者多细或弦细。
2. 检查
（1）视力检查：无明显改变。
（2）眼部检查：白睛浅层下出现点、片状出血斑，边界清楚，出血量多者遍及白睛。初期色鲜红，出血较多则呈暗紫色。
通过病史、症状及眼部检查，即可作出明确诊断。

六、现代意义

本病类似西医学之结膜下出血。结膜下出血不是独立的病种，极少能找到确切病因。单眼发病多见，可发生于任何年龄组，又以50岁以上人群高发。可能相关的病因有：外伤（眼外伤或头部挤压伤），结膜炎症，高血压，动脉硬化，肾炎，血液病（如白血病、血友病），某些传染性疾病（如败血症、伤寒）等。

七、鉴别

本病根据病史和临床表现，可明确诊断，无须鉴别。

八、治疗

（一）辨证论治

1. 热邪客肺

主证：白睛表层见血点、血斑，边界清楚，颜色鲜红或暗红。可伴咽痛咳嗽，痰稠色黄，口渴欲饮，便秘溲赤。舌红，苔黄少津，脉弦或弦数。

证候分析：热客肺经，热邪灼伤白睛血络，血络破裂，血溢络外，故见点、片状血斑。少量出血颜色鲜红，量多者暗红。全身兼见症为肺热所致。舌脉亦然。

治则：清肺凉血，化瘀退赤。

选方：泻白散（《小儿药证直诀》）加减；退赤散（《审视瑶函》）加减；麻杏石甘汤（《伤寒论》）加减。

加减：上方可酌加黄芩、栀子、桃仁、红花、赤芍、地龙、鸡血藤等。

2. 阴虚火旺

主证：白睛溢血，血色鲜红，反复发作。可伴颧红口干，心烦少寐等。舌红或红绛，少苔，脉细数或细缓。

证候分析：肝肾不足，阴虚不能制火，虚火上炎灼络，血溢络外，故白睛溢血，反复发作。全身兼见症为阴虚火旺的表现。脉舌亦同。

治则：滋阴降火，凉血散瘀。

选方：知柏地黄丸（《医方考》）加减；大补阴丸（《丹溪心法》）加减；滋阴降火汤（《寿世保元》）加减。

加减：上方可酌加柏子仁、五味子、三七、丹参、赤芍等。

此外，由剧烈呛咳、呕吐、逆经、外伤等导致的白睛溢血，针对病因论治。

（二）局部治疗

本病初起宜冷敷减轻出血，3天后无继续出血，则改为热敷，促进瘀血吸收。可配合云南白药胶囊口服。

（三）针灸治疗

（1）眼针：双侧上焦区、肺区、肝区、肾区，取1~2穴。

（2）普通针刺：双侧攒竹、睛明、丝竹空、承泣、太阳、肺俞、列缺、合谷、曲池、阴郄、膻中、尺泽，痰多加丰隆。

（四）气功导引

本病可选择气功调神法中之守一法，或静功之水练法习练。

九、预后、预防与调护

本病预后良好。注意平素少食辛辣炙煿肥甘之品，以防火热内生。注意劳逸结合，多饮水，多食用水果蔬菜及粗粮，保持大便通畅。高血压患者，注意血压情况，稳定血压。

十、经验介绍

李某，女，76岁，1996年11月12日就诊。数年前白睛溢血，咳嗽，经我处中药3剂治愈，并咳嗽也愈。此次又患，通过医务处按病历查找到当年治疗医师而就诊。检查：左眼白睛溢血，出血几乎遮盖整个白睛。咳嗽，痰稠色黄绿。脉弦，苔黄。中医诊断：色似胭脂。西医诊断：结膜下出血。辨证：肺热雍盛，迫血妄引。治则：清肺活血散瘀。处方：泻白散合四物汤加减。药物：桑白皮15g，地骨皮15g，当归15g，川芎10g，赤芍药5g，黄芩15g，前胡15g，地龙10g，生蒲黄10g，五灵脂15g，桃仁10g，红花5g，甘草3g。3剂，每剂4煎，2日一剂，共服6剂后，诸症痊愈。

（曹雪川　刘楚玉）

第九节　黄油症

一、概说

眼无其他疾病，白睛表面内外两侧见淡黄或深棕色隆起，其状如脂肪，不痛不痒的外障眼病称黄油症。中年以上人群多见，云南为高发地区，特别香格里拉地区发病率较高。

二、源流

本病最早见于《证治准绳·杂病》中，曰："黄油症，生于气轮，状如脂而淡黄浮嫩，乃金受土之湿热也。不肿不疼，目亦不昏，故人不求治，无他患，至老只如此。"对发病部位、临床症状、病因、预后的良好等，有明确的论述。

三、病因病机

（1）湿热蕴积：饮食不节，过食辛辣，脾胃受损，脾胃湿热积聚，土不生金、金受土湿热上犯而患。

（2）外损：内外两侧白睛时常暴露于外，若有外来因素，首先受之。如久处风沙、烟火、光线及日照过强等长期刺激，致白睛增厚变质，色素增生而患。

（3）年岁因素：随年岁增加，白睛老化，变质增厚，色素增生浑浊而成。

四、证候特征

本病白睛表面内外两侧，可见淡黄或深棕色轻微隆起之斑块，状如薄脂，有的周围有细小血络包围，多无自觉症状。

五、诊断

（1）问诊：问发病时间，有无痛痒及异物感，问有无视力变化，问大便情况。

（2）望诊：多见于成人及老年，白睛表面内外两侧见淡黄或棕色隆起，与黑睛边缘大约有1mm距离，呈不规则圆形或三角形，状如薄脂，长期观察不向黑睛发展。内侧多发且大而厚，外侧较轻。

（3）切诊：脉多弦。

（4）闻诊：声音及气味无特殊。

六、现代意义

本病从病位及证候特征来看，即西医之睑裂斑，认为是中年以上人群长期受光线、风沙、烟尘等刺激后，结膜基质变性和弹力纤维增生所形成的囊肿样腔隙。

七、鉴别

本病临床须与胬肉攀睛、金疳相辨别。

胬肉攀睛状若蝉翼，由大眦角开始，向黑睛发展，甚至可遮盖瞳仁而影响视力，呈肉红色膜状，并有血脉伴随。严重者可影响眼球活动，并有头颈体之分。

金疳有轻度异物感，或见畏光流泪，大眦部白睛表面见如玉粒之小泡，周围绕以赤脉，患者因眼睛不适而就诊，不会长期存在。

综合以上，各病有其特点，鉴别较易。

八、治疗

本病无须治疗。若认为影响美观者，可对症选方以治。

1.湿热蕴积

主证：眦部白睛表面一侧或两侧见淡黄或深棕色隆起，状如油脂，周围见较少血络包围，眼无不适。口苦口干，口臭，便秘等。脉弦或细弦，苔黄或黄腻。

证析：久处烟火、风沙，日照过长过强等，再加平素饮食不节，喜食辛辣厚味，脾胃受损，湿热蕴积上犯，熏灼目窍，并停滞于白睛，结或斑块。其口干口苦口臭，大便秘结等，为湿热蕴积所致，脉舌亦然。

治则：清热除湿，散结明目。

选方：甘露清毒丹（《温热经纬》）加减；三仁汤（《温病条辨》）加减；蚕矢汤（《霍乱论》）加减。

2.肺热血郁

主证：平素嗜好烟酒，两眦白睛表面见淡黄或深棕色隆起，状如油脂，或白睛混浊，或伴白睛发红，眼无不适。经常咳吐浓痰，或痰色黄绿，甚则喘嗽并发，或便秘。脉弦或细，苔薄黄或白干，舌红或紫暗。

证候分析：嗜烟嗜酒，必致肺经热邪太盛。热邪熏灼白睛，故表面颜色变黄，或呈棕色隆起，状如油脂。白睛属肺，肺经热邪积于白睛，白睛失去清纯，故混浊。热邪灼肺伤津，故咳吐浓痰、色黄绿。肺热气逆不降，故喘嗽并发，时有便秘。脉舌亦因肺热引起，舌质紫暗，白睛发红等，也因肺经郁热，血脉阻滞所致。

治则：清肺活血，明目。

选方：泻白散（《小儿药证直诀》）合四物汤（《和剂局方》）加减；桑叶连贝散（云南验方）加减；苇茎汤（《备急千金药方》）加减。

加减：以上方中选加菊花、桑白皮、半夏、路路通、夏枯草、玄参、牡蛎等。

九、预后预防

本病不影响视力，预后良好，但往往患者较紧张，需耐心向患者解释，正如《证治准绳》所言，如果眼无其他疾患，"到老也是原样"。宜自小尽量避免光线、风沙、烟火等刺激，室外工作者加强防护；注意饮食调理，少食辛辣香燥油炸之物，不嗜烟酒。保持大便通畅。

刘按　白睛病多由风热外袭，肺经热邪，阳明热毒所引起。故有"目不因火不病"之说。白睛五轮属气轮，在脏属肺，其病主要表现为红赤、血络粗大、结节等。

泻白散乃清肺热第一方，故为治白睛病之打底方。临床各种白睛病，皆可在此基础方上，随症加味即可。如暴风客热，天行赤眼，病位浅，多因风热在表，宜疏散风热，退赤明目。严重者加清热泻火类。金疳，有如玉粒之小疱并发红，宜加软坚散结，通络退赤药物；火疳，疼痛明显，部位深病情重，多反复发作，并有结节，病因与厉节（类风湿关节炎）、痛风等疾病有关，又宜加活血祛瘀、祛风除湿通络、散结止痛、泻火退赤之药；白睛溢血，因血络破损，血溢脉外不散，故宜加活血祛瘀、凉血通络之品。另有西学之"结膜淋巴囊肿"，治宜加软坚散结、通络利水蕈。以上疾病，若肺移热于大肠，兼阳明热毒腑实者，则要清泻阳明，通腑泻热。

（刘楚玉）

第十三章

黑睛疾病

黑睛又称黑眼、黑仁、乌珠、乌睛、青睛、神珠等，位于目珠前部正中央，近似圆形，质地至清至纯，是神光发越的重要组织，保证着目珠的结构完整，故《证治准绳》曰："有包卫涵养之功。"

黑睛病属外障眼病，黑睛暴露在外，发病多由外伤引起；目在头面，风为阳邪，性轻扬，黑睛易受，其中尤以风热居多；黑睛属风轮，在脏属肝，肝胆火炽，循经上犯，则疼痛剧烈，星翳丛生；脾胃湿热，复感外邪，内外合邪上攻，则病情严重，缠绵难愈；疾病后期或反复发作，多为肝阴不足或正不胜邪。

黑睛有敏锐之脉络，发病后，疼痛沙涩不适、畏光流泪严重。无血络，营养较差，患病较难速愈。黑睛清纯透明，外伤或致病后，则生星翳；严重者，黑睛溃破、黄仁脱出、瞳神变形，形成正漏、蟹睛、钉翳；向内传变，可致黄液上冲、瞳神紧小、瞳神干缺、旋螺突起等；若邪毒乘势侵入珠内，可致目珠化脓、萎缩，导致整个眼球毁坏。病位表浅，预后较佳。失治误治，可引起严重变症。黑睛生翳伴疼痛红赤者为新翳，愈后留下之瘢痕不红不痛者为宿翳。根据厚薄，分为云翳、斑翳和白斑。

黑睛疾病的治疗以消翳、除障、明目为目的。治疗多用苦寒药，当掌握时机，中病即止，以免损脾伤胃，邪气冰伏，翳障难消。

第一节　聚星障

一、概说

聚星障是指黑睛骤生多个细小星翳，或联缀、或团聚、或散漫，伴有涩痛、畏光、流泪、白睛发红等表现的眼病。常在热病后发生，多单眼患病，亦可双眼同时或先后发病。病程长，易反复发作。不及时治疗，可严重影响视力。临床发病男多于女，一般为成人。

二、源流

《原机启微》虽未立病名，但在"风热不制之病"中，对主要特征作了描述"翳如秤星者，或一点，或三四点，而至数十点"，提出用"羌活胜风汤"治疗。"聚星障"病名首见于《证治准绳·杂病》，"聚星障证，乌珠上有细颗，或白色，或微黄，微黄者急而变重。或联缀，或团聚，或散漫，或一同生起，或先后逐渐一而二，二而三，三而四，四而六七八十数余。如此生起者，初起者易治，生定者退迟，能大者有变，团聚生大而作一块者，有凝脂之变。若兼赤脉爬绊者退迟"，详细论述了临床特点及发展变化，病因多为"痰火"，提出治疗用羚羊角散。《审视瑶函》秉承《证治准绳》，只提出治疗用海藏地黄散。后世少有发挥。

三、病因病机

（1）外感风邪：风热或风寒之邪上袭黑睛。
（2）肝胆火炽：外邪入里化热，或肝胆火素盛，风火相搏，循经上攻黑睛。
（3）饮食不节：过食肥甘香燥，脾胃酿生湿热，湿热之邪循经上犯黑睛。
（4）正虚邪盛：久病正虚、气血不足，目失荣养；或肝肾阴虚，虚火上炎，灼伤黑睛。

四、证候特征

本病自觉患眼沙涩疼痛，羞明畏光流泪，伴视力障碍。抱轮红赤，黑睛翳障。

五、诊断

1. 四诊合参
（1）问诊：问病史，问发病前有无劳累、熬夜、感冒发热等。问自觉症状。
（2）望诊：望胞睑是否难开，流泪、白睛发红情况。望面色、舌苔、舌色。
（3）闻诊：闻患者语音，注意有无疼痛呻吟。
（4）切诊：切患者寸口脉。触患者耳前有无肿核。

2. 检查
（1）检查视力：不同程度视力障碍。
（2）检查白睛：抱轮红赤或白睛混赤。
（3）裂隙灯显微镜检查：黑睛病变早期有多个针尖或秤星大小之星翳，继之相互融合如树枝状或地图状。荧光素钠染色阳性。

通过对病史询问及以上检查，即可作出明确诊断。

六、鉴别

本病需与如下疾病鉴别：

（1）椒疮黑睛星翳：二者均有黑睛生翳，椒疮星翳继发于椒疮后期，为椒疮并发症，表现为黑睛上部见星点翳障，翳障多在赤脉尽处；聚星障起病急，黑睛翳障无赤脉相联。

（2）凝脂翳：二者均病在黑睛，但聚星障多在热病后发生，且易复发。凝脂翳状如凝脂。病因不同，临床表现不同，较易鉴别。

七、现代意义

本病包括西医学单纯疱疹病毒性角膜炎，是由单纯疱疹病毒感染引起的角膜炎，是一种严重的世界性致盲眼病，发病率和致盲率均占角膜炎的首位。单纯疱疹病毒 HSV 是一种常感染人的 DNA 病毒，分为 I 型和 II 型（HSV-1 和 HSV-2）两个血清型。大多数眼部疱疹感染由 HSV-1 型引起。另外浅层点状角膜炎及浅层角膜上皮糜烂也应包括在此范围内。

八、治疗

（一）辨证论治

1.外感风热

主证：黑睛浅层骤生细小星翳，或聚或散，抱轮红赤，羞明流泪，沙涩疼痛。恶寒发热，热重寒轻，口干或有咽痛，舌苔薄黄或白干，脉浮数。

证候分析：风性轻扬，热性炎上，风热之邪侵犯黑睛，故见黑睛骤生星翳，抱轮红赤。黑睛受损，故沙涩疼痛。风性善行而数变，故星翳或聚或散。风邪入侵，卫气失宣，故发热恶寒。热为阳邪，故发热重，恶寒轻。风热上犯于咽，故口干或有咽痛。舌苔薄黄，脉浮数，为风热在表之征。

治则：祛风清热，明目退翳。

选方：银翘散（《温病条辨》）加减；桑菊饮（《温病条辨》）加减；菊花决明散（《审视瑶函》）加减。

加减：以上方中可选加赤芍、大青叶、板蓝根、蝉蜕、木贼、谷精草等。

2.外感风寒

主证：黑睛浅层骤生细小星翳，或散或聚，抱轮微红或红赤不显。沙涩疼痛，羞明流泪。恶寒发热，热轻寒重，身痛，清涕长流，舌苔薄白，脉浮紧或浮。

证候分析：风寒侵袭，上犯黑睛，黑睛受损，故见黑睛生翳，或聚或散。黑睛破损故疼痛，沙涩羞明、流泪。风寒未化热，故抱轮红赤不显。风寒困于周身，卫气失宣，故身痛，流清涕；舌脉为风寒在表之证。

治则：祛风散寒，明目退翳。

选方：荆防败毒散（《摄生众妙方》）加减；八味大发散（《眼科奇书》）加减；麻黄汤（《伤寒论》）加减。

加减：以上方中选加白芷、细辛、羌活、藁本、川芎、蝉蜕、木贼。

3.肝胆火炽

主证：黑睛星翳渐次扩大加深，联缀成树枝状或圆盘状。白睛混赤，热泪如汤，羞明剧痛，沙涩难睁。口苦咽干，尿短赤。舌红苔黄，脉弦。

证候分析：黑睛属风轮，内应于肝，素肝胆火炽，复感外邪，内外合邪，循经上攻黑睛，黑睛受灼，故病变扩大加深，症状剧烈。口苦咽干，尿短赤为肝火炽盛之候。脉舌亦然。

治则：清肝泻火，明目退翳。

方药：龙胆泻肝汤（《医方集解》）加减；泻青丸（《小儿药证直诀》）加减；当归龙荟丸（《丹溪心法》）加减。

加减：以上方中选加菊花、决明子、桑叶、谷精草、木贼等。

4.湿热蕴蒸

主证：黑睛生翳溃破，或边缘混浊不清，联缀成片，形如圆盘，抱轮红赤。反复发作，缠绵不愈。头重胸闷，溲黄便溏，口黏。舌红苔黄腻，脉滑。

证候分析：过食肥甘厚味，酿成脾胃湿热。湿热之邪蕴蒸黑睛，故黑睛生翳溃破，或边缘混浊不清。湿性重浊黏腻，与热邪胶结，留恋不去，故病情缠绵，反复发作。湿热之邪阻遏，气机不利，故头重胸闷。脾为湿困，运化失职，故便溏，口黏。舌脉均为湿热所致。

治则：清热利湿，退翳明目。

选方：三仁汤（《温病条辨》）；甘露消毒丹（《温热经纬》）加减；黄芩滑石汤（《温病条辨》）加减。

加减：以上方中选加菊花、蝉蜕、木贼、谷精草、赤芍、法半夏、藿香等。

5.正虚邪恋

（1）阴虚邪恋

主证：病情日久，迁延不愈，星翳疏散，抱轮微红。羞明较轻，眼内干涩不适，舌红少津，脉细。

证候分析：素体阴虚火旺，或久病耗伤阴液，目失濡养，致黑睛生翳。正虚邪恋，故病情迁延不愈。阴液亏虚，虚火上炎，故抱轮微红，星翳疏散，羞明亦较轻。眼内干涩不适为阴津不足，目失濡养。舌红少津，脉细为阴虚津乏之征。

治则：养阴清热，明目退翳。

选方：六味地黄丸（《小儿药证直诀》）加减；杞菊地黄丸（《医级》）加减；一贯煎（《柳州医话》）加减。

加减：以上方中选加知母、黄柏、菊花、桑叶、木贼、蝉蜕、谷精草等。

（2）气血亏虚

主证：黑睛星翳溃陷，久治不愈，抱轮微红，羞明较轻，眼内干涩不适。气短乏力，体倦纳差，头目眩晕。舌质淡苔白，脉细无力。

证候分析：素体气血亏虚，或久病耗伤气血，无力抗邪，故黑睛翳陷久治不愈。气血不足濡目，则眼内干涩不适。邪气不盛，正气不足，则抱轮微红，羞明较轻。气虚则气短乏力，体倦纳差。气血不能上荣头目故头目眩晕。舌质淡苔白，脉细无力，为气血不足的舌脉表现。

治则：补气健脾，升阳举陷，明目退翳。

选方：补中益气汤（《脾胃论》）加减；举元煎（《景岳全书》）加减；升陷汤（《医学衷中参西录》）加减。

加减：以上方中选加桑叶、菊花、蝉蜕、木贼、谷精草、蛇蜕等。

病至后期，遗留翳障，成为宿翳，以退翳明目治疗。

（二）外治

熏眼、热敷：用内服汤剂煎好后熏眼再服，或菊花、蝉蜕、桑叶、金银花、蒲公英、薄荷等煎汤熏眼，或水煎后热敷。

（三）针灸治疗

（1）眼针：选上焦、肝区，双侧取穴。

（2）普通针刺：睛明、四白、丝竹空、攒竹，每次取2~3穴，患侧取穴。合谷、足三里、光明、肝俞、太冲、阳陵泉，每次取3~5穴，双侧取穴。每日1次。

（四）气功导引

本病属于风热或肝胆火炽者，可选择气功调神中意守青色，或一清净凉爽之自然景物习练。久治不愈者选择动功之站式八段锦习练。

（五）西医治疗

（1）局部治疗：①抗病毒眼液：在急性期1~2小时滴眼1次。②抗生素眼液：眼眵多者加用抗生素眼液。③角膜上皮保护、修复剂类：羧甲基纤维素钠、上皮生长因子等。④散瞳：引起瞳神紧小者，使用散瞳剂散瞳。

（2）清创和烧灼：仅限于病变小而表浅者，其缺点为增加了病变区角膜结瘢后的混浊范围和程度。

（3）全身应用免疫增强药物。

九、预后、预防与调护

早期治疗，预后较好。若治不及时，不仅难以速愈，且易变生他症。本病愈后常遗留瘢痕，影响视力。本病易复发，应增强体质，防止热性疾病的发生，避免劳累，忌食辛辣香燥，肥甘厚腻之物，忌烟酒。节约目力，强光下戴防护眼镜。

十、经验介绍

张某，男，32 岁，驾驶员，2013 年 7 月 14 日就诊。感冒食火锅饮酒后，左眼发红，疼痛剧烈，畏光流泪，诊为：单疱病毒性角膜炎。住院 20 余日，未缓解出院。检查：视力：右 1.5、左 0.2，左眼畏光流泪，清涕不止，痛苦异常。睑结膜急性充血，睫状充血（+++），角膜透明、中央条形溃疡，向两边裂开如刀割样，染色阳性。脉弦，苔黄干。中医诊断：聚星障。西医诊断同前。辨证：肝经风热。治则：疏风清肝，止痛退翳。拟方：龙胆泻肝汤加减。药物：菊花 10g、蝉蜕 10g，柴胡 10g，黄芩 20g，栀子 10g，龙胆草 15g，生地 15g，泽泻 10g，生黄芪 15 克，木贼 15g，当归 15g，羌活 15g，白芷 15g，赤芍 15g，甘草 3g，10 剂煎服，每服前药汤熏眼，滴用素高捷疗眼液。

复诊：服上方后眼证明显有减。检查：视力：左 0.4，结膜充血消退，睫状充血（+）。角膜条形溃疡变浅，紫色细条状。脉弦苔白，治则：生肌退翳。处方：桑叶 10g，菊花 10g，蝉蜕 10g，木贼 10g，生黄芪 15g，陈皮 10g，白术 15g，升麻 10g，黄芩 15g，茯苓 15g，柴胡 10g，桔梗 10g，甘草 3 克，20 余剂。后未复诊。

2016 年春节前复诊：左眼视力 0.4，角膜中央斑翳，但新生血管长入。

（景　晶　刘楚玉）

第二节　花翳白陷

一、概说

花翳白陷是指黑睛生翳，灰白混浊，四周高起，中间低，逐渐向中央蔓延，形如花瓣，眼痛剧烈，顽固难愈为主要特征的眼病，又名目生花翳，严重影响视力，常单眼发病。本病多见于壮年，也可见于老年人。

二、源流

对本病的认识，历代医书多有记载。《太平圣惠方》虽无"花翳白陷"之名，但记载了本病的临床特征、病因病机和治疗方药，曰："夫花翳初发之时，眼中发歇疼痛，泪出赤涩，睛上忽生白翳，如枣花、砌鱼鳞相似。此为肝肺积热，脏腑壅实，而生此疾。"《圣济总录》与上书大致相同。《秘传眼科龙木论》在以上基础上命名为"花翳白陷"，提出治疗用知母饮子、山药丸内服，外治用摩顶膏摩顶。《银海精微·花翳白陷》则曰"人之患眼生翳如萝卜花，或如鱼鳞子，入陷如碎米"，治疗先用加味修肝散，继服泻肝散。《证治准绳·杂病》对本病的病因病机、临床特征作了较为详细的描述，曰："因火烁络内，膏液蒸伤凝，脂从四围起而漫神珠。故风轮皆白或微黄，视之与混障相似而嫩者。大法其病白轮之际，四围生漫而来，渐渐浓阔，中间尚青未满者，瞳神尚见，只是四围高了，中间低了些，此金克木之祸也……亦有不从沿际起，只自凝脂翳色黄或不黄，初小后大，其细条如翳，或细颗如星，这边起一个，那边起一个，四散生将起来，后才长大牵连混合而害目，此水火祸也……必有所滞，治当……轻则清凉之，重则开导之。若病漫及瞳神，不甚浓重者，速救亦有挽回之理，但终不得如旧之好。凡疾已甚，虽瞳神隐隐在内，亦不能救其无疾……"治疗用知母饮子、桑白皮汤。《审视瑶函·花翳白陷症》继承《证治准绳》之说，治疗用洗肝汤内服，琥珀散外点。《目经大成》认为病因是痰火交烁，并提出用方。

三、病因病机

（1）外感风热：外感风热，上攻黑睛。

（2）肺肝积热：过食辛辣炙煿，或五志过极化火，或外邪入里化热，致肺肝积热，热邪循经上攻，发为本病。

（3）气血亏虚：素体正虚，患病后久久不愈，致溃陷。

四、证候特征

黑睛骤生花翳，头目剧痛，流泪羞明，视物不清。愈后都可留有翳障，不同程度影响视力。

五、诊断

1.四诊合参

（1）问诊：问自觉症状，询问头目疼痛情况，发病时间，视力受损情况。

（2）望诊：望黑睛翳陷的形状、颜色，侵及中央还是边缘，厚薄。白睛红赤程度。望舌。

（3）闻诊：闻患者语音，注意有无疼痛呻吟。

（4）切诊：切患者寸口脉。

2. 检查

（1）检查视力：视力随病情轻重有不同程度损伤。

（2）裂隙灯显微镜检查：黑睛生翳，混浊灰暗，四周略高起，中间低陷，边缘不整齐，渐向黑睛中央发展形似新月，甚至侵袭整个黑睛；或翳障呈小片凹陷，似萝卜花、枣花或碎米，数个不等。荧光素钠染色阳性或阴性。

六、现代意义

本病包括西医学蚕食性角膜溃疡，又名 Mooren 溃疡，是一种致盲率较高、治疗较困难、预后较差的严重眼病。常单侧发病，20%~40% 双眼可同时或先后发病。目前认为是一种自身免疫性疾病，发病机制尚不完全明了，可能与外伤、手术或感染（尤其是寄生虫感染）等因素有关，诱导机体产生自身抗体而发病。本病突出症状是疼痛，有时滴用局麻药亦不能减轻。角膜溃疡的进展方向有三种，即向角膜中央、沿角膜缘、向巩膜，以第一种最常见。当溃疡向健康角膜进展时，潜行于角膜上皮层与实质层下，形成穿凿状边缘，其上浅层组织呈灰色，为此病的典型症状。溃疡随进展修复，并伴有新生血管侵入角膜，一般不引起角膜穿孔。

另外边缘性角膜溃疡、病毒性角膜溃疡等在瘢痕开始形成时，被破坏部分尚未完全恢复原有弯曲度，角膜上形成一小凹，可导致荧光素不着染，名为角膜小面。小面可逐渐消失，角膜恢复正常弯屈度，但个别病例角膜小面永久不变。根据古籍所描述形状，形成"萝卜花、砌鱼鳞、碎米"状外观，也属花翳白陷。

七、鉴别诊断

（1）与聚星障鉴别：聚星障多在热病后发生，且易复发，一般起病在黑睛中央，初起为星点翳障，成簇状，可逐渐联缀成片，表面可溃陷。花翳白陷起病即为黑睛生大片白翳，四周高起，中央低陷；而聚星障发展到翳陷，形似花瓣、鱼鳞，也会出现花翳白陷。

（2）与目晕鉴别：目晕多发于老年人，表现为黑白睛交界处一白色圆环形混浊，无眼痛流泪，不影响视力。本病则眼痛剧烈，黑睛边际生翳或翳像鱼鳞、花瓣。

八、治疗

（一）辨证论治

1. 外感风热

主证：黑睛骤生白翳，中间低陷，周边高起，或状如花瓣，如鱼鳞。白睛红赤，胞睑红肿难睁，羞明流泪。舌红苔薄黄或干，脉浮。

证候分析：外感风热之邪，外袭黑睛，则黑睛生翳。风热外袭眼部，故胞睑红肿难睁，羞明流泪，白睛红赤。舌红苔薄黄或干，脉浮乃风热之象。

治则：疏风清热，明目退翳。

选方：银翘散（《温病条辨》）；加味修肝散（《银海精微》）；驱风散热饮子（《审视瑶函》）。

加减：以上方中选加桑白皮、桑叶、赤芍、谷精草、木贼、蝉蜕、密蒙花等。

2. 肺肝积热

主证：花翳从四周蔓生，迅速扩展窜连，遮盖瞳神，翳厚色黄，中间低陷。或见瞳神紧小，黄液上冲。白睛混赤，胞睑红肿，热泪如汤。头目剧痛，发热口渴，溲赤便结。舌红苔黄厚，脉数。

证候分析：饮食不节，肺肝积热，复感邪毒，阳明热甚，腑实不通，上攻于目，灼损风轮，故黑睛生花翳白陷，迅速扩展窜连，白睛混赤。热邪灼伤黄仁则瞳神紧小，黄液上冲。热毒燔灼，眼部气血壅滞，则胞睑红肿，热泪如汤，头目剧痛。发热口渴，溲赤便结，脉舌等均为肺肝积热所致。

治则：通腑泻热，退翳明目。

选方：龙胆泻肝汤（《医方集解》）合泻白散（《小儿药证直诀》）加减；凉膈连翘散（《银海精微》）加减；泻肝散（《银海精微》）加减。

加减：以上方中选加桑叶、木贼、谷精草、蝉蜕、赤芍等。

3. 气血亏虚

主证：黑睛翳如蚕食，或如萝卜花、花瓣、鱼鳞，病久难愈，抱轮红赤，目珠疼痛。气短乏力，体倦嗜卧。舌淡苔白滑，脉沉细。

证候分析：素体正气亏虚，气血不足，目失濡养，故黑睛花翳病久不愈。正气亏虚，无力祛邪，故黑睛星翳不断发展，抱轮红赤。气血亏虚，推动无力，眼部经脉凝滞，故患眼疼痛。气短乏力，体倦嗜卧，脉舌亦气血不足之征。

治则：补气养血，举陷退翳。

选方：补中益气汤（《脾胃论》）加减；举元煎（《景岳全书》）加减；升陷汤（《医学衷中参西录》）加减。

加减：以上方中选加蝉蜕、木贼、谷精草、桑叶、菊花等。

（二）外治

金银花、蒲公英、黄连、当归尾、防风煎水过滤熏眼，或药液湿热敷。

（三）针灸治疗

（1）眼针：上焦、肺区、肝区，任选两穴，双侧取穴。
（2）普通针刺：选用睛明、四白、丝竹空、攒竹，单侧取穴。合谷、足三里、光明、肝俞、阳陵泉，双侧取穴。

（四）气功导引

本病气功导引同聚星障。

（五）西医治疗

（1）抗生素眼液、眼膏。
（2）1% 阿托品眼液或托吡卡胺眼液滴眼。

（六）手术治疗

本病久治不愈者，可行角膜移植术。

九、预后、预防与调摄

花翳白陷包括范围较广，包括多种黑睛病，预后各不相同。若属蚕食性角膜溃疡者顽固难愈，特别是延及整个黑睛者，预后较差。患病后应及时就医，按时点眼服药，争取将损伤降到最低。注意清洁卫生，不可乱揉擦以免继发邪毒侵袭加重病情。忌食香燥辛辣肥甘，忌烟酒。节约目力，强光下戴防护眼。

十、经验介绍

验案1：杨某，男，20岁。数月前左眼无原因疼痛，诊为"角膜炎"，长期治疗不愈，曾用过"素高捷疗、玻璃酸钠"及抗生素、抗病毒眼液无效。1个月前，外院眼科又诊为"角膜异物"，并手术取出。异物取出后病情加重，溃疡加深扩大。现疼痛，眼红，畏光流泪极重，无眼眵。检查：视力：右1.0、左0.1，左睑结膜急性充血，球结膜混合充血（+++）。角膜中央较大溃疡，凹陷不平，边缘水肿混浊。房水（-），瞳孔圆，对光反射迟钝。脉弦，苔薄黄，舌红。诊断：中医诊断：左眼花翳白陷。西医诊断：左角膜溃疡。辨证：肝胆热邪上犯。治则：清泻肝胆，平翳明目。处方：龙胆泻肝汤，加减。药物：柴胡10g，栀子10g，黄芩15g，龙胆草 10g，生地 15g，茯苓 15g，当归 15g，菊花 10g，生黄芪 15g，赤芍药 15g，木贼 10g，谷精草 10g，甘草 3g。每周 4 剂，每剂 4 煎，每日服 3 次。服前用药汤熏眼。针灸治疗：眼周：取睛明、鱼腰、瞳子髎、承泣、太阳，患侧取穴。风池、合谷、尺泽、足三里、阳陵泉、太冲，双侧取穴。每周 3 次。羧甲基纤维素钠眼液点眼。

经治疗 1 个月后，自觉眼症明显减轻。检查：睑结膜及抱轮红赤有所消退，角膜溃疡面积减小，染色中央（＋）。脉弦，苔薄白。辨证：正虚邪留。治则：托里举陷，退翳明目。处方：桑叶 10g，菊花 10g，蝉蜕 10g，升麻 10g，当归 15g，木贼 10g，谷精草 10g，密蒙花 10g，生黄芪 15g，赤芍 15g，黄芩 15g，白术 15g，甘草 3g。仍每周 4 剂，服法同上，停针灸。

两个月后复诊：检查：视力：左 0.5，结膜轻充血，轻抱轮红赤。角膜中央斑翳直径约 4mm，周围云翳，角膜染色见中央白斑处点状（＋）。守方治疗。每周仍 4 剂，服法同上。

两个月后复诊：视力：左 0.5。检查：角膜中央斑翳，直径约 4mm，周围云翳，染色（－），轻抱轮红赤，睑结膜充血（－）。予上方 5 剂，嘱眼有不适时服。后每有不适来诊，唯见角膜原病灶斑翳处上皮点状剥脱，染色点状（＋），仍予上方。2017 年随访未再发作。

验案 2：患者，男，56 岁，2005 年 8 月 10 日就诊。右眼角膜移植术后数月，畏光流泪，异物感，眼红无眼眵。用过多种眼液、眼膏。检查：视力：右 0.3、左 0.8，右眼结膜充血，睫状充血（＋＋），角膜 9~12 点植片未完全愈合，裂口似唇样裂开，裂口两边光滑，水肿浸润混浊，延及植片内。其余愈合良好。角膜后 KP(－)，房水清亮。脉弦，苔薄白。诊断：角膜移植术后，愈合不良。辨证：黑睛伤后，虚损久陷。治则：益气升阳，举陷明目。处方：升陷汤（《医学衷中参西录》）加减。药物：黄芪 15g，柴胡 10g，升麻 10g，川芎 15g，桑叶 10g，菊花 10g，谷精草 10g，白术 15g，陈皮 10g，车前子 15g，甘草 3g。局部用药：羧甲基纤维素钠眼液，停用以前所有眼液。若平素不适，点润舒（氯霉素）。每周 3 剂，3 周后角膜愈合。视力：右 0.5、左 1.0，若术后中西合治，岂不更好。

（刘楚玉　景　晶）

第三节　凝脂翳

一、概说

凝脂翳是指黑睛生翳，状若凝脂，疼痛剧烈，畏光流泪，视力障碍，白睛混赤，多伴黄液上冲的急重眼病。严重者可致黑睛穿孔，向眼内发展，最终致眼珠萎陷。

发病无年龄、季节限制，但以夏秋为多。

二、源流

《诸病源候论·目病诸候》"目内有丁候"从病因病机来看，应包括此病。《证治准绳·杂病》根据其形态特征，命名为"凝脂翳"，曰"此证为病最急，起非一端，盲瞽者十有七八……如针刺伤，后渐长大变为黄色……大法不问星障，但见起时肥浮脆嫩，能大而色黄，善变而速长者，即此证也。初起时微小，次后渐大，甚则为窟、为漏、为蟹睛，内溃精膏，外为枯凸……凡见此证，当作急晓夜医治，若迟待长大蔽满乌珠，虽救得珠完，亦带病矣……"，较早地明确了本病为眼科急重病，详细地论述了临床症状、发病特点及预后。《审视瑶函》承《证治准绳》之说，但一句"脓攻如风急"总结了此病的本质，认为清泻阳明是治疗本病极重症的关键，提出治疗用四顺清凉饮子，有较高临床价值。《目经大成》受《审视瑶函》影响，直接予承气辈"净其内"则"大便通，目赤痛与泪合减"，然后用消风活血汤、防风散结汤、犀角地黄汤善后，并认识到即使治愈也要留下"白障""鱼鳞""玛瑙"等瘢痕。

三、病因病机

（1）眼外伤：各种眼外伤、隐形眼镜损伤，黑睛受损，风热邪毒乘势侵入。漏睛邪毒久伏者，更易发病。

（2）肝胆火炽：火热之邪循经上炎，熏灼黑睛，气血壅滞，血败肉腐，黑睛溃烂，蓄腐成脓。

（3）他症转化：如聚星障、花翳白陷等久治不愈，复感邪毒发为本病。

（4）正气不足：素体正气不足，正不胜邪，黑睛溃陷，久治不愈。

四、证候特征

眼外伤后，疼痛剧烈，异物感，羞明流泪，胞睑肿胀难开，眵多黄稠，视力有损。白睛红赤，黑睛生翳，色白或黄，状若凝脂；治不及时，翳障扩大，继续发展，则出现黄液上冲。得不到控制，变症丛生，可出现黑睛溃破穿孔，黄仁脱出，形成蟹睛。邪毒入内，脓攻目珠，则珠内化脓，最终致目珠萎废失明。若初起眵泪及翳障为黄绿色，病势凶猛，可于二三日内黑睛尽毁，预后极差。

五、诊断

1. 四诊合参

（1）问诊：问有无黑睛外伤史、黑睛异物剔除史及隐形眼镜佩戴史，问有无漏睛。问起病天数，问患者症状，问眵泪，问疼痛情况、视力情况。

（2）望诊：望胞睑，望黑睛翳障大小、颜色等。望能否睁眼，白睛红赤性质。望眼眵颜色。望能否检视瞳孔，有无黄液上冲。望患者面色、舌色。

（3）闻诊：闻患者语音，有的患者口气重。

（4）切诊：切脉，触耳前有无臀核肿大。

2. 检查

（1）检查视力：视力急剧下降。

（2）裂隙灯检查：黑睛生翳，色黄或白或淡绿，状若凝脂，或伴黄液上冲。甚则黑睛溃破，黄仁绽出，变生蟹睛。

（3）实验室检查：分泌物细菌培养＋药敏实验。

通过以上检查，即可作出明确诊断。

六、现代意义

本病相当于西医学细菌性角膜炎，常见以下几种：

（1）匐行性角膜溃疡：主要为毒力较强的细菌引起。金黄色葡萄球菌、溶血性或绿色链球菌、肺炎双球菌、淋球菌、枯草杆菌、产碱杆菌等均可致病。起病常有角膜表面外伤史，细菌可由致伤物带入，或者结膜囊内原已存在。

（2）铜绿假单胞菌性角膜溃疡：外伤后由铜绿假单胞菌感染所致，呈暴发性角膜化脓性炎症。杆菌常附着于异物、污染的眼药水，尤其后者为最常见，为最剧烈的角膜溃疡，可在极短时间内破坏角膜而无法挽救。

七、鉴别

本病应与聚星障相鉴别。聚星障多发生于感冒等热病后，一般无眵，黑睛初起为多个针尖样微细星点状翳，继则融合、联缀成片，不成凝脂，可复发。凝脂翳多在黑睛受损后发病，也可继发于聚星障，眵泪呈脓性，初起为单个星翳，色灰白，表面污浊，如覆薄脂，重者可伴黄液上冲，黑睛破溃。

八、治疗

（一）辨证论治

1. 风热邪毒

主证：眼外伤后，头目疼痛，胞睑难睁，异物感，羞明眵多流泪，视力受损，抱轮红赤。黑睛起翳如星，中央低陷，如覆薄脂。全身可伴恶寒发热等。舌红苔薄黄，脉浮数。

证候分析：黑睛受损后，风热邪毒侵入，故头目疼痛，胞睑难睁。邪毒侵入黑睛，故起翳如覆薄脂，异物感，羞明眵多流泪，视力受损。风热邪毒上攻则抱轮红赤。恶寒发热及舌脉等为风热邪毒所致。

治则：清热解毒，消翳止痛。

选方：新制柴连汤（《眼科纂要》）加减；桑菊饮（《温病条辨》）合五味消毒饮（《医宗金鉴》）加减；驱风散热饮（《审视瑶函》）加减。

加减：以上方中选加金银花、蒲公英、连翘、菊花、紫花地丁、桑叶等。

2. 肝胆火炽

主证：黑睛凝脂大片，白睛混赤，黄液上冲。胞睑红肿难睁，头目剧痛，羞明难睁，热泪如汤，眵多黄绿黏稠，便秘溲赤。舌红苔黄厚，脉弦数。

证候分析：素肝胆积热，再加阳明热盛，邪毒入里，里热更盛。火毒循经上攻，灼伤黑睛，故凝脂大片，羞明热泪如汤。木火刑金，故白睛混赤。阳明为目之下纲，毒邪熏灼黄仁，煎熬神水，故黄液上冲。毒邪壅遏眼部，气血不利，故胞睑红肿难睁，头目剧痛。热毒伤津耗液，故眵多黄绿黏稠，便秘溲赤。脉舌亦肝胆火热炽盛之象。

治则：泻火解毒，止痛退翳。

选方：龙胆泻肝汤（《医方集解》）加减；泻青丸（《小儿药证直诀》）加减；当归龙荟丸（《丹溪心法》）加减。

加减：以上方中可选加大黄、芒硝、菊花、紫花地丁、桔梗、皂角刺等。

3. 正虚邪恋

主证：黑睛脂翳病久难复。白睛抱轮微红，眼痛、畏光流泪较轻。气短乏力，体倦便溏。舌质淡苔白，脉细无力。

证候分析：久病或年老气血亏虚，正气无力抗邪致黑睛翳障久难平复。正气亏虚，邪亦不盛，故白睛抱轮微红，眼痛、畏光流泪症状亦轻。气虚故气短乏力，体倦便溏。舌质淡苔白，脉细无力为气血不足的表现。

治则：益气养血，托毒举陷。

选方：托里消毒散（《医宗金鉴》）加减；补中益气汤（《脾胃论》）加减；助阳和血汤（《审视瑶函》）加减。

加减：以上方中选加菊花、蝉蜕、木贼、谷精草、决明子、密蒙花等。

（二）外治

（1）野菊花、金银花、蒲公英、紫花地丁、千里光、黄连、蝉蜕等清热解毒、退翳中药煎汤熏蒸，或淋洗眼睑，药液不可入眼。

（2）内服药汤熏眼或纱布浸湿后湿热敷眼睑，忌入眼内。

（三）针灸治疗

（1）眼针：上焦、肝区，双侧取穴。

（2）普通针刺：攒竹、太阳、晴明、合谷、曲池、肝俞、太冲、阳陵泉、足三里，双侧取穴，用泻法。

（四）中药制剂

热毒炽盛者可静脉滴注清开灵注射液。

（五）气功导引

本病参见"聚星障"。

（六）西医治疗

（1）局部用高浓度抗生素眼药水频频点眼，每30分钟一次，连续24小时后根据病情调整滴眼次数。睡前结膜囊内涂抗生素眼膏。

（2）庆大霉素、多黏菌素球结膜下注射。

（3）1% 阿托品眼药水散瞳。

（4）全身使用抗生素。

1）根据药敏实验结果选用抗生素。

2）铜绿假单胞菌引起者首选多黏菌素 B 及妥布霉素，其次是庆大霉素。

九、预后、预防与调护

（1）本病为急重眼病，发展快、变症多。及早有效治疗，愈后留有薄翳，对视力有一定影响；若病情重，凝脂大，且有黄液上冲者，愈后常留较厚瘢痕，严重影响视力；若病情得不到控制，黑睛溃破，黄仁绽出可发生蟹睛，愈后留有钉翳，可继发绿风内障；若为铜绿假单胞菌感染者，病情极为凶险，预后极差，黑睛可于二三日内腐溃穿孔尽毁，珠内化脓，目珠萎陷而失明。

（2）本病重在预防，平时注意劳动防护，防止黑睛外伤。素有漏睛者应积极治疗，以消除黑睛感染的潜在风险。如有黑睛异物，当到医院眼科在无菌条件下取出，术后注意抗感染，并次日复诊，杜绝凝脂翳的发生。

（3）患病后要尽早诊断，有效治疗。按医嘱勤点眼药，按时按量服药，切忌挤压眼球，防止穿孔。对铜绿假单胞菌感染的患者应进行消毒隔离，防止医源性交叉感染。饮食宜清淡，忌食辛辣炙煿、肥甘厚味之品。

十、经验介绍

验案1：周某，男，5岁，1988年7月5日下午，祖父母带其到昆，3天前到动物园玩耍，遇阵风，周孩觉风沙入眼，并用双手揉擦。此后流泪，不愿睁眼两天，眵多呈淡绿色，。曾到两个医院就诊，因检查不配合，给眼药水滴用，但眼症仍然。检查：因不愿睁眼，不能检查视力。双眼流泪不止，分泌物较多呈淡绿色，黏稠，眼睑轻红肿。护士家长配合下，用眼睑勾强行开睑，见右角膜中央一淡绿色，直径约6mm之凝脂状物，左眼见一直经约8mm不完整淡绿色环状物附着。睑结膜充血（+++），混合充血（+++）。立即收住院治疗，但无床位。辗转外院，又回到门诊求治。鉴于病情急重，交待家长，尽可能给予治疗，希望家长理解配合。脉数，苔白薄。中医诊断：双眼凝脂翳。西医诊断：化脓性角膜炎（细菌性角膜炎）。辨证：肝胆热毒炽盛。治则：清泻肝胆，解毒退翳。处方：龙胆泻肝汤合五味消毒饮加减。药物：龙胆草10g，黄芩10g，栀子10g，生地10g，柴胡8g，赤芍10g，蒲公英10g，菊花10g，金银花10g，紫花地丁10g，土茯苓10g，甘草3g。每日1剂，每剂日3服，用药液熏眼后再服。局部用药：①磺胺醋酰钠眼液1支。②自配庆大霉素眼液。③四环素眼膏1支。第1、2种眼液频繁交替滴眼，眼膏每晚睡前涂。并交代最好能住进医院，抢救视力。

3日后复诊，患者能睁眼，但不持久。仍畏光流泪，视物时低头斜视。检查：双眼睑红肿明显消退，混合充血有减。右角膜中央淡绿色凝脂样物变小变薄，左角膜环状凝脂状物消退3/4。守方再进2剂，局部治疗同前。

三诊：双眼能睁开，左角膜光滑透明，右角膜中央存凝脂样物少许。祖父母感谢而归。

验案2：李某，女，48岁，1991年6月13日就诊。右眼夏日薅秧被秧叶划伤，疼痛，畏光流泪。附近卫生站给眼药膏，眼药水治疗。数日后诊为"化脓性角膜炎，前房积脓"。经输液等治疗，症状缓解。但眼红黑睛溃疡，前房积脓久治不愈近1个月。烦躁口苦。检查：视力：右0.5、左1.2；右眼睑球结膜充血，睫状充血（++），角膜中央偏下方溃疡如凝脂，直径约4mm，周围水肿浸润。前房见白色液平面，约与瞳孔下缘相平。瞳孔直径约5mm，形圆，对光反射迟钝。脉缓，苔白。中医诊断：凝脂翳，黄液上冲。西医诊断：右匐行性角膜溃疡，前房积脓。辨证：肝胆湿热。治则：清泻肝胆，举陷排脓。处方：龙胆泻肝汤加减。药物：龙胆草10g，黄芩15g，栀子10g，柴胡10g，生地15g，泽泻10g，当归15g，蒲公英15g，生黄芪15g，紫花地丁15g，地龙15g，菊花10g，甘草3g，8剂。1周后复诊，自觉治愈。检查：视力：右0.8、左1.2，右睑球结膜充血（-），黑睛溃疡基本平复，唯黑睛瞳孔缘下方遗留白斑直径约4mm，染色（-），房水清亮。临床治愈。

（刘楚玉 曹雪川 景 晶）

第四节　混睛障

一、概说

混睛障是指黑睛深层现白色翳障，混浊不清，漫遮黑睛，障碍视力的眼病，又名混睛外障、混障翳、气翳等。本病多单眼发病，病程缓慢，较难治愈，多见于成人及老年人。

二、源流

早在《秘传眼科龙木论》就有"混睛外障"名，从病名即知病属外障，且混浊不清，必然影响视力，曰："此眼初患之时，先疼后痒，碜涩泪出，怕日羞明。白睛先赤，发歇无定，渐渐眼内赤脉纵横遮睛，如隔纱看物，难以辨明。"病因是"毒风在肝脏，积血睑眦之间"，治疗"宜服凉肝散，点七宝膏"及"退翳丸"。《证治准绳·杂病》称为"混障证"，分为"赤""白"两种，可能将黑睛白斑也归入此病。《审视瑶函》宗《证治准绳》之说，正式称为"混睛障证"，提出治疗用"地黄散"，还提出饮食宜忌。《张氏医通·七窍门》认为治疗。"宜服补肝调血之剂，血行则风自息，外用吹点，则翳渐退。"《目经大成》虽有"混睛障"名，论述欠清。但在"气翳"中曰："此症目赤痛，眵泪都可，但青睛如浊烟笼罩，色泽欲死。甚者若混镜呵气，不能照人面目。从侧面视之，始隐隐微见金井…分明是外障……故曰气翳。"其描述与黑睛深层混浊更为相似。

三、病因病机

（1）风热外袭：风热外袭，上攻黑睛。
（2）肝胆热毒：素肝胆火炽，循经上攻，黑睛受灼，变生翳障，混浊不清。
（3）湿热内蕴：平素饮食不节，湿热内蕴，熏蒸于目，黑睛起翳，混浊不清。
（4）湿邪留恋：黑睛久病，反复发作，深层受损转化而来。

四、证候特征

胞睑痉挛难睁，眼痛，羞明流泪，视物模糊，甚至仅辨人物。白睛红赤较轻，或抱轮红赤、或混赤。黑睛灰白色混浊，呈圆盘状，面积较大，甚至可漫及整个黑睛。表面粗糙无华，呈毛玻璃样。强光下可见深层白色条纹。严重者可见新生血络长入。瞳孔难以看清。

五、诊断

1. 四诊合参

（1）问诊：注意询问有无梅毒、结核、感冒、聚星障、花翳白陷、凝脂翳等病史。问自觉症状，视力受损情况。问发病时间之长短。

（2）望诊：望黑睛翳障，注意翳障混浊程度、范围及大小。望白睛红赤情况。望患面色、舌质舌苔。

（3）闻诊：闻患者语音及气味。

（4）切诊：切脉。

2. 检查

（1）检查视力：视力随病情轻重不同程度下降。

（2）裂隙灯检查：黑睛水肿，深层灰白色混浊，似磨砂玻璃状，实质层或内弹力层皱褶，或黑睛表面见大小不等之小泡。毛刷状赤脉从黑睛周边向中心伸入。早期可出现角膜后 KP（＋）、瞳神紧小，可发展为瞳神干缺。角膜染色一般阴性。

（3）实验室检查：梅毒血清反应、胸部 X 线、OT 试验等检查有助诊断。

通过病史询问及眼部检查，不难作出诊断。

六、现代意义

本病相当于角膜基质炎，是角膜实质内的弥漫性非化脓性炎症，是一种抗原抗体免疫反应的表现，一般认为是一种过敏反应。本病多由梅毒、流行性腮腺炎、结核、黏多糖病等引起，也可由多种角膜病演变而来，如病毒性角膜炎、匐行性角膜溃疡等。

七、鉴别

本病须与绿风内障相鉴别。二者均会出现黑睛水肿，混浊不清。但绿风内障发病时目胀痛如脱，头痛剧烈，瞳仁散大，色呈淡绿，目珠坚硬如石，眼压较高。而混睛障头目疼痛相对较轻，瞳仁不散大，有的反而缩小。

八、治疗

（一）辨证论治

1. 外感风热

主证：头目疼痛，羞明流泪，胞睑难开。视物模糊，视力下降，白睛红赤，黑睛混浊不清。鼻塞流涕，舌苔薄黄，脉浮。

证候分析：风热外袭，上扰熏灼黑睛，故黑睛混浊不清，视物模糊，视力下降。风热之邪阻滞眼部经气，气血不利，故头目疼痛，羞明流泪，胞睑难开，白睛红赤。风热之邪侵犯肺卫，故鼻塞流涕。舌苔薄黄，脉浮为风热在表之征。

治则：疏风清热，退翳明目。

选方：羌活胜风汤（《原机启微》）加减；祛风散热饮（《审视瑶函》）加减；银翘散（《温病条辨》）加减。

加减：以上方中选加桑叶、菊花、蝉蜕、金银花、木贼、谷精草、决明子等。

2. 肝火炽盛

主证：黑睛混浊水肿，赤脉贯布。抱轮暗赤，刺痛流泪，视力较差。便秘溲赤，口苦咽干。舌红苔黄或黄干，脉弦。

证候分析：黑睛属风轮，内应于肝，肝经火热炽盛，循经上攻黑睛，故黑睛混浊水肿，刺痛流泪。因热致瘀，火郁经脉，故赤脉贯布，抱轮暗赤。火热伤津耗液，故便秘溲赤，口苦咽干。舌红苔黄，脉弦等为肝火炽盛之象。

治则：清肝泻火，退赤明目。

选方：银花解毒汤（《庞赞襄·中医眼科临床实战》）加减；退红良方（《书文贵眼科临床经验选》）加减；龙胆泻肝汤（《医方集解》）加减。

加减：上方选加土茯苓、菊花、决明子、青葙子、谷精草、桑叶、木贼等。

3. 湿热内蕴

主证：黑睛混浊，水肿增厚。抱轮红赤，羞明流泪，头目胀痛。胸闷，纳少便溏。舌苔黄腻，脉滑。

证候分析：素食辛辣炙煿，肥甘厚腻之品致脾胃酿生湿热，循经上攻于目，熏蒸黑睛，致黑睛混浊，水肿增厚。湿热之邪阻滞眼部气血，故抱轮红赤，羞明流泪。湿热之邪上扰，蒙闭清窍故头目胀痛。湿热之邪阻滞气机，升降失常故胸闷，纳少便溏。舌苔黄腻，脉滑为湿热之征。

治则：清热除湿，退翳明目。

选方：甘露消毒丹（《温热经纬》）加减；除湿汤（《眼科纂要》）加减；猪苓散（《审视瑶函》）加减。

加减：以上方中先选加桑叶、菊花、蝉蜕、谷精草、木贼、密蒙花等。

4. 湿邪留恋

主证：黑睛混浊，水肿增厚。抱轮红赤、羞明流泪较轻。伴口淡、纳差。舌淡苔薄或薄白，脉细或平。

证候分析：反复发作，久治不愈，正气亏损，湿邪不退，故黑睛混浊，水肿增厚。正虚邪不太盛，故抱轮红赤、羞明流泪较轻。湿邪困脾，故口淡、纳差。脉舌亦然。

治则：健脾除湿，退翳明目。

选方：三仁汤（《温病条辨》）加减；二陈汤（《太平惠民和剂局方》）加减；六君子汤（《医学正传》）加减。

加减：以上方中选加桑叶、菊花、蝉蜕、谷精草、密蒙花、苍术、白术等。

（二）针灸治疗

（1）眼针：上焦、肝区，双侧取穴。

（2）普通针刺：睛明、攒竹、承泣、鱼腰，患侧取穴；合谷、肝俞、脾俞、足三里、太冲、光明、风池、天枢，双侧取穴。百会、气海、关元。

（三）外治

（1）湿热敷：土茯苓、苦参、蝉蜕、菊花、木贼草煎汤湿热敷患眼。

（2）内服药汤熏或热敷患眼。

（四）气功导引

本病气功导引参阅"聚星障"。

（五）西医治疗

（1）病因治疗：全身抗梅毒、抗结核治疗。

（2）应用糖皮质激素，局部滴用或球结膜下注射。

（3）散瞳。

（六）手术治疗

角膜中央部遗留瘢痕较大者，可选择角膜移植术。

九、预后、预防与调护

本病病程较长，治疗较难，须长期治疗，预后较差。找出原发病，对原发病进行治疗。注意饮食、休息、睡眠。

（景　晶　刘楚玉）

第五节　暴露赤眼生翳

一、概说

暴露赤眼生翳是指各种原因引起胞睑护卫失司，黑睛长期暴露致生星翳，白睛混赤的眼病，可单眼也可双眼发病。

二、源流

本病病名首见于《银海精微》"暴露赤眼生翳"，谓："暴露赤眼生翳者，与天行赤眼同理。天行赤眼者，能传染于人，暴露赤眼但患于一人而无传染之症。天行者，虽痛肿而无翳；暴露者痛而生翳，故有此别。治法即其所因，量其老少虚实，热则清凉之，气结则调顺之。此眼纵有瘀血不可镰洗，亦不可峻补，药宜酒煎散发散，内有麻黄、苍术，或大黄当归散，疏通气血，点以淡药九一丹。如翳厚，珍珠散点之。"其提出了与天行赤眼的鉴别及治疗。此后，未见其他医籍记载。

三、病因病机

若因风牵出睑、睥翻粘轮、突起睛高、鹘眼凝睛、珠突出眶、外伤手术、口僻等引起胞睑开合失司，不能遮盖黑睛，黑睛长期暴露于外，不得濡润而干燥起翳。或复感风热外邪，侵犯黑睛。

四、证候特征

本病自觉患眼干涩疼痛，羞明流泪。黑睛干燥，少光泽，继则生翳，影响视力。

五、诊断

1. 四诊合参
（1）问诊：询问有无引起黑睛暴露之病史。问自觉症状。
（2）望诊：望黑睛是否暴露，是否干燥起翳无光泽。白睛是否抱轮红赤。有无胞睑闭合不全、外翻、缺失等。望患者面色，舌象。
（3）闻诊：无特殊。
（4）切诊：切脉。
2. 检查
（1）检查视力：不同程度的视力减退。
（2）裂隙灯检查：黑睛干燥，失去光泽，混浊起翳，翳呈点片状或丝状。染色阳性。
（3）实验室检查：疑似为瘿气者，可行甲状腺功能测定以协助诊断。

六、现代意义

本病与西医学暴露性角膜炎相似。认为常见的原因主要为：眼睑缺损、眼球突出、瘢痕性眼睑外翻，上睑下垂矫正手术失误造成的眼睑滞留和睑闭合不全。此外面神经麻痹、中风、深麻醉或昏迷也可导致此病。

本病病变多位于角膜下方，初期角膜、结膜上皮干燥、粗糙，暴露部位的结膜充血、肥厚，角膜上皮逐渐由点状糜烂融合成大片上皮缺损，新生血管形成。继发感染时则出现化脓性角膜炎。

七、鉴别

本病须与天行赤眼暴翳相鉴别。相同的是均有白睛红赤，黑睛生翳。不同的是天行赤眼暴翳有流行传染病史，多为双眼同时发病，胞睑能关闭。暴露赤眼生翳无流行传染史，多为单眼发病，胞睑闭合不能或不全。

八、治疗

本病的治疗首先应去除导致胞睑闭合不全的病因，积极治疗原发病。

（一）辨证论治

1. 风热外袭

主证：患眼干涩不适，黑睛初起星翳，白睛干燥，抱轮微红。恶寒发热，口渴，舌苔薄黄或薄白而干，脉浮数。

证候分析：胞睑闭合不全或不能，目珠失去濡养，再遇风热之邪侵袭，上犯目珠，故黑睛生翳，白睛干燥，抱轮微红。风热之邪阻滞肺卫气机，故恶寒发热。津液受损故口渴。舌苔薄白，脉浮数为风热侵袭之征。

治则：疏风清热，退翳明目。

选方：银翘散（《温病条辨》）加减；桑菊饮（《温病条辨》）加减；菊花决明散（《审视瑶函》）加减。

加减：以上方中选加蝉蜕、木贼、菊花、丹皮、栀子、黄芩、石斛、麦冬等。

2. 阴津亏乏

主证：目珠干涩疼痛，畏光，黑睛干燥混浊生翳。白睛干燥无光泽，抱轮红赤。咽干口渴喜饮。舌红少苔，脉细数。

证候分析：素体阴液不足，再遇胞睑闭合失司，目珠失养，故出现黑睛干燥混浊起翳。目不得津液濡润，故干涩疼痛，白睛干燥无光泽。阴虚内热，虚火上炎故抱轮红赤。阴液不足，故咽干口渴；舌红少苔，脉细数为阴虚之象。

治则：滋阴润燥，明目退翳。

选方：十珍汤（《审视瑶函》）加减；杞菊地黄丸（《医级》）加减；一贯煎（《柳州医话》）加减。

加减：以上方中选加菊花、木贼、蝉蜕、天冬、石斛、知母、桑白皮等。

（二）外治

本病可用内服汤药熏眼。

（三）针灸治疗

本病参照"聚星障"，再根据原发病选择针灸穴位配合原发病治疗。

（四）气功导引

本病可选择涵养本元法习练。

（五）西医治疗

（1）羧甲基纤维素钠眼液或玻璃酸钠眼液点眼，睡前涂抗生素眼膏。
（2）手术治疗：羊膜移植术，眼睑缝合术（分临时性和永久性两种）。

九、预后、预防与调护

去除病因，对可能导致本病者，应积极治疗。

（景　晶　刘楚玉）

第六节　宿翳

一、概说

宿翳是指黑睛疾病痊愈后留下的瘢痕翳障，表面光滑，无进展趋势，无赤痛畏光的眼病。宿，为旧的、老的、积久、隔年之意。宿翳对视力的影响与翳的厚薄及位置有关。位于黑睛中央、翳障厚大，对视力影响较大，位于黑睛周边，且未遮掩瞳神，或翳障较透薄者对视力影响较小。翳障年深日久，治疗困难，难以消退淡化；翳障新患，且较薄透者耐心治疗可望减轻或消退。历代眼科文献，根据翳的形状、范围、程度、颜色等命名，名目繁多，然其要者不外冰瑕翳、云翳、厚翳、斑脂翳四种。

二、源流

本病病名首见于《目经大成》。关于黑睛翳障古代文献最早的记载见于秦汉时期的《神农本草经》，虽无宿翳一名，但有"贝子味咸平主目翳""秦皮主目中青翳白膜"等记载。这里的翳应该包括本病。《诸病源候论·目病诸候》中，目肤翳候对宿翳有专门描述，谓："阴阳之气，皆上注于目，若风轮邪痰气乘于脏腑，脏腑之气虚实不调，故气冲于目，久不散，变生肤翳。肤翳者，明眼睛上有物如蝇翅者即是。"根据其形"如蝇翅"，说明此瘢痕较薄。《备急千金要方·七窍门》有较多治目生翳方，其中包括治疗瘢痕翳障的方剂。宋《太平圣惠方》中载有决明丸、朴硝散等治疗"远年翳障"。《秘传眼科龙木论》中记载了"钉翳根深、冰瑕翳深"等，指出治疗"不宜钩割熨烙"，并记载了内服方剂。《银海精微》增加了"久年翳""冷翳""死白翳""厚翳"等，并记载了其特征，根据描述，应为宿翳。谓："又有一样厚翳……黑睛有些微云，薄薄带淡白色不能去，名曰冷翳。"明·王肯堂《证治准绳·杂病》对本病有了较为详细的论述。根据翳的厚薄、形状分为"冰瑕翳""玛瑙内伤""剑脊翳""圆翳外障""斑脂翳"等，指出冰瑕翳的特征是"薄薄隐隐，或片或点，生于风轮之上，其色光白而甚薄，如冰上之瑕"；玛瑙内伤的特点是"薄而不厚，圆斜不等，其色昏白而带焦黄，或带微微红色"；剑脊翳是"色白或如糙米……状如剑脊，中间略高，两边薄些横于风轮之外"；圆翳外障是"薄而且圆，其色白，大小不等，厚薄不同"；斑脂翳是"其色白中带黑，或带青，或焦黄，或微红，或有细细赤脉绊罩……其病是蟹睛收回结疤于风轮之侧"。《目经大成》中记载了"冰壶秋月""虚潭呈月""剑横秋水"等，分别与"冰瑕翳""云翳""剑脊翳"相类似。其中，"冰壶秋月"又称宿翳，描述曰："此症亦是宿翳，若隐若现，或片或点，留于风轮。色光白而甚薄，看虽易治，其实不然，掩及瞳子者，微觉昏而视短。"至于《银海指南》之"顽翳"，《医宗金鉴》之"云翳"，《异授眼科》之"老翳"，都是指黑睛上的瘢痕而言，但都没有"宿翳"之命名合理。正因如此，后世延用。

三、病因病机

黑睛外伤、凝脂翳、聚星障等黑睛病痊愈后留下之瘢痕翳障。

四、证候特征

黑睛病治愈后，留下厚薄不等、部位不定、色灰白或瓷白色瘢痕。位于瞳神周边者对视力影响较小，常无明显自觉症状或仅于体检时发现；位于瞳神中央且翳障较厚者则严重影响视力。

五、诊断

1.四诊合参
（1）问诊：注意询问有无黑睛病及外伤史，问翳之新久；问自觉症状。
（2）望诊：望翳之厚薄、大小、位置、边界，白睛情况。望翳是否与黄仁粘着，望瞳神，注意瞳神是否正圆。
（3）闻诊：无特殊。
（4）切诊：无特殊。

2.检查
（1）检查视力：翳的位置、厚薄使视力受到不同程度影响。
（2）裂隙灯检查：黑睛上陈旧瘢痕，表面光滑，翳障菲薄，如冰上之瑕，在集光灯下可见者为冰瑕翳；翳障稍厚，如蝉翅，似淡烟浮云，在自然光线下可见者，为云翳；翳障较厚，色白如瓷，一望则知者，为厚翳；若翳与黄仁粘着，其色白中带黑，或有细小赤脉牵绊，瞳神不圆者，为斑脂翳。

通过以上检查，可作出诊断。

六、现代意义

本病与西医认识一致，皆为角膜外伤或各种炎症治愈后留下的瘢痕。根据其颜色、范围、程度等，分为云翳、斑翳、白斑。

七、鉴别诊断

（1）与新翳鉴别：新翳表面粗糙，边界不清，伴有赤痛流泪，有发展趋势，荧光素钠染色阳性；宿翳则表面光滑，边界清楚，无赤痛流泪，无发展变化，荧光素钠染色阴性。
（2）与圆翳内障鉴别：宿翳发生于黑睛，为外障眼病，在表。圆翳内障为晶珠混浊所致，视力缓降，属内障眼病。

八、治疗

宿翳的辨治，首先应分翳之新久，厚薄。新患日浅者，坚持治疗，耐心调治，可望减轻或消散；年深日久者，顽固难愈，服药难以见效，应考虑手术治疗。

（一）辨证论治

1. 内治

主证：黑睛疾病初愈，留下瘢痕翳障，边界清楚，赤痛不显。视物模糊，轻微羞明流泪，沙涩不适。舌红苔薄白，脉缓。

证候分析：黑睛病初愈，留下瘢痕翳障，阻碍神光发越故视物模糊。病邪大部消退，故翳障边界清楚，赤痛不显。余邪未尽，故轻微羞明流泪，沙涩不适。

治则：祛风清热，退翳明目。

选方：拨云退翳散（《银海精微》）加减；消翳汤（《眼科纂要》）加减；荆防败毒散（《摄生众妙方》）加味。

加减：上方选加谷精草、桑叶、蛇蜕、黑豆、绿豆皮、密蒙花、蝉蜕等。

2. 外治

（1）八宝眼药点眼。

（2）拨云锭眼液点眼。

（二）针灸治疗

（1）眼针：上焦、肝区，双侧取穴。

（2）普通针刺：睛明、承泣、攒竹、翳明、太阳，患侧取穴，每次取2~3个；风池、合谷、养老、足光明、阳陵泉，双侧取穴。

（三）新针疗法

球结膜下埋线治疗：常规消毒，局部麻醉后，用0~1号羊肠线埋入球结膜下，环绕角膜一周，离角膜缘2~3mm远，紧贴结膜面剪断线头，将线头也埋入结膜下。术后涂以抗生素眼膏，加眼垫封盖24小时。

（四）气功导引

本病平素可选择动功站式八段锦中攒拳怒目功法，或太极拳中之迎手动作习练。

（五）西医治疗

（1）点用狄奥林眼液或黄降汞眼膏。但狄奥林对眼刺激较重。

（2）激素类眼液，使用过程中要严密观察角膜、晶状体、眼压情况。

（六）手术治疗

位于黑睛中央的厚翳，可选择手术方法治疗。

（1）角膜移植术：角膜中央较大的白斑，可选择穿透性角膜移植术治疗。

（2）虹膜切除术：对于角膜中央白斑，无条件作角膜移植者可选择此手术。

九、预后、预防与调护

翳障较薄，时日尚短者，耐心调治，可望减轻或消退。翳障较厚，病久日深，气血凝定，难以消散。翳障形成，特别是聚星障引起者，应少食辛辣厚味，以免复发。黑睛新翳后期，用药不可一味苦寒，以免翳被寒凝，不易消退。

（景　晶　曹雪川）

第七节　目晕

一、概说

老年人眼无所苦，双眼黑睛周边逐渐出现一灰白色环形晕轮，称为目晕。因常见于老年人，故又名老年环。一旦生成，终身不会消退。

二、源流

本病名首见于《诸病源候论》，曰："五脏六腑之精华，皆上注于目。目为肝之外候，肝藏血，血气不足，则肝虚，致受风邪。风邪搏于精气，故精气聚生于白睛之上，绕于黑睛之际，精彩昏浊，黑白不明审，谓之目晕。"其明确病变部位在白睛与黑睛之间，环绕于黑睛之边际，并混浊，白睛和黑睛边界不清楚，未见有视力下降的论述。宋《圣济总录》曰："若阴阳不和，肝虚血弱，风邪毒气乘虚而搏于睛气，故令二气聚生于白睛之上，绕于黑睛之际，水轮昏浊，黑白不明，是为目晕之候。"其基本遵巢氏之说，同样未见对视力的影响，明确病因由肝虚血弱毒气引起。虽然《秘传眼科龙木论》《证治准绳》《审视瑶函》《目经大成》《眼科金镜》等书有"偃月翳障""偃月侵睛""偃月翳""光华晕大证"等病，但从病位、病机来看，有的与本病有一些相似之处，但只是患者的自觉症状，并非外人所见；有的虽言病在黑睛，但只是本病的初始阶段；有的治疗提倡"宜金针拨之"更为不符。所以只有《诸病源候论》之"目晕"最为贴切。

三、病因病机

（1）饮食所伤：恣嗜膏粱肥甘，损脾伤胃，运化失司，湿浊内停，聚久为痰，痰浊毒邪随经脉流注黑睛而成。

（2）情志不调：忧思郁怒，肝气郁滞，气滞血瘀，气血瘀于黑睛而成。

（3）衰老：年岁渐长，肝虚血弱，祛旧生新力量衰减，痰浊瘀于黑睛而成。

四、证候特征

随着年岁增加，双眼出现一环绕黑睛的灰白色混浊环，初起于黑睛下部，次上部，逐渐上下向两侧呈环形扩展，最后上下两环汇合，连接成环形晕轮。环与黑睛边缘之间有一条透明带相隔，不向中央发展，不影响视力。

五、诊断

1. 四诊合参

（1）望诊：望黑睛边缘有无白色晕轮，晕轮是否连接，还是初起。

（2）问诊：问发病时间长短，问饮食习惯，工作性质。

（3）闻诊：声音及气味无特殊。

（4）切诊：脉多弦或细弦。

2. 检查

（1）检查视力：与视力无关。

（2）裂隙灯检查：可见一环绕角膜缘的部分环形或全环的混浊区，环与角膜缘之间有透明角膜。

六、现代意义

本病现在西方医学称之为老年环，认为病因多与高脂血症有关，形成的主要因素是角膜缘血管通透性增强与高脂血症。

七、鉴别

本病需与宿翳相鉴别。本病发生于 60 岁以上老年人，无眼病因素，呈规则之环形。而宿翳无年龄限制，为黑睛疾病后留下的瘢痕，可发生于黑睛之任何地方，且不规则。

八、治疗

本病属老年脂质代谢性疾病，不影响视力，不需治疗。若全身症状较重，可对症治疗。

（一）辨证论治

1. 痰浊血瘀

主证：黑睛周边出现环状晕轮，与视力无关。症见脘闷纳差，呕吐痰涎，头晕目眩，形体肥胖臃肿，身重，困倦乏力。脉弦或濡，苔腻或厚，舌见瘀斑。

证候分析：平素饮食不节，恣嗜肥甘，脾胃受损运化失职，湿聚为痰，痰浊毒邪随经气流行上窜，停于黑睛，黑睛失其清纯，晕轮形成。痰浊停于脘部，故纳差，呕吐痰涎。痰浊毒邪上扰清窍，故头晕目眩。痰浊溢于肌肉，故形体肥胖臃肿。痰邪重着，故身重、困倦乏力。脉舌亦然。

治则：化痰逐瘀。

选方：二陈汤（《太平惠民和剂局方》）合失笑散（《太平惠民和剂局方》）加减；导痰汤（《妇人良方》）合通窍活血汤（《医林改错》）加减；三子养亲汤（《韩氏医通》）合丹参饮（《时方歌括》）加减。

加减：以上方中可选加白芥子、浙贝母、莱菔子、生山楂、鸡内金、泽泻、决明子、槐花等。

2. 气虚血瘀

主证：眼症同前。症见身倦身困，动则气喘，少气懒言，自汗易感冒。头昏头晕、面色无华。脉细弦或弦，苔薄，舌淡胖有齿印，或舌暗，或见瘀斑。

证候分析：七情所伤，气滞血瘀，久用活血祛瘀药物，损伤正气，致气血亏损，或年老肝虚血弱，新旧交替缓慢等，气血瘀阻于黑睛，故黑睛周边见混浊晕轮。气血不足，故身倦体困，动则气喘，少气懒言。气虚卫外不固，故自汗易感冒。气虚血虚，血少流缓，不荣头目、颜面，故头昏头晕，面色无华。气血皆虚，不荣于上，故舌淡胖，有齿印。血脉瘀阻，故舌暗，或见瘀斑。脉亦然。

治则：益气活血。

选方：补阳还五汤（《医林改错》）加减；益气聪明汤（《东垣十书》）合失笑散（《太平惠民和剂局方》）；益气活血明目方（刘楚玉验方）。

加减：以上方中可选加地龙、生山楂、鸡内金、泽泻、决明子、鸡血藤、丹参、槐花等。

（二）针灸治疗

（1）眼针：选上焦、心区、脾胃区。双侧取穴，根据证型，每次取 1~2 穴。

（2）普通针刺：选中脘、气海或关元，患侧取穴。天枢、内关、合谷、足三里、血海、风池，双侧取穴。痰浊者取水分、丰隆，双侧取穴。

（三）气功导引

本病平素习练太极拳，可选择气功（附后）中任何一法习练。

九、预后、预防与调护

本病属老化及代谢性疾病,平时注意合理饮食,多食绿色食物,少食高脂食品,加强运动。因与全身性疾病有关,应注意全身性疾病的治疗。预后较佳。

第八节 睛黄视渺

一、概说

黑睛内面呈黄色或棕褐铁锈色混浊,失其晶莹透明,视物极度昏蒙不清的眼病称为睛黄视渺,多由撞击伤目等原因致血灌瞳神前而患。成人多见,及时治疗有一定效果,但预后多不理想。

二、源流

本病首见于《证治准绳·杂病》,曰:"风轮黄亮如金色,而视亦昏渺,为湿热重而浊气熏蒸清阳之气,升入轮中,故轮亦色易。好酒嗜食湿热燥腻之人,每有此疾。与视瞻昏渺证本病不同。"其明确了病位在风轮,对病因病机有所认识,同时提出了应与之鉴别的疾病为"视瞻昏渺",有其本质的不同,对后世影响极大。后《审视瑶函》中延用此病名,用歌括形式重复其内容,并提出治疗原则及处方用药。至清·张璐在《张氏医通》中也有其病,认识皆宗《证治准绳》。治疗除傅仁宇所提倡之清湿热、解酒毒、滋肾水、降心火之外,认为还当治湿治痰,方以五苓散为主。

由于古代检查手段有限,认识至此,实属不易。现代中医眼科学书籍中,人民卫生出版社 2010 年 12 月出版的《中医眼科疾病图谱》有所述及,并附有彩图。

三、病因病机

(1)撞击伤目:因外伤撞击,震动头眼部,致眼部血络破损,血溢络外,进入神水。

(2)其他眼病引起:如视衣脉阻暴盲引发绿风内障,或其他眼病后,阳亢血热,热邪上冲眼部,灼伤黄仁,黄仁血络破损,血溢络外,溢于神水。

(3)肝胆火炽:平素肝胆火炽,或忧思郁怒,五志过极,七情化火,致肝胆火旺,火热之邪上冲头眼部,迫血妄行,血溢络外,进入神水。

(4)痰浊上扰:平素饮食不节,嗜食偏食,烟酒过度,脾胃伤损,健运失司,湿浊日久成痰，或化热。痰浊热邪上壅目窍，阻塞血络，血络不耐破损，血溢络外进入神水中。

以上原因，致血灌瞳神前、血溢神水中，失治误治或时日迁延，瘀血浊物流注黑睛，形成睛黄视渺。

四、证候特征

视力极度下降，视物模糊。黑睛失其晶莹透明，看似黄色或棕褐铁锈色，晦暗混浊。

五、诊断

1. 四诊合参

（1）望诊：观察黑睛是否透明，正看是呈黑色还是黄色或棕褐色，能否看清瞳孔。

（2）问诊：询问患者有无眼及头部撞击史，并有无血灌瞳神前，有无眼睛胀痛，有无暴盲而患绿风内障史及其他眼病史，问患病时间长短等。

（3）切诊：触摸眼球是否变硬，有无压痛。

（4）闻诊：声音及气味无特殊。

2. 检查

（1）检查视力：视力明显减退或消失。

（2）裂隙灯显微镜检查：在显微镜下，见角膜基质层为棕褐（红）铁锈色混浊，并可见到无数高度反光的色素颗粒分布在角膜基质层内。随着混浊的缓慢吸收，可见角膜缘周边呈现灰色或透明的环形带，围绕着盘状的角膜混浊。

六、现代意义

睛黄视渺，极似西医学之角膜血染。其原因为前房积血较多，血液的分解物，含铁血黄素颗粒经损伤的角膜内皮层进入到角膜基质层，或由角膜周边部进入，致使其混浊。多见于眼挫伤后前房积血，同时伴有高眼压者，亦可出现于出血性青光眼患者。

七、鉴别

本病临床须与视瞻昏渺相鉴别。视瞻昏渺病位在视衣，但黑睛晶莹透明。本病病在黑睛，关键在黑睛中层有特殊的黄色或棕褐（红）铁锈色混浊。只须在显微镜下便可识别。

八、治疗

（一）辨证论治

1. 气滞血瘀

主证：血灌瞳神前，黑睛中层见黄色或棕褐（红）或铁锈色混浊，视力下降，视物昏矇。或见眼胀眼痛，面色晦暗，情绪易于激动，胸胁胀满，脘腹胀闷。女性则见痛经，闭经，经行不畅，经色紫暗，或见瘀血块。脉弦或细，苔薄，舌紫暗或有瘀斑。

证候分析：血灌瞳神前失误治后，瘀血进入黑睛，故黑睛黄色或棕褐（红）色混浊。黑睛变质，失其透明特性，遮挡光线进入眼内，故视力下降，视物昏矇。患者受此打击，精神紧张、郁闷，故肝气不舒，气机阻滞。气为血帅，气行血行，气滞无力运血，故黑睛中瘀血久不得行散。气机阻滞，瘀血不行，故眼胀眼痛。瘀血不去，新血不生，无以上荣，故面色晦暗。气不得疏泄，故情绪易于激动。肝气郁滞，故胸胁胀满。肝气横逆，故见脘胀胸闷。女性见痛经，闭经，经行不畅，色紫暗，瘀血块等，皆气滞血瘀所引起。脉舌亦然。

治则：理气活血，祛瘀明目。

选方：通窍活血汤（《医林改错》）加减；血府逐瘀汤（《医林改错》）加减；活血祛瘀明目汤（刘楚玉验方）加减。

加减：以上方中可选加桑叶、菊花、地龙、土鳖虫、水蛭、鸡血藤、桃仁、红花、三棱、莪术、夜明砂、路路通、丝瓜络等。

2. 血热血瘀

主证：眼症同前。全身见心烦不宁，失眠，身热口渴。女性则见经期提前，色红量多，夹有瘀块。脉细数或细，苔薄黄或干，舌质红或红绛，或有瘀斑。

证候分析：平素肝胆火炽，或忧思郁怒，五志过极化火。火热上冲眼部，灼伤眼部血络，迫血妄行，血溢神水。血灌瞳神前，进而浸淫黑睛，为瘀久留，形成睛黄视渺，遮挡光线进入眼内，故导致视力下降，视物昏矇。火热之邪上扰神明，故心烦不宁，失眠。热邪燔灼，伤津耗液，故身热口渴。血分有热，血行加速，故经期提前，量多。热邪煎熬，血液凝固，故舌有瘀斑，舌质红绛，经行夹瘀。脉亦血热血瘀之故。

治则：清热凉血，祛瘀明目。

选方：破血红花散（《银海精微》）加减；清热凉血化瘀汤（《眼科临证录》）加减；活血芩连汤（《韦文贵眼科经验选》）加减。

加减：以上方中可选加菊花、地龙、水蛭、鸡血藤等。

3. 气虚血瘀

主证：眼症同前，治疗日久。检查见黑睛呈圆盘状黄色或棕褐（红）铁锈色混浊，周围绕以灰白或透明环形带。身倦乏力，动则气喘自汗，易感冒，少气懒言。头昏头晕，面色暗淡无华。脉细或沉细，苔薄舌质暗淡，或有瘀斑。

证候分析：素体气虚，或患病日久，用药多戕伐，致正气亏损，运血无力，新旧交替缓慢，故睛黄视渺久治不愈。虽黑睛周边有灰白或透明环形带，但终属气虚进展缓慢。气为血帅，气虚无力推动，故身倦乏力，动则气喘，少气懒言。气虚表气不固，故动则自汗，易感冒。气虚不运，瘀血阻滞，新血不生，不得上荣头面，故头昏头晕，面色暗淡无华，舌质暗淡。脉及舌之瘀斑，亦气虚血瘀所致。

治则：补气活血，祛瘀明目。

选方：补阳还五汤（《医林改错》）加减；益气聪明汤（《东垣十书》）合桃红四物汤（《医宗金鉴》）加减；益气活血明目方（刘楚玉验方）。

加减：以上方中可选加菊花、桑叶、蝉蜕、地龙、土鳖虫、鸡血藤、夜明砂、路路通、丝瓜络、穿山甲等。

（二）针灸治疗

（1）眼针：取上焦、肝区，双侧取穴。

（2）普通针：眼周取穴：睛明、丝竹空、鱼腰、承泣、阳白，患侧取穴。每次取2~3穴。

（3）体针：卧位，取合谷、太阳、膈俞、肝俞、血海、足三里、光明、太冲，双侧取穴。气海或关元。每次取3~5穴。留针20~30分钟，每日1次或隔日1次。除针后，再针风池（双侧取穴），百会，留针10分钟左右除针。

（三）气功导引

本病平常可选择太极拳中的迎手动作，也可选择动功中站式八段锦习练。

九、预后、预防与调护

睛黄视渺，主要在于预防。对于血灌瞳神前的患者，除尽快使出血消退外，要密切观察眼压，若眼压升高，不能用药物控制时，应及时作前房穿刺，使瘀血外出。本病预后较差，通过长期的治疗，黑睛可逐渐恢复有用视力，但其过程极为缓慢，常要以数年计。所以要向患者解释清楚，不能操之过急，以防变症。

刘按　黑睛病为临床多发常见病，对视力影响较大，积数十年经验，粗浅有悟。

（一）黑睛病病因

1. 风邪易犯黑睛

黑睛暴露于外，属表，六淫为致病之主因，其中又以风邪为多。风为阳邪，易袭阳位，常侵及头面高巅，阳经和肌表。《素问·太阴阳明论》曰："伤于风者，上先受之。"先贤对此，认识颇明。清·顾养吾《银海指南》曰："目为外风所伤，其症眵泪肿痛，星翳渐侵。"

2. 风邪可挟可化

风邪，六淫致病之首，为外邪致黑睛病之先导，可挟可化，使病情更为复杂、严重。《目经大成》曰："热盛风生祸较酷，一类凝脂一痘毒"，又曰："久风多变热，何也？木能生火也……火炎而又生风，转转相生，内外障翳皆起于此……火益炽而风弥烈，病变为花白、凝脂之重者"。顾锡论述更全面，曰："有相挟而来者，盖风为百病之长，如挟寒、挟暑、挟湿、挟燥、挟火之类。有相从而化者，如风邪化火、寒邪化火，湿邪化火，燥邪化火之类。风邪发于前，火邪继于后，故凡人之病目者，皆以为风火也"，又曰："寒……兼风则迎风流泪，云翳满遮""湿……风可祛湿，湿更挟风""燥……或因于风，风胜湿而燥"。

3. 黑睛病内伤多责肝胆

黑睛，五轮中之风轮。《目经大成》曰："风属木，木属肝，肝窍在目，本乎一气。"本来，正气存内，邪不可干，但若平素肝郁、暴怒，五志过极等，皆可化火，或引动肝经伏火。火气上升，再感风邪，则外风内火相合，犹如火上浇油，风助火势，火助风威，黑睛翳障时，症状表现急重，病变部位深，面积大。若再加肝胆湿邪，病情不仅加重，且缠绵难愈。正如《银海指南》所说："肝经湿则多星障，黑珠如雾浑浊。"

4. 外伤

黑睛暴露于外，极易受到外来因素的伤害。一是黑睛外伤，如擦伤、裂伤、化学伤等；二是时下角膜移植术普遍开展，临床遇到有的术后植片愈合欠佳，漏水或裂开，或植片水肿、混浊，植片移位、植片坏死、植片感染、缝线崩脱、植片溃疡，受眼原病变复发、前房积血、排斥反应等。及时中药介入，可以加快植片成活，提高视力，达到手术目的。胬肉攀睛术后，以及近视手术后亦属此类。

（二）黑睛病特点

1. 易误诊

单纯风邪引起之黑睛病，损害面积小，病位浅，症状轻，仅损表皮，故患者自觉症状不突出，仅觉稍摩痛，或干涩不适，视力稍受影响。或检查正常，白睛无抱轮红赤或轻。或检查仅见黑睛上皮浅层病损，不在显微镜下，不染色，极易误诊为慢性结膜炎或干眼症等。

2. 发无定处

"风善行而数变"，单纯风邪侵及黑睛表皮，其病变化快，病位无常，病损游移，行无定处，这片治愈别处又起，如风吹拂。或左眼治愈右眼又患，或今日治愈数日又发，愈后极少留有瘢痕，最典型的如浅层之聚星障（浅层点状角膜炎、点状上皮糜烂、角膜上皮脱落、持续性上皮缺损、丝状角膜病变、浅层角膜溃疡等）。

3. 易传变

（1）自身传变：黑睛病治不及时，失治误治，可使病情由浅入深，由表及里，由轻到重。轻的治愈后翳障形成影响视力，重则穿孔正漏、蟹睛、钉翳、黄液上冲等。更严重者向珠内发展，波及神水、黄仁、神膏、视衣等，造成眼球报废等不可挽回的恶果。

（2）牵连他轮：黑睛病可牵连影响他轮，黑睛病较重，木克土太过，木乘土，则胞睑肿胀难睁；木火刑金，则白睛抱轮红赤、白睛混赤；肝木太旺，水不涵木，母病及子，则眦角发红漏睛疮成。

（3）易受他轮传变：黑睛位于眼珠前部之中央，保护着瞳孔及其他眼内组织，与数轮相接相邻，其中任何一轮发生病变，都可传变到黑睛。如肉轮所患之椒疮、倒睫拳毛、目中结骨（眼睑结石）、暴露赤眼等，皆可致黑睛星翳，或黑睛赤脉下垂、血翳包睛等，严重者致黑睛溃疡。血轮病之胬肉攀睛、流金凌木、眦帷赤烂；气轮病之天行赤眼，全疳，火疳，时复症；水轮病之瞳神紧小、血灌瞳神前、绿风内障、外伤等。皆可传变于黑睛，使其受损，变症丛生。

4. 易复发

《目经大成》曰："源既不绝，流何能止。今虽暂退，后必复来。治之任至再至三，风不住而火不熄，目终无清宁之日矣。"黑睛病因风而起，经治愈如风吹，但阵风又来。其根本原因为"源既不绝，流何能止"，有的黑睛病虽经治愈，病邪仍未完全清除，而是潜伏在黑睛内，一旦人体正气亏虚、劳累、熬夜、经期，或外感风寒风热等，引动伏邪，反复发病。如聚星障（病毒性角膜炎、浅层点状角膜病变、点状上皮糜烂、角膜上皮脱落、丝状角膜炎）等。

5. 分表里

黑睛直接与外界接触，其病属外障眼病，但又分表里。单纯风邪引起，兼夹轻，病损面积小、病位浅，症状轻，病程短者属表中之表，其害轻，其治易，预后佳，如表浅的聚星障，表皮外伤等。病邪兼夹重，或化或久治不愈，损害面积大，病位深，症状剧烈，病程缠绵，并向纵深发展的属表中之里，正所谓邪深病亦深，其害危，其治难，预后差，如凝脂翳、花翳白陷、混睛障、黑翳如珠、黄液上冲、蟹睛、正漏等。

（三）黑睛病的治疗

1. 五步法

黑睛病病程较长，非一时能愈，中药治疗参照疮疡论治。初起其病在表，病位不深，治宜祛风透表，即消法，分清寒热，或祛风清热，或祛风散寒，或祛风除湿，使病邪消散于初起；病情发展，黑睛溃破，病邪入里，新翳形成，宜尽量控制其发展，视其为肝火炽盛，或湿热蕴蒸，或阴虚等，辨证后随症治之，以除邪平翳为法；翳障渐深，久不平复，染色阳性或凹陷而不染色或穿孔等，为久病正虚，宜用托补之法，举陷生肌长肉，"不可内消，宜用托药"（《外科正宗》）；待翳障平复，尽量缩小或减薄翳障，以退翳明目为法，目的为提高视力；若伴黄液上冲，为阳明积热，宜清泻阳明，通络托毒排脓。此为个人总结治黑睛病五步法。

2. 局部用药

（1）谨慎选择：不管是何种治疗作用的眼药，都含有添加剂或者防腐剂，都可能发生过敏反应或者抗药性。有研究表明，防腐剂的毒性较药物本身还要大。这些问题，刘祖国《眼表疾病学》中已有详细的论述。因此，黑睛病的局部用药，当选择刺激性小、不良反应少、安全性高的药物。且不宜长期大剂量使用。

（2）关于糖皮质激素使用问题：糖皮质激素是眼科最常用，也最具争议的药物，其不良反应导致的激素性青光眼、白内障，已成共识，临床不乏教训。而在治疗黑睛病时，"可延缓创伤愈合""抑制免疫功能""诱发眼部感染""削弱机体自身防御系统和清除病毒感染的能力"使"病毒向深层进犯，引起实质层的慢性感染""妨碍溃疡的修复，使溃疡不能愈合，甚者致穿孔""角膜或者巩膜变薄部位的眼球穿孔""诱发和加剧角膜溃疡"，以及在白睛病或其他眼病治疗中，长期使用激素导致黑睛上皮广泛脱落等，还未引起足够重视。临床还见，长期使用激素点眼后角膜变薄的病例，可能是"激素可增强胶原酶的活性，加快角膜基质的溶解"而成（以上引文内容见《眼科全书》上册第893页）。所以认为，在治疗黑睛病时，除实质层病变外，一般不主张使用或禁用。即便需用，也要在溃疡或者伤口愈合后遗留瘢痕，退翳或者消除水肿时用之。且以低浓度、少次数为宜，使用中密切观察角膜上皮及眼压情况。

（3）熏蒸：熏蒸是治疗外眼病的最常用方法之一。可用煎好之内服汤药，倒入碗内趁热熏蒸，待温度适宜时再服用。或另用清热明目退翳药煎水熏蒸。此法内外兼治，患者舒适，乐于接受。

（刘楚玉）

第十四章

晶珠疾病

晶珠，是构成眼、参与视物作用的重要组成部分。它可以受到诸多因素的影响而发生疾病，且病变多样。古代对晶珠及晶珠疾病认识较早，治疗方法特殊，故分节论述。

一、晶珠的位置及性状

晶珠，位于黄仁后神膏前，借一些细小的韧带悬吊固定在瞳神之中央，周围布满神水。晶珠是富有弹性的无色透明体，形状似双凸透镜，前后为一透明而具有弹性的薄膜，称为前囊和后囊，完整地包围着晶珠内容物，使其保持双凸形状。清代黄庭镜对晶珠认识比较清楚，在《目经大成》中曰："井内黑水曰神膏……膏中有珠，澄澈而软，状类水晶棋子，曰黄精。"通过临床研究，还认识到："圆翳，非谓方圆之圆，乃两重相粘，中央夹有浊水，犹包子、壁钱之象。"明确地描述了晶珠有前后囊膜，似"包子"，内包有物，似"壁钱"内空，有前后壁，中央之"浊水"，即是指混浊的晶珠内容物。

二、晶珠的作用

（1）参与视物：晶珠在瞳孔中央，是光线进入眼内的重要通道之一。

（2）调节作用：晶珠靠周围悬吊的细小韧带和自身的弹力随时改变其弯曲度（向前凸出），使人能看清各种有限距离的物体，这种作用，称为调节作用。随着年龄的增长，晶珠逐渐硬化失去弹性，调节作用随之减弱，看近发生困难，视远不受影响，成为老视，民间称为老花。

（3）充填眼球：与其他组织如神水、神膏等，共同充填在眼球壳内，保持眼球的完整和给予球壳一定的压力。

三、晶珠病的病因病机

导致晶珠发生疾病的原因较多，一般有如下几种：

（1）禀赋不良：因父母亲家族因素，以及先天禀赋不良而患，病变可以单独表现在晶珠，或伴随全身其他畸形而患。另外，母亲妊娠期内受到各种因素影响亦可引起，如六淫七情所伤，将息失宜，饮食不当，营养不良，或患某些疾病，或服用药物中毒等，皆可使胎儿发育受到影响或中毒而患。

（2）脏腑亏虚或衰老：平素体质过差，或脾胃，肝肾功能不足，精华不得上荣于目；或随着年龄增加，五脏六腑功能随之衰退，精气血亏虚，不荣于目，再加上晶珠的自身老化。

（3）外伤或手术：头眼部震荡伤或眼的直接穿破伤，光、热、辐射、微波、电击伤等；或眼的一些手术，对晶珠亦可造成损伤。

（4）疾病引起：因眼病或一些内科疾病导致。如眼病中的凝脂翳、瞳神紧小、绿风内障、视衣脱落、云雾移睛、血灌瞳神、高风雀目等。内科疾病中的消渴，瘿劳气等皆可引发。

（5）中毒：化学工业中毒，如三硝基甲苯（TNT）、萘、铊、硒、芥子气等；药物中毒，如长期使用肾上腺皮质激素、利尿剂，近年发现新生儿氧中毒等。

四、晶珠病内容

晶珠的主要疾病是圆翳内障、晶珠脱位与先天畸形。圆翳内障为晶珠疾病中最常见、最重要的眼病，所以本节重点论述。临床根据其发病原因及年龄的不同，分类较多，大致分为老年圆翳内障、胎患内障、惊振内障、消渴内障、如金内障（黄风内障）、后发内障等多种。

五、晶珠疾病的主要临床症状

晶珠疾病的主要临床症状是晶珠混浊，从而引起视力逐渐下降，严重者终至失明。晶珠脱位与先天畸形则会出现视力极差、复视等。

六、晶珠疾病的治疗

古今以来，晶珠疾病的治疗较为丰富，除药物内服外，有点眼的局部治疗，有手术的金针拨障术。现今手术发展迅速，除各种白内障摘除术外，发展了超声乳化吸出术，并植入各型人工晶珠，使患者术后获得更好视力。

第一节　老年圆翳内障

一、概说

45 岁以后，眼不红不肿，不痛不痒，晶珠逐渐混浊，视力日趋下降，渐至失明，最终在瞳神中央出现圆形，白色或棕褐色翳障，称为老年圆翳内障，是世界公认的导致老年人失明的重要眼病。云南地处高原，日照时间长，紫外线强烈，为本病高发区之一，因此成为防盲、致盲的重点病。本病常双眼发病，但有先后或轻重之别，男女发病无显著差异。

二、源流

圆翳内障的内容，唐·王焘《外台秘要》早有记载，称为"脑流青盲"，对证候特征有较详细的描述，曰："皆若眼无所因起，忽然漠漠，不痛不痒，渐渐不明，经历年岁，遂至失明。令观容状，眼形不异，唯正当眼中央小珠子里，乃有其障，作青白色，虽不辨物，犹知明暗三光，知昼知夜，如此之者，名作脑流青盲。都未患时，忽觉眼前时见飞蝇黑子，逐眼上下来去。"还提出治疗方法为："此宜金篦诀"，并说："一针之后，豁若开云而见白日"。从所述症状及治疗方法看，当属老年圆翳内障。而所提到的治疗方法——金篦决，应为金针拨障术有文献以来的最早记载。

真正创圆翳内障之名为《秘传眼科龙术论》，简明扼要的描述了本病的病因病机、证候特征及各种治法。说："凡眼初患之时，眼前多见飞蝇花发、垂蟢、薄烟轻雾，渐渐加重，不痛不痒，渐渐失明，眼与不患眼相似，且不辨人物，惟睹三光。"以后，眼科各家著述在此基础上有所发展，与本病相类同者较多，如称为滑翳、涩翳、散翳、浮翳、枣花翳、偃月翳、白翳黄心、横翳、水晶障翳、剑脊翳等十余种内障。它们病名虽不同，但从所述的症状来看，应该都属于瞳孔内的晶珠混浊，只是古人在观察病变发生于不同阶段的不同表现所做记录而已。如散翳、枣花翳、横翳、剑脊翳等，应为晶珠没有完全混浊时的临床表现，而白翳黄心则是老年人晶珠核硬化之核混浊等。对于治疗，至清，针拨术已较为成熟，清初《张氏医通》曰："看准穴道，从外眦一边，离黑珠约半米长许"，所描述的进针部位与现今针拨之切口距角巩缘 4mm 几乎一致。在《目经大成》中曰："障在睛内，犹悬布幔于纸窗之上，外人安知其蔽而不明也。初起目昏，次视惑，次妄见，甚乃成翳，色白或微黄，或粉青，状如星、如枣花、如半月、如剑脊、如水银之走，如膏脂之凝，如油之滴水中，如水之冻杯内。名曰圆、曰横、曰滑、曰涩、曰浮、曰沉、曰破散、曰浓厚，先生一目，向后俱有。"又曰："阳看能小，阴看能大，年未过六十，过六十而矍铄，知昼夜，见影动，皆可针拨，反此者不能。既不反此，其翳黄如橙、红如朱、清如水晶，昏暗如羊眼，绿如猫睛，皆不可针"。以上可见黄庭镜对老年圆翳内障的观察极为仔细，详细描述了圆翳内障发展各期的临床表现，并认为治疗专要"针拨"，且提出针拨的手术指征、禁忌及预后等。指出哪些不能手术，或术后视力恢复不佳，可供临床手术时参考，做到心中有数。黄庭镜对金针拨障手术描述较《审视瑶函》详细，金针拨障术更臻成熟，使手术过程规范化。中国中医研究院（现中国中医科学院）唐由之教授继承发掘古代金针拨障术，并在全国开展，使一些患全身病较重，或年龄较大，不适合作白内障手术的患者，经针拨后重见光明，扩大了手术适应证范围。继后又发展了金针拨障套出术，解决了针拨术后的一些后遗问题。

三、病因病机

（1）年老脏腑功能衰退：随着年龄的增长，形体、脏腑逐渐老化，功能逐渐减弱，由于肝肾亏损，脾胃虚弱，精气血亏虚，精华不上荣于目，晶珠失养渐次混浊形成。

（2）情志损伤：暴怒伤肝，肝火上炎；或情志抑郁，郁久化火；或悲伤思虑，五志过极化火等，火热引动肝胆火炽，肝热则藏血功能受损，胆热则涵养瞳神之功减弱，再加火热熏灼晶珠，使其变质混浊而成。

（3）外在因素：生活工作条件过差，生活在日照过强，或高原、雪山，或工作环境有辐射、微波等而无防护条件，亦可促其早发。

（4）中毒：服用某些不良反应过大之化学合成药物，为时过长，剂量过大，或工作环境有毒等，亦可引发晶珠中毒而发病。

（5）营养不良：平素生活条件差，营养不良，精华不足以荣目而成。

四、证候特征

老年前期或老年期患本病。患眼不红不肿，不痒不痛，初期觉视物不清晰或觉微昏，或视近清亮，视远昏矇，或在光亮处视物不清，昏暗处视物反而较清晰；或昏暗处视物欠清，明亮处清晰；或眼前见点、细丝状、条状暗影，或眼前似有物遮挡，用手捋之则无。渐至视物蒙蒙，如在薄烟轻雾中视物，或视物如隔纱等。视力日趋下降，终至不辨景物，仅见三光。《外台秘要》谓："令观容状，眼形不异，唯正当眼中央小珠子里，乃有其障，作青白色。"初起晶珠边缘混浊，状如枣花、锯齿，或如初月，或中间混浊，状如星点，或散如鳞片，或混浊如楔状。此时视力下降较轻，继则晶珠灰白肿胀，如油脂浮于水面。若再发展，则晶珠全混，色白如冰，滑如水银。或色黄如棕，或棕红，或黑色，形状整圆，终则翳如冰棱，沉于深部。《秘传眼科龙术论》说的"玉翳青白，瞳仁端正，阳看则小，阴看则大"，以及"散翳内障""滑翳内障"等，都是指本病及本病的临床特征而言。

五、诊断

1. 四诊合参

（1）问诊：问年龄，问病史，有无视力减退，减退时间的长短，是否缓慢下降。有无视物昏矇，有无眼前黑点或条状阴影。至不能辨认景物时，能否辨认三光，能否辨认光的颜色。除此，还要询问有无内科其他疾病，如消渴、癫痫、心系病，眼科的绿风内障、青风内障、瞳神紧小等。还要询问居住及生活，工作环境，以及服用过的药物等情况。

（2）望诊：看视瞳仁是否正圆，要仔细看视"阳看则小，阴看则大"，即瞳仁展缩是否正常，瞳孔是否白色等。

（3）闻诊：听患者声音，闻患者气味，以了解有否其他内科疾病。一般健康老年人患此病，声音和气味无特殊。

（4）切诊：脉多弦，细弦或沉弦，或沉细。对认识全身正气盛衰有一定参考价值。

2. 检查

（1）检查视力：视力呈不同程度的缓慢下降，镜片不能矫正。

（2）检眼镜检查：散瞳后，早期混浊在瞳孔红光反射背景下，有固定黑暗区，呈点状、片状、或楔状、车轮状。若混浊较重，则眼底模糊。若完全混浊，则不能看清眼底。

（3）裂隙灯显微镜检查

1）初期：裂隙灯下，初期见晶珠内有小空泡或水隙现象或呈羽毛状混浊。或见晶珠周边呈锯齿状、楔状、或车轮状混浊，尖端指向晶珠中心，或晶珠中央见白色细点状混浊。此时对视力无明显影响。

2）膨胀期：此时晶珠之混浊逐渐向中央区发展，晶珠呈白色，并膨胀，前房变浅。若本来前房就浅的患者，极易引起绿风内障的发作，对视力影响极大。

3）成熟期：晶珠全呈白色或棕色、棕红色，膨胀消退，前房深浅恢复正常，视力极度减退，可至指数或手动（光感），为成熟期。此时翳定障老，是手术治疗的最适宜时期。从初发到此期，一般需要数月至数年不等。

4）过熟期：晶珠混浊成熟，翳定障老，未及时手术治疗，迁延日久，数年之后，晶珠缩小，翳核下沉，前房变深，此时为过熟期。有的患者，由于核往下沉，晶珠囊内上方混浊减少减薄，可能视力会有少许增加。

5）晶珠后囊混浊：在裂隙灯条状光带下，见晶珠后囊呈白色或金黄色混浊，中央夹有小空泡，混浊随后囊弯曲度弯曲，似锅底上之锅巴，前囊比较透明，称锅底样混浊或后囊混浊。有的与核性及皮质性混浊同时产生。此种混浊，早期即对视力有影响。

通过四诊，再结合检眼镜及裂隙灯显微镜检查，老年人症见视力缓降，晶珠混浊，即可确立诊断。

六、现代意义

老年圆翳内障，从发病年龄、证候特征及发病经过，诊断治疗等比较，相当于现代医学之老年性白内障，近代又称为与年龄有关的白内障，病因较为复杂，尚在探索中。吴振中《现代临床眼科学》中认为是："老年性退行性变；老年性的营养失调，新陈代谢障碍，老年时过渡调节等，引起晶体退行性变。"宋振英《眼科诊断学》中说："有人认为在老年血管硬化基础上引起血液－房水屏障功能失调，致使晶状体营养障碍。也有认为与内分泌紊乱，胆固醇代谢障碍或芳香氨基酸代谢障碍有关。"在李凤鸣《眼科全书》中则认为："氧化损伤是白内障形成的最初因素。"白内障形成的危险因素是："饮酒过多、吸烟多、妇女生育多，都与白内障的发生成正相关，糖尿病、心血管疾病、精神病、高血压、青光眼、葡萄膜炎、机体外伤与白内障的发生也成正相关。抗精神病药、利尿药、眼局部用药与白内障的形成成正相关""血浆中尿素、肌酐、血糖浓度与白内障生成成正相关"。同书通过流行病学调查认为："目前已发现的危险因素是紫外线照射，营养失调即蛋白摄取不足等"，并与"职业生活环境有关，工人和农民的患病率显著高于职员和其他职业的人员"。调查还证实："老年性白内障的发生与太阳辐射和纬度密切相关。"总之，老年性白内障的发生机制相当复杂，为多种因素作用的结果。年龄、性别、职业、阳光、辐射及地理纬度均是可能的危险因素。此外，与糖尿病、高血压、阳性家族史（遗传）和营养亦有一定的关系。临床上看到一些合成药物，也是诱发老年性白内障的原因，如药物中毒、糖皮质激素、缩瞳剂、氯丙嗪、抗肿瘤药物、口服避孕药物等。近年有研究认为："白内障的高发病率可能与人群维生素C缺乏有关"（医学参考报）。云南之所以为高发区，可能与地处高原，紫外线过强、日照长、太阳辐射强有密切关系。

七、鉴别

1. 与惊振内障鉴别

老年圆翳内障与惊振内障相似，临床难于辨认，关键是要询问病史。后者有头或眼部外伤史，或有各种射线、光、热辐射史，无年龄限制。

2. 与消渴圆翳内障鉴别

消渴引起之圆翳内障，首先要有消渴病史，无年龄限制，多见于少年、青年、或壮年消渴病控制不佳的患者，发展极快。

3. 与胎患内障鉴别

胎患内障成于母胎，与生俱来，有的患儿伴有眼球震颤，斜视等。

八、治疗

老年圆翳内障的治疗，初期多内治。肝肾亏虚者，补益肝肾，益精明目；脾胃虚弱者，健脾益胃明目；肝胆蕴热者，清泻肝胆明目。总之以精气血上荣于目为目的，防止病情发展。本病是一种老化性疾病，药物难以奏效，且难坚持长期服药。若久历年岁，致不辨景物，影响生活质量时，应行金针拨障术或其他手术治疗。时下老年圆翳内障手术发展极快，所用超声乳化并植入人工晶状体之手术方法痛苦小、手术时间短、疗效满意。

（一）辨证论治

1. 肝肾亏虚

主证：视物昏矇，视力日渐下降，眼干涩，眼前见点、丝、片状黑影。全身见腰膝酸软，耳鸣耳聋，头昏，齿牙摇动。脉细或沉细，苔少舌红或无苔。或见畏寒肢冷，小便清长，夜尿频数。脉沉细，舌少苔，或苔白。

证候分析：年老，诸脏皆衰，特别是肝肾亏虚，精血不上荣于目，晶珠失荣混浊，则症见视物昏矇，视力逐渐下降，眼干涩等眼部症状。肾主骨，肾虚则见腰膝酸软，齿牙动摇。耳鸣耳聋，头昏等，也为肾精亏损，不得荣养之象，脉舌亦然。肾阳亏损，阳气不能温煦，则畏寒肢冷；肾阳亏虚封藏失职，膀胱不约，则夜尿频数，小便清长。脉舌亦然。

治则：补益肝肾，益精明目。

处方：杞菊地黄丸（《医级》）加减；明目地黄丸（《审视瑶函》）加减；右归丸（《景岳全书》）加减；石斛夜光丸（《原机启微》）加减。

杞菊地黄丸、明目地黄丸，适用于肾精血亏损者；右归丸适用于肾阴阳精血亏虚。石斛夜光丸服用方便，肝肾阴虚，肾阳亏虚，脾胃虚弱者皆可服用。

加减：上方中选加桑叶、菊花、蝉蜕、密蒙花、菟丝子、当归、黑芝麻、黑豆等。

2. 脾胃虚弱

主证：眼症同前，胃呆纳少，饮食乏味，大便溏泻或便秘。精神萎靡，肢倦体困，面黄肌瘦，或肥胖。脉沉细无力或缓，苔白，或舌淡或舌体胖嫩，有齿痕。

证候分析：久历年岁，五脏受损，脾胃虚弱则健运不力，故胃呆纳少。胃气虚损，不能消谷，故饮食乏味，脾虚则大便溏泻或便秘。脾虚聚湿生痰，痰湿积于体内，故体型肥胖。生化之源不足，精气血不能营养于目，晶珠失养混浊，故视物昏矇，视力日减，出现眼部症状。全身见精神萎靡，肢倦体困，面黄肌瘦等，为气虚生化之源不足所致。脉舌亦然。

治则：健脾益胃，益气养血，明目。

处方：补中益气汤（《脾胃论》）加减；归脾汤（《济生方》）加减；益气聪明汤（《东垣十书》）加减。

加减：上方中选加桑叶、菊花、蝉蜕、黑芝麻、黑豆、楮实子、密蒙花、柏子仁等。

3. 肝胆蕴热

主证：眼部症状同前，自觉双眼干涩不爽，似有物黏附，或双眼经常发红并有眼眵，视力下降。头晕睛痛，颜面红赤，性急易怒，烦躁。口苦口干，便干或秘，尿短赤。脉弦或细弦，苔黄或干，舌红。

证候分析：肝胆蕴热，藏血之功受损，涵养瞳神之力减弱，再加热邪上攻于目，直接熏灼晶珠，故眼前飞蝇黑花，晶珠混浊，视力下降。热邪伤津夺液，故双眼干涩不爽，似有物黏附，便干或秘，尿短赤。经常发红、眼眵，乃热邪上攻于目所致。肝胆热邪上犯清窍，故头晕睛痛，颜面红赤。热为阳邪，肝阳升发太过，肝气上逆，故性急易怒，烦躁。口干口苦，乃肝胆蕴热所致。脉舌亦然。

治则：清泻肝胆，明目。

方药：石决明散（《普济方》）加减；龙胆泻肝汤（《医方集解》）加减；退翳障方（刘楚玉方）。

加减：上方可选加桑叶、菊花、谷精草、密蒙花、决明子、青葙子、茺蔚子等。

（二）针灸预防治疗

本方法适用于早期患者，或预防性治疗，但难长期坚持。

常用穴位：合谷、气海、关元、天枢、瞳子髎、攒竹、丝竹空，选穴皆为双侧。以上每次必选合谷，其余随选1~2穴即可。隔日1次或每周2~3次。肝肾亏虚，加肝俞、肾俞、太溪、太冲；脾胃虚弱加足三里、百会、丰隆；肝胆郁热加阳陵泉、太冲。

（三）按摩及气功导引

1. 按摩

平时揉按大骨空、小骨空、丝竹空等穴位，或灸。大骨空：为经外奇穴"在手大指中节上，屈指当骨尖陷中是穴"（《针灸大成》）。在手大拇指背侧，指间关节横纹处中点取穴，左右各一，可灸。小骨空：亦为经外奇穴。"在手小拇指第二节尖是穴"（《针灸大成》）。取穴时握拳，掌心向心，于手小指背侧近端，指骨关节横纹中点取穴，可灸，左右各一。丝竹空：为手少阳三焦经穴，在"眉后陷者中"（《针灸甲乙经》）。在面部，当眉梢凹陷处，不可灸。以上三穴，空闲时随时可行。可用指尖作环形揉按，或掐、压皆可，不拘时间及次数。丝竹空可双手一起作，大、小骨空则左右手交替作。注意作时要环境安静，不可一边看电视，听音乐或看书一边作按摩。

2. 气功导引

本病可选练站式八段锦（见《气功导引参考》）、太极拳迎手等习练。以上方法适用于老年圆翳内障未成熟者，亦可作为预防，起到延缓晶珠混浊的作用。

（四）西医治疗

目前尚无疗效肯定的药物，至视力影响日常生活时，仍以手术治疗为主。

1. 药物治疗

外用：滴用法可林、卡他灵等眼药水。内服：可口服维生素 C、维生素 E、维生素 B_2 等。

2. 手术治疗

老年圆翳内障翳定障老，或未到此阶段，患者觉影响生活质量或工作，经医师检查后，认为可行手术时，即可选择手术治疗。手术前应做相关检查，检查全身及眼部情况。眼部要注意患者光感、色觉是否正常，光定位是否准确。最好作 B 型超声波及 OCT，检查玻璃体、视网膜及黄斑的情况，做到心中有数，才能准确判断术后效果。

（1）白内障金针拨障术。

（2）白内障超声乳化加人工晶体植入术。

眼科手术发展较快，特别圆翳内障手术，现发展到折叠式人工晶体植入术、记忆型人工晶体植入术等。国家重视防盲治盲，每年残联无偿对白内障患者进行手术治疗，已形成惯例。

九、预后、预防与调护

本病虽然严重影响视力，但如果视衣未并发其他疾病，手术后一般视力恢复较佳，预后较好。但有的患者经手术治疗后，在 3 年或更短时间内，残存的晶珠后囊膜增厚、混浊，可引起视力下降，称为后发圆翳内障，简称后发障，如果视力下降明显，应给予治疗。如果生活工作环境恶劣，改善生活工作环境；注意营养均衡，少食辛辣炙煿容易上火之品；尽量减少化学合成药物的使用；户外运动时，尽量减少紫外线及光辐射，做好防护工作。

第二节 胎患内障

一、概说

小儿在胞胎中、出生后，晶珠即有不同程度的混浊，视力正常或有不同程度的视力障碍，或随年龄的增长无原因晶珠混浊逐渐加重，视力逐渐下降的眼病，称胎患内障，又名胎元内障。常见双眼发病，但可有轻重不等。本病是一种严重影响婴幼儿视力发育的常见眼病。我国的患病率是 0.05%（1 ∶ 1918），低于国外的患病率，是造成儿童失明和弱视的重要原因。在我国有的城市盲童致盲原因的调查中，占失明原因的第三位。

二、历史源流

本病名首见于《秘传眼科龙术论》，并将其定名为"胎患内障"。顾名思义，古人已认识到在母体中即患。该书曰："此眼初患之时，皆因乳母多有吃食乖违，将息失度，爱食湿面五辛，诸毒丹药，积热在腹，后此令胎中患眼。生后五六岁以来，不言不笑，睹无盼视，父母始觉……直至年长十五以来，可令金针拨之。"对本病的病因及临床症状认识较全面，并提出长大后，用"金针拨障法"治疗。元·危亦林《世医得效方》曰："此候初生二三岁，观物则近看，转睛不快。至四五岁，瞳仁洁白，昏矇不见，延至年高，无药可治。盖胎中受热，致损其目，莫能治之。"基本描述了本病的临床特征，病因及预后，明确病变在瞳孔内。后《明目至宝》认识基本遵此。清·顾世澄《疡医大全》定名为"小儿胎元内障"，对病因的认识，基本遵《秘传眼科龙术论》，亦为"积热在腹，内攻小儿损目"。其后的著作，少有发挥。

三、病因病机

胎患内障的发病原因多与家族遗传，先天禀赋不良有关。另外后天失养，环境因素或全身性疾患也可使本病加重。

（1）禀赋不良：父母近亲婚配，可致先天禀赋不足，发生胎患内障。或父母一方有本病之遗传因素，或与其他先天遗传性疾病一起并发。

（2）生活起居失宜：母亲妊娠后，将息失宜，或营养不良，致气血亏虚，精华不荣体内胎儿，胎儿目不得养所致。或母亲怀孕后，过食辛辣炙煿之品，热毒积于腹内，攻入胎儿眼部，损伤晶珠而成。

（3）因病而损：母亲怀孕后，感受风热毒邪侵袭，风热毒邪交攻母体，积毒于腹内胎儿，损及于目，影响胎儿发育而成。如怀孕后 3 个月内患风疹、水痘、麻疹、疱疹、蛇串疮、时行感冒、高热等，或母亲患消渴、血虚、抽搐、肾水、瘿气等，均可损及胎儿，导致眼部受害。因此时胎儿尚未发育完全，无抵御病邪能力，胎儿晶珠发育受到影响所致。

（4）中毒：妊娠期母亲服用不适宜药物，盆腔或经放射线照射等，致胎儿中毒，影响胎儿眼部发育而患。

（5）早产儿中毒：近年发现，发育不成熟的早产儿，吸入高浓度氧，或吸氧时间过长，可致氧中毒发生早产儿视衣、神膏病变，使晶珠后纤维增值，形成晶珠混浊。

四、证候特征

胎患内障一般双眼发病，由于病因不同，临床症状也表现多样。若胎患内障较轻，则小儿视力无明显异常或稍有影响，甚至到有机会体检时才被发现，有的随年龄增长而加重，一般发展较慢；若胎患内障较重，则见小儿神情淡漠，眼睛只会寻找灯光，但不会寻找物体，表现出视力不佳的情况；有的还会合并有其他先天畸形，如神智迟钝，心系病，耳聋，小眼球、斜视，眼球震颤晃动，不能固定等。

五、诊断

1. 四诊合参

（1）望诊：诊视小儿反应是否灵敏，会否随引诱物体转动眼球，会否抓取玩具等。瞳孔内有无白色，有无眼球晃动、斜视等。较重患儿多低头视物或斜视，或伏母怀，或畏光流泪等。

（2）问诊：问小儿父母有无本病家族遗传史，家族中有何种遗传性疾病；问父母是否近亲婚配；问妊娠中母亲有无患感冒、时行感冒，发热、风疹、麻疹、水痘、蛇串疮、疱疹等热性疾病；问妊娠期生活条件及营养状况，有无服用过不适宜药物，有无射线照射史，有无患过全身性疾病，是否为早产儿及吸氧情况。

（3）闻、切诊：一般无特殊。若伴神智迟钝者，则口齿欠佳，不能回答问题等。

2. 检查

（1）检查视力：视力的好坏视晶珠混浊情况而定。晶珠混浊较轻者，视力障碍不明显甚或正常。若晶珠混浊较重，则视力影响较大，严重者视力极度低下。由于婴幼儿不会诉说，要观看是否会寻找玩具及物体。

（2）眼位检查：眼球有否斜视，能否固定，有否辘轳转关（眼球震颤）等。

（3）眼球检查：眼球、黑睛大小是否正常，有无圆锥黑睛等。

（4）裂隙灯显微镜检查：散瞳后检查晶珠混浊情况，混浊多样，呈片状、尘状。混浊是在瞳孔周边还是中央，周边又是否呈短棒状、放射状，圆形还是椭圆形，排列是否整齐，颜色是白色还是灰色、棕色、蓝色等。并要检查晶珠有无脱位、缺损，虹膜有无缺损，或无虹膜或瞳孔残膜等。

（5）检眼镜检查：用检眼镜查看瞳孔红光反射区内晶珠有无固定黑暗区（即混浊），其黑暗区呈点状还是片状，以及所占范围。

（6）眼底检查：晶珠混浊较轻者，对检查眼底不造成影响，查看有无伴视衣病变或缺损。如果混浊较重则眼底模糊，如果晶珠全呈白色，则眼底不能看清。

（7）其他疾病：检查排除其他内科疾病。

通过四诊及仪器检查，小儿无外伤及其他原因，视力障碍，晶珠混浊，即可做出诊断。

六、现代意义

胎患内障，相当于现代医学之先天性白内障。其发病原因为：①与遗传因素有关；②母亲妊娠期前3个月的感染，如感染风疹、水痘、单纯疱疹、麻疹、带状疱疹及流行性感冒等，是不可忽视的因素。在多种病毒感染中，又以风疹病毒感染最为多见，危害最大；③母亲妊娠期营养不良；④妊娠期盆腔受放射性照射；⑤孕期服用某些药物，如大剂量四环素、激素、水杨酸制剂、抗凝剂等；⑥妊娠期患全身性疾病，如心脏病、肾炎、糖尿病、贫血、甲亢、手足抽搐症、钙代谢紊乱、内分泌失调、维生素D缺乏等，均可使胎儿患病；⑦早产儿氧中毒：早产儿吸氧时间过长、浓度过高，致氧中毒后，视网膜、玻璃体发生出血、渗出等病变，组织发生机化与瘢痕收缩，导致晶状体后纤维增生而成。

七、鉴别

本病鉴别见老年圆翳内障。

八、治疗

晶珠浑浊较轻，视力尚佳者，可以不予治疗，继续观察。视力较差者，先行镜片矫正，密切观察随访。若随年龄增加晶珠混浊加重，视力下降较快等，辨证以治。

（一）辨证论治

（1）脾胃虚弱、肝肾不足者，参照老年圆翳内障治疗。

（2）肾元亏虚。

主证：小儿胎禀不足，五迟五软，精神萎靡，流涎甚或痴呆等，眼伴胎患内障。

证候分析：小儿因遗传，或在母体内因各种因素损及胎元，致小儿肾元亏虚，小儿发育迟缓，现五迟、五软等。肾主骨生髓，脑为髓海，肾元不足，则髓海不足，故精神萎靡，严重者致脑髓发育不全，故痴呆流涎，智力低下。瞳孔属肾，晶珠在瞳仁内，属水轮，亦为肾所主，肾元不足，故晶珠混浊。

治则：培补下元，益肾补脑，退翳明目。

选方：五子补肾丸（《丹溪心法》）加减；补天大造丸（《吴球方》）加减；龟鹿二仙胶（《医方考》）加减。

加减：上方中选加桑叶、菊花、谷精草、蝉蜕、木贼、密蒙花、当归、菟丝子等。

（二）手术治疗

手术治疗的目的，是让患儿尽早获得视力，防止剥夺性弱视的发生，所以必须早期治疗胎患内障。在建立固视反射前治疗较佳，即2~3个月前未发生眼球震颤时。

（1）术前检查：视力在0.3以上者可不考虑手术。但婴幼儿无法检查视力，只能根据患儿对外界的反应能力及固视反射来初步判断。并根据晶珠混浊的程度和部位，以及能否看清眼底来做决定。

（2）手术时间：胎患内障病因不同，种类也不同，因此选择手术时间亦不同。双眼完全性胎患内障，应在出生后1~2周内，身体健康情况下手术，最迟不能超过6个月。两眼手术间隔最好在48小时或在更短时间内，其目的是防止手术后因遮盖单眼发生剥夺性弱视。

双眼不完全性胎患内障，若不能窥见眼底者，亦应及早手术治疗。风疹引起之胎患内障者，则不宜过早手术，以免引起瞳神紧小症。

（三）西医治疗

（1）全身：口服维生素 C、维生素 B_2、维生素 E 等。

（2）局部：点用卡他灵、法可林等眼药水。

九、预后、预防与调护

若混浊较轻，预后良好，有的经验光配镜后可获得较好视力；若混浊较重，无眼球震颤，或无全身性疾病者，术后进行验光配镜，或安装人工晶体后可获得一定视力；有弱视者，配合进行弱视治疗；若伴先天愚型者，因其难于诉说，治疗后效果难于测定。预防：由于本病有大约1/3是遗传性的，因此应严格禁止近亲婚配；母亲在孕期注意生活起居，加强营养，特别在妊娠期前2个月避免感染性疾病，孕期避免盆腔受放射线照射；孕期避免服用某些药物，如大剂量四环素、激素、水杨酸制剂、抗凝剂等；孕期若患系统性疾病，如心脏病、肾炎、糖尿病、贫血、甲状腺功能亢进、手足抽搐症、钙代谢紊乱、维生素 D 缺乏等，均可造成胎儿的晶珠混浊，应考虑是否终止妊娠。对于新生儿，严格掌握吸氧时间及浓度。

第三节 惊振内障

一、概说

头或眼部在外力或外部原因的作用下，损伤晶珠，致使其混浊，视力受到影响的眼病，称为惊振内障，又名惊振翳。由于当今工农业发展迅速，因此成为临床常见病。

二、源流

《秘传眼科龙术论》将本病首次定名为"惊振内障"，曰："此眼初患之时……或因打筑……后经三二年间，变成白翳，一如内障形状。"元·危亦林也综其说。《证治准绳·杂病》中，触伤真气证曰："乃被物撞打而目珠痛，痛后视复如故，但过后渐觉昏冥也。盖打动珠中真气，络涩滞而郁遏，精华不得上运，损及瞳神而为内障之急。若初觉昏暗，速治之，以免内障结成之患。若疾已成，瞳神无大小欹侧者，犹可拨治。内宜调畅气血，无使凝滞。此证既成，即惊振内障。"除认识病因，描述症状外，提出治疗"内宜调畅气血，无使凝滞"，手术可以"拨治"，应为金针拨障术。清·黄庭镜《目经大成》曰："偶尔从高跌下，无意被人一打，神水挠而浑，年久凝成翳也"，继后又曰："有头脑被物打触，或跌扑倒撞，瘀血流出眼窝……当不及觉，后荏苒成症。轻止本目，重则左右相牵。本经曰：惊振翳。受病固不同于他，而治法则一。然要知右边受伤，先损右而牵左。左边受伤，先损左而牵右。牵损者可针，先损者忌针。损轻者可针，损重者忌针耳。"详细地观察了本病，认识到不仅伤眼可患，未伤眼经过一段时日也可出现惊振内障，并提出了治疗原则及手术。

三、病因病机

本病无年龄限制，头眼部受到撞击、震荡，或物触直接伤目为一因，使晶珠变性；又多在毫无思想准备的情况下突然发生，情志所受为惊、恐、怒、悲、忧、思，七情中占六情，对人的精神刺激非常强烈，其结果必致人体阴阳气血逆乱，精华不能上荣于目，而致晶珠失养，气滞膏凝。内外二因，内障渐成。正如《原机启微》说："今为物之所伤，则皮毛肉腠之间，为隙必甚，所伤之际，岂无七情内移，而为卫气衰疲之原，二者俱召，风安不从。"晶珠受到碰撞震荡或直接刺伤，晶珠壁破损，膏脂外溢，神水乘隙进入晶珠，使其变质，迅速凝结成障，遮挡神光，导致视物不明，视力下降。其他因射线、光照、电击、热能等也是晶珠受损变质使然。

四、证候特征

惊振内障，因外伤性质不同，临床表现也各异。

1. 撞击伤惊震内障

眼或头部受到物体撞击震荡所致，可见到晶珠混浊，轻的为点状、放射状，可在受伤后数小时或数周内发生。少数患者有消失的情况，对视力影响不大。另外一些患者受伤后数年才发生，并多成永久性。有的患者混浊可局限，或保持多年不变，至50岁以后逐渐加重，视力逐渐下降。严重的撞击伤可使晶珠囊壁破裂，神水迅速进入晶珠，在短时间内晶珠完全混浊，形成全圆翳内障，此时对视力影响较大。除以上外，由于外力的冲击，瞳孔缘的色素被震荡，脱落在晶珠前壁上，形成环形棕色色素斑，有的可消失，有的则长期存在。白睛可见抱轮红赤或混赤。

2. 穿破伤惊震内障

晶珠被锐器或异物直接刺伤，或因震动囊壁破裂，或异物直入晶珠，神水迅速进入晶珠，引起晶珠肿胀、混浊，或有白色混浊物流出，充满神水，甚至从黑睛创口被挤压流出，此时可以引发绿风内障，或异物存留；若晶珠破口较小，则晶珠可保持完整，仅出现晶珠的局部混浊，形成局部惊震内障而不发展，也有的可继续发展。若先损伤黑睛或黄仁，则患眼疼痛剧烈，不敢睁眼，畏光流泪，视物模糊。白睛混赤或抱轮红赤。

眼受撞击伤后，特别力量较强时，不止是对晶珠起到伤害作用，对眼的各部都存在损伤，同时可伴有血灌瞳神、晶珠脱位、绿风内障，以及伤及视衣、目系等，严重影响视力。

3. 辐射伤和电击伤等惊振内障

放射性物质及微波、电磁波、红外线、光、热能等，现已广泛应用到工农业、医药卫生，甚至家庭。如果防护不当，或长期接触，或能量过大，都可以对晶珠产生伤害而引起惊振内障。辐射、光、电击和雷击引起之惊振内障不属少见。

五、诊断

1. 四诊合参

问诊：问有无头、眼部撞击、震荡，或眼球是否有被穿刺伤。问工作性质，工作、居住环境，地理位置等。有否接触放射性物质或电磁、紫外线辐射、雷击、电击、光照、热能等。问受伤前视力的好坏及有否眼病等。

望诊：仔细诊视眼部，晶珠是否变色，眼球是否有破口，伤于何处。眼睑有否损伤，有否青紫肿胀。临床常见眼睑青紫肿胀者，晶珠损害一般不重。眼部受伤患者，一般面容痛苦，情绪低下，喜闭伤眼。

闻诊：外伤后，气滞血瘀，气火上逆，故口味较重。

切诊：脉急紧，或弦。

2. 检查

（1）检查视力：出现不同程度的视力障碍，应与伤前视力对照参考。

（2）眼部检查：有无眼睑皮下瘀血，有无抱轮红赤，眼球各部有无破口，黑睛是否光滑完整。若穿破伤则要看从何处穿破、创口大小，有无白色混浊物流出。

（3）裂隙灯显微镜检查：显微镜下神水是否清亮，有无白色混浊物，有否血灌瞳神，瞳孔是否正圆，能否阳看则小、阴看则大。晶珠前壁有无棕色圆环状色素沉积，晶珠混浊程度，有无脱位，是否全脱位等。

（4）检眼镜检查：检视瞳孔红色背景下，是否有黑色固定暗影，眼底是否清晰等。

通过病史询问，有外伤史，接触射线、微波、热能，或电击、雷击、光照等病史，再加上检查，即可作出诊断。

六、现代意义

惊振内障，根据病因及临床表现，应为西医之外伤性白内障。其病因有机械性、放射性、电击性等。根据外伤性质的不同，引起晶状体混浊的病因也不同。

（1）眼球钝挫伤性白内障（撞击伤）：眼球受到钝挫伤后，外力作用经过房水等组织，传导到晶状体，使晶状体发生变性，或使晶状体纤维发生断裂，引起晶状体混浊，形成白内障。

（2）眼球穿破伤：锐器，或钝挫伤使晶状体囊膜破损，房水渗透到晶状体内，晶状体纤维吸水而水肿、膨胀，蛋白发生变性，皮质迅速混浊。若囊膜破口小，可以自行闭合，或与覆盖的虹膜粘连闭合，房水不能再进入，则混浊为局限性；若破口较大，则可形成整个晶珠的混浊；若异物进入，则形成异物存留。

（3）辐射及电击等损伤：由于辐射及电击、光损伤等，致晶状体前囊板层剥脱，囊膜下之上皮细胞蛋白凝固、坏死，晶状体纤维分解而混浊。或晶状体的正常代谢受到破坏，或破坏晶状体纤维分化过程，也使其混浊。还有认为由于辐射及电击，使晶状体蛋白发生电离或电解作用，从而导致晶状体混浊。

七、鉴别

本病病因明确，鉴别较易。若混浊缓慢，至年岁较大才混浊加重者，则不易与老年圆翳内障区别。

八、治疗

（一）辨证论治

惊振内障，虽是眼部受伤，实系六情所受。眼为人身之至宝，一旦在卒不及防的情况下受伤，则精神、情志、气血、阴阳都会发生逆乱，此时邪气亦乘虚而入。所以，治疗时要注意调和气血阴阳，疏肝解郁，祛邪。

1. **晶珠受损，肝郁气滞**

主证：眼或头部撞击伤后，视力下降，或见眼球胀痛，或眼部见抱轮红赤。或检查见晶珠前壁有棕色色素环，晶珠呈不同程度混浊。神情焦虑、烦躁。脉弦或紧。苔黄或白干。

证候分析：眼或头部撞击伤后，情志严重波动，气血逆乱，精华不能上荣于目，加晶珠自身受损，故晶珠混浊，视力下降。眼珠受到突然震动，黄仁受到震荡，色素被震动脱落并附着于晶珠，故晶珠前壁有棕色色素环。眼球受到震荡后，目络损伤，故见抱轮红赤。若伤及黄仁根部，发为绿风内障，故眼胀痛。突受外伤，原来视物明亮的至宝视物不明，精神难以承受，故神情焦虑、烦躁，眼胀亦可因此而起。脉舌亦然。

治则：疏肝平肝解郁，调和气血明目。

选方：逍遥散（《太平惠民和剂局方》）合四物汤（《太平惠民和剂局方》）加减；加味逍遥散（《内科摘要》）加减；柴胡疏肝散（《景岳全书》）合四物汤（《太平惠民和剂局方》）加减。

加减：以上方中可选加菊花、蝉蜕、谷精草、防风、荆芥、桑叶等；若疼痛较剧，可选加白芷、羌活、僵蚕、蔓荆子、全蝎等；见抱轮红赤，可选加栀子、黄芩、赤芍药、丹皮；眼胀痛者加天麻、钩藤、石决明、全蝎、蜈蚣、地龙等。

2. **晶珠破损，风热入里**

主证：锐器或异物直损晶珠，晶珠部分混浊，或神水白色混浊。患眼疼痛剧烈，或胀痛，同侧头痛等。畏光流泪，睁眼困难，视力下降，视物模糊，抱轮红赤，或有血灌瞳神。神情烦躁，或焦虑，或口干口苦、便秘。脉弦或弦紧，苔黄或白干。

证候分析：晶珠直接受伤，改变其透明性，故晶珠部分混浊；混浊物流出晶珠，故神水内有白色混浊物。晶珠混浊，神水不清，致视力下降视物模糊。锐器或异物伤及黑睛、黄仁或白睛，风热毒邪乘虚入里，故患眼疼痛剧烈，畏光流泪，睁眼困难，抱轮红赤。伤及黄仁血络，故血灌瞳神。突受外来横祸，原来视物明亮的至宝受损，预后难料，故神情烦躁、焦虑。口干口苦便秘为伤后风热入里，肝气郁滞，郁而化热化火，邪热炽盛所致。脉舌亦然。

治则：除风益损，止痛明目。

选方：除风益损汤（《原机启微》）合温胆汤（《三因极一病症方论》）加减；柴胡疏肝散（《景岳全书》）合四物汤（《太平惠民和剂局方》）加减；竹叶泻经汤（《原机启微》）加减。

加减：若疼痛剧烈，畏光流泪，风邪较重者，以上方中可选加羌活、白芷、蔓荆子、野菊花、僵蚕、乳香、没药等；若分泌物较多，伴口干苔黄，选加金银花、连翘、蒲公英、紫花地丁；抱轮红赤较重，选加栀子、黄芩、龙胆草、夏枯草；若血灌瞳神，可加丹参、地鳖虫、苏术、乳香、没药等；若大便秘结，为阳明腑实证，加生大黄、芒硝。

3. 晶珠破损，邪毒入里

主证：眼受伤后，晶珠破损变质，视力急降。疼痛难忍，胞睑红肿疼痛，难以睁眼。抱轮红赤或白睛混赤。黑睛水肿，或混浊生翳，状如凝脂，或黄液上冲，或有异物存留眼内。全身见寒热往来，头痛，口苦口干，大便秘结尿短赤。脉弦或紧，苔黄腻或黄燥、舌质红。

证候分析：眼受伤后，晶珠破损，故视力急降。毒邪乘机袭入，或异物自身不洁入里，邪毒壅盛，欲有成脓之患，故胞睑红肿疼痛，难以睁开。邪毒燔灼黑睛，故抱轮红赤或白睛混赤，黑睛水肿，混浊生翳。若邪毒壅盛，化腐成脓，故见黄液上冲或黑睛状如凝脂。全身寒热往来，头痛等为邪毒炽盛，正邪交争之象。口苦口干，便秘尿赤为热毒引起。脉舌亦然。

治则：泻火解毒，止痛救急。

选方：眼珠灌脓方（《韦文贵眼科临床经验选》）加减；凉膈散（《银海精微》）加减；退热散（《审视瑶函》）加减。

4. 辐射、电击等惊振内障

主证：有电击或接触射线、微波、紫外线、电磁波、光损伤等病史。见晶珠混浊，或日渐加重，视力缓慢下降。全身或见身倦体困，纳差，容易感冒，多汗。或手足心热，烘热，腰膝酸软无力等。

证候分析：辐射、电击、微波等邪毒伤目，致晶珠受损中毒成分改变，发生内障，故视力下降。全身症状也因邪毒所致。

治则：去除病因，扶正祛邪，退翳明目。气虚者补气，退翳明目。表虚者，益气固表，退翳明目。肝肾虚者，补益肝肾，退翳明目。

选方：补中益气汤（《脾胃论》）加减；益气聪明汤（《东垣十书》）加减；玉屏风散（《丹溪心法》）加减；六味地黄丸（《小儿药证直决》）加减。

加减：以上方中选加菊花、桑叶、谷精草、密蒙花、蝉蜕、枸杞、黑豆、黑芝麻等。

（二）外治

以上药物煎好后倒入碗中，熏眼后再服用。

（三）针灸及气功导引

针灸及气功导引见老年圆翳内障。

（四）中成药制剂

中成药制剂见老年圆翳内障。

（五）西药治疗

西药治疗见老年圆翳内障。若红赤较重，眼眵多而黏稠者，选用抗生素眼液及眼膏外用，或包眼。

（六）手术治疗

手术治疗同老年圆翳内障。但应视其损伤程度而决定手术方法及术后预期效果。若损伤程度较重，手术复杂，效果不理想。若异物存留先取异物，观察后再考虑下一步治疗。

九、预后预防及调护

本病若只是部分混浊，对视力有一定影响；若穿破伤者，对视力损害较大，需严密观察随访，必要时手术治疗。平时工作生活中要了解眼外伤的危害性，注意安全防护，远离对眼有损伤的环境。特别对小孩，要加强有关对眼危害的教育和防护。对惊振内障患者，要给予精神安慰，消除恐惧心理。本来已是身体、精神受伤，更不能再加精神刺激。特别有破口的穿破伤，要密切注意，严防邪毒入侵，衍变为其他眼病，或引发健眼病变。

第四节　如金内障

一、概说

因眼部其他疾病引起晶珠黄色混浊，视力下降的眼病，称为如金内障、银风内障（《证治准绳》），又名黄风内障（《世医得效方》）、金星内障（《疡医大全·眼目部》）等。发病无眼别、性别限制。病情的轻重、预后及治疗效果等，与原患疾病密切相关。

二、源流

古代一些书籍中，对有些眼病的描述与本病有相似之处，如隋·巢元方《诸病源候论》中曰："白黑二睛，无有损伤，瞳子分明，但不见物，名为青盲。更加以风热乘之，气不外泄，蕴积于睛间而生翳似蝇翅者，覆瞳子上，故谓青盲翳也。"其病因、证候特征与青盲后患如金内障有相似之处。至元·危亦林《世医得效方》中曰"盖高风，才至黄昏便不见，经年瞳子如金色，所谓黄风者即此也"，明确指出高风雀目时日过久，瞳孔会变为金黄色，即晶珠呈现黄色混浊。而明《证治准绳·杂病》中，"绿风内障"曰："瞳神气色浊而不清，其色如黄云之笼翠岫……久则变为黄风"，又"黄风内障"曰："瞳神已大而色昏浊为黄也"，又曰："瞳神大成一片，雪白如银，其病头风痰火人，偏于气忿怒郁不得舒而伤真气，此乃痼疾"。以上几种内障，从病因及症状看，俨然是患绿风内障后再发之如金内障。又同书之"如金内障"曰："瞳神不大不小，只是黄而明莹，乃是元气伤滞所成，因而痰湿阴火攻激，故色变易，非若黄风之散大不可医者。"又当属其他内障眼病并发之如金内障。延至清，《医宗金鉴·眼科心法要诀》曰："黄风者，初病雀目，日久瞳变黄色，甚而如金，难治之症也。"实遵元·危亦林之识见，后世鲜有发挥。《疡医大全》"分别大小圆翳内障论"曰："金星内障，按此证初患头痛，睑觉微肿，目中赤色，常见黑花撩乱，瞳人渐昏渐小，内有脑脂如金箔色，不宜针拨，亦不能治。"从文字内容看，应为瞳神紧小引起。以上都认识到如金内障的治疗药物难以奏效，又不能针拨。综观古代医家对如金内障的认识已经非常清楚。

三、病因病机

（1）风、湿、热邪熏灼晶珠：因肝经热邪，或外感风热毒邪，或外感风湿郁久化热，或久病伤阴、阴虚内热等，湿邪热毒上攻黑睛或黄仁，致黑睛翳障，或瞳神紧小，风、湿、热邪入里熏灼晶珠，致晶珠混浊而患。

（2）肝风痰火上攻于目：五志过极，肝郁不舒，或神疲过度，或脾虚痰浊等肝风痰火上攻于目发为青风内障，或致瞳神散大不收发为绿风内障等，玄府闭塞，神水瘀滞，脉络瘀阻，晶珠失养，由绿风、青风变为黄风、银风等内障而成。

（3）晶珠失养：因先天禀赋不足，患高风雀目，或视衣脱落，能近怯远等病，久病正虚，气血精华不上荣于目，晶珠失养而成。

（4）眼病直损晶珠或外伤：黑睛溃疡，严重者破溃穿孔，黑睛直接与晶珠接触，损伤晶珠前部囊壁而致前囊壁下混浊而成；或能近怯远过重云雾移睛，或视衣脱落，血灌瞳神等，变性混浊之神膏碰撞晶珠，机械损伤晶珠后部囊壁而患；或晶珠外伤后，逐渐混浊加重而来。

四、证候特征

眼患绿风内障、青风内障、瞳神紧小、黑睛溃疡经治愈后（或病情已经得到控制），或能近怯远后云雾移睛，高风雀目，视衣脱落，血灌瞳神等，致晶珠黄色混浊，视力下降，眼底模糊或难以窥检。

五、诊断

1. 四诊合参

（1）问诊：问有无家族病遗传史，父母是否近亲婚配，有否黑睛病，瞳神紧小，绿风内障、青风内障，视衣脱落，能近怯远、云雾移睛等病史，治疗情况等。有否青春期开始夜盲，所视范围是否日渐缩窄，有否外伤等。

（2）望诊：观看黑睛有否翳障，瞳神是否散大，瞳神颜色情况，是淡绿还是黄色或白色，瞳神边缘是否呈锯齿、枣花样。

（3）闻诊：气味及声音无特殊。

（4）切诊：脉弦，或缓，指压眼球是否坚硬。

2. 检查

（1）检查视力：检查见视力下降，能否镜片矫正，矫正是否满意。

（2）瞳孔对光反射：瞳孔对光反射是否灵敏，还是迟钝。瞳神有否散大或缩小、变形，有无后粘连等。

（3）测定眼内压：眼内压是否正常，是高于正常还是低于正常。视衣脱落者一般眼压偏低，指示眼球较软。

（4）检查视野：高风雀目、青风内障见视野缩窄。

（5）裂隙灯显微镜检查：裂隙灯显微镜下，查看有无黑睛翳障，黑睛是否与晶珠接触，瞳孔是散大还是缩小，有否瞳神边缘不整，有否黄仁后粘连；晶珠混浊情况，后囊是否呈锅底样混浊，颜色是否黄色，混浊是否呈蜂窝状等。

（6）检眼镜检查：瞳孔区的红色反射区有否黑暗区，眼底是否模糊。

（7）辅助诊断：B型超声波，以提供神膏混浊、血灌瞳神内及视衣脱落等情况。

通过对原发病的确认，晶珠混浊发生在原发病之后，混浊程度与原发病轻重相关，视力下降，结合检查晶珠混浊的特殊表现，即可做出诊断。

六、现代意义

根据其发病原因及临床表现来看，本病与现今并发性白内障极为相似。并发性白内障发生的原因是：眼部其他病变使晶状体发生营养代谢障碍变得混浊的眼病，其病因为：①炎症：严重角膜炎、葡萄膜炎、视网膜脉络膜炎等；②变性：视网膜色素变性，高度近视致玻璃体液化、变性、混浊等；③高眼压：青光眼等；④机械刺激：玻璃体混浊，玻璃体积血，视网膜脱落、外伤等。

七、鉴别

本病应与老年圆翳内障相鉴别，前者主要以晶珠混浊于原发病之后，只局限于原发病眼，无年龄限制。老年圆翳内障则发生在 45 岁以上，一般为双侧性，无其他眼病史。

八、治疗

如金内障的治疗，宜首先治疗原发病，原发病治愈或控制后，再进行辨证论治或其他治疗。

（一）辨证论治

1. 风湿热邪熏灼晶珠

主证：黑睛病或瞳神紧小症，虽经治愈，或病情得到控制，但晶珠日渐混浊，视力继续下降发为如金内障。自觉体内容易上火，睑内、白睛时常发红，眼眵，大便秘结，口干口苦等。脉缓或弦，苔黄或黄腻或白厚。

证候分析：黑睛病或瞳神紧小症因系风湿热邪引起，入里熏灼晶珠，虽经治愈，但后患已成，故晶珠混浊，发为如金内障，遮挡光线进入眼内，视力继续下降。余邪未尽或素体热邪较甚，体内容易上火，风火热邪上炎于目，睑内、白睛时常发红。火热煎熬津液，故眼眵，便秘，口干口苦等。脉舌亦为风湿热邪所致。

治则：祛风清热除湿，退翳明目。

选方：新制柴连汤（《眼科纂要》）加减；菊花决明散（《原机启微》）加减；龙胆泻肝汤（《医宗金鉴》）加减。

加减：以上方中选加桑叶、菊花、蝉蜕、谷精草、密蒙花、黑豆等。

2. 肝风痰火上攻晶珠

主证：绿风内障或青风内障经治疗病情控制后，时发眼胀，同侧头痛，前额痛，时有视灯火见彩虹环，晶珠逐渐混浊，视力下降。神情烦躁，易怒，便秘，口苦口干。痰涎较多，脘闷，纳食不香。脉弦，苔黄腻或白厚干。

证候分析：绿风内障、青风内障经治疗，虽病情得以控制，但肝风痰火时有上犯，以致玄府闭塞，清窍受阻，神水瘀滞，故时发眼胀，黑睛因而水肿，故视灯火见彩虹环。肝风痰火上扰头目，再加眼胀牵引，故同侧头痛，前额痛。肝风痰火直损晶珠，再加精华不荣，故晶珠混浊，视力下降。其神情烦躁，易怒，便秘口苦等，皆为肝阳亢盛、火痰为患引起。痰涎较多，脘闷，纳食不香，亦为痰涎壅阻中焦，脾胃痰积所致。脉舌亦然。

治则：平肝熄风，豁痰明目。

选方：绿风羚羊饮（《医宗金鉴》）合温胆汤（《三因极一病证方论》）加减；羚角钩藤汤（《通俗伤寒论》）加减；天麻钩藤饮（《杂病证治新义》）加减。

加减：以上方中选加菊花、蝉蜕、白芥子、制南星、僵蚕、黄芩、栀子等。

3. 晶珠失养

主证：素体较弱，久病正虚，或能近怯远较久，云雾移睛较重，视衣脱落；或先天禀赋不足，患高风雀目，青春期即现夜盲；或生活条件较差，营养不良等。致晶珠混浊，视力下降，发为此病。脉沉细，苔薄舌质淡。

证候分析：素体较弱，久病正虚，先天禀赋不足，生活条件差等，皆为气血精华不足，目不得养而致晶珠混浊，视力下降。脉舌亦为气血不足之征。

治则：补益气血，益精明目。

选方：脾虚夹湿者参苓白术散（《太平惠民和剂局方》）加减；气血不足者 归脾汤（《济生方》）加减；肝肾亏虚者 杞菊地黄汤（《医级》）加减。

加减：以上方中选加桑叶、蝉蜕、谷精草、黑芝麻、桑椹子、当归、枸杞等。

4. 晶珠直接受损

主证：黑睛翳障较重，黑睛破溃，或血灌瞳神、视衣脱落，或能近怯远而神膏混浊等，致晶珠混浊，视力下降。脉细或缓，苔薄。

证候分析：黑睛翳障较重，黑睛破溃直损晶珠，或血灌瞳神、视衣脱落，能近怯远时日过久致云雾移睛等，晶珠受到碰撞，直损晶珠，形成混浊。

治则：养血通络，软坚退翳明目。

选方：退翳障基础汤（刘楚玉验方）；拨云退翳散（《银海精微》）加减；消翳汤（《眼科纂要》）加减。

加减：以上方中选加黑豆、浮海石、玄参、路路通、牡蛎、白芥子、蛇蜕等。

（二）外治

以上药物煎好后倒入碗中，熏眼后再服用。

（三）针灸及气功导引

本病针灸及气功导引见老年圆翳内障。

（四）中成药制剂

本病可选服明目地黄丸、杞菊地黄丸、石斛夜光丸、桑麻丸等。

（五）西医治疗

（1）可长期服用维生素 C、维生素 B_2、维生素 E 等。

（2）滴用防治白内障眼药水：如卡他灵等。

（六）手术治疗

如金内障严重影响视力，无抱轮红赤者，可选择手术治疗，并根据情况决定是否植入人工晶体。对视力差者，术前要检查色觉及光定位，若只有光感，定位不准确，色觉较差者，术后效果不佳，应给患者解释清楚。

九、预后、预防与调护

若原发病治愈或控制较好，眼底无明显损伤，即使晶珠混浊较重，术后能恢复较好视力；若原发病得不到控制，则不宜手术，或术后视力恢复欠佳。其预防，主要是针对原发病。若是黑睛病，尽可能不使其恶化，严密预防其穿孔；若瞳神紧小，除尽量散开瞳仁外，以尽快治愈为佳；若属绿风内障、青风内障引起者，尽可能控制眼内压；高度能近怯远者，尽量保护眼睛，不使其加重，劳动时，避免超体力劳作，严防视衣脱落；高风雀目引起者，控制较难，预后较差。

第五节　后发内障

一、概说

各种圆翳内障破囊术后，或晶珠外伤后，残留的晶珠内组织及遗留的残余囊壁再次发生的混浊，称为后发内障。近年随着超声乳化白内障手术＋人工晶体植入术的普及，术后后囊壁出现混浊，成为了此手术的主要并发症，其发生率可达20%~50%。因古代金针拨障术后晶珠前后囊壁完整，故有关书籍中未发现此病病名及有关资料，因而命名为后发内障或再发内障，简称后发障。

二、病因病机

各种圆翳内障破囊术后或晶珠外伤后，由以下原因引起后发内障：

（1）精华不荣：本身圆翳内障的发生，就因气血精华亏虚，不荣于目所致。术后非但未得到改善，甚至虚其更虚，精华仍不上荣，致使残留物再发混浊。

（2）热邪上扰：手术时风热之邪乘虚而入，或素体热盛，风热邪毒熏灼晶珠残留物，使其再发混浊。

（3）痰浊犯目：素体痰湿体质，或手术中对残留晶珠囊壁损伤搔动过大，或出血淤阻等，致经隧脉络阻滞，痰浊久积，顽痰附着于晶珠囊壁或残留组织而成。

三、证候特征

患者有圆翳内障破囊手术或晶珠外伤史，视力逐渐下降，瞳孔区有残存混浊之晶珠囊壁，或后囊壁逐渐混浊，或在瞳孔区有条索状、膜状物，或与黄仁粘连，使瞳孔变形，或因膜而闭锁。这些混浊物阻隔光线进入眼内，致视力下降，影响视物。

四、诊断

1. 四诊合参

（1）问诊：问有无圆翳内障手术史，作何种术式，有否植入人工晶体，有无晶珠外伤史等。术后及伤后视力如何，是否逐渐下降。术后及伤后，患眼是否发红长期不消退，或反复发红疼痛等。

（2）望诊：瞳孔是否圆形，瞳孔内有无白色物。

（3）闻诊：声音及气味无特殊。

（4）切诊：脉弦或细弦或缓。

2. 检查

（1）检查视力：与术后或伤后恢复期视力对照，是否下降。

（2）裂隙灯显微镜检查：检查瞳孔是否圆形，对光反射是否正常，有无变形，瞳领内有无白色条索状、膜状物，是否与黄仁粘连。人工晶体是否在位，后囊壁是否完整，有否混浊，混浊是否呈锅底样。

（3）检眼镜检查：瞳孔区是否有红光反射，在红光背景下，有否黑色暗影遮挡。眼底是清晰还是模糊。

通过询问病史，有清楚的圆翳内障破囊手术史或植入人工晶体，或晶珠外伤囊壁破裂史，再加上眼部各项检查，即可作出诊断。

五、现代意义

后发内障，即现今之后发性白内障，简称为后发障。本病认为系由白内障囊外摘除术、线状摘除术、针吸术、超声乳化术，或晶状体外伤以后，晶体皮质未完全吸收，遗留的残余囊膜加上出血、渗出，炎症刺激等附加过程，构成更为复杂的晶状体上皮细胞增生，逐渐纤维化，形成机化膜组织的结果。

六、鉴别

后发内障与其他圆翳内障鉴别较易，有明确的各种圆翳内障破囊手术或晶珠外伤史。后发圆翳内障仅存后囊壁或不完整囊壁，其他圆翳内障前后囊壁完整，呈

"包子""壁钱"样。

七、治疗

（一）辨证论治

1. 风热上扰

主证：各种圆翳内障破壁术后或眼外伤晶珠囊壁破损后，白睛红赤或抱轮红赤，经久不消，或经常反复发红。畏光流泪，眵多疼痛等，视力逐渐下降，残余晶珠再发混浊。自觉口舌干燥甚或口苦，便秘或便干，尿黄。脉弦或缓，苔黄或白干。

证候分析：各种圆翳内障破囊手术后或眼外伤后，感受热邪，或风热外袭，故白睛红赤或抱轮红赤。素体热盛，或余邪未消，故经常反复发红。风热之邪袭目，故畏光流泪，眵多疼痛。风热熏灼晶珠残留膜，故再发混浊。混浊物遮挡光线进入眼内，因而视力下降。口舌干燥甚或口苦，便秘尿黄等，皆为热邪所致。脉舌亦然。

治则：祛风清热，退翳明目。

选方：银翘散（《温病条辨》）加减；新制柴连汤（《眼科纂要》）加减；菊花决明散（《审视瑶函》）加减。

2. 气血亏虚

主证：各种圆翳内障破壁术后或外伤后，视力逐渐下降，镜片不能矫正，患眼不红不肿，晶珠残留物逐渐再发混浊。自觉气短神疲，体倦懒言，动则汗出，纳差，头昏失眠等。脉细或沉细，苔薄舌质淡。

证候分析：各种圆翳内障破囊术后或外伤后，损伤正气，或平素体质较差，气血精华不荣于头目，故残存的囊壁等逐渐混浊。再发之混浊物遮挡光线进入眼内，影响视力，故视力下降。气血不足，故气短神疲，体倦懒言。气虚统摄无力，故动辄汗出。脾胃气虚运化乏力，故纳差。气血虚少，上荣不足，故头昏失眠。脉舌也因气血亏虚所致。

治则：补益气血，退翳明目。

选方：归脾汤（《济生方》）加减；补中益气汤（《脾胃论》）加减；益气活血明目方（刘楚玉验方）。

加减：以上两型方中，可选加明目退翳之品，如桑叶、菊花、蝉蜕、黑豆、黑芝麻、川芎、丹参、谷精草、密蒙花、木贼、青葙子、蛇蜕等。

3. 痰浊犯目

主证：经检查确认本病。伴身体困倦，痰涎较多，纳差脘闷等。脉滑或濡，舌苔腻或厚。

证候分析：各种圆翳内障破囊术或外伤后，出血或混浊物致经隧脉络阻滞，气血流通不畅，浊物积聚，增殖、机化等，形成顽痰附着于晶珠残留囊壁，使其再发混浊。混浊物阻挡光线进入眼内，因而视力下降。其身体困倦，痰涎较多，纳差脘闷等，亦经隧阻滞，痰浊积于体内所引起。脉舌亦然。

　　治则：化痰软坚，退翳明目。

　　选方：二陈汤（《太平惠民和剂局方》）加减；化坚二陈汤（《医宗金鉴》）加减；三子养亲汤（《韩氏医通》）加减。

　　加减：以上方中除选加上两型退翳明目药外，可选加制南星、白芥子、浮海石、牡蛎、玄参、夏枯草、谷精草、浙贝母、海藻、昆布、僵蚕、地龙等。

（二）外治、针灸及气功导引

外治、针灸及气功导引，西医治疗等，均参见老年圆翳内障。

（三）手术治疗

　　（1）有条件地方选用 Nd：YAG 激光囊膜切开术治疗。

　　（2）若囊膜较厚，激光不能切开者，或无条件作激光术者，可行手术切开或切除。

八、预后、预防与调护

若神膏、视衣无病变，后发内障经激光或手术治疗后，可恢复一定视力甚或恢复原术后视力，效果较佳。本病的预防，主要在第一次手术时，尽可能清洗出晶珠混浊物，尽量不使其残留；手术中尽量对残留后囊膜少予搔动，尽可能术中不出血。若圆翳内障术后白睛发红，或反复发红，应尽快治愈。平素少食、不食香燥动火食物，保持大便通畅。注意用眼卫生，少劳瞻竭视。临床早发现，早用中药，可恢复较好视力。

　　　　　　　　　　　　　　　　　　　　　　　　　　（刘楚玉）

第十五章

瞳神疾病

瞳神为水轮，本章主要指广义的瞳神疾病，属于内障眼病的范围。瞳神结构精致、复杂，是具有视物作用的重要部分。由于结构的复杂性，引起的疾病多样，且瞳神幽深似井，肉眼不能深窥，需借助现代仪器，方能了解病变所在部位及具体位置。从古以来，总将瞳神疾病责之肝肾，通过对眼内的检查发现这种认识是局限的，故瞳神疾病不仅与肝肾相关，还与心、肺、脾等脏器有着密切的关系，治疗也就不局限于肝肾。

瞳神疾病不仅可由他轮传变，还可由外伤或其他内、外、五官、妇科等疾病引起。当分别虚实，辨证以治。

第一节　瞳神紧小、瞳神干缺

一、概述

黄仁受邪，瞳神失去正常的展缩功能而持续紧缩变小变形，伴红赤疼痛的内障眼病称瞳神紧小，《一草亭目科全书》名瞳神焦小、瞳神缺陷。《医宗金鉴》称瞳神缩小，《眼科菁华录》称瞳神细小。治不及时，瞳神失去正圆，边缘参差不齐，形如锯齿或状如花瓣，黄仁干枯不荣，视物昏矇，甚则失明，称瞳神干缺。

二、源流

《银海精微·瞳人干缺》对本病的发病特点、临床表现、预后及并发症治疗已有较为详细的记录，曰"瞳人干缺者……但因头疼痛而起……精神不定而少卧，劳伤于肝，故金井不圆，上下东西如锯齿，藕缺参差，久则渐渐细小"，其观察到发病时可见头痛、失眠等症，还观察到瞳孔缩小及瞳神形态的异常。又曰"此症失于医治，久久瞳多锁紧，如小针眼大，内结有云翳，或黄或青或白，阴看不大，阳看不小，遂成瞀疾耳"，认识到失治将出现瞳神粘连或闭锁，致展缩失灵，即瞳孔对光反射消失。瞳神锁紧可致眼孔不通而神水阻滞，引发绿风内障；或神水混浊致睛珠得不到营养而变生圆翳内障。迁延日久，导致失明。该书又曰"视物濛濛，难辨人物，相牵俱损……初起时眼珠坠痛，大眦微红"，说明了本病发作时的症状有眼痛、眼红、视物昏朦等。《秘传眼科龙木论》中对本病有详细的描述："此眼初患之时，忽因疼痛发歇，作时难忍，夜卧不得睡，即瞳人干缺。或上或下，或东或西，常不圆正，不辨三光，久后俱损。大人多患。其瞳人或白黑不定，白者脑脂流下为患，黑者胆热，肾脏俱劳，肝风为患。宜服泻肝汤、镇肝丸。"其观察到瞳孔参差不圆，还记录有瞳神内颜色的改变，以及乌风内障等并发症。病因病机则为"肾脏俱劳，肝风为患"，治疗"宜服泻肝汤、镇肝丸"。预后和易患人群方面则认为"久后俱损。大人多患"。元末明初倪维德撰《原机启微》以本病病因病机命名，称为"强阳搏实阴之病"，书中针对瞳神的改变作了形象地描述："其病神水紧小，渐小而又小，积渐之至，竟如菜子许。又有神水外围，相类虫蚀者。"其认为瞳神属肾主水，属阴；而瞳神内有神水充实，故为实阴。而本病常因火邪强盛所致，火强搏实阴，故瞳神自收变小，因此得名，指出瞳神日渐"如菜子许"，或"相类虫蚀"，即发展为瞳神干缺。《证治准绳·杂病》宗《原机启微》之认识，以发病时的症状特征命名，强调了最佳治疗时机和预后，曰："瞳子渐渐细小如簪脚，甚则小如针，视尚有光。早治尚可挽回，后则难救。"《审视瑶函》称为瞳神紧小症，基本转录《证治准绳》。也认识到"瞳神细小，精气俱伤，元阳耗散，欲坠神光"，将严重损害视力。《目经大成》也作了相关的记载："此证谓金井倏尔收小，渐渐小如针孔也。"

历代医家对本病的认识比较统一，均准确地观察到疾病早期主要的眼部特征为瞳神缩小，若治不及时，则导致瞳神失去正圆之外观为特征，转变为瞳神干缺。同时，对神水、视觉的变化观察细致，描述准确。如《张氏医通》描述为"瞳神渐渐细如簪脚，或如芥子，又有神水外围，相类虫蚀，渐觉眊羞涩，视尚有光"。在当时的历史条件下，仅凭肉眼观察认识、记录得如此准确，实属不易。

三、病因病机

（1）肝经风热：肝经风热，肝胆火炽，循经上攻于目，燔灼黄仁，煎熬神水。神水混浊，强阳搏实阴则黄仁肿胀而瞳神紧小。

（2）风湿为患：罹患风湿，郁久化热；或素体阳盛，内蕴热邪，复感风湿，风湿与热邪搏结于内，上犯清窍，熏灼黄仁则紧小。

（3）虚火上炎：肝肾劳伤阴亏，虚火上炎，上扰于目，黄仁、神水受灼而发；或久病伤阴，火盛水衰，阴精耗损，瞳神失于濡养则干缺。

（4）眼部外伤：外伤损及黄仁。

（5）他病入里：眼部其他疾病伤及黄仁，如外障眼病之火疳、花翳白陷、凝脂翳、混睛障，或内障眼病波及而来。

（6）全身疾病：如花柳病、消渴、肺痨、狐惑病、骨痹、肾痹等。

四、证候特征

本病有急慢之分。

1. 急性

（1）自觉症状：突发眼珠疼痛，痛连眼眶及头部，头痛多为患侧前额、眉棱骨疼痛，羞明流泪，视物模糊。

（2）眼部特征：患眼胞睑挛急，不欲睁眼，溢泪。白睛抱轮红赤或白睛混赤。瞳神缩小，展缩不灵。或见黄液上冲，或瞳神偏缺不圆。

2. 慢性

（1）自觉症状：眼痛隐隐，沙涩不爽，视物模糊，伴轻度羞明、流泪。

（2）眼部表现：白睛抱轮红赤轻微，瞳神缩小，展缩失灵。瞳神边缘呈锯齿样或状若花瓣，即瞳神干缺。严重者甚至见瞳神锁紧，或瞳神膜闭。或晶珠混浊。

3. 并发症和后遗症

急性期若治不及时，或失治误治，瞳神不得及时散开，形成瞳神干缺。瞳神边缘与其后之晶珠部分粘连，则为古人所述之"金井不圆"或"藕缺参差"，呈"锯齿"样；若更严重，瞳仁周边广泛与晶珠粘连，则瞳仁缩小如"小针眼大"、"如菜子许"，或"瞳多紧锁"，以致"阴看不大，阳看不小"，失去展缩功能；而古人看到"内结有云翳，或黄或青或白"，乃是风热邪毒煎熬神水，灼伤黄仁后形成的混浊物积成为膜状，覆盖于晶珠前的结果，称为瞳神紧闭（膜闭）。亦或是使晶珠混浊的结果；若瞳仁紧闭（锁）或膜闭严重，阻碍神水流通，则会继发绿风内障；若火热灼伤黄仁血络，致血溢脉外，血入神水，则发为血灌瞳神外；若病邪向里深入，还可致神膏混浊；更有因神水枯竭，造成眼珠萎软而失明者。

五、诊断

1. 四诊合参

（1）问诊：问有无全身性疾病，是否伴有关节疼痛变形、口腔溃烂、外阴溃破，有无冶游史。问起病的缓急，是初发还是反复多次发作。问发病时间，治疗经过，视力下降的程度。有无眼痛、眼胀，以及眼痛的性质。问头痛及部位。

（2）望诊：急性者，可见面部表情痛苦，患眼胞睑肿胀，溢泪，畏光不欲睁眼；白睛抱轮红赤或白睛混赤；舌质红、苔黄或黄腻。慢性者，患眼轻度畏光，流泪。白睛抱轮微红，黑睛透明度下降；舌质红、少苔或无苔。

（3）闻诊：气味无特殊。声音有否痛苦状。

（4）切诊：急性者，疼痛拒按，多见脉弦。慢性者，患眼无明显触痛。若继发绿风内障，则患眼坚硬；若视物不见，触之患眼萎软松塌，表明眼珠萎缩。

2.检查

（1）视力检查

视力检查可见不同程度视力下降。

（2）裂隙灯检查

1）黑睛内壁尘埃状，或灰白色点状、羊脂状沉着物，即KP是否阳性。

2）神水混浊，可见丁道尔现象，神水闪辉现象阳性，甚则神水见絮状渗出或伴黄液上冲。

3）瞳神缩小，展缩失灵；或瞳神后粘连、闭锁或膜闭。

4）黄仁肿胀，纹理不清。

（3）实验室及特殊检查

1）血沉、免疫功能、类风湿因子检查，有助于了解有无其他全身疾病。

2）HLA-B27抗原检查，有助于发现强直性脊柱炎。

3）梅毒螺旋体IgM抗体检测，可排除是否患有梅毒。

4）胸部X线检查，纤维肠镜检查，有助于发现肺及肠道结核病。

5）骶髂关节X线检查，有助于发现关节强直性脊柱炎、类风湿关节炎。

通过四诊，再借助现代眼科仪器设备辅助检查，便可作出明确诊断。

六、现代意义

瞳神紧小类似于西医学的前葡萄膜炎。而瞳神干缺则应为慢性虹膜睫状体炎或前葡萄膜炎愈后形成虹膜后粘连所致。

葡萄膜炎的概念有狭义和广义两种，狭义的是指虹膜、睫状体、前部脉络膜的炎症，简称虹睫炎；而广义的包括了葡萄膜（虹膜、睫状体、脉络膜）、视网膜、视网膜血管、玻璃体的炎症。后一种概念目前已被大多数眼科医生认同。

葡萄膜炎的分类

常用的分类方法有以下几种。

1.病因分类

本病按病因可分为感染性、非感染性。

2.解剖位置分类

本病按解剖位置可分为前葡萄膜炎、中葡萄膜炎、后葡萄膜炎、全葡萄膜炎。

（1）前葡萄膜炎：是葡萄膜炎中最常见的一种类型，约占葡萄膜炎总数的1/2~2/3。前葡萄膜炎包括虹膜炎、虹膜睫状体炎和前部睫状体炎三种类型，每种类型都有其特定的概念，并有急性和慢性之分。

（2）中间葡萄膜炎：是一类累及睫状体平坦部、玻璃体基底部、周边部视网膜和脉络膜的炎症性和增殖性疾病。

（3）后葡萄膜炎：是一组累及脉络膜、视网膜、视网膜血管和玻璃体的炎症性疾病。

3. 病程分类

根据病程长短，又分为急性、慢性，3个月内为急性，3个月以上为慢性。

七、鉴别

本病与绿风内障、天行赤眼均有白睛红赤等症，应相鉴别。详见绿风内障节。

八、治疗

本病的治疗，首先应立即散瞳。若失治误治，易引发严重并发症而导致失明。

（一）辨证论治

1. 肝胆火炽

主证：目珠坠痛拒按，痛连眉棱骨，畏光流泪，视力下降。胞睑轻度红肿，白睛抱轮红赤或混赤，黑睛内壁点状灰白色或色素性沉着物，神水混浊，甚则黄液上冲。瞳神紧小，展缩不灵，黄仁肿胀。口苦咽干，大便秘结，小便短赤，舌红苔黄，脉弦数。

证候分析：目为肝窍，黄仁属肝、神水属胆。肝胆火邪上壅于眼则视力下降，白睛抱轮红赤或混赤，目珠痛而拒按。黄仁受火邪煎熬则肿胀，神水混浊，甚则黄液上冲，瞳神紧小，不能展缩。口苦咽干，便秘溲赤，舌红苔黄或黄厚，脉弦或弦数，均为肝胆火炽之象。

治则：清泻肝胆。

选方：龙胆泻肝汤（《医方集解》）加减；泻肝散（《医宗金鉴》）加减；镇肝丸（《太平惠民和剂局方》）加减。

加减：以上方中可选加丹皮、石膏、知母、大黄、玄明粉等。

2. 肝经风热

主证：眼症同前。伴口干舌红，苔黄，脉浮数。

证候分析：风热交攻则发病较急。邪热循肝经上扰于目，故目珠疼痛视物模糊，羞明流泪。肝经热盛，热邪煎熬，白睛、黄仁受灼则抱轮红赤。煎熬神水，故神水混浊，黄仁晦暗，瞳神紧小，展缩失灵。舌脉均为风热之象。

治则：祛风清热。

选方：新制柴连汤（《眼科纂要》）加减；银翘散（《温病条辨》）加减；柴胡清

肝饮（《症因脉治》）加减。

　　加减：以上方中可选加丹皮、生地、茺蔚子、决明子、半夏、车前子等。

3. 风湿夹热

　　主证：发病或急或缓，病情缠绵，反复发作。目珠坠痛，畏光流泪，视物昏矇，眼前黑花飞舞。白睛抱轮红赤或不显，黑睛内壁点状或羊脂状沉着物，神水混浊，黄仁肿胀，纹理不清，瞳神缩小，展缩不灵。或瞳神边缘状如花瓣；或瞳神区内白色膜状物覆盖；或神膏内尘埃、絮状混浊。并伴肢节肿胀，酸痛，头重胸闷。舌红苔黄腻或白腻，脉弦或濡。

　　风热偏重者，发病较急，眼部症状表现较剧，舌红苔黄腻，脉弦数。风湿偏重者，发作较迟缓，更易反复发作，眼部诸症时轻时重，舌红苔白腻，脉濡数。

　　证候分析：风湿与热相搏，阻滞于中，清阳不升，浊阴不降，湿浊上犯，故病情缠绵，反复发作，目珠坠痛，视物昏矇，眼前黑花。湿热蕴结，上蒸目珠，故白睛抱轮红赤或混赤。反复熏蒸黄仁则黄仁肿胀、纹理不清，神水混浊、久难消退，瞳神紧小、展缩不灵，或瞳神不圆、或闭锁、或膜闭。湿邪黏滞重着，故黑睛内壁点状或羊脂状沉着物。全身症见肢节肿胀、酸痛，头重胸闷，舌红苔黄腻或白腻，脉弦数或濡数均为风湿热所致。

　　治则：祛风除湿，清热明目。

　　处方：抑阳酒连散（《原机启微》）加减；祛风除湿汤（《古今医鉴》）加减；三仁汤（《温病条辨》）加减。

　　加减：以上方中可选加青葙子、夏枯草、赤芍、茺蔚子、丹皮等。若风湿偏重，热邪不甚者，选加车前子、薏苡仁、泽泻等。

4. 阴虚火旺

　　主证：发病缓慢，或病至后期，目干涩赤痛，时轻时重，视物昏花。抱轮红赤，赤丝细脉难消。黑睛内壁灰白沉着物时多时少，神水混浊时轻时重，黄仁轻度萎缩，瞳神干缺、闭缩或膜闭，晶珠混浊。烦躁失眠，五心烦热，口燥咽干，舌红少苔，脉细或细弦。

　　证候分析：素体阴虚或久病肝肾阴亏，故发病不急，眼症时轻时重。阴精不能上濡于目，故目干涩，视物昏花，晶珠混浊。虚火上炎则抱轮红赤，赤丝细脉难消，黑睛内壁沉着物、神水混浊时轻时重。病至后期反复煎熬黄仁、神水，则瞳神干缺或闭锁或膜闭。虚火内扰心神，故五心烦热、失眠；水不制火，故口燥咽干。舌红少苔或无苔、脉细数均为阴虚火旺之象。

　　治则：滋阴降火。

　　选方：知柏地黄汤（《医宗金鉴》）加减；六味地黄汤（《小儿药证直诀》）加减；左归饮（《景岳全书》）加减。

　　加减：以上方中选加赤芍、红花、丹参、当归尾、青葙子、夏枯草等。

（二）针灸治疗

眼针：上焦、肝区，双侧取穴。肝经风热：取穴睛明、申脉、太冲、合谷。肝胆火炽：取穴太冲、风池、睛明、太阳、印堂。风湿夹热：取穴尺泽、合谷、曲迟、攒竹、风池、阴陵泉。虚火上炎：取穴睛明、行间、肝俞、太溪。

（三）中药制剂

（1）可选用龙胆泻肝片（丸）、知柏地黄丸、杞菊地黄丸、雷公藤多苷片。
（2）清开灵注射液静脉滴注。
（3）外用：可滴鱼腥草眼液或熊胆眼液。

（四）气功导引

本病可选择性功之涵养本源法，或动功之坐式八段锦"闭目冥心坐，以侯逆水上"之功法习练。或选择调神中之守一法，意守一清凉之自然景物习练。若为瞳神干缺，则可选择站式八段锦或其中之攒拳怒目增气力功法习练。

（五）西药治疗

1. 局部治疗

（1）睫状肌麻痹剂：对于一般的活动性前葡萄膜炎可选用1%~2%托吡卡胺眼液或2%的后马托品眼液。1%~2%硫酸阿托品眼液可用于治疗严重的前葡萄膜炎，但应注意阿托品的不良反应，滴眼时应压迫泪囊部2~3分钟，减少全身吸收。瞳孔后粘连不易拉开时，宜采用散瞳合剂（1%阿托品，1%可卡因，0.1%肾上腺素等量混合）0.1~0.2ml结膜下注射，具有更强的散瞳效果。

（2）抗炎药：抗炎药主要包括糖皮质激素和非甾体类消炎药。

1）糖皮质激素滴眼液：常用醋酸泼尼松龙眼液、地塞米松眼液、艾氟龙滴眼液等。睡前可涂四环素可的松眼膏、妥布霉素地塞米松眼膏等。

2）非甾体类消炎药滴眼液：常用吲哚美辛滴眼液、双氯芬酸钠类滴眼液，可促进局部炎症的消退。

3）结膜下注射：常用的如地塞米松注射液。

2. 全身治疗

（1）病因治疗：包括抗感染治疗及针对全身性因素的治疗。

（2）糖皮质激素的全身治疗：如果单纯局部用药疗效不佳，或伴有黄斑囊样水肿，或因高眼压而不宜继续使用糖皮质激素点眼者，均应考虑改为口服或静脉滴注。如醋酸泼尼松片、地塞米松注射液或甲强龙注射液。

（3）非甾体类消炎药：可口服吲哚美辛，或阿司匹林。

（六）并发、后遗症治疗

前葡萄膜炎的手术治疗主要是针对疾病后期引发的一系列并发症和后遗症。

（1）继发性青光眼：首先给予降眼压药物点眼，必要时联合口服或静脉滴注降眼压药物。如有瞳孔阻滞者应在积极抗炎治疗下，待病情稳定时，可行激光虹膜切开术或虹膜周边切除术，如房角粘连广泛者可行滤过性手术。

（2）并发性白内障：炎症得到很好控制下，行白内障囊外摘除＋人工晶体植入术，为防止术后葡萄膜炎复发，术前或术后可给局部或全身使用糖皮质激素。

九、预后、预防与调护

（1）本病易反复发作，若治不及时或失治、误治，可导致视力下降，甚至失明。注意积极治疗原发病。

（2）防止瞳孔后粘连，是预防并发症发生的关键，一经确诊就应及时充分扩瞳，以防传变。

（3）本病以局部使用激素眼液为主，若病情严重应全身给药。长期大量使用激素可引起全身性毒副作用。局部长期用药也可致白内障、青光眼。若用量不合理或停用过早又易导致复发或经久不愈。因此，必须合理规律使用糖皮质激素。

（4）忌食辛辣炙爝之品，多食蔬菜水果，保持大便通畅。戒烟酒，以防湿热内生，病情缠绵，反复发作。积极锻炼身体，提高免疫功能，预防感冒。

十、经验介绍

验案1：王某，女，27岁，右眼红，疼痛流泪，右侧头痛，视力下降一周。外院诊为"虹膜睫状体炎"。因怀孕近3个月，不适宜使用激素，未给任何治疗。检查：视力：右0.3、左1.2，轻压右眼疼痛剧烈，流泪，睫状充血（+++）。角膜后KP（++++），房水混浊，丁道尔征（+），瞳孔对光反射迟钝。脉滑，苔薄干。中医诊断：右眼瞳神紧小。西医诊断：右眼急性虹膜睫状体炎。辨证：肝胆火炽，上炎于目。治则：清肝泻胆，退赤止痛，明目。治疗：鉴于此妇孕个3个月内，药物禁忌较多，故以中药为主，加散瞳以治。方拟：龙胆泻肝汤加减。药物：柴胡10g，黄芩15g，栀子10g，龙胆草10g，生地15g，车前子15g，当归15g，赤芍15g，菊花10g，青葙子15g，地龙15g，甘草3g。托吡卡胺眼液，滴眼，每日3次。

复诊：6剂后，诉诸症明显有减。检查：睫状充血（-），角膜后KP（-），房水清亮，瞳孔药性散大，晶体前囊色素附着。视力：右小孔1.0、左1.5。

验案2：刘某，女，72岁，2010年7月20日就诊。平素喜食油炸食品。2周前左眼疼痛，红赤，怕光流泪。口干口苦，大便干结难解。外院诊为"虹膜睫状体炎"。不愿"眼睛上打针"和服用激素，求治于中医。脉弦，苔黄舌红。检查：视力：右 0.3、左 0.5，左眼畏光流泪，轻压眼球疼痛，抱轮红赤（+++），角膜后 KP（++），丁道尔征（+）。滴用散瞳剂后见瞳孔广泛后粘连，呈梅花样。中医诊断：瞳神紧小。西医诊断：急性虹膜睫状体炎。辨证：肝胆火炽，上炎于目。治则：清肝泻胆，退赤止痛，明目。方拟：温胆汤加味。药物：陈皮 10g，半夏 10g，枳壳 10g，竹茹 10g，黄芩 15g，栀子 10g，菊花 10g，青葙子 15g，决明子 15g，赤芍 15g，茯苓 15g，地龙 10g，甘草 3g。每剂 4 煎，每日 3 次，托吡卡胺散瞳。

复诊：6 剂后诸症愈，唯觉口干口苦。检查：视力：右 0.5、左 0.5，KP（-），房水清亮，瞳孔仍不能散开，广泛后粘连，呈梅花样。临床治愈。因口干口苦，以温胆加黄芩巩固疗效。

刘按　临床治疗瞳神紧小以全身或局部激素加散瞳为法。曾遇到一些特殊患者，不能或不愿使用激素，试用中药加散瞳治疗，取得较好疗效。由此启发，治疗此病，不一定使用激素。可能属管窥之见，不揣浅漏，以飨同仁。除散瞳外，初起肝胆火炽者，清泻肝胆，退赤明目。肝火平抑后，祛痰通络，排毒明目，可于二陈汤中选加地龙、丝瓜络、穿山甲、浙贝母、化红、白芥子、浮海石等药。

（马素红　刘楚玉）

第二节　绿风内障

一、概说

绿风内障指视力骤降，指扪眼球坚硬，患侧头目剧痛，瞳神散大，色呈淡绿为主要特征的内障眼病，为眼之急重症。本病起病急，来势猛，多于夜间和情绪波动、劳累或感冒后发作。老人易患，女性尤多。本病可一眼先患，亦可两眼同时发作。若失治误治，极易失明，是临床常见的致盲眼病。因发病后瞳色淡绿，且发病急，古人依据此见，故名绿风内障。

二、源流

南北朝时期的眼科专著《龙树菩萨眼论》最早记载本病，原书早佚，后全文载于朝鲜《医方类聚》中，称为绿盲，认为发病人群以女性多见"其状妇人患多于男子"，与现代临床认识吻合。唐·王焘《外台秘要》称绿翳青盲，明确认识病因，曰："如瞳子翳绿色者，名为绿翳青盲，皆是虚风所作……此疾之源，皆从内肝管缺，眼孔不通所致也。"其与西医学的房角闭塞、房水不通的认识相通。还提出"急需早治，若已成病，便不复可疗"等速治的观点。北宋《太平圣惠方》首次明确提出绿风内障病名。元《世医得效方》曰："此病初患则头旋，两额角相牵瞳仁，连鼻隔皆痛，或时红白花起，或先左而后右，或先右而后左，或两眼同发，或吐逆，乃肝肺之病。"明《一草亭目科全书》有绿水灌瞳名，但无具体内容。《秘传眼科龙木论》在前人基础上，从病因、症状、发病年龄、性别、治疗等全面认识此病。详细描述了发作时的临床特点："初患皆从一眼前恶，恶后必相牵俱损。"其认识到可一眼先患或双眼发病。病情严重则"无方可救"。对预后认识清楚，强调早期治疗的重要性和熄风的治疗原则，采用口服药物加针灸的综合疗法及禁忌。元·倪维德《原机启微·气为怒伤散而不聚之病》所述与本病相似，认为其病因："怒甚伤肝……伤肝则神水散……初但昏如雾露中行……久则光不收，遂为废疾。盖其神水渐散而又散，终而尽散故也"，还说："废则终不复治，久病光不收者，亦不复治"，最终发为"青盲"。王肯堂《证治准绳》对病因和症状描述，更为准确，认为："瞳神气色浊而不清，其色如黄云之笼翠岫，似蓝靛之合藤黄"，病因是："虽曰头风所致，亦由痰湿所攻，火郁忧思忿怒之过"，说明风、痰、湿、火、七情均可导致本病。若"久郁则热胜，热胜则肝之风邪起，故瞳愈散愈黄大"，则转变为黄风内障（绿风内障之晚期）；"凡病到绿风，危极矣，十有九不能治也"，说明预后不良，提出治疗处方。傅仁宇《审视瑶函》称为绿风障症。其内容主要转录自《原机启微》及《证治准绳》。清·吴谦《医宗金鉴·眼科心法要诀》将绿风内障分为有余和不足两类，可以说绿风内障是古代认识最为明确的眼病。

三、病因病机

绿风内障的发生，总与眼孔不通，玄府闭塞，神水瘀滞有关。具体可由先天禀赋不足、肝郁、肝火、肝风、痰湿等诸多因素均可导致气血失和，气机阻遏，经脉不利，眼孔不通，而酿成本病。

（1）气火上逆：郁怒伤肝，情志过极，气机阻滞，气郁化火，气火上逆攻目。

（2）肝胆火炽：平素肝胆郁热，热邪太甚，热极生风，或外感风邪（感冒），风火相煽，风热上扰目窍。

（3）风火痰浊上扰：聚湿生痰，郁久化热，劳累或受风邪侵袭后，风火痰相搏，上窜于目，阻滞经络，玄府闭塞，眼孔不通，致神水瘀滞。

（4）水不涵木：真阴亏耗，阴虚阳亢，阳热生风，风火交炽，上攻头目。

四、证候特征

急性发作前，一般无明显症状，多在劳累或情绪波动后出现视物昏蒙，以夜晚明显。眼珠微胀，伴同侧头额轻痛，鼻根发酸，观灯火周围有彩虹环绕，休息后可缓解；急性发作时，明显视物不清，眼珠胀痛欲脱，头痛如劈，痛连目眶及鼻额等部，观灯有虹晕，常伴恶心或大便秘结。

五、诊断

1.四诊合参

（1）问诊：问视力下降程度，问年龄、病史、发病诱因，如情绪波动、感冒等。问起病的时间。眼痛的性质，是否伴同侧头额疼痛，有无鼻根发酸，观灯火周围是否有彩虹环绕。休息后症状可否缓解，或疼痛持续不止。问二便。问居住及生活工作环境，以及发病前用药情况。

（2）望诊：患者痛苦病容，胞睑微肿，不欲睁眼，溢泪，抱轮红赤或白睛混赤，黑睛混浊无光泽。瞳神散大，展缩失灵，瞳神内色淡绿。

（3）闻诊：听患者声音，可因疼痛剧烈而呻吟。无特殊气味。

（4）切诊：指扪眼球，坚硬如石，压痛；脉象多弦，舌苔多黄燥。

2.检查

（1）视力检查：视力骤降，严重者仅存数指或光感。

（2）裂隙灯检查：黑睛失去光泽，雾状混浊水肿。前房极浅。瞳神散大，展缩失灵，瞳神色呈淡绿色，治不及时，永存瞳孔散大。严重的急性闭角型青光眼可以引起晶状体改变，在瞳孔区的晶状体前囊下出现半透明瓷白色或乳白色混浊斑点，呈长圆形或点状，称青光眼斑。

（3）检眼镜检查：眼压急性升高时，眼底暂时模糊不清，经治疗控制眼压后，早期眼底并无明显异常，反复发作后可见视盘色淡，杯盘比扩大加深。

（4）实验室检查

1）眼压检查：眼压升高，一般在 50~80mmHg（6~10kPa）。

2）视野检查：眼压急性升高时，暂时无法进行检查。眼压得以控制后，早期可无明显视野损害，随病情进展，反复发作，逐渐出现不同程度视野损害。

通过对病史及临床症状的了解，结合各种检查，即可作出明确诊断。

六、现代意义

绿风内障相类于现代医学之急性闭角型青光眼之急性发作期，常因各种原因引起房角突然关闭，房水外流受阻，导致眼压的急剧升高所致，是眼科危急重症，若不能得到及时救治，可在短期内失明。持续的高眼压往往对眼部造成不可逆性损害，如永久性的房角粘连、视神经损害、视野丢失。

七、鉴别

由于绿风内障时可出现患侧剧烈头痛，故应与偏头痛相鉴别。发作时有恶心欲呕等症状，所以应与急性胃肠道疾病相鉴别。但通过对病史的仔细询问，对神经、消化系统的检查及眼科检查，是不易混淆的。

此外，临床上绿风内障还应注意与暴风客热、瞳神紧小进行鉴别，因为在治疗上三种病有着相互矛盾之处，错误的诊断和处理将导致病情恶化，甚至失明（表15-1）。

表15-1　绿风内障与暴风客热、瞳神紧小相鉴别

中医病名	绿风内障	瞳神紧小	暴风客热
西医病名	急性闭角型青光眼	急性虹膜睫状体炎	急性细菌性结膜炎
病因	房角闭塞房水积滞	感染或免疫因素	细菌感染
眵泪	无眵多泪	无眵多泪	热泪如汤 眵多黏稠或脓性
目痛	眼胀痛欲脱，患侧头痛如劈，痛连目眶、鼻骨	眼球坠痛，眉骨疼痛	磣涩痒痛
视力	视力锐减伴虹视	视力下降	正常或偶有影响
胞睑	痉挛	痉挛	微肿，重则红肿
白睛	抱轮红赤或白睛混赤，血管粗大	抱轮红赤或白睛混赤	白睛红赤
白睛肿胀	无	无	有
黑睛	雾状混浊水肿，呈毛玻璃状，黑睛后有色素沉着物	黑睛后有沉着物（羊脂样或色素性）	透明
前房	浅或者极浅	深浅正常	深浅正常
神水	急性发作时看不清	混浊不清，甚则黄液上冲	清亮
黄仁	晦暗、纹理不清	纹理不清、肿胀	纹理清晰
瞳神	散大、展缩不灵略呈淡绿色	缩小、展缩不灵，或后粘连	正常
晶珠	透明或色素黏附前表面，或见晶珠内白色点状混浊	透明或见色素黏附于前囊表面	透明
眼压	明显升高	正常或偏低	正常
全身症	患侧头痛如劈、恶心呕吐，或有便秘	眉骨及颞部疼痛，或伴关节酸楚疼痛	多无不适，或轻度恶寒发热、鼻塞头痛
传染性	无	无	有
并发症	青盲，甚则失明	瞳神干缺、晶珠混浊、黑风内障，甚则失明	无
治疗	缩瞳、降眼压	散瞳、抗炎	抗感染

八、治疗

本病为眼科之急重症，发病急，对视力危害极大，甚则失明。一经确诊，必须紧急处理，以挽救视力为先。本病宜局部和全身中西医同时进行治疗，治疗之首要措施是缩瞳，即《证治准绳·杂病》所说："病既急者，以收瞳神为先，瞳神但得收复，目即有生意。"

（一）辨证论治

1. 气火上逆

主证：每因暴怒等情绪剧烈波动后发病，视力骤降或仅有光感，头目胀痛。白睛混赤，黑睛雾状混浊，前房极浅，黄仁晦暗，纹理不清，瞳神散大，展缩失灵，色淡绿，眼珠胀硬，房角或有粘连。伴心烦失眠，胸胁胀闷不舒，口苦，或见恶心呕吐，便秘，尿短赤。舌质红苔黄，脉弦或弦细。

证候分析：忧思郁怒等情志过极，致肝气不舒，气机郁滞，气郁化火，气火上逆攻冲于目，故骤然起病，头目胀痛。肝火犯肺则白睛混赤，肝火上扰黑睛则黑睛混浊。肝火上冲瞳神，瞳神展缩失司，则瞳神散大，呈淡绿色。肝火煎灼黄仁筋肉，黄仁纹理不清。热邪郁结于目，玄府闭塞，眼孔不通，神水瘀滞，故眼珠胀硬，疼痛。障碍神光发越而视力急降。邪热上扰心神，故见心烦失眠。肝气不舒，肝气横逆，则胸胁胀闷不适。肝火内盛则口苦，便秘，尿短赤。舌脉皆肝郁化火之候。

治则：疏肝解郁，清热泻火。

选方：丹栀逍遥散（《太平惠民和剂局方》）加减；龙胆泻肝汤（《医方集解》）合四逆散（《伤寒论》）加减；抑青丸（《医方考》）合左金丸（《丹溪心法》）加减。

加减：以上方中选加石决明、钩藤、夏枯草、菊花、代赭石、竹茹、法半夏、车前子、猪苓、泽泻、通草等。

2. 肝胆火炽

主证：眼症同前。伴头痛恶心，口干苦，便秘尿赤。舌红苔黄，脉弦。

证候分析：平素肝胆郁热，热邪太甚，日久热极生风，风火相煽，风热上扰目窍而突发头眼剧痛，眼胀欲脱，视力骤降。风火犯肺则白睛混赤肿胀。肝风郁火不散，则黑睛混浊不清。风火上攻，郁结瞳神则黄仁纹理不清，瞳神散大，瞳色淡绿，展缩不灵。风火郁结于玄府，玄府闭塞，眼孔不通，故神水瘀滞而眼珠胀硬，障碍神光发越则视力急降。肝火犯胃，胃失和降则恶心。肝火上逆则头痛、口干苦，便秘尿赤。舌脉亦然。

治则：清热泻火，平肝熄风。

选方：绿风羚羊饮（《医宗金鉴》）加减；羚角钩藤汤（《通俗伤寒论》）加减；镇肝熄风汤（《医学衷中参西录》）合泻青丸（《小儿药证直诀》）加减。

加减：以上方中选加石决明、钩藤、夏枯草、车前草、木通、大黄、芒硝等。

3. 风火痰涎，上犯清窍

主证：起病急骤，头眼诸症与肝胆火炽证相同。伴眩晕，胸闷不爽，呕吐痰涎或喘咳痰多，溲赤便秘。舌红苔黄腻，脉弦滑或滑。

证候分析：素体湿盛，聚湿生痰，痰湿内聚，日久化热化火，不慎外受风邪，风火痰相结，上窜于目，阻滞清窍脉络，玄府闭塞，眼孔不通，神水瘀滞，障碍神光发越于外，故突发头目胀痛欲脱，眼硬如石，瞳神散大，瞳色淡绿，视力急降。

风火痰涎上扰，清窍不利，故见眩晕，胸闷不爽，呕吐痰涎或咳喘痰多等症。溲赤便秘，舌脉为痰热内盛之候。

治则：降火祛痰，熄风明目。

选方：将军定痛丸（《审视瑶函》）加减；牵正散（《杨氏家藏方》）合控涎丹（《三因极一病证方论》）加减；半夏白术天麻汤（《医学心悟》）合滚痰丸（《丹溪心法附余》）加减。

加减：以上方中选加石决明、钩藤、决明子、竹茹、草豆蔻、石菖蒲、黄芩等。

4. 阴虚阳亢

主证：反复发作，视物昏矇，虹视，头眼胀痛。睛珠中等度变硬，白睛抱轮红赤或混赤不甚。黑睛雾状混浊，前房浅，瞳神散大，展缩不灵。伴腰膝酸软，颧红口干，耳鸣眩晕。舌质红少苔，脉弦或细弦。

证候分析：素体阴虚，或久病精血津液亏耗，阴虚阳亢，上扰清窍，致玄府闭塞，眼孔不通，神水瘀滞，障碍神光之发越，故见反复发作之头眼胀痛，眼珠变硬，视物昏矇，瞳神散大，展缩不灵。虚热犯肺，则见白睛红赤。阳热不制，煎熬黑睛，故黑睛雾状混浊。精血不足，腰膝、髓海失于充养，故见腰膝酸软无力，耳鸣眩晕。津液亏耗，虚阳浮越，则颧红口干。舌脉乃阴虚内热之典型证候。

治则：滋阴降火，平肝潜阳。

选方：阿胶鸡子黄汤（《温病条辨》）加减；大定风珠（《温病条辨》）加减；知柏地黄丸（《医宗金鉴》）加减。

加减：以上方中选加菊花、知母、黄柏、石决明、白僵蚕、续断、磁石等。

（二）针灸治疗

针灸对于绿风内障止痛及对视功能的保护有一定意义，发作期可缓解局部及全身不适症状，缓解期可取到一定的预防治疗作用。在疾病后期对于视神经功能的保护和恢复有一定作用。通常采取头面部取穴配合全身辨证取穴的方法。眼针：上焦、肝区，双侧取穴。普通针刺：睛明、攒竹、鱼腰、承泣，患侧取穴；太阳、风池、百会、合谷、胃俞、足三里、丰隆、水分、光明、阳陵泉，双侧取穴。

（三）气功导引

气功导引：可选择命功之医统调气法，或调神后选择守一法中之意守涌泉，或意守一美好环境、美好念头，或选坐式八段锦习练。

（四）西药治疗

急性闭角型青光眼急性发作期治疗以缩瞳为先，予1%~2%毛果芸香碱滴眼液，初每3~5分钟点眼1次，共3次。以后每半小时1次，4次后，再将点眼次数改为每小时 1 次，直至瞳孔缩小后，改为每天 3~4 次。

急性期大发作时，在高眼压状态下（眼压高达 50mmHg 以上），应立即给予高渗脱水剂如 20% 甘露醇 250ml 快速静脉滴注以迅速降低眼内压；眼局部滴 β 受体阻滞剂（0.25%~0.5% 噻吗洛尔滴眼液）、碳酸酐酶抑制剂（2% 布林佐胺滴眼液），或拉坦前列素滴眼液等。同时口服碳酸酐酶抑制剂如乙酰唑胺 0.125g 或 0.25g，每日两次，以减少房水生成，并服用碳酸氢钠片，以碱化尿液。但应注意用药禁忌，问清有无过敏情况。

（五）手术治疗

急性闭角型青光眼急性发作期治疗缓解后，治疗并没有结束，必须手术治疗。

（1）周边虹膜切除术：为解除瞳孔阻滞的常用的抗青光眼手术。急性闭角型青光眼的临床前期、先兆期、缓解期，房角粘连范围在 1/2 以下者，是该手术的适应证。以下情况时需选择手术周边虹膜切除：①房角关闭 1/2 以上，眼压在正常值上限。②激光虹膜穿孔失败或激光孔反复被堵塞。③周边角膜混浊，不利于行激光虹膜切除术。

（2）激光治疗：目前激光周边虹膜切开术有取代手术周边虹膜切除术的趋势，凡是具有行周边虹膜切除术指征的急性闭角型青光眼均可选择激光周边虹膜切开术。通过切开周边虹膜，使前后房沟通，瞳孔阻滞得到解除，防止再次发作。另外，对于具有虹膜膨隆、浅前房、窄房角的临床前期患者，也可早期行预防性的激光周边虹膜切开术。

（3）小梁切除术：周边虹膜广泛前粘连，房角粘连关闭超过 1/2 以上，特别是急性闭角型青光眼慢性期应选择此手术方式，即滤过性手术。

九、预后、预防与调护

治疗及时，可恢复到原有视力，若失治误治则终生失明。平素保持心情舒畅，避免情绪过度波动，必要时进行心理疏导。饮食起居要有规律，注意劳逸结合，每天要有足够的休息和睡眠时间。饮食宜清淡，避免食用辛辣、刺激性食物；适量饮水，避免饮用浓茶、咖啡等刺激性饮料；保持大便通畅。戒烟酒，避免剧烈运动，避免长期在暗环境中工作和停留，不要长时间阅读书报，不宜配戴有色眼镜。穿衣衣领要宽松。洗澡水不宜过热。慎用或禁用某些药物，如阿托品等。

（马素红）

第三节　青风内障

一、概述

　　青风内障是指眼外观无异，无明显不适，眼珠逐渐变硬，瞳色微混，视力日渐下降，视野日渐缩窄，终致盲无所见为特征的内障眼病，又名青风。本病发病年龄多在 30~60 岁，无明显性别差异，常双眼同时发病，也可先后发作，具一定遗传倾向。因起病缓，进展慢，早期常无明显自觉症状，故容易被忽视，多于例行体检时发现眼底改变，或一眼视力极差，才引起重视。若待晚期，已难挽救，大多失明。因此早期筛查诊断及尽早治疗对于本病具有重要意义。

二、源流

　　宋·王怀隐《太平圣惠方·治眼内障诸方》首立病名，曰："青风内障，瞳人虽在，昏暗渐不见物，状如青盲，宜服葳蕤散方。"简单描述了本病的临床症状及治疗。宋元《秘传眼科龙木论》，对本病的临床症状及病因有所论述，谓："此眼初患之时，微有痛涩，头旋脑痛，或眼先见有花无花，瞳仁不开不大，渐渐昏暗，或因劳倦渐加昏重，宜令将息。便须服药，恐久结内障，不宜针拨，皆因五脏虚劳所作。"对症状描述详实，特别对瞳孔形状观察仔细。元《世医得效方·内障二十三证》称为"青风"，曰："此眼不痛不痒，瞳人俨然如不患者，但微有头旋，及见生花，或劳则转加昏蒙，宜服还睛散。"《证治准绳·杂病》对症状及治疗、预后等进行了较为详尽的论述，曰："青风内障证，视瞳神内有气色，昏蒙如晴山笼淡烟也。然自视尚见，但比平时光华则昏蒙日进，急宜治之……不知其危而不急救者，盲在且夕耳。"对初起、发展经过及预后认识明确，强调宜早期治疗，若失治误治，晚期邪深障固，难以挽救。《审视瑶函》仍沿《证治准绳》，但在辨证方面认为本病虚证、实证皆可发生，道："阴虚血少之人，及竭劳心思，忧郁忿恚，用意太过者，每有此患。"《医宗金鉴·眼科心法要诀》将本病虚实分作有余、不足两类。清·黄庭镜《目经大成》说："五风变症有五色，为绿为青为黄黑……如春山之笼淡烟者，青风也。"认为本病乃风、火、痰交攻所致。

三、病因病机

　　（1）肝郁气滞：悲郁忧思，肝气郁滞，致脉络不利，玄府闭塞，神水瘀滞。
　　（2）风痰上扰：饮食、七情内伤，脾、肾、三焦等脏腑气化失常，水湿停聚生痰，其则化热生风。风痰随气机升降流行，上窜目窍，阻滞目络玄府。

（3）肝肾两虚：久病肝肾亏虚或竭劳心思，用意太过，精血暗耗，目窍失养。

（4）禀赋不足：遗传或先天禀赋不足而患。

四、证候特征

本病早期常无明显自觉症状，遇劳神或用眼过度、紧张、悲伤愤怒等诱因，出现发作性轻度头晕头痛不适，眼珠微胀，视灯火可见彩虹环。严重者以上情况随着病情发展逐渐加重，视力日渐下降，所视范围日渐缩窄，眼球逐渐胀硬。甚则外眼端好而盲无所见。

五、诊断

1.四诊合参

（1）问诊：详细询问病史、眼部自觉症状等。患者常无法叙述确切起病时间。问家族史。问是否在劳累后或用眼过度后出现眼珠微胀，视力稍模糊等。问行走是否易碰人撞物。

（2）望诊：无明显异常。

（3）闻诊：无异常。

（4）切诊：用手指触扪眼球，可触及眼珠稍硬。

2.检查

（1）检查视力：逐渐下降。

（2）检查眼压：正常或不同程度升高，大于24mmHg即为病理值。

（3）裂隙灯检查：黑睛透明，神水清亮，前房深浅正常，瞳神大小正常或稍大，对光反射良好。房角镜检查：房角始终呈开放状态，为宽角。

（4）眼底检查：早期可无明显异常，随病情进展，眼底视盘生理凹陷逐渐扩大、加深，颜色逐渐变淡，若杯盘比大于0.6，或双眼杯盘比差异大于0.2，均应进一步检查，以排除本病可能。晚期视盘呈现苍白色，杯盘比可达0.9以上，盘缘组织严重丢失，视盘血管偏向鼻侧，呈屈膝状特征性改变。

（5）视野检查：早期可出现典型的孤立旁中心暗点，随病情进展，旁中心暗点可逐步扩大融合成弓形暗点，以后逐渐发展为大的鼻侧阶梯和周边环形视野缺损，最后可仅存中央区5°~10°管状视野和部分颞侧视岛。

（6）24小时眼压监测：波动范围：5mmHg为可疑阳性，大于8mmHg为阳性。

通过眼压及各种检查，即可明确诊断。但因发病隐匿，进程缓慢，疑为本病者，应长期随访，以免漏诊误诊。

六、现代意义

青风内障类似于现代医学的原发性开角型青光眼，又称慢性单纯性青光眼。原发性开角型青光眼是指前房角虽宽而开放，但出现眼压升高，并引起视神经萎缩及视野缺损，最终导致失明的眼病。病因不甚明确，多认为与遗传因素有关。发病的根本原因是房水外流于小梁网 –Schlemm 氏管系统受阻。疾病进程缓慢，发病隐蔽，早期无明显自觉症状。

七、鉴别诊断

与能近怯远及能远怯近相鉴别：因三者均有轻度眼部不适及视物不明，过用目力后均可出现眼部酸胀不适等表现，但能近怯远及能远怯近无眼珠变硬及瞳神扩大改变，眼底检查也无杯盘比扩大，视神经萎缩等。且能近怯远、能远怯近用镜片能矫正。青风内障之视力下降，各种镜片皆不能提高视力。

八、治疗

本病以消除病因，开通玄府，解除神水壅滞，力求挽救视力为治疗原则。

（一）辨证论治

1. 肝郁气滞

主证：起病缓慢，眼无明显不适，多于休息欠佳或情志不舒后，出现头目微胀痛，视物不清。检查前房、眼底、眼压异常如前述。伴胸胁胀闷，善太息，情绪低落。舌脉无特殊。

证候分析：患者平素长期情志抑郁，休息欠佳后，常易发病。肝失疏泄，气机郁滞上逆，故头目微胀痛，视物不清。气机阻滞，经脉玄府不利，故前房、眼底、眼压异常。全身见症及舌脉都因肝郁气滞所致。

治则：疏肝解郁，理气明目。

选方：丹栀逍遥散（《太平惠民和剂局方》）加减；青风羚羊汤（《医宗金鉴》）合四逆散（《伤寒论》）加减；柴胡疏肝散（《景岳全书》）加减。

加减：以上方中选加钩藤、夏枯草、菊花、车前子、猪苓、泽泻、木通等。

2. 风痰上扰

主证：眼症同前。伴食少乏力，腹胀泛恶，头晕目眩，大便稀溏等症。舌质淡，苔白腻或厚腻，脉滑。

证候分析：痰湿久留，化热生风，循经上扰清窍，致玄府不利，神水滞留，故眼压升高，头晕目眩等。风痰阻于目系，障碍神光发越，则视物昏矇，视力下降。痰浊困脾，运化失职，则腹胀泛恶，大便稀溏。舌脉乃风痰上扰之象。

治则：祛风除痰，开窍明目。

选方：正容汤（《审视瑶函》）加减；黄连温胆汤（《六因条辨》）加减；牵正散（《杨氏家藏方》）合二陈汤《太平惠民和剂局方》加减。

加减：以上方中选加厚朴、竹茹、钩藤、天麻、夏枯草、石菖蒲、地龙等。

3.肝肾两虚，精血不足

主证：除以上眼症外，见视野缺损严重，或仅存管状视野。眼底见杯盘比扩大，目系萎缩，视盘色苍白。伴见腰膝酸软，耳鸣头昏。舌质红，少苔或无苔，脉细或沉细。甚或见畏寒肢冷，小便清长，夜尿频数。舌淡少苔或苔白，脉沉细。

证候分析：竭劳心思，用意太过，日久精血暗耗，或久病体虚，或年老体弱，致肝肾亏虚，精血不能上荣于目，目窍失于濡养，玄府神水不利，障碍神光发越，故见眼部诸症。病久邪深，目系萎缩，则视野缺损，杯盘比扩大，视盘颜色苍白等眼底损害。全身见症为肝肾不足之候。

治则：补益肝肾，明目。

选方：驻景丸（《银海精微》）加减；杞菊地黄丸（《医级宝鉴》）加减；肾气丸（《金匮要略》）加减。

加减：以上方中选加续断、桑寄生、白芍药、地龙、木通、石菖蒲等。

（二）针灸治疗

眼针：上焦、肝区、肾区，每次选2穴，双侧取穴。普通针刺：睛明、攒竹、承泣、太阳、球后，患侧取穴；风池、行间、三阴交、足三里、合谷、光明、太冲、太溪等，双侧取穴。

（三）中药制剂

本病可服用杞菊地黄丸、金匮肾气丸、石斛夜光丸、益脉康片、复方丹参片等。

（四）气功导引

本病可选择动功之坐式八段锦或其中之闭目冥心坐，或命功之医统调气法习练。也可选择气功调神中守一法习练，意守一美好的自然景物，或意守一美好念头，如"我双眼明亮""我一定能保持较好视力"等。也可选择命功之医统调气法，或动功之坐式八段锦习练。也可反复习练太极拳中之迎手动作。

（五）西药治疗

若药物控制眼压在正常水平，并且视野及视盘损害不再继续加重者，可长期药物治疗，并监测眼压；若药物治疗不能维持眼压在正常水平，或患者依从性差，不能坚持长期用药者，可激光治疗或手术治疗。

降眼压药物：①缩瞳剂，如 1%~2% 毛果芸香碱滴眼液（匹罗卡品），可缩小瞳孔，降低眼压。②β受体阻滞剂，如 0.25%~0.5% 噻吗心胺滴眼液。但要注意房室传导阻滞、病窦综合征、支气管哮喘等禁用。或用药过程中严密观察心脏情况。③碳酸酐酶抑制剂，如乙酰唑胺片口服或派立明滴眼液。但对磺胺类药物过敏者禁用。④前列腺素制剂，常用如拉坦前列素滴眼液。

（六）手术治疗

（1）滤过性手术治疗：为建立房水外引流通道的手术，常规采用小梁切除术。近来研究主张，凡已明确诊断，并有确切的视野损害及病理性杯盘比扩大，均应接受滤过性手术治疗，对于挽救视力，尽早避免进一步视野损害，均有积极意义。注意虹膜周边切除术对于原发性开角型青光眼无治疗意义。

（2）激光治疗：因原发性开角型青光眼的发病基础是小梁网结构的异常，因此，如药物治疗不能将眼压控制在正常范围，则可考虑行氩激光小梁成形术，可使照射部位小梁胶原收缩，小梁网间隙增大，房水外流阻力下降，眼压得到控制。

九、预后、预防与调护

本病预后、预防与调护参见"绿风内障"。

十、经验介绍

青风内障，属难治性眼病，无论何种方法，皆难达到预期效果。但中药、针灸介入，长期坚持，可以减少患者眼部症状，对视神经萎缩，视力、视野的保持有一定作用，有时也能起到不可预测之效。举数病例，以资参考。

验案 1：李某，男，16 岁，贵州盘县人，1996 年 8 月 6 日就诊。双眼不适年余，自觉轻微酸胀感，时有眉骨痛、头痛。多次测量眼压偏高，在 26~28mmHg，确诊为"慢性单纯性青光眼"。求中医诊治。检查：视力：右 0.8、左 0.8；眼压：右 27mmHg、左 26mmHg。双外眼无特殊，屈光间质清，前房中等深，C/K>1/3，眼底未发现异常，视野检查未见明显改变。脉缓，苔薄。诊断：青风内障。西医诊断：慢性单纯性青光眼。辨证：风痰阻络。治则：祛风除痰，通络明目。处方：天麻钩藤饮加减。药物：小白附子 15g，天麻 15g，钩藤 15g，石决明 15g，杜仲 15g，牛膝 15g，益母草 15g，夜交藤 15g，茯苓 15g，菊花 10g，僵蚕 15g，地龙 10g，全蝎 15g，甘草 3g，10 剂，每剂 4 煎，每日 2 次，1 剂服 2 日。嘱：平素宜多入静，不可急躁，保持平和心态。1 个月后复诊：视力：右 1.0、左 1.0、眼压：右

21mmHg、左 21mmHg。

再上方 10 剂，未再来诊。家长来告，每次在当地测眼压，医生皆说眼压正常。

验案 2：刘某，女，10 岁。2015 年 2 月 28 日因木棍击伤左眼后，前房积血，眼压升高，诊为"外伤性青光眼"。住外院使用妥布霉素、噻吗洛尔、布林佐胺、苏维坦、托吡卡胺等眼液后，前房积血吸收。左眼压持续在 37~42mmHg。自觉眼酸。检查：视力：右 1.2、左 0.8；眼压：右 21mmHg、左 37mmHg；前房积血全部吸收，房水透明、清亮，前房中等深，瞳孔直径 4mm 左右，眼底未发现异常。脉缓，苔薄白。中医诊断：青风内障。西医诊断：外伤性青光眼。辨证：风痰阻络。治则：祛风除痰，通络明目。处方：天麻钩藤饮加减。药物：小白附子 10g，菊花 10g，僵蚕 10g，天麻 8g，钩藤 8g，石决明 10g，牛膝 8g，白芷 8g，栀子 8g，蜈蚣 2 条，蝉蜕 8g，甘草 2g。针灸：眼针：上焦、肝区，双侧取穴。鱼腰、阳白、丝竹空、承泣，患侧取穴；合谷、列缺、足三里、阳陵泉、光明、太冲，双侧取穴，每日 1 次。嘱外院每日测眼压 1 次，停用托吡卡胺眼液。服药中如果眼压下降，逐渐停用降眼压之滴眼液。

2015 年 3 月 27 日复诊：已停用以上 3 种降眼压滴眼液。检查：视力：右 1.2、左 1.0；眼压：右 13.1mmHg、左 13.5mmHg 左右。继续中药、针灸治疗，每周 3 次。药物：石决明 10g，菊花 8g，桑叶 8g，僵蚕 10g，蝉蜕 8g，牛膝 8g，钩藤 8g，益母草 10g，地龙 8g，枸杞 8g，白芷 8g，甘草 2g，每 2 日一剂。针灸每周 3 次，穴位减少。外院测眼压，每周 1 次，均与上面眼压大致相同。

2015 年 5 月 11 日复诊：自觉双眼视物明暗度有别。检查：视力：右 1.5、左 1.2；眼压：右 13.0mmHg、左 17.1mmHg。守方每周 2 剂。针灸 1 周 1 次。测眼压，每 2 周 1 次。

2015 年 5 月 28 日复诊：自觉无任何不适。检查：视力：右 1.2、左 1.2；眼压：右 13.3mmHg、左 14.1mmHg，未再给药。

2015 年 8 月 13 日复诊：检查：视力：右 1.2、左 1.0；眼压：右 15.9mmHg、左 17.0mmHg，未再给药。

2016 年 8 月 28 日电话随访，检查一切正常。

（刘楚玉　马素红）

附：

青 光 眼

青光眼是一组以视功能损害，眼压异常（升高或不高），视神经萎缩和视野缩窄为共同特征的致盲性眼病。疾病早期具有隐匿性，在诱因影响下，又可突然急性发作，因此，早期诊断和早期治疗尤为重要。

眼压升高是引起青光眼视神经、视野损害的重要因素，眼压越高，持续时间越长，导致视神经损害的危险性就越大。但眼压升高又不是青光眼视神经损害唯一的因素，常常还与各种引起的视神经供血不足的心血管疾病、糖尿病、血液流变学异常，以及药物、食物、遗传、环境因素和近视等危险因素有关。

青光眼的分类：临床上根据前房角的形态（开角或闭角）、发病机制（明确或不明确），以及发病年龄三个方面的因素，通常将青光眼分为原发性、继发性和先天性三大类。

1. 原发性青光眼

这类青光眼发病原因不甚明确，根据眼压升高时前房角呈关闭或是开放状态，又分为原发性闭角型青光眼和原发性开角型青光眼。原发性闭角型青光眼根据发病缓急，又有急性、慢性之分。

2. 继发性青光眼

继发性青光眼为由于眼部疾患或某些全身性疾病引起房水排除障碍，导致眼压升高引起的青光眼。由于这类青光眼也存在着房角开放及闭塞两种情况，故也分为继发性闭角型青光眼及继发性开角型青光眼。还有继发于外伤后的青光眼，如房角后退性青光眼。因药物使用不当引起的青光眼，如激素性青光眼，临床不乏见因春季性结膜炎长期使用激素引起的病例。

3. 先天性青光眼

（1）原发性先天性青光眼：包括婴幼儿性先天性青光眼和迟发性先天性青光眼。

（2）青光眼合并先天异常或综合征：如先天性无虹膜；大角膜；小角膜；小眼球；虹膜前叶发育不全；虹膜小梁粘连；眼－神经－皮肤血管瘤病；球形晶状体－短肢畸形综合征；眼－大脑－肾发育不良综合征等。

绿风内障主要相当于急性闭角型青光眼急性发作期，属于中医五风内障范畴。除绿风内障外，尚有乌风内障（类似于新生血管性青光眼）、青风内障（类似于开角型青光眼）、黑风内障（类似于慢性闭角型青光眼）及黄风内障（绝对期青光眼）。

（马素红）

第四节　视衣脉阻暴盲

一、概说

素患眩晕中风（高血压病）、消渴（糖尿病）、肥胖多脂（高脂血症）、伏脉症（多发性大动脉炎），或年事过高，或较重之能近怯远，或平素无其他疾患，因视衣血行受阻，致视力猝然下降甚至失明，而外眼端好的急重眼病，称为视衣脉阻暴盲。

本病临床分为两种，即视衣脉阻失养暴盲和视衣脉阻血溢暴盲。一般一眼单患，极少双眼发病。

二、源流

《华氏中脏经·论脚弱状候不同》有"暴盲"之名，但无具体内容。金·张从正《儒门事亲》中出现数次，曰："怒气所至，为呕血……为目暴盲"，认为怒是七情中引起暴盲的原因之一；同时载有"目忽暴盲"的病例；并应用运气理论，推测出"火运年""君火司天"主运的年头，因"运火炎烈"，容易发生的眼病为"暴盲"；治疗提出针刺，"刺其鼻中、攒竹""顶前"，主张放血治疗，并以"大出血"疗效较好。明《证治准绳·杂病》有"暴盲"之名，具体内容见本书"目系暴盲"。由于历史条件所限，认识比较笼统。症状上只认识到"倏然盲而不见"，认为病因是七情太过、嗜欲、饮食不节、痰火、元虚、伤神等。其中所述"头风""类中风""痰火""眩运"等，似与血管及血液疾病有关。后《审视瑶函》《目经大成》认识与《证治准绳》同。囿于历史条件，都只认识到视力的突然变化及病因，对准确病位基本没有着墨。

三、病因病机

（1）情志损伤：暴怒惊恐，怒则火动痰生，或抑郁太过，损及于肝，肝气机逆乱，气逆于上，气滞、痰火、血瘀于视衣脉络，眼络阻塞致视衣失养，或脉管破裂血溢视衣而成。

（2）饮食不节：平素过食肥甘炙煿，恣嗜烟酒辛辣，脾胃健运失常，聚湿成痰，痰浊上窜清窍，瘀塞视衣脉络，或失养或脉管破裂，血溢视衣，猝发暴盲。

（3）脏腑阴阳失调：平素阳热太盛，或情志过激，或纵欲无制，化热化火，耗损肝肾之阴，阴不制阳，肝阳亢奋于上，阳热之邪灼血伤络，视衣血络瘀阻，或血热妄行血溢视衣，猝发暴盲。

（4）劳伤过度：年老、或较重之能近怯远，或患眩晕中风症（高血压），熬夜久视，目力过用、劳损，致气血阻滞，视衣失养，或血络破裂血溢视衣而患。

严重者肝阳升腾无制，肝风内动，气血逆乱，除视衣脉阻暴盲，还会形成脑部脉络瘀阻、出血，发为"头风""类中风"，全身语言、四肢不遂等病症，轻则肢瘫痿废，重则危及生命。

四、证候特征

发病前眼无所苦，一眼突然视力急剧下降，甚至失明，而外眼端好。有的睡前无任何先兆，次日起床即目无所见。

五、诊断

1. 四诊合参

（1）问诊：问视力下降情况，平素患有何种内科疾病，发病前有无精神创伤，熬夜辛劳，嗜好，以及大小便情况。

（2）望诊：望患者面色，体型，性情是否急躁，望眼外观有无异常。望舌质舌苔。

（3）闻诊：声音无特殊，有的患者口气较重。

（4）切诊：脉多弦或细弦，或沉弦。

2. 检查

（1）检查视力

本病视力急剧下降，或较发病前明显下降，有的只存光感。

（2）眼底检查：

1）视衣脉阻失养暴盲：眼底见视神经乳头正常或苍白，视网膜动脉血管变细，或呈节段状，严重者呈银丝状（白色线条样），视网膜后极部灰白混浊，黄斑区呈樱桃红色。

分支脉阻失养暴盲：可见供血区的视网膜动脉变细，视网膜缺血、水肿。如果阻塞支邻近视乳头，则此处边缘模糊。视网膜水肿波及黄斑区时，则出现典型之樱桃红斑。缺血区与正常视网膜境界清楚。

2）视衣脉阻血溢暴盲：检眼镜下见视乳头色红，边缘不清，水肿。动脉变细，静脉明显扩张、迂曲，呈腊肠样，色暗。有的血管被出血或水肿遮盖，因而血管走向不完整，不清楚。网膜水肿混浊，见大量浅层火焰状、喷射状出血，几乎遍及整个视网膜，直至周边部，后期可有白色渗出。晚期可见血管白鞘，视乳头及视网膜、虹膜可见新生血管。若出血进入玻璃体，则可引起不同程度的玻璃体混浊（见血灌瞳神）。由于虹膜新生血管形成，可以发生继发性绿风内障（出血性青光眼），从而导致失明。

分支脉阻血溢暴盲：视力损害较轻，出血仅限于阻塞支，见病变区大面积出血，一般以颞上支多见，累及黄斑则视力下降严重。

若能近怯远患者，则多见视衣中心（黄斑）出血；眩晕中风症（高血压）患者，则见视衣浅层出血，或目系（视神经乳头）水肿、出血。

（3）眼底血管荧光造影：通过眼底血管荧光造影，可作出明确诊断。

（4）辅助诊断：本病可做血脂、血糖、血流变、血液黏稠度、心脑血管病检查。

视衣脉阻血溢和分支脉阻血溢暴盲诊断较易，一般眼底检查即可作出诊断。视衣脉阻失养和分支脉阻失养暴盲，只凭眼底检查诊断较难，但通过视力、眼底检查，结合眼底血管荧光造影等，即可作出明确诊断。

六、现代意义

视衣脉阻暴盲，包括现代医学之视网膜中央动、静脉阻塞，以及视网膜动、静脉的分支阻塞，还包括各种原因引起的视网膜出血等。其原因为：

（1）视网膜中央动脉阻塞包括分支阻塞（视衣脉阻失养暴盲）：①血管栓塞：主要为各种类型的栓子进入视网膜中央动脉，导致血管阻塞。如胆固醇、血小板纤维蛋白、钙化等栓子；②血管痉挛；③血管外压迫等；④血管壁的改变：如动脉硬化、动脉粥样硬化等，导致动脉血流阻断，引起视网膜的急性缺血，造成视力急降或丧失。另外，各种动脉炎也可引起，其原因为缺血所致。

（2）视网膜中央静脉阻塞包括分支阻塞（视衣脉阻血溢暴盲）：主要是静脉血栓形成。①血管壁的改变，如硬化、管腔变窄、炎症、血流缓慢、停滞，血小板、红细胞纤维蛋白原沉积等，形成血栓。患有高血压、糖尿病时，更易加重这种变化。②血液流变学的改变、血流成分的改变、血流动力学的改变、眼压升高、心功能代偿不全、心动过缓、严重心率不齐、血压突降、血黏度增高等，都可引起血流动力学改变，致血流速度减慢，特别在筛板和动、静脉交叉处阻力更大，血流更缓慢甚至停滞，促进血栓形成。

（3）视网膜出血：高血压、糖尿病、血管壁硬化、高度近视、外伤等，均可导致视网膜血管破裂，引起出血。

七、鉴别

视衣脉阻血溢暴盲需与消渴视衣病相鉴别，后者有明确之消渴病史，一般为双眼，出血散在。视衣脉阻溢血暴盲眼底症状典型，通过眼底血管荧光造影即可明确诊断，不易混淆。

八、治疗

（一）辨证论治

1. 气滞血瘀

主证：暴怒或情志抑郁致视力突降，眼底及各项检查符合本病。自觉两肋胀满，嗳气，脘胀闷，性情急躁易怒。脉弦或细弦，苔薄，舌紫暗或青或舌有瘀斑。

证候分析：暴怒，或情志抑郁，致肝气郁滞。气血阻滞于视衣脉络，血脉闭阻，气血供给骤断，视衣失养视力突降，则为暴盲。或血脉瘀阻，脉管破裂，血液暴溢视衣，视衣受损失其视物功能，而为暴盲。气血瘀阻，积于脉管，故血管扩张、迂曲、色暗、呈腊肠样。其余两肋胀满，嗳气，脘胀闷，性情急躁易怒等，为肝气横逆，郁滞不舒之象。脉舌亦然。

治则：理气活血，祛瘀明目。

选方：血腑逐瘀汤（《医林改错》）加减；通窍活血汤（《医林改错》）加减；活血祛瘀明目汤（刘楚玉验方）。

加减：以上方中选加菊花、地龙、夜明砂、鸡血藤、炙首乌、失笑散、柴胡、佛手、郁金等。

2. 痰热阻络

主证：视力突然下降，眼检符合本病。自觉胸闷，脘闷纳呆，口苦，痰多黏稠，头晕目眩。或体型肥胖身重，困倦乏力。脉滑，苔腻或黄腻，或厚，舌暗，舌体胖大。

证候分析：平素饮食不节，过食肥甘，脾胃受损，健运失职，水湿积聚为痰，郁久化热，或怒而火动痰生。痰热随气机流行，上窜清窍，阻塞视衣脉络，视衣失养，甚或脉管破裂血溢视衣，或痰浊溢于视衣。视衣受损失其功能，故视力急剧下降。眼底及其余所见，亦痰热阻络所引起。清阳不升，浊邪在上，痰热上扰，故头晕目眩。痰热阻滞中焦，故胸闷纳呆，口苦，痰多黏稠；痰涎充溢皮里肌内，故体型肥胖身重，困倦乏力。其脉舌亦因痰热之故。

治则：清热祛痰，活血通络，明目。

选方：二陈汤（《太平惠民和剂局方》）合活血芩连汤（《韦文贵眼科临床经验选》）加减；黄连温胆汤（《六因条辨》）合四物汤（《太平惠民和剂局方》）加味；涤痰汤（《济生方》）合丹栀四物汤（《韦文贵眼科临床经验选》）加减。

加减：以上方中选加失笑散、夜明砂、莱菔子、白芥子、栀子、黄芩、制南星、地龙、鸡血藤、水蛭、桃仁、红花、菊花、白术等。

3. 气虚血瘀

主证：视力突降，眼底检查符合本病，久治不愈。身倦乏力，动则气喘，少气懒言。自汗易感冒，头昏头晕，面色暗淡无华。脉细或沉细，苔薄舌有瘀斑。

证候分析：气虚，或用活血祛瘀药日久，正气亏损。气虚无力推动，故身倦乏力，动则气喘，少气懒言。表气不固，故自汗易感冒。气虚不运，瘀血阻滞，新血不生，不得上荣于目，故头昏头晕，面色暗淡无华。舌脉亦气虚血瘀所致。

治则：补气活血，祛瘀明目。

选方：补阳还五汤（《医林改错》）加减；益气聪明汤（《东垣十书》）合桃红四物汤（《医宗金鉴》）加减；益气活血明目方（刘楚玉验方）。

加减：以上方中可选加菊花、鸡血藤、失笑散、夜明砂、地龙、水蛭等。

4. 肝阳上亢，肝风内动

主证：视力突降，眼底及各项检查符合本病。自觉头晕目眩、耳鸣，头重脚轻，双足乏力，心悸失眠。面红目赤，头目胀痛或头摇动，情绪易激动。脉弦或细弦或弦数，舌质红。严重者见手足震颤，或筋惕肉眴，甚或卒然昏仆等。

证候分析：平素性情急躁，或热邪过盛，火热之邪耗损肝肾之阴，肝阳上亢，水不涵木，浮阳上越。阳热之邪灼伤血络，致视衣脉阻，或血液妄行溢于视衣。视衣失养、受损，故视力突降，发为暴盲。其头晕目眩、耳鸣、头重脚轻、双足乏力、心悸失眠等亦肝阳上亢，虚阳浮越，干扰清空之象。脉舌亦然。眼底所见亦肝阳上亢，肝风内动所引起。若肝阳升腾无制，亢极化风，形成肝风内动，风阳上冲头目，气血逆乱，轻则视衣脉阻暴盲，头目胀痛或风动头摇，手足震颤，重则形成脑部脉络淤阻、出血，发为"头风""类中风""眩运"等重症。

治则：平肝潜阳，通络明目；严重者平肝熄风，通络明目。

选方：天麻钩藤饮（《杂病证治新义》）加减；镇肝熄风汤（《医学衷中参西录》）加减；羚角钩藤汤（《通俗伤寒论》）加减；加减：以上方中选加失笑散、水蛭、地龙、菊花、鸡血藤、石决明等。

5. 气血两虚

主证：视衣脉阻暴盲经治疗后，症情有减或出血有所吸收，但视力恢复欠佳。全身见神倦体困，头昏头晕，动则自汗等。脉缓或弦，苔薄舌淡。

证候分析：本病为眼之重病，需长期治疗，用药多克伐，必伤正气，故症见神倦体困，气血不荣头目，故头昏头晕。表虚不固，故动则自汗。本病对视衣损伤较重，故虽久治视力恢复仍不理想。脉舌亦然。

治则：益气养血，明目。

选方：八珍汤（《正体类要》）加减；十全大补汤（《太平惠民合剂局方》）加减；益气明目汤（刘楚玉验方）。

加减：以上方中可选加菊花、枸杞、菟丝子、密蒙花、鸡血藤、地龙等。

（二）针灸治疗

眼针：上焦、肝区、肾区，每次取 2 穴即可，双侧取穴。普通针刺：眼周取穴：睛明、球后、承泣、瞳子髎，患侧取穴；太阳、风池、曲池、内关、合谷、血海、阳陵泉、足三里、三阴交、太溪、太冲，双侧取穴。腹部取天枢（双侧）、气海或关元，每次必取。

（三）中药制剂

（1）可选用血塞通注射液、丹参注射液、灯盏细辛注射液、川芎嗪注射液等。

（2）单方：生三七、生三楂研粉，开水冲服。

（四）气功导引

本病可经常行自我按摩，可行干沐浴，或揉按风池、曲池、合谷、内关、太冲、大骨空、小骨空、足三里等穴。平素可选择性功之水炼法、涵养本源法，命功之医统调气法习练。

（五）西医治疗

（1）视网膜中央动脉阻塞者，应立即使用血管扩张剂，如硝酸甘油舌下含服，或亚硝酸异戊酯立即吸入。降低眼内压。有条件者，可行高压氧治疗。

（2）视网膜中央静脉阻塞者，可行激光治疗，以预防血灌瞳神和绿风内障的发生。

（3）碘制剂肌内注射或离子透入。

（4）常服维生素 C、维生素 E，复方芦丁、小剂量阿司匹林等。

九、预后、预防及调护

本病来势急，对视功能损害极大，治不及时，视力难以恢复。分支脉阻暴盲者，若未累及黄斑，则视力损害相对较轻；若累及黄斑，对视力损害较重。若属脉阻血溢暴盲轻型（非缺血型）者，对视力损害较轻，经治疗后视力可恢复至正常或轻度减退，但也可发展为重型；若脉阻血溢暴盲重型者（缺血型），对视力损害较重，晚期会出现黄仁红变，血灌瞳神前，易并发绿风内障。若较重之能近怯远或眩晕中风症（高血压）等之血溢视衣，通过治疗，出血吸收后，再以明目法巩固疗效，可以取得较佳效果。

本病的预防，平时注意情绪安定，饮食宜清淡，忌食肥甘厚味及动物内脏。若平素患眩晕中风（高血压），消渴（糖尿病），肥胖（高脂血症），伏脉症（多发性大动脉炎）等病，要特别注意对原发病的治疗，不可掉以轻心。

十、经验介绍

视衣脉阻血溢暴盲，因出血多损害大，视力难以恢复。但分支脉阻血溢暴盲有的虽损伤黄斑，经中药、针灸治疗后，可恢复较好视力。

验案 1：李某，女，52 岁，2013 年 7 月 16 日就诊。右眼突然看不见半年。眼底血管荧光造影诊为：①右颞上静脉阻塞；②右黄斑水肿。OCT 检查也证实右黄斑水肿。检查：视力：右 0.06、左 1.0；检眼镜检查：见右眼底颞上方大片出血灶，累及黄斑。脉弦缓，苔薄白。中医诊断：右眼视衣脉阻血溢暴盲。西医诊断：①右颞上支静脉阻塞；②右黄斑水肿。辨证：气滞血瘀。治则：活血理气，祛瘀明目。处方：活血祛瘀明目方加减。药物：当归 15g，川芎 10g，生地 15g，赤芍 15g，菊花 10g，丹参 15g，鸡血藤 15g，生蒲黄 15g，五灵脂 15g，夜明砂 15g，枳壳 10g，地龙 10g，甘草 3g，10 剂。一剂服完后可停药 1 天。

2 个月后复诊：自觉视力增加。检查：视力：右 0.4、左 1.0；眼底检查见右眼底出血全部吸收，黄斑光反未见，颞侧网膜反光增强。仍服上方 10 剂。

2016 年 5 月 5 日复诊：检查：视力：右 0.6、左 1.0；眼底检查：见视神经乳头（-），血管走向清，动静脉轻度交叉压迹。右颞侧上方网膜反光增强，黄斑光反可见。未给治疗。

验案 2：张某，男，52 岁，右眼视力突降数天。外院眼底血管造影回报：右中央静脉不完全阻塞。检查：视力：右 0.5、左 1.0；眼底检查见右眼底视神经乳头轻度水肿，视神经乳头旁见片状出血，视网膜散在火焰状出血，未累及黄斑。中医诊断：右眼视衣脉阻血溢暴盲。西医诊断：同外院。辨证：气滞血瘀。治则：活血化瘀，通络明目。治疗：丹参注射液、血塞通注射液，每天一种，交替静脉滴注。10 天后视力恢复至 1.0，视网膜出血基本吸收。

验案 3：周某，女，25 岁，在读研究生，2014 年 6 月 24 日右眼视力突降，双眼高度近视，便秘。外院彩色眼底像报告：右眼黄斑中心凹下方见点片状出血，范围约 1/3PD。荧光眼底血管造影报告：黄斑出血。OCT 检查：黄斑出血、水肿，新生血管形成。检查：矫正视力：右 0.15、左 1.0；眼底检查：玻璃体混浊，-15D 见网膜呈豹纹状改变，黄斑光反消失，黄斑区见点片状出血，出血范围约 1/3PD。脉缓，苔薄白。中医诊断：右眼血溢视衣暴盲。西医诊断：黄斑出血。辨证：血热妄行。治则：清热通便，活血祛瘀。处方：活血祛瘀明目方加减。药物：菊花 10g，当归 15g，川芎 10g，生地 15g，鸡血藤 15g，生蒲黄 10g，五灵脂 15g，夜明砂 15g，地龙 10g，决明子 15g，青葙子 15g，甘草 3g，每周 3 剂。

服药 2 个月后，黄斑出血基本消失。检查：矫正视力：右 0.5、左 1.0；眼底见右黄斑光反亮，出血全部吸收。为巩固疗效，每月服益气明目方 5 剂。药物：党参 15g（或白沙参据身体情况选用），白术 15g，当归 15g，菊花 10g，蝉蜕 10g，枸杞 15g，柏子仁 15g，密蒙花 10g，茯苓 15g，山药 15g，薏苡仁 15g，甘草 3g。

2016 年 7 月 19 日复诊：矫正视力：右 0.6、左 1.0；眼底检查未发现出血灶。

第五节　消渴视衣病

一、概说

消渴日久，伤及视衣众多结构，出现视物昏矇，视物变形，或眼前蝇飞黑花，严重者视力急降，甚或失明的眼病，称消渴视衣病。本病为消渴之严重并发症，发病率高，病因病机复杂，症候多样，变化多端，危害极大，治疗困难，预后极差，成为 50 岁以上患消渴人群的重要致盲眼病之一。在我国消渴患者中的患病率已达 44%~51.3%，成为防盲治盲的重要课题。

二、源流

《内经》对消渴首发其端，不仅确立了病名，对病因病机认识全面，还指出其预后。汉·张仲景《金匮要略》专有"消渴小便不利之淋病脉证并治"。晋·皇甫谧《针灸甲乙经》中，有"五气溢发消渴黄瘅篇"，开针刺治疗之先河。隋·巢氏《诸病源候论》曰"夫渴数饮，其人必眩"，简要地记载了消渴可影响视物。唐宋对消渴虽有论述，但伤及于眼少有记载。延至金·刘河间在《黄帝素问宣明论方》曰："周身热燥怫郁，故变为雀目或内障，痈疽疮疡……为肾消也，此为三消病也"，又言："夫消渴者，多变聋盲疮癣痤痹之类。皆肠胃燥热怫郁，水液不能浸润于周身故也"，还说："故知人之眼、耳、鼻、舌、身、意、神、识，能为用者，皆有升降出入之通利也，有所闭塞，则不能用也。若目无所见，身无所闻……悉有热气怫郁，玄府闭塞，而致津液血脉，荣卫清气不能升降出入故也"。不仅明确消渴可以引起内障眼病，还可致盲，阐明了消渴致眼及全身病的病因病机，治疗可用"人参白术汤"，提出了"气衰"之见。所言雀盲，实际是消渴致周边部视衣出血、水肿、渗出后，影响到周边视力，与高风雀目视衣色素沉着、堆积于视衣周边部，使所见范围缩窄道理相同。至明·戴原礼《秘传证治要诀及类方》中曰："三消久之，精血既亏，或目无见，或手足偏废……"《证治准绳·杂病》全遵此说。至清·沈金鳌氏《杂病源流犀烛》言到："有消渴便干，阴头短，舌白燥，口唇裂，眼涩而昏者。"自后伤及眼者鲜有论述，可能消渴对生命危害较大，容易引发其他疾病，未及发现眼病便已死亡之故。由于历史的局限，历代文献对消渴引起之视衣病论述较少。

三、病因病机

（1）阴虚火旺：消渴，本为津液伤损，久病伤阴后，虚火上炎，迫血妄行，血络破损，引发视衣出血。

（2）湿邪上犯：久用合成药物，损伤脾胃，运化失司，湿邪上窜，发为视衣水肿，湿聚为痰而为渗出，甚则机化。

（3）气虚血瘀：消渴久治不愈，合成药物伤损、中毒，正气亏虚，眼目失养，正不胜邪，视衣之微血管瘤、出血、水肿、渗出久治不愈。

（4）瘀痰互结：消渴，目内出血日久，瘀血阻络，血行不畅，目内缺血失养，新生血络、微血管瘤形成；再加水肿、渗出日久不消，积为顽痰。痰裹血，血裹痰，瘀痰互结，成为筋膜增生，可随新生血络进入神膏。不正常之新生血络脆弱，极易破裂，不仅使视衣反复出血，还会引发神膏、神水内出血，形成血灌瞳神；甚或增生机化之筋膜牵拉，引发视衣脱离，则变症丛生，形成恶性循环，病情更趋恶化，导致视力丧失。

四、证候特征

（1）视力变化：早期可无明显视力变化，随病情加重，则见视力下降，视物昏矇，有的可见夜盲，严重者暴盲或仅存光感。

（2）视觉变化：眼前见点片状暗影，或见视物变形，或眼前闪光感。

五、诊断

1.四诊合参

（1）问诊：问消渴病程的长短，有无家族史。使用药物情况。消渴是否得到控制，还是时好时坏。

（2）望诊：观察患者体型，消瘦还是臃肿、肥胖，有神无神，面色等。舌质、舌有无瘀斑、齿痕。无苔或苔白，还是黄苔，或腻、或厚、或滑。

（3）闻诊：闻有无特殊气味。

（4）切诊：脉细，或弦细，或细弱无力。

2.检查

（1）检查视力：了解视力情况，使心中大概有数。

（2）裂隙灯检查：检查房水是否透明清亮，有无前房积血。虹膜纹理是否清晰，有无虹膜新生血管。晶状体是否透明，混浊等。

（3）检眼镜检查

1）玻璃体：是否透明，有无混浊，有无积血、机化条索、新生血管等。

2）眼底检查：眼底是否清晰，视神经乳头及周围正常与否，有无水肿、新生血管。视网膜有无微血管瘤，若有出血，要注意出血的形状，是散在圆形之蚤咬样出血，还是面积较大之出血，还是呈口袋状之视网膜前出血。网膜有无水肿、混浊。网膜上有无黄白色境界清楚的硬性渗出灶，可呈点状，也可以融合成片，甚则在黄斑区呈星芒状。眼底有无灰白色边缘不清之棉絮状斑，即软性渗出。视网膜静脉是否扩张、充盈，管径粗细不匀，甚或出现白鞘，有的还可见动静脉交叉压迫征，静脉阻塞则见大片出血。查看网膜有无新生血管。视神经乳头、网膜之新生血管是否进入玻璃体，或形成增生膜。增生膜是否牵拉视网膜，有无网膜脱离。黄斑结构是否正常，反光是否存在，有无水肿、渗出、出血，是否成蜂窝状改变，黄斑周围血管是否扭曲等。

（4）实验室检查

1）化验血糖：了解消渴控制情况。

2）荧光素眼底血管造影：了解微动脉瘤、出血，新生血管、缺血，网膜水肿、渗出，以及黄斑情况，有无黄斑前膜等。

3）OCT 检查：明确黄斑有无水肿、黄斑前膜等。

4）B 型超声波检查：了解有无玻璃体后脱离、网膜脱离，以及玻璃体混浊、出血、机化、牵拉等。

通过以上各种检查，再加上明确的病史，即可作出明确诊断。

六、现代意义

消渴视衣病，即当今之糖尿病性视网膜病变。临床上分为非增殖性与增殖性视网膜病变两种。非增殖性包括视网膜微血管瘤、出血、硬性渗出、棉絮样斑，以及视网膜血管病变。增殖性为新生血管增殖，其并发症为玻璃体脱离，增殖性玻璃体视网膜病变，即新生血管形成纤维血管膜进入玻璃体内，牵拉视网膜，导致玻璃体积血，或牵拉致使网膜脱离。由于新生血管破裂，可引起视网膜前出血，玻璃体积血。还会发生虹膜红变及新生血管性青光眼。还可以引起黄斑病变，出现黄斑水肿、黄斑囊样变性、黄斑缺血等。由于视网膜纤维组织的牵拉，可使黄斑形成皱褶、黄斑前膜等，引起视力下降，视物变形。

视神经病变：糖尿病性视神经病变是糖尿病较少的并发症，包括糖尿病视乳头病变、缺血性视神经病变及后部缺血性视神经病变、视乳头新生血管形成，激光引起的视神经萎缩和伴糖尿病幼年型视神经萎缩等。

七、鉴别

消渴视衣病需与脉阻出血暴盲相鉴别。本病有明确的消渴病史，一般为双眼发病，视力逐渐下降，出血开始为小圆点（蚤咬样）和微血管瘤，至中度或较重者，才见大片出血，且视衣见典型渗出，时间过长则见新生血管。而脉阻暴盲一般为单眼发病，视力下降突然，眼底出血有其特殊表现。另外要与眩晕中风症（高血压）之眼底出血相鉴别，眩晕中风症之出血为浅层，呈火焰状、线状，以动脉血管变化为主，血管可见痉挛、硬化，视神经乳头可出现水肿等。当然，如果消渴合并眩晕中风症之出血，则可见网膜大片出血，则难以鉴别。

通过病史，眼底检查、荧光眼底血管造影、实验室检查等，可明确鉴别。

八、治疗

（一）辨证论治

1. 阴虚火旺

主证：素患消渴，视物昏矇或视力不同程度下降或夜盲。眼底见圆形点状出血，微血管瘤，病情较重则出血较多。全身见形体消瘦，口眼干燥，烦渴引饮。头晕耳鸣，腰膝酸软。脉细或细弦，舌红，苔少或舌绛无苔。

证候分析：内热怫郁，热邪伤阴致患消渴。消渴未得控制，虚火上炎于目，灼伤眼内血络，血络破损，或血管瘤破裂，血溢视衣，故视物昏蒙或夜盲。出血的多少，决定视力下降程度，若出血过多则暴盲失明。火热伤阴，无以濡润形体，故形体消瘦，口眼干燥。热邪伤阴耗液，故烦渴引饮。肾阴亏损，故头晕耳鸣，腰膝酸软。脉舌亦阴虚火旺之故。

治则：滋阴清热，化瘀明目。

选方：坠血明目饮（《审视瑶函》）加减；知柏地黄丸（《医宗金鉴》）合失笑散（《太平惠民和剂局方》）加减；清热凉血化瘀汤（《眼科临证录》）加减。

加减：以上方中可选加菊花、地龙、水蛭、鸡血藤、生三七粉、夜明砂、石斛、麦冬、枸杞、女贞子、旱莲草等药物。

2.湿浊血瘀

主证：消渴日久，眼内出血、水肿、渗出、微血管瘤，视力不同程度下降，或视物变形。形体臃肿，身重身困。胸闷脘痞，纳食不香，腹泻或便溏。脉滑或缓或沉，苔腻或滑，舌见瘀斑或青紫。

证候分析：久病消渴，使用药物过多过久，血中毒物过高，损脾伤胃，火势渐衰。脾失健运，水湿毒物上泛瘀积于目，故视衣水肿、渗出、微血管瘤；脾不统血，血溢视衣，或原有出血。湿浊血瘀于视衣，故视力下降，视物变形。湿邪溢于机体，形体臃肿。湿性重着，故身重身困。湿邪阻遏气机，故胸闷脘痞。脾虚运化无力，故纳食不香。水湿停留，故腹泻或便溏。脉、舌也为湿浊血瘀使然。

治则：健脾除湿，祛瘀明目。

选方：三仁汤（《温病条辨》）合通窍活血汤（《医林改错》）加减；苓桂术甘汤（《金匮要略》）合失笑散（《太平惠民和剂局方》）加减；四苓散（《明医指掌》）合通窍活血汤（《医林改错》）。

加减：以上方中选加菊花、车前子、滑石、猪苓、白茅根、丹参、鸡血藤、生三七粉、夜明砂、路路通等药物。

3.气虚血瘀

主证：消渴出现以上眼症，虽经治疗，不仅未见好转，症情反复或加重。自觉身体困倦，精神不振。头昏头晕、耳鸣、面容憔悴，或晦暗无泽，心悸气短，眠差。口淡无味，大便或稀秘交作。脉细或沉细，或细弦。苔薄白或白，舌质淡，舌体胖嫩或舌见齿痕、瘀斑。

证候分析：消渴日久，监控不力，或中毒，或合成药物使用过多过久，正气不足故视衣微血管瘤、出血、水肿、渗出等久治不愈，甚或加重、反复。旧疾不去，新疾又增，形成恶性循环。气行血行，气虚无力推动血液，不能充养全身，故身体困倦，精神不振。气血无以充养头面，发为头昏头晕、耳鸣。瘀血久停，血脉阻滞，不能润泽，故面容憔悴，晦暗无泽。心失所养，故心悸气短，眠差。气虚无力运化，故口淡无味，大便稀秘交作。脉舌亦气虚血瘀之表现。

治则：益气养血，活血通络，明目。

选方：补阳还五汤（《医林改错》）加味；助阳活血汤（《审视瑶函》）加减；益气活血明目方（刘楚玉验方）。

加减：以上方中，视病情选加菊花、参类、夜明砂、枸杞、决明子、水蛭、鸡血藤、生三七粉、生蒲黄、五灵脂等。

4. 瘀痰互结

主证：消渴日久，视力明显下降，视物变形等。检查见视衣出血、水肿、渗出等未见好转。并见新生血络生成，或筋膜增生，或伸入神膏，或黄仁血络增生等，变生恶症。形体臃肿，气短乏力，身重身困，面目浮肿。恶心欲呕，胸闷脘胀，纳差食少，便溏或腹泻。脉滑或沉，苔厚腻或腻，舌体胖大、青紫或瘀斑。

证候分析：消渴日久，病情加重，使用药物过多过久，脾胃受损或中毒。运化功能严重不足，湿邪久留，故视衣水肿、渗出不仅不消，且积为顽痰，更难消退。老痰不去，新痰又生，痰浊阻络。或瘀血未消，又出新血。瘀痰互结视衣，视衣受损严重，故视力明显下降，视物变形等久治不愈。由于目内血脉瘀阻、缺血，则在黄仁、视衣、目系等生成新的血络，并可进入神膏。新形成之血络脆弱，极易破裂出血，则形成血灌瞳神内外。或新生血络裹撷顽痰，形成机化之筋膜进入神膏，一旦牵拉视衣，可使视衣脱落，变生恶症。其形体臃肿、气短乏力，身重身困，面目浮肿等，为痰浊溢于形体，阴邪重着使然。恶心欲呕，胸闷脘胀，由痰浊阻遏胸膈引起。纳差食少等，皆痰浊伤脾，积于脘部，脾胃失运所致。脉舌亦痰浊瘀血为患。此时治疗困难。

治则：化痰软坚，祛瘀明目。

选方：化坚二陈丸（《医宗金鉴》）合失笑散（《太平惠民和剂局方》）加减；涤痰汤（《济生方》）合通窍活血汤（《医林改错》）加减；三子养亲汤（《韩氏医统》）合血腑逐瘀汤（《医林改错》）加减。

加减：以上方中可选加菊花、浙贝母、浮海石、白芥子、牡蛎、昆布、海藻、玄参、白术、生三七粉、鸡血藤、夜明砂、地龙等药物。

（二）针灸治疗

眼针：上焦、脾胃，双侧取穴。眼周：瞳子髎、睛明、球后。全身取穴：太阳、风池、合谷、膈俞、胰俞、内关、天枢、脾俞、血海、足三里、阴陵泉、光明、丰隆、太冲、太溪，每次取 6~8 穴，双侧取穴。气海或关元，任取一穴。

（三）气功导引

本病可选择性功之水炼法，涵养本源法，命功之医统调气法习练。平时可揉按大骨空、小骨空。或行全身干沐浴，或搓擦阴陵泉，左右各 200 次。

（四）西医治疗

本病应控制血糖，可长期服用复方芦丁片、维生素 C 辅助治疗。

（五）手术治疗

（1）激光治疗：对于非增殖性糖尿病性视网膜病变，早期选用激光治疗。以预防新生血管形成，减少玻璃体积血的危险，减少黄斑水肿、渗出。

（2）玻璃体切割手术：严重的玻璃体积血，时间较长，久不吸收，出现增殖性玻璃体视网膜病变，有视网膜牵拉，或牵拉性视网膜脱离，可考虑行玻璃体切割手术或网膜脱离术。

九、预后及预防

本病预后极差，重在预防。患消渴后，积极治疗，稳定血糖。注意饮食结构，多运动，少食高能量之食品。密切观察眼部情况，定期检查，不可掉以轻心。

十、经验介绍

马某，女，58 岁，2011 年 5 月 10 日就诊。患消渴十余年，注射胰岛素及口服"二甲双胍"治疗。但空腹血糖仍在 8mmol/L 左右。双眼视物不明年余，诊为"糖尿病视网膜病变"，用过"沃丽汀"、中药等治疗，未见好转。检查：视力：右 0.2、左 0.3；检眼镜检查：见双眼晶体密度增加，眼底血管走向清，动脉细，反光增强，并见轻度交叉压迫现象。乳头边缘清，色泽可。网膜见较多片状及圆点状出血、渗出，右黄斑部出血，渗出少许。脉弦，苔薄，舌质暗胖。中医诊断：消渴视衣病。西医诊断：糖尿病视网膜病变。辨证：气虚血瘀。治则：益气活血，通络明目。处方：益气养血明目方（刘楚玉验方）加减。药物：黄芪 15g，白术 15g，当归 15g，川芎 10g，生地 15g，菊花 10g，枸杞 15g，夜明砂 15g，鸡血藤 15g，地龙 10g，丹参 15g，甘草 3g，每周 3 剂，每剂 4 煎，每日 2 服。气功导引：平素习练医统调气法、涵养本源法，或坐式八段锦。每日 1~2 次，最好晚上行功。

服药 2 个月后复诊：视力：右 0.4、左 0.5；检测眼镜检查：眼底出血大部分吸收，黄斑出血剩余少许，渗出吸收。处方：益气明目方（刘楚玉方）加减。药物：党参 15g，白术 15g，茯苓 15g，陈皮 15g，山药 15g，薏苡仁 15g，当归 15g，菊花 10g，蝉蜕 10g，枸杞 15g，柏子仁 15g，密蒙花 10g，甘草 3g，每月服用 3~5 剂。其间视力上升：右 0.5、左 0.6。

2015 年 12 月 1 日复诊：自觉眼症明显好转。检查：视力：右 0.5、左 0.8；检眼镜检查见右眼晶体轻混，左楔状混浊，眼底未见明显出血及渗出。

（刘楚玉）

第六节　视瞻昏渺

一、概说

视瞻昏渺是指中老年人出现的眼外观无异常，而视物昏矇或伴变形，且逐渐加重，终致失明的内障眼病。本病双眼先后或同时发病，多发生于 50 岁以上患者，是 60 岁以上老人视力不可逆性损害的首要原因。

二、源流

本病名始见于《证治准绳·杂病》，并指明了本病与年龄的关系，以及治疗难度：“谓目内外别无证候，但自视昏眇蒙昧不清也。……年五十以外而昏者，虽治不复光明。其时犹月之过望，天真日衰，自然目渐光谢。”之后，《审视瑶函》称之为“瞻视昏渺”，亦遵其说。

三、病因病机

《证治准绳》认为：“有神劳，有血少，有元气弱，有元精亏而昏眇者，致害不一。”本病多与年老而虚有关，并可因虚而化实。

（1）饮食失调，脾失健运，水湿不运，浊气上泛，玄府不利，目失调养而患。

（2）肝肾亏虚或素体阴虚，阴虚火炎，壅滞玄府，灼伤目络并迫血妄行，血溢脉外而出血；离经之血留为瘀血，血瘀不行而阻滞目络，玄府闭塞更甚，均致光照神识不调而视物不明。

（3）劳思竭视，情志失调，耗伤精血，气机不畅，玄府不利而气血津液壅滞，则痰湿内生，血滞成瘀；目失所养而发本病。

（4）年老体弱，肝肾亏虚，元气不足，玄府之气血津液精俱虚，目失所养，神光暗淡而昏渺。

四、证候特征

（1）视力变化：眼外观无异常，视力下降，不能矫正。

（2）视觉变化：初起视物昏蒙，如有轻纱薄雾遮挡；随着病情发展，视物模糊逐渐加重，眼前出现固定暗影，视物变形。或可一眼视力骤降，眼前暗影遮挡，甚至仅辨明暗。

五、诊断

1. 四诊合参

（1）问诊：问年龄、视力、用眼，以及既往病、现在病史等多有相关异常。

（2）望诊：望面色、眼神、活动及形体等多有相关异常。

（3）闻诊：声音低弱，或有口苦。

（4）切诊：脉多沉细，或弦。

2. 检查

（1）检查视力：较前缓慢下降，或突然下降，不能矫正；可有视物变形。

（2）眼底检查：分干性、湿性。

1）干性者（又称萎缩性、或非新生血管性）：多双眼对称发病而缓慢，可见黄斑区色素紊乱，中心凹光反射消失，病程早期后极部视网膜即有玻璃膜疣，其硬性者呈小圆形、边界清晰，软性者较大、边缘不清，可扩大相互融合而向湿性病情发展；而后期可见视网膜色素紊乱或呈地图状色素上皮萎缩区，若脉络膜毛细血管也萎缩，可显见脉络膜的大中血管。

2）湿性者（又称渗出性、或新生血管性）：多双眼先后发病而迅速，初期可见后极部有污秽之灰白色稍隆起的视网膜下新生血管膜，其周围深层或浅层出血，病变区内或边缘有黄白色脂性渗出及玻璃膜疣。病变范围大小不一，小者约1个视盘直径，大者波及整个后极部；出血多者可见视网膜前出血，甚至突入玻璃体内而成玻璃体积血；晚期可见黄斑下出血机化而成盘状瘢痕，中心视力完全丧失。

（3）眼底血管造影

1）荧光素眼底血管造影检查：干性者早期可见后极部视网膜透见荧光，其中，多数玻璃膜疣或呈地图状强的透见荧光，少数玻璃膜疣可荧光着色；后期因脉络膜毛细血管萎缩、闭塞而呈低荧光区。湿性者于动脉期可见脉络膜新生血管呈花边状、辐射状或绒球状的形态，后期呈现一片荧光素渗漏区，周围出血区则显现荧光遮蔽，病变晚期视网膜下新生血管形成一片机化瘢痕。

2）吲哚青绿脉络膜血管造影检查：可显示荧光素眼底血管造影难以发现的脉络膜血管疾病如脉络膜新生血管，并能提高激光光凝对其治疗的成功率。

（4）光学相干断层扫描检查：干性者可显示玻璃膜疣、萎缩的视网膜色素上皮及神经上皮；湿性者可显示脉络膜新生血管、出血、渗出及瘢痕形态。

通过上述检查，可明确本病的诊断。

六、现代意义

本病根据《证治准绳》的论述，类似于西医学之年龄相关性黄斑变性（又称老年性黄斑变性、增龄性黄斑变性）。该病的发病原因目前尚不清楚，可能与遗传因素、黄斑长期慢性光损伤、代谢及营养因素、免疫或自身免疫性疾病、炎症、心血管系统疾病等因素有关，可能是多种因素长期共同影响的结果。该病依据其临床表现，可分为干性、湿性两种类型。

七、鉴别

本病干性者应与 Stargardt 病和中心性晕轮状视网膜脉络膜萎缩等疾病相鉴别；湿性者应与中心性渗出性脉络膜视网膜炎、近视性黄斑变性、眼底血管样条纹、脉络膜黑色素瘤等疾病相鉴别。青壮年发生黄斑下脉络膜新生血管时，多考虑为特发性的。

八、治疗

本病为难治性眼病，本虚标实，虚实夹杂，故临证当仔细辨治。

（一）辨证论治

1. 脾虚湿困
主证：视物昏矇，视物变形，眼底表现主要同眼部检查之干性者；全身可兼见头重如裹，食少纳呆，大便溏薄，或眩晕心悸，肢体乏力，或畏寒肢冷；舌质淡，苔白腻或黄腻，脉沉滑或弦滑，或无明显兼症。

证候分析：饮食失调，脾失健运，水湿不运而聚湿生痰，浊气上泛，玄府不利，故见后极部视网膜玻璃膜疣等；全身症及舌脉也为脾虚湿困之象。

治则：健脾利湿，化痰明目。

选方：参苓白术散（《太平惠民和剂局方》）加减；六君子汤（《太平圣惠方》）合苓桂术甘汤（《金匮要略》）加减；人参养荣汤（《太平惠民和剂局方》）合五苓散（《伤寒论》）加减。

加减：可于方中选加泽兰、车前子、枸杞子、石菖蒲、浙贝母、苍术等。

2. 阴虚火旺
主证：视物变形，视力突然下降，眼底同眼部检查之湿性者，可见黄斑区大片新鲜出血；全身兼见口干欲饮，潮热面赤，五心烦热，盗汗多梦，腰膝酸软；舌质红，苔少，脉数。

证候分析：年老而肝肾亏虚或素体阴虚，阴虚火炎，壅滞玄府，灼伤目络并迫血妄行，血溢脉外，故见黄斑区大片新鲜出血等。脉舌亦然。

治则：滋阴降火，止血活血。

选方：生蒲黄汤（《中医眼科六经法要》）加减；滋阴降火汤（《审视瑶函》）加减；知柏地黄丸（《医宗金鉴》）合四物汤（《太平惠民和剂局方》）加减。

加减：可于方中选加栀子、玄参、茜草、三七、女贞子等。

3. 瘀血阻络

主证：视力下降，视物变形，眼底同眼部检查之湿性者，但无新鲜出血而色暗红；全身兼见情志不畅，头痛失眠；舌质黯红，有瘀斑，苔薄，脉沉涩或弦涩。

证候分析：离经之血阻滞目络，瘀血不散，玄府闭塞更甚，故见黄斑区出血不化、色暗红等；全身症及舌脉也为瘀血阻络之象。

治则：活血化瘀，行气消滞。

选方：血府逐瘀汤（《医林改错》）加减；补阳还五汤（《医林改错》）加减；通窍活血汤（《医林改错》）加减。

加减：可于方中选加郁金、香附、桂枝、石菖蒲、水蛭、车前子等。

4. 痰瘀互结

主证：视物变形，视力下降，病程日久，眼底可见瘢痕形成及大片色素沉着；全身症见倦怠乏力、食少纳呆；舌淡，苔薄白腻，脉弦滑。

证候分析：病程日久，玄府不利，气滞血瘀湿聚，痰瘀互结，故见瘢痕形成及大片色素沉着等；全身症及舌脉也为痰瘀互结之象。

治则：化瘀软坚，活血明目。

选方：化坚二陈丸（《医宗金鉴》）加减；二陈汤（《太平惠民和剂局方》）合补阳还五汤（《医林改错》）加减；涤痰汤（《济生方》）合桃红四物汤（《医宗金鉴》）加减。

加减：方中选加昆布、浙贝母、丹参、鸡内金、枸杞子、石菖蒲、白术等。

5. 肝肾两虚证

主证：视物模糊，视物变形，病程日久，眼底可见黄斑区陈旧性渗出，中心凹反光减弱或消失；常伴有头晕失眠或面白肢冷，精神倦怠，腰膝酸软；舌淡红苔薄白，脉沉细无力。

证候分析：年老元衰，肝肾亏虚，病程日久，玄府之气血津液精俱虚，故见黄斑区陈旧性渗出、中心凹反光减弱或消失等；全身症及舌脉也为肝肾两虚之象。

治则：补益肝肾，益气明目。

选方：四物五子丸（《审视瑶函》）加减；加减驻景丸（《银海精微》）加减；明目地黄丸（《审视瑶函》）加减。

加减：可于方中选加参类、黄芪、丹参、石菖蒲、桂枝、牛膝、淫羊藿等。

（二）针灸治疗

睛明、承泣、球后、瞳子髎、丝竹空、攒竹、风池、太阳等为主穴，四白、阳白、翳明、百会、合谷、肝俞、肾俞、脾俞、足三里、光明、三阴交等为配穴。每次主穴选2穴，配穴选2~4穴，分组交替运用。

（三）中药制剂

（1）中成药：辨证选用参苓白术散、知柏地黄丸、明目地黄丸、杞菊地黄丸、生脉饮，以及血府逐瘀胶囊等，按说明书服用。

（2）中药注射剂：辨证选用生脉注射液、灯盏细辛注射液等。

（四）西医治疗

干性者可行激光光凝或微脉冲激光照射。

湿性者，尽早处理脉络膜新生血管（CNV），防止更大损害。近年采用抗新生血管药物疗法治疗，包括抗血管生成药物和糖皮质激素类药物，但这些药物未能解决其复发问题。对脉络膜新生血管，可行激光光凝治疗（中心凹外200μm者）；而对中心凹下者，近年采用光动力疗法（PDT）、温热疗法（TTT）以期保留视功能，但也未能解决CNV复发问题。

（五）手术治疗

黄斑的手术治疗包括清除视网膜下出血、去除CNV及黄斑转位术，但治疗效果有待进一步评价。

（六）气功导引

本病可选择气功之守一法、命功之艺统调气法习练。若黄斑区无出血，亦可选择动功之坐式、八段锦或站式八段锦。更简单的，可作太极拳之云手，反复若干遍。

九、预后、预防及调护

本病预后不佳，故宜早防早治。发现有轻微征兆者，可服中药保养。积极治疗心血管疾病、内分泌疾病等其他系统疾病。合理用眼，合理饮食，戒除烟酒，日光下、雪地、水面应戴滤光镜。已患本病者，积极治疗，定期检查，以防加重。

十、经验介绍

本病临证中当灵活辨证论治，虚实并治为要，眼症为主，兼顾全身；以益气补肾、活血理气、开通玄府为基本治则，中西医结合可图良效。选一案例如下：

王某，男，55岁，2016年1月14日就诊。Vos 0.4（不可矫正），Vod 0.8（可矫正），左眼视力明显下降，视物稍变形，伴眼前黑影3周。自述因用眼过度、疲劳及血压偏高而发上述眼症。有高血压病史5年余，平素服降压西药。查：双眼结膜稍充血，左眼底黄斑区结构不清，中心反光消失，少许出血灶，周围散在黄白色渗出（图15-1）；不耐久视，时感眼酸胀而微痛；时感头晕，烦躁失眠，乏力，大便干；舌稍暗红夹瘀点，苔薄白，脉细弦。

曾在外院眼科求治，住院后经FFA、OCT等检查，诊为"年龄相关性黄斑变性（湿性）"，以苦碟子注射液等治疗不效出院。后又疑为"中渗"，再至另一医院，仍诊为"年龄相关性黄斑变性（湿性）"。拟行眼球内注射抗新生血管药物，但因患"慢性结膜炎"而未予实施。

诊断：视瞻昏渺，目倦。西医：年龄相关性黄斑变性（湿性），视疲劳，慢性结膜炎。辨证：瘀血阻络。治则：活血通络，益气明目。自拟方药：柴胡6g，赤芍10g，桃仁10g，红花9g，当归6g，枸杞子15g，川芎9g，丹参15g，地龙6g，石菖蒲9g，桂枝6g，郁金9g，红景天9g，车前子10g，陈皮6g，法半夏9g，厚朴6g 甘草3g；7剂，水煎服，每天1剂；每次送服三七粉2g，每天共3次。共14剂。

二诊：Vos 0.4（不可矫正），Vod 0.8；自述眼前黑影及全身症状有所改善，舌脉同前。上方去厚朴，加木香3g、牛膝9g、菊花6g（后下），7剂（图15-2）。

三诊：Vos 0.6（不可矫正），Vod 0.8；自述眼症及全身症状改善明显，舌淡红，苔薄白，脉沉细。前方加减如下：柴胡6g，赤芍10g，桃仁10g，红花9g，当归6g，枸杞子15g，川芎9g，丹参15g，地龙6g，石菖蒲9g，桂枝6g，郁金9g，红景天9g，车前子10g，陈皮6g，浙贝母6g，牛膝9g，淫羊藿6g 茯苓15g 甘草3g，10剂，水煎服，每次送服三七粉2g、人参粉2g，早晚各1次。

四诊：Vos 0.6（不可矫正），Vod 1.0；自述眼症改善明显，患眼前似有薄纱，稍变形；动后乏力，舌淡苔薄白，脉沉细有力。嘱守方，定期复查（图15-3）。

扫码见彩图15-1、
15-2、15-3

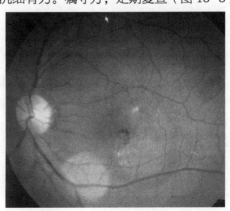

图15-1　2016年1月14日左眼眼底照相示：黄斑区结构不清，
中心反光消失，有少许出血灶，其周围散在黄白色渗出

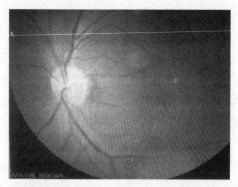

图 15-2 2016 年 1 月 28 日左眼眼底照相示：黄斑区结构不清，中心反光消失，出血灶及黄白色渗出均有所吸收

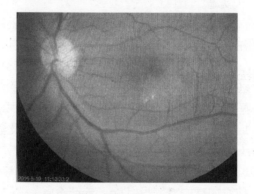

图 15-3 2016 年 5 月 19 日左眼眼底照相示：黄斑区结构不清，中心反光消失，出血基本吸收，黄白色渗出明显吸收

第七节 视瞻有色

一、概说

视瞻有色是指眼外观无异常，自觉视野中心出现灰白或淡黄色阴影遮挡，视力下降，伴视物变形的内障眼病，又名"视直如曲"，也属"视惑"等范畴。本病多见于健康状况良好的青壮年男性（25~50 岁），单眼或双眼发病，通常认为是自限性疾病，易复发。多数病例 3~6 个月内可自愈，视力恢复接近发病前水平，视物变形可持续 1 年以上；少数病眼多次发作后，可致中心视力永久性损害。

二、源流

本病名首见于明·王肯堂《证治准绳·杂病》认为："视瞻有色证，非若萤星、云雾二证之细点长条也。乃目凡视物有大片，甚则通行，当因其色而别其证以治之。若见青绿蓝碧之色，乃肝肾不足之病，由阴虚血少，精液衰耗，胆汁不足，气弱而散，故视亦见其色，怯弱证人，眼前每见青绿色，益见其阴虚血少之故也。"其并指出此病证可据"有色"之不同而辨识其病因病机。黄朝坊的《金匮启钥》述道："有视直如曲之一证……则由隐忧积郁伤肝，欲火炎炽损肾而致，治当平肝泄肾，宜先服蠲毒饮，继多服加味逍遥散……。"此书提出的"隐忧积郁"病因及加味逍遥散用方对后世有所启发。黄庭镜的《目经大成》道"此目人看无病，但自视物色颠倒紊乱，失却本来面目。如视正为邪、视定为动、赤为白、小为大、一为二之类"，说明本病可伴有视物变形等。

三、病因病机

（1）思虑过度，内伤肝脾，脾失健运，水湿上泛，壅滞目中玄府而神识受扰，故发本病。

（2）七情失调，肝气不舒，郁久化热，壅滞玄府，气火湿浊聚，神识受扰。

（3）肝肾不足，或劳瞻过度，精血亏虚，目失所养而成。

四、证候特征

（1）视力变化：视力不同程度下降，但不低于0.1。

（2）视觉变化：自觉视野中心出现灰白或淡黄色阴影遮挡，或视物如隔纱幕；可伴视物变形、视直如曲等。

五、诊断

1. 四诊合参

（1）问诊：问年龄、视力、用眼情况及情绪等，多有相关因素。

（2）望诊：望面色、眼神、活动等。

（3）闻诊：无特殊。

（4）切诊：脉多无异常。

2. 检查

（1）检查视力：视力不同程度下降，以近视力下降明显，可有视物变形。

（2）视野检查：可见中心暗点。

（3）眼底检查：病轻者，仅见后极部视网膜呈闪烁不定之反光，中心凹反光略弥散。病重者，眼底后极部可见1~3PD大小的圆形、或椭圆形水肿之反光晕，黄斑中心凹反射消失；发病数周后，病灶区视网膜下可见较多黄白色点状渗出。

（4）眼底荧光素血管造影：静脉期黄斑部有1个或数个荧光素渗漏点，逐渐呈喷射状上升或墨渍样扩大；渗漏较重者，荧光素染色显浆液性视网膜脱离区轮廓。

（5）OCT检查：可见黄斑盘状脱离区之视网膜隆起及其下的液性暗区，常伴一个或数个视网膜色素上皮层（RPE）脱离隆起及其下的液性暗区。

六、现代意义

本病类似于西医学的中心性浆液性脉络膜视网膜病变。发病原因尚未明了。目前认为，该病的发病机制为脉络膜毛细血管通透性增加而引起浆液性RPE脱离，进一步诱发RPE屏障功能破坏，从而导致RPE层渗漏和后极部浆液性视网膜脱离，但尚有争议。有研究表明，该病患者血清中的儿茶酚胺浓度升高。此外，还与外源性和内源性糖皮质激素有关，A型性格人易患该病。该病诱发或加重因素有情绪波动、精神压力、妊娠及大剂量全身应用糖皮质激素等。

七、鉴别

本病根据病史、眼症及上述眼科检查即可明确诊断。

八、治疗

本病以中医药治疗为主，必要时可结合激光治疗。

（一）辨证论治

1. 湿浊上泛

主证：视物模糊，眼前出现有色阴影，视物变小或变形，眼底可见视网膜反光晕轮明显，黄斑水肿，中心凹光反射减弱或消失；胸闷，纳呆呕恶，大便稀溏；舌苔滑腻，脉濡或滑。

证候分析：初发，肝脾失调，脾失健运，水湿上泛，壅滞目中玄府，神光受扰，故视物模糊变形、眼前有色、黄斑水肿等；全身及舌脉均为湿邪困脾之象。

治则：利水化湿。

选方：三仁汤（《温病条辨》）加减；参苓白术散（《太平惠民和剂局方》）加减；苓桂术甘汤（《金匮要略》）合温胆汤（《三因极一病证方论》）加减。

加减：于方中选加石菖蒲、车前子、泽泻、枸杞子、黄芪、牡丹皮、川芎等。

2. 肝经郁热

主证：视物模糊，眼前黄色阴影，视物变小或变形，眼底可见黄斑水肿及黄白色渗出；胁肋胀痛，烦闷急躁，或嗳气叹息，或脘腹痞满，小便短赤；舌红苔黄或腻，脉弦数或濡数。

证候分析：七情失调，肝气不舒，郁久化热，壅滞玄府，气火湿浊聚而神光受扰，故见视物模糊变形、眼前黄色阴影、黄斑水肿及黄白色点状渗出等。全身症及舌脉均为肝经郁热之象。

治则：疏肝解郁，清热化湿。

选方：丹栀逍遥散（《内科摘要》）加减；柴胡疏肝散（《景岳全书》）合化坚二陈汤（《医宗金鉴》）加减；逍遥散（《太平惠民和剂局方》）合四苓散（《丹溪心法》）加减。

加减：上方中选加香附、郁金、丹参、车前子、莱菔子、珍珠母、茵陈等。

3. 肝肾不足

主证：眼症同前。兼见头晕耳鸣，梦多滑遗，腰膝酸软。舌红少苔，脉细。

证候分析：肝肾不足，或劳瞻过度，或病之后期，精血亏虚，目失所养，玄府不利，故黄斑区色素紊乱，中心凹光反射减弱；全身及舌脉均为肝肾不足之象。

治则：滋补肝肾，活血明目。

选方：四物五子丸（《审视瑶函》）加减；加减驻景丸（《银海精微》）合桃红四物汤（《医宗金鉴》）加减；明目地黄丸（《审视瑶函》）合补阳还五汤（《医林改错》）加减。

加减：上方中选加麦冬、黄精、石菖蒲、法半夏、浙贝母、山楂、昆布等。

（二）针灸治疗

（1）体针：瞳子髎、攒竹、球后、睛明为主穴；合谷、足三里、肝俞、脾俞为配穴。每次选主穴2个，配穴2~3个。

（2）耳针：可选眼、目1、目2、肝等，并据辨证加减耳穴。

（三）中药制剂

（1）中成药：辨证选用参苓白术散、丹栀逍遥丸、明目地黄丸、杞菊地黄丸。

（2）中药注射剂：辨证选用血塞通、灯盏细辛注射液、川芎嗪、丹参注射液等。

（四）气功导引

根据全身辨证情况，可选气功中调神之守一法，守一个美好念头，即"我眼睛明亮"；或选命功之医统调气法、动功之站式八段锦习练。

（五）西医治疗

（1）西药：暂无特殊药物治疗。应禁用糖皮质激素和血管扩张药。

（2）激光光凝：适用于有明显荧光渗漏，且渗漏点距中心凹200μm以外，病程 3 个月以上仍有荧光渗漏，并有持续存在的浆液性脱离者。

九、预后、预防及调护

本病预后较佳。多数患者经中医药治疗，可恢复到原有视力，较少复发。应避免情绪激动及精神过度紧张，避免过度劳累、熬夜和用眼。平时注意参加适当体育运动或户外活动，戒烟慎酒，平衡饮食。

第八节　高风内障

一、概说

高风内障是由于先天禀赋异常，而以夜盲和视野逐渐缩窄为主要见症的眼病，又名高风雀目、高风障症、阴风障等。本病多双眼发病，儿童或青少年期起病，至青春期症状加重，到中年或老年时因黄斑受累视力严重障碍而失明。

二、源流

本病名始见于《证治准绳·杂病》，又称雀盲："俗称也，亦曰鸡盲，本科曰高风内障，至晚不明至晓复明也。盖元阳不足之病，或曰既阳不足……虽有月、灯而不见者，月阴也，灯亦阴也，阴不能助内之阳，病轻者视亦稍见，病重者则全不见……若人调养得宜，神气融和，精血充足，阳光复盛……若不能爱养，反致丧真，则变为青盲内障，甚则有阴阳乖乱，痞塞关格，为中满而死者。食以牛猪之肝，治以补气之药即愈，益见其元气弱而阳不足也。"其对临床特征、病因病机及预后等皆有论述。明·黄毅刊行的《秘传眼科龙木论·高风雀目内障》载："此眼初患之时，肝有积热冲，肾脏虚劳，亦兼患后风冲。肝气不足致患此疾。与前状不同，见物有别，惟见顶上之物，然后为青盲。宜服补肝散、还睛丸即瘥。"述其视野"惟见顶上之物"，并述有"多年瞳子如金色"之并发症。沈金鳌撰《杂病源流犀烛·目病源流》述道："雀目者，日落即不见物也。此由肝虚血少，时时花起，或时头痛，久则双目盲。此则有初时好眼，患成雀目者，而亦有生成如此，并由父母遗体，日落即不见物，不必治，治亦无效（宜雀目散，鲜地黄炒猪肝食亦炒）。"其中的"而亦有生成如此，并由父母遗体"的病因病机认识与现代极为一致。清·黄庭镜《目经大成·阴风障》对夜盲和视野缩窄的记载更为形象，说："大道行不去，可知世界窄，未晚草堂昏，几疑大地黑"；并述夜盲症状及病机为："至晚不见，晓则复明，盖元阳不足之病"。

三、病因病机

（1）禀赋不足，命门火渐衰，阳虚而阴盛，温养无力，目失所养而发本病。
（2）素体真阴不足，阴精久亏而不能济阳，阳气失用，目失所养而病。
（3）脾胃虚弱，气血不足，养目之源俱虚，则目不能视物而发。

四、证候特征

（1）视力变化：中心视力逐渐丧失。
（2）视觉变化：初发时白昼或光亮处视物如常，但入暮或在黑暗处则视物不清，而行动困难；病久而重者则常有撞人或碰物之现象；最终可致失明。
（3）眼部检查：初发时眼外观无异常；眼底早期可见赤道部视网膜内细小的尘状色素沉着，随着病情发展，色素沉着逐渐增多，并向后极部及锯齿缘方向进展，血管旁出现骨细胞样色素沉着明显；血管变细。晚期眼底可见视盘呈蜡黄色改变，血管更细，视网膜呈青灰色，黄斑色暗，之后色素紊乱。此外，常可见晶状体后囊下锅巴样混浊的并发性白内障。

五、诊断

1. 四诊合参
（1）问诊：问年龄、视力及视野变化，以及家族遗传病史等，多有相关异常。
（2）望诊：望面色、眼神、活动等，多有相关异常。
（3）闻诊：声音、语调等或有异常，或有口苦。
（4）切诊：脉多无异常。

2. 检查
（1）检查视力：早期中心视力可正常，晚期可逐渐下降而盲。
（2）视野检查：进行性缩小，晚期呈管状视野；双眼表现对称。
（3）眼部检查：裂隙灯可见晶状体后囊下锅底样混浊。眼底可见视盘呈蜡黄色萎缩，视网膜血管变细；视网膜呈青灰色，赤道部视网膜血管旁有不规则色素沉着，典型者有骨细胞样色素沉着，并向后极部和锯齿缘方向发展。
（4）荧光素眼底血管造影：病程早期显示斑驳状强荧光，严重者显现大片的透见荧光，色素沉着处为荧光遮蔽。
（5）视觉电生理检查：ERG 在发病早期即显著异常（振幅降低和潜伏期延长），甚至无波形；EOG 也同时异常。
（6）暗适应检查：暗适应能力差。

六、现代意义

高风内障相当于西医学的原发性视网膜色素变性，是一组遗传眼病，属于光感受器细胞及色素上皮（RPE）营养不良性退行性病变。本病有多种遗传方式，可为性连锁隐性遗传、常染色体隐性或显性遗传，也可散发。一般双眼发病，极少数病例为单眼。目前尚无有效疗法。

七、鉴别

本病根据病史、眼症及上述眼科检查即可诊断。有时需与角膜软化症相鉴别；对于单侧性的患者，可能是病因不同于本病的另一类视网膜病变，故应仔细检查。

八、治疗

本病可行中药与针灸治疗，病情稳定者可长期使用丸散中药以缓缓图功。

（一）辨证论治

1. 肾阳不足

主证：夜盲，视野进行性缩窄，眼底表现同眼部检查；伴形寒肢冷，腰膝酸软，夜尿频频，小便清长；舌质淡，苔薄白，脉沉弱。

证候分析：禀赋不足，命门火渐衰，阳虚而阴盛，温养无力，目失所养，故夜盲、视野进行性缩窄等俱现。形寒肢冷及舌脉等均为肾阳不足之象。

治则：温补肾阳，活血明目。

选方：右归丸（《景岳全书》）加减；肾气丸（《金匮要略》）合四物五子丸（《审视瑶函》）加减。

加减：上方中选加川芎、牛膝、鸡血藤、银杏叶、石菖蒲等。

2. 肝肾阴虚

主证：眼症同前；伴头晕耳鸣；舌质红少苔，脉细数。

证候分析：真阴不足，肝肾阴虚，精亏血少，阴损及阳，目失所养，故夜盲、视野进行性缩窄等俱现，头晕耳鸣及舌脉等均为肝肾阴虚之象。

治则：滋补肝肾，活血明目。

选方：明目地黄丸（《审视瑶函》）加减；驻景丸加减方（《中医眼科六经法要》）加减；加减驻景丸（《银海精微》）合四物汤（《太平惠民和剂局方》）加减。

加减：可于方中选加丹参、银杏叶、牛膝、石菖蒲，或知母、黄柏等。

3.脾气虚弱

主证：眼症同前；兼见面色无华，神疲乏力，食少纳呆；舌质淡苔白，脉弱。

证候分析：脾胃虚弱，生化乏力，养目之源俱虚，则有夜盲、视野进行性缩窄等；全身症及舌脉均为脾气虚弱之象。

治则：健脾益气，活血明目。

选方：补中益气汤（《脾胃论》）加减；人参养荣汤（《太平惠民和剂局方》）加减。

加减：可于方中选加川芎、丹参、三七、银杏叶、石菖蒲、桂枝等。

（二）针灸治疗

体针：主穴选睛明、上睛明、球后、承泣、攒竹、瞳子髎、丝竹空等，配穴选风池、太阳、完骨、百会、肝俞、肾俞、脾俞、关元、足三里、光明、三阴交等。每次主穴选2穴，配穴选2~4穴，每日或隔日针1次。

（三）中药制剂

（1）中成药：选用金匮肾气丸、明目地黄丸、补中益气丸、复方丹参滴丸。
（2）中药注射剂：辨证选用复方丹参注射液、生脉注射液、血塞通注射液等。

（四）西医治疗

本病目前尚无有效疗法。而营养素、血管扩张剂及抗氧化剂（如维生素A、维生素E等）的治疗作用未确定。

九、预后、预防及调护

本病预后不佳。禁止近亲结婚。注意避光，强光环境下可戴太阳镜。

（卜文超）

第九节　神光自现

一、概说

眼外观无异，视物如常，但觉眼有火光、闪电闪掣，时发时止，持续时间极短的眼病，称神光自现。若有此症出现，应加警惕，以防恶变。

二、源流

本病最早见于《证治准绳·杂病》，曰："神光自现证，谓目外自见神光出现，每如电闪掣，甚则如火焰霞明，时发时止，与视瞻有色之定者不同。乃阴精亏损，清气怫郁，玄府太伤，孤阳飞越，神光欲散，内障之重者，非若萤星痰火之轻也。"对症状描述准确，提出病因、预后及鉴别，界定为内障眼病。至《审视瑶函》中曰："神光人自见，起初如闪电。阴精涵纯阳，阳光欲飞变。"虽后面全录《证治准绳》，但提出治疗用"补水宁神汤"。至清《目经大成》有"电光夜照"，所述症状与前相同，并提出治疗宜大补元煎、驻景丸，或养心丹，有实际意义。其后清末民国初刘耀先《眼科金镜》虽有神光自现名，但未出前人之窠臼。

三、病因病机

（1）脾虚气虚：素体脾胃虚弱，或久病失养，耗伤元气，气机衰疲。视衣色黄属脾，脾虚生化乏源，不能敷布精微充泽于目，视衣失血虚衰，故眼时见如火光，闪电闪掣。

（2）血虚生风：久病血虚，或失血过多，视衣血脉空虚，血液不充足，血虚生风，肝风内动，故眼见如火光，闪电掣动。

（3）肝肾亏损：久病、年老，或情志伤损，或久视辛劳、房事不节，劳伤肝肾，肝肾阴精不足，不能充养目窍而致。

（4）劳损气陷：头眼部外伤伤及视衣，如震动，直接伤及或波及而患；或能近怯远年久，视衣变薄，不耐劳力，一旦用力持重，或大便努挣，或熬夜辛劳等，极易伤及视衣，严重者可致"孤阳飞越，神光欲散"。

四、证候特征

本病平时眼无所苦，视物如常，自觉眼见如火光、闪电闪掣，时发时止，倏忽而过，过后如常。一日数次或数日一次不等，尤以晚上或者暗处明显。

五、诊断

1. 四诊合参

（1）望诊：眼外观与正常无异。

（2）问诊：问视力有无改变，发作时间的长短，什么时候发病。平素有无能近怯远，若有，眼镜多少度，配戴时间长短。有无头眼部震荡伤，有无大便秘结尽力努挣及熬夜苦战等。

（3）闻诊：声音及气味无特殊。

（4）切诊：脉多沉细，或弦细。

2.检查

（1）检查视力：与原视力相比较，视力无明显下降。

（2）检眼镜检查：眼底未发现明显改变，有的可看到眼底血管痉挛。或见视神经乳头前方圆形或椭圆形，完整或不完整的环形混浊。

（3）B型超声波检查：排除玻璃体混浊后，有的可见玻璃体后脱离。

（4）OCT检查：有无玻璃体后脱离、网膜脱离。

六、现代医学参考

本病应包括西医之玻璃体后脱离、视网膜血管痉挛、视网膜刺激征、视网膜先兆脱离等。

七、鉴别

神光自现应与云雾移睛、起坐生花相鉴别。神光自现为一过性，而云雾移睛是永存的干扰视力。云雾移睛通过B型超声波检查，即可明确。患云雾移睛，可能会出现神光自现的情况，此时要特别注意，以防变生他症。起坐生花也是一过性，但与体位有关，且与眼部自觉症状明显有别。

八、治疗

（一）辨证论治

1.脾虚气虚

主证：视力不变，眼见如火光，或闪电闪掣，倏忽而过，过后如常。数日一次或一日数次不等。伴神倦乏力，动则加剧，气短懒言，自汗心悸。纳呆腹胀，大便稀或溏。脉沉细无力，苔薄舌淡。

证候分析：先天禀赋不足，久病或患能近怯远，或伏案日久，竭思劳虑过度，耗损元气，损伤脾胃，致脾虚气虚。脾虚生化乏源，气虚无力敷布精微充泽于目，神膏失养视衣失荣，而见眼如火、如闪电闪掣。气虚无力推动，故神倦乏力，气短懒言。动则耗气，虚其更虚，故动则乏力加剧。气虚不固，故自汗。气虚无力运血，心血虚乏，故心悸。其纳呆腹胀，大便稀溏，为脾虚运化失司之故。脉舌亦然。

治则：益气健脾，宁神明目。

选方：补中益气汤（《脾胃论》）加减；参苓白术散（《太平惠民和剂局方》）加减；益气明目方（刘楚玉验方）加减。

加减：以上方中可选加菊花、枸杞、柏子仁、密蒙花、石决明、当归等药物。

2. 血虚生风

主证：眼症同前。但见眩晕耳鸣，面白无华，爪甲不荣，心悸失眠。脉沉细，苔薄舌淡。

证候分析：久病，或失血过多，致营血亏虚，血虚视衣失养生风，肝风内动，故眼见如火，如闪电闪掣。血虚不荣头目、四肢，故眩晕耳鸣，面白无华，爪甲不荣。心血不足，血不养心神，故心悸失眠。脉舌亦血虚之故。

治则：补血养血，除风明目。

选方：四物汤（《太平惠民和剂局方》）加味；归脾汤（《济生方》）加减；人参养荣汤（《太平惠民和剂局方》）加减。

加减：上方可选加鸡血藤、炙首乌、阿胶、龙眼肉、菊花、石决明、钩藤、柏子仁等药物。

3. 肝肾亏虚

主证：眼证同前，但见头晕耳鸣，健忘。胸胁不舒，腰膝酸软，形体消瘦，口干不喜饮，甚或潮热烦躁。脉细或细弦，舌红或绛，少苔。

证候分析：久病、年老，或情志损伤，或霄肝劳神，或房事不节，致阴精亏耗。肝肾阴虚，不能滋润充养上窍，故眼前见闪光感、头晕、耳鸣、健忘。内伤情志，故胸胁不舒。腰为肾府，肾阴亏虚，故腰膝酸软。阴精不能充养肌肉，故形体消瘦。阴虚虚火上炎，故口干不喜饮，甚或潮热烦躁。脉舌亦阴精亏乏之故。

治则：补益肝肾，滋阴明目。

选方：加味驻景丸（《银海精微》）加减；补水宁神汤（《审视瑶函》）加减；杞菊地黄丸（《医级》）加减。

加减：以上方中可选加菊花、黑芝麻、枸杞、菟丝子、女贞子、楮实子、柏子仁等药物。

4. 劳损气陷

主证：头眼部受震动或外伤，直接伤及视衣，或能近怯远过久，用力持重，或熬夜久视，或大便努挣后，眼见如火焰、闪电掣闪。病情加重，视力严重受损发生变症。脉缓，苔薄。

证候分析：头眼部震动或外伤，直接伤或波及扰动视衣，干扰视衣清纯故患；或能近怯远时日过长，视衣变薄，一旦外伤，用力持重，熬夜辛劳，或便秘用力后，累及视衣，视衣本虚不耐震动或受力，故眼现如火光、闪电掣动。严重者"孤阳飞越，神光欲散"，则会使视衣脱落，视力严重受损，恶变他症。

治则：升阳举陷，补虚明目。

选方：举元煎（《景岳全书》）加味；升陷汤（《医学衷中参西录》）加味；内补

黄芪汤（《外科发挥》）加减。

加减：以上方中可选加菊花、菟丝子、楮实子、柏子仁、枸杞、石决明、五味子等药物。

（二）针灸治疗

眼针：上焦、肝区，双侧取穴。普通针：风池、鱼腰、太阳、合谷、足三里、阳陵泉、光明、太冲，双侧取穴。百会、气海或关元必取。

（三）气功导引

本病可选择性功之水炼法、涵养本源法、命功之医统调气法习练。平时可自行按摩光明、大小骨空等穴。

九、预后、预防及护理

本病若视衣完好无损，预后较好。如果发生恶变，视衣发现裂孔，或神光自现后视衣脱落，则为"孤阳飞越""神光欲散"，预后欠佳，应立即手术治疗。工农业生产，文体活动中注意头眼部的保护，尽量避免外伤。若近视度数较高，年岁较长，注意用眼，避免过劳负重、震动等大幅度运动。保持大便顺畅，避免用力。

（刘楚玉）

第十节　视衣脱离

一、概说

视衣脱离指因视衣脱落而致视功能障碍的眼病。患者初起多有眼前闪光，视物变形，继则自觉眼前有大块黑影遮挡。多见于成年人，能近怯远者居多，或继发于其他眼病或全身病，双眼可先后发病，男性多于女性。视衣脱离导致视力剧降，属中医的"暴盲"范畴，闪光幻觉是本病的先兆症状与中医的"萤星满目"、"神光自现"相类似。

二、源流

暴盲最早见于明·王肯堂《证治准绳·杂病·七窍门》，曰："平日素无他病，外不伤轮廓，内不损瞳神，倏然盲而不见也。病于阳伤者，缘忿怒暴悖，恣酒嗜辣，好燥腻及久患热病，痰火之人得之则烦躁秘渴；病于阴者，多色欲、悲伤、思竭、哭泣太频之；伤于神，因思虑太过，用心罔极，忧伤至甚，惊恐无措者得之。屡有因头风、痰火、元虚、水少之人眩晕发而醒则见。能保养者，亦有不治自愈；病复不能保养，乃成痼疾，其证最速。"

明·傅仁宇《审视瑶函·妄见》曰："神光人自见，起初如闪电，阴精消纯阳，阳光欲飞变，惟见一片茫，何用空哀怨。此症谓目外见神光出现，每如电光闪掣，甚则如火焰霞明，盖时发时止，与瞻视有色之定者不同，乃阴精亏损，清气怫郁，玄府太伤，孤阳飞越，而光欲散，内障之重者，非比萤星痰火之轻也。宜服补水宁神汤，补肾水，则火不妄动；宁心神，则光自消除。"阐明了神光自现症的临床表现、病因病机及治疗方法。

彭清华于1989年发表的《中医眼科病名规范化的探讨》中指出，古人由于历史条件的限制，将临床表现为视力锐减，甚或失明的一类眼病以"暴盲"一名统之，不能适应临床需要，提出应将"暴盲"病名分化为视衣脱落暴盲（视网膜脱离），目衄暴盲（视网膜静脉周围炎和视网膜中央静脉栓塞），脉络阻滞暴盲（视网膜中央血管阻塞），目系炎性暴盲（急性视神经炎、急性球后视神经炎和视乳头水肿），目系外伤暴盲（视神经挫伤、外伤性视神经萎缩）等五种病名，使其切合临床，对协助诊治疾病有重要意义。

三、病因病机

（1）禀赋不足，肾精亏虚，或能近怯远甚者，或劳瞻竭视，用心罔极，精血暗耗，肝肾两虚，神膏变性，目失所养。

（2）饮食不节，损及脾胃，脾虚气弱，运化失司，固摄无权，水湿内停，上泛目窍。

（3）湿热蕴脾或痰湿内困，外感风热，风热与湿邪搏结，上泛清窍。

（4）头眼部外伤，视衣受损。

四、证候特征

发病初期常自觉眼前有黑影飘动或闪光感等先兆症状，发生视衣脱离后，可见视物变形、弯曲，视力不同程度下降，幕样黑影遮挡并逐渐扩大，甚者视力明显减退，甚至丧失。

五、诊断

1.四诊合参

（1）问诊：问患者视力下降情况。问患者发病情况，有否眼外伤，外伤性质，发病前眼前有无黑影飘动或闪光感，有无熬夜及辛劳，有无能近怯远、神膏及视衣病变，有否患有其他内科疾病，以及病程的长短，是否作过眼部手术，何种手术等。

（2）望诊：若有眼外伤史，则见外伤相关表现，若患能近怯远时日过长，则眼珠较凸。望舌质舌苔。

（3）闻诊：声音气味无特殊。

（4）切诊：脉细或濡，或弦涩，或数或濡数。指按眼球硬度以判断眼压情况。

2. 检查

（1）视力检查：可有视物变形，或黑幕遮挡，出现不同程度视力下降，甚者视力骤降，不能矫正。

（2）眼底检查：眼底见脱离的视网膜呈灰白色隆起，其上血管迂曲爬行；可见一个或数个大小不一的圆形或马蹄形红色裂孔，或锯齿缘离断，或玻璃体腔内可见机化条带，或并发于眼内炎症者，可见玻璃体混浊及视网膜脉络膜病变。

（3）B 型超声波检查：显示玻璃体腔内可见线状光带，可间接显示视网膜脱离和玻璃体混浊状态。

（4）视野检查：可见病灶对侧的视野缺损，缺损大小与视网膜脱离范围呈正相关。

（5）超生生物显微镜（UBM）检查：可以显示玻璃体基底部和周边视网膜状态，有利于评价前部增生性玻璃体视网膜病变的存在。

（6）眼底血管造影检查：可见渗漏病灶及相应的原发病改变。

（7）视觉电生理检查：可以评估视网膜功能状态。

通过病史询问，视力、眼底及各项检查，结合 B 型超声波结果，即可作出明确诊断。

六、现代意义

相当于现代医学的视网膜脱离，指视网膜神经上皮层与色素上皮层间的分离。按其病因分为原发性与继发性两类。按其发病机制可按发病的机制可分为孔源性、牵拉性和渗出性视网膜脱离。原发性视网膜脱离即孔源性视网膜脱离是临床常见类型，与近视、遗传、年龄、外伤等因素有关。继发性视网膜脱离是继发于其他眼病或全身疾病引起的视网膜脱离，如增殖性糖尿病性视网膜病变、视网膜静脉周围炎、玻璃体积血、早产儿视网膜病变、眼外伤后等，可出现纤维增殖膜，牵拉视网膜导致脱离；如原田氏病、后巩膜炎、葡萄膜炎、特发性葡萄膜渗漏综合征、Coats 病、恶性高血压、妊娠高血压综合征、脉络膜肿瘤等，可引起渗出性视网膜脱离。

七、鉴别

本病应与中心性浆液性脉络膜视网膜病变相鉴别。中心性浆液性脉络膜视网膜病变是发生在黄斑部或其附近的神经上皮层浅脱离，是一种可自行消退的自限性疾病，不同于视网膜脱离；视网膜脱离若累及黄斑部则会出现视力减退与视物变形等，则与中心性浆液性脉络膜视网膜病变相同。临床应散瞳检查眼底视网膜周边部。

八、治疗

本病确诊后，裂孔及牵拉造成的视衣脱离应尽早手术治疗，及时封闭裂孔、解除牵引及限制渗漏，使视网膜复位，术后可采用中医辨证论治。伴有眼部或全身原发病者需针对病因治疗，以期控制病情，减少复发。

（一）手术

根据视网膜脱离的具体情况，采用不同方法使视网膜复位。

（1）采用激光光凝、电凝或冷凝方法，促使裂孔周围产生炎症反应封闭裂孔。

（2）根据玻璃体和视网膜情况，选择巩膜外加压、巩膜环扎、玻璃体切割、玻璃体腔内气体或硅油充填术等手术方式使视网膜复位。

（二）辨证论治

1.肝肾亏虚

主证：年老体衰，高度近视多年，过用目力，眼前飞蚊幻视；或视衣脱离术后日久，视力不升；或伴头晕耳鸣，失眠健忘，腰膝酸软，舌红苔少，脉细。

证候分析：年老体衰，精血不足，或劳瞻竭视，精血耗损，肝肾两虚，目失濡养而致视物昏矇，飞蚊幻视。全身症状及舌脉乃肝肾亏虚，精血不足之象。

治则：滋补肝肾，活血明目。

选方：杞菊地黄丸加减（《医级》）；明目地黄丸（《审视瑶函》）；加减驻景丸（《银海精微》）。

加减：上方中选加丹参、当归、女贞子、茺蔚子、猪苓、海藻、昆布、知母、麦冬等。

2.脾虚湿泛

主证：视衣脱离而隆起较高，神膏混浊，或术后仍有积液者，伴倦怠乏力，面色少华，或有食少便溏，舌淡胖有齿痕，苔白滑，脉细或濡。

证候分析：饥饱劳役耗伤脾气，脾虚失运，精不上承而目失其养；湿浊停聚，故视衣下积液；全身症状及舌脉均为脾虚湿滞之象。

治则：健脾益气，利水化浊。

选方：补中益气汤加减（《脾胃论》）；平肝健脾利湿方（《眼科临证录》）；猪苓散（《审视瑶函》）。

加减：上方中选加苍术、薏苡仁、泽泻、茯苓、黄芩、防风、葛根、丹参、茺丝子、枸杞、制黄精等。

3. 脉络瘀滞

主证：头眼部外伤或术后视衣水肿或残留视衣下积液，白睛充血肿胀，伴头痛眼痛，舌质暗红或有瘀斑，脉弦涩。

证候分析：头眼部外伤或术后脉络受损，气血失和，故视衣不固；全身症状及舌脉为脉络瘀滞的征象。

治则：养血活血，祛风止痛

选方：除风益损汤加减（《原机启微》）；消风养血汤（《裕氏眼科正宗》）；丹参四物汤（《眼科汤头歌诀》）。

加减：上方中选加丹参、三七、泽兰、茯苓、车前子、白茅根、菊花、石决明、白芷等。

4. 风热夹湿证

主证：视物昏矇，黑影飞舞，神水混浊，或黄仁肿胀，晦暗不清；伴头晕目痛、肢体困重，肢节酸痛，纳呆呕恶，病程缠绵，舌红苔黄腻，脉数或濡数。

证候分析：素有痰湿，外感风热，风热与湿邪相搏，蒸腾上扰，上犯清窍，全身症状及舌脉为风热夹湿的征象。

治则：祛风清热除湿

选方：抑阳酒连散加减（《原机启微》）；驱风散热饮（《审视瑶函》）；连翘散（《银海精微》）。

加减：上方中选加车前子、泽泻、薏苡仁、金银花、蒲公英、郁金、赤芍、牡丹皮等。

（三）中药制剂

（1）六味地黄丸，每日10粒，每日3次，适用于肝肾亏虚型。

（2）生脉饮，每次10ml，每日3次。适用于阴虚型、气阴两虚型及脾虚气弱型。

（3）复方丹参滴丸，每次10粒，每日3次，适用于有瘀血表现者。

（四）外治

（1）散瞳 充分持久的散瞳，防止瞳神干缺发生。

（2）湿热敷 清热解毒明目中药煎水做湿热敷。

（五）针灸治疗

常见穴位包括攒竹、瞳子髎、丝竹空、太阳、承泣、风池、合谷、曲池等，每次局部与远端选3~4个穴位。

九、预后、预防与调护

本病的预后取决于手术是否成功，脱离是否累及黄斑区及脱离时间的长短。通常病程较短，未累及黄斑者，术后视力恢复较好，否则视力恢复不佳。

（1）术前应卧床休息，控制体位，使裂孔处于头部最低位，减少眼球运动，避免扩大脱离范围。

（2）术后应根据不同手术方法采取适当体位，避免剧烈运动和重体力劳动。

（3）定期检查眼底，预防性激光治疗适用于周边部视网膜有干性裂孔和变性区者。

（4）饮食清淡，戒烟戒酒，忌食辛辣厚味之品，保持大便通畅。

（5）避免时邪，调和七情，避免情志过激，防复发。

（宋　毅）

第十六章

神膏疾病

神膏，占整个眼球体积的80%，是眼球的重要组成部分，眼球各部病变及外来因素，都可使其累及，古代对神膏认识极为清楚。

一、神膏的位置及性状

《证治准绳·杂病》中有多处论及神膏，曰："大概目圆而长，有坚壳数重，中有清脆，内包黑稠神膏一函。"后遵其说。《目经大成·五轮》中又曰："风轮下一圈收放者为金井，井内黑水曰神膏，有如卵白涂以墨汁。"形象地说明神膏被包裹在眼球壳内，并定位在瞳孔的后面，命名为"神膏""有如卵白"，说明其质地黏稠、透明有弹性。在所有论述中，从未提到神膏中有血脉和血液，所以神膏是透明、无血脉，无血液的。在五轮中归属于水轮。

二、神膏的作用

（1）神的作用：《证治准绳·杂病》曰："神之在人也大矣，在足能行，在手能握，在舌能言，在鼻能嗅，在耳能听，在目能视"，又曰："五轮之中，四轮不鉴，唯瞳神乃照物者"。神，是人的生命、正气、神气、神智的总称，在眼表现为能视，即有视物功能。纵观古人对眼结构的认识，除瞳神外，只有在描述神膏时使用了"神"字。五轮理论中，它包括在水轮之中。《审视瑶函》曰："五轮之中，四轮不能视物，惟水轮普照无遗，神妙莫测。"其实是遵《证治准绳》的认识。神膏和瞳神一起，让光线顺利通过并进入眼内，保证神光的视物作用。

（2）对眼球生长发育的作用：神膏的充足与否，决定着眼球的发育。神膏充足，眼球发育饱满正常，视力完好；神膏不足，则眼球发育不正常，较小或不饱满，使形状和视力受到影响。如临床上见到的小眼球，先天无眼球，眼球萎缩等。

（3）充填与保护作用：神膏占眼球体积的绝大部分，充填在球壳中，不使其有一丝缝隙，保持着眼球的完整，使其成球形。它有如"卵汁"，取名为"膏"，说明它比其他液体稠厚，因此对球壳的压力相对比其他液体要大，才得以将视衣紧紧的压迫贴附于球壳之上，使数重球壳紧密相贴，不致分层脱离。又它是"膏"，有弹性，就具备了一定的抗震能力，在行走、跑动、跳跃等生活生产活动中，起到减震作用，保护着晶珠和视衣不致受到震荡，使其保持正常位置及功能。

（4）涵养瞳神：《证治准绳·杂病》曰："内有诸液，出而为泪，有神膏、神水、神光、真气、真元、真精，此皆滋目之液也……此膏由胆中渗润精汁积而成者，能涵养瞳神"，接着又曰："血养水，水养膏，膏护瞳神"，说明神膏含有精微物质，有营养眼球的作用。据现代研究认为：玻璃体内含有葡萄糖和氨基酸，当视网膜出现紧急缺血时，这些营养物质可供视网膜或晶状体的短时需求。

三、神膏病病因

神膏在眼珠中占较大体积，接触球壳面积较广，所以极易受到外伤，以及邻近组织器官病变及全身疾病的影响。由于结构的特殊性，产生病变后难治难愈，结构性状发生的改变难于逆转，甚至伴随终生。如果毒邪较重，还可化腐成脓，导致整个眼球毁损。

（1）外伤：如果眼球受到震荡伤、破损或手术后，可致神膏性状改变、溢出、减少，则可破坏眼珠形状，严重者形成眼球塌陷，甚至眼球萎缩而影响神光作用。

（2）风热湿毒内侵：由周围组织病变，如黑睛疾病、瞳神疾病、视衣疾病，眼珠破损等，风热湿毒乘虚内侵，熏灼神膏，发生病变，严重者化腐成脓。

（3）血灌瞳神：因外伤、手术或眩晕中风症（高血压）、消渴，或血管血液自身病变等，致视衣血络破损，血不归经，血溢络外，进入神膏。轻则云雾移睛、眼前飞蝇黑花，重则血灌瞳神内，血混神膏，视力严重受损。

（4）饮食不节：平素饮食不节，过食肥甘辛辣，致脾胃伤损，运化失司，湿浊内停，久聚成痰，痰浊窜逆，上犯清窍，损伤神膏清纯之气，使其清浊混杂。

（5）肝肾气血亏虚：年老或外伤，或素患能近怯远日久，劳瞻竭视，日夜辛劳，致肝肾气血亏虚，精华不上荣于目，目力渐耗，神膏虚损，发为神膏变质，稀薄、混浊严重者机化。

（6）先天或寄生虫：先天神膏虚损，致眼球发育不良，或先天发育异常，如先天神膏血管膜残留或增生等；眼内寄生虫，云南省有的地方有食生猪肉习俗，寄生虫可寄生于神膏内。

四、神膏病主要症状

神膏病的主要症状是眼前见多种形状之暗影随眼球转动而飘动，干扰影响视力；或一缕黑色物出现，很快变浓，致眼前一片黑暗，视力在瞬间急降，至数指或仅存光感，或无任何感觉而视力丧失。

五、神膏病内容

神膏常见的疾病是云雾移睛、血灌瞳神。

第一节　云雾移睛

一、概说

外眼端好，自觉眼前有点、片、条、网、絮，或蝇翅状黑色或半透明暗影，随眼球转动而飘动，干扰影响视物的眼病，称为云雾移睛。本病又名蝇翅黑花、黑花飞蝇、蝇影飞越等。以能近怯远、老年人患病率较高。

二、源流

隋末唐初，巢氏《诸病源候论》中就有"视见蜚蝇黄黑"的记载，似与云雾移睛相似。《圣济总录·眼目门》曰："始则睛疏不能瞩远，久则昏暗，时见黑花飞蝇。"说明宋朝时，对能近怯远患者时日过久后，可见"黑花飞蝇"之病有所认识。《秘传眼科龙术论》中曰："眼常见黑花如绳牵者何也？答曰：此肾脏之实也。肾属水，其应北方黑色，乃肝之母。母实，肝肾之邪伤于经。胆者目之经，神水之源，肾邪入目，时复落落蝇羽者，肾之实也"，又曰："目常见黑花者何也？答曰：肝虚之故也。目者肝之候，脏腑之精华，气血津液之宗，气血不足，虚不能荣于神，目常昏暗，时时见如黑绵羊胎毛"。至《银海精微》则有"蝇翅黑花"之名，并描述为："人之患眼，目有黑花，芒芒如蝇翅""此肾水衰，肾乃生之母，肾水不能济于肝木则虚热。胆乃生于肝之侵，肝木枯焦，胆气不足，故行动举止，则眼中神水之中荡漾有黑影如蝇翅者"，都认为病在肝胆肾，并可有虚实。《证治准绳》明确定名为"云雾移睛证"，曰："谓人自见目外有如蝇、蛇、旗旆、峡蝶、绦环等状之物色，或青黑粉白微黄者，在眼外空中飞扬缭乱，仰视则上，俯视则下也。"对症状描述形象全面，认为病因除胆肾外，还与痰火伤肺、脾胃、精神、身体状况、经产等因素有关。后《审视瑶函》《张氏医通》未有新的见解。清·胡芝樵校订之《一草亭目科全书·内障》名"蝇影飞越"，《异授眼科》曰"目有黑花，如飞蝇翅者"，所指亦即此病。《眼科阐微》辨眼见黑白花结成一定花样，随眼珠上下往来遮瞳神论中曰："见黑白花者……内障之实也。初病时视觉微昏，渐睹空中黑花，如垂蚁、悬珠、蝇飞、蝶舞、如银钉、银丝、水银珠子，连串不断，形如扫帚如罗网，如屋上灰尘，结线数条不断，又如扬场麦糠尘，自天而下，结成黑白一定花样。"对本病症状描述甚详。清末民国初刘耀先《眼科金镜》基本遵《证治准绳》，认为与人之"不慎保养"或其他疾病，精神因素等也有关系。还认识到，是一种不能治愈的疾病，言到"虽治不能复痊，只可停止"，与临床相符。

三、病因病机

（1）湿热熏蒸：素体湿热，或患瞳神紧小、视衣疾病等，湿热熏灼神膏而成。

（2）痰浊上扰：素体湿盛，或饮食不节，损伤脾胃，脾虚聚湿为痰，痰浊上犯清窍，清浊混杂神膏而成。

（3）肝肾不足：先天禀赋不足，或能近怯远年久，或年老、手术、视衣脱落等，疏于保护，精华不上荣于目，清纯之神膏变质混浊而成。

（4）脾虚气虚：脾胃虚弱，健运乏力，气血不足，清窍失养，神膏受损而成。

（5）先天及寄生虫：先天血管膜残留，有些地方习惯食用生猪肉或其他原因，寄生虫虫体或虫卵生长于膏内使其混浊，或虫体的分泌、排泄物积于神膏内而患。

四、证候特征

眼外观端好，自觉眼前蚊蝇飞舞，成点片、条索、丝网、絮状等，黑色或半透明物随眼球转动而在眼前飘动，干扰视物；或眼前黑影茫茫，如浓烟，如黑云遮目，致不能辨物。视力受到不同程度影响，严重者只存光感或指数。

五、诊断

1. 四诊合参

（1）问诊：问年龄及发病时间长短，眼前飞舞蚊蝇的大小、多少、形状；平素患有何病，有无能近怯远；有无外伤、异物入眼；问有无进食生猪肉史。

（2）望诊：眼外观端好，若患能近怯远时日过长，则眼珠较凸。

（3）闻诊：声音气味无特殊。

（4）切诊：患者一般脉细或沉细，老年患者多为弦脉。

2. 检查

（1）视力：病情轻者视力影响不大，遮挡物飘移开后，视力如常。重者，视力受到一定影响。

（2）检眼镜检查：一般主张散瞳检查，在瞳孔红光反射背景下，可见点、片、网、条、絮状等不同形状的混浊物在神膏内飘动，随眼球转动而运动加快；或可在一眼内检见到无数雪花样白色点状物，或双眼见五颜六色的点、片状结晶体随眼球转动而漂浮不定。若是寄生虫，则见神膏混浊，或有灰白色或蓝白色半透明椭圆之珠形囊状物，有时可见囊泡的蠕动和虫头的伸缩；如果寄生在视衣下，则可见到视衣下囊状物，并随虫体蠕动而蠕动。

（3）裂隙灯显微镜检查：在裂隙灯显微镜下，可看到神膏前 1/3 结构紊乱。或可看到神膏内有白色、蓝色、黄色颗粒状物、星状体，随眼球转动而晃动。

（4）辅助诊断：作 B 型超声波检查，可以更确切地显示出病变，如玻璃体混浊的程度和部位，有无玻璃体后脱离等。还可借助 OCT 进行检查。

通过四诊及眼科仪器检查，如 B 型超声波、OCT 检查，即可作出明确诊断。

六、现代意义

从临床表现、损害部位及检查所见，应包括西医之玻璃体混浊，玻璃体后脱离等。现在研究认为有以下几种原因：

（1）炎症性混浊：由虹膜、睫状体、脉络膜及视网膜等邻近组织的炎性渗出物进入玻璃体，引起混浊，若炎症较重，则可形成积脓。

（2）出血性混浊：由外伤、手术、炎症，以及视网膜血管病变引起出血，进入玻璃体。

（3）玻璃体内异物：如外伤异物进入玻璃体后，异物存留；或寄生虫，最常见的为猪囊虫，特别云南有些地方仍有食生猪肉的习惯，所以为高发地区，但近年少见。

（4）退行性病变：人体血液内物质可进入正常玻璃体内，发生沉着、堆积、结晶，如玻璃体内见白色点片状物，称白星状闪辉症，一般老年男性多见，一眼为患者较多，化学成分主要是钙、软硬脂酸盐等。若为五颜六色的点、片状结晶体，多为双侧性，主要成分为胆固醇结晶，对视力影响不大者，称为闪辉样玻璃体融化症。

（5）玻璃体性状改变：玻璃体液化，脱离是一种退行性变，多见于老年、高度近视患者、慢性葡萄膜炎等。

以上如果炎症较重，或出血较多，经治疗后，混浊会有部分吸收，但在玻璃体内会形成纤维化的灰白色条索，或有的系先天性玻璃体残留组织增生，此时称玻璃体机化，由于可能牵拉视网膜，而导致视网膜脱落。

七、鉴别

云雾移睛需与早期圆翳内障相鉴别。两病发病部位不同，圆翳内障病在晶珠，云雾移睛病在神膏。虽圆翳内障早期眼前会见点、片状黑影，但固定，眼球转动时，只会随眼球转动而转动，不会在眼前飘动。

八、治疗

（一）辨证论治

1. 湿热熏蒸

主证：自觉眼前蝇飞花发，见点、片、条、网、絮状黑影飘动而干扰视物，视物昏矇。通过检查符合本病。自觉口干口苦，或口黏，口臭，头重心烦。脉弦或数，苔黄腻或黄，或厚腻。

证候分析：湿热上犯，熏灼神膏，或周围毒物渗入，清纯受损，致如卵白莹亮之膏变质，结点结片，重则结条结网，故眼前蝇飞花发，黑影飘动。黑影遮挡，干扰神光，故视物昏矇。热为阳邪，炎上伤津灼液，故口干口苦口臭。湿浊热邪上犯清空，神明受扰，故头重心烦。脉舌亦湿热所致。

治则：清热除湿，明目。

选方：龙胆泻肝汤（《医方集解》）加减；泻青丸（《小儿药证直诀》）加减；三仁汤（《温病条辨》）加减。

加减：上方中选加菊花、桑叶、木贼、黄芩、栀子、夏枯草、地龙等。

2. 热毒炽盛

主证：瞳神紧小或眼球破损后，眼前旌旆绦环缭乱，视力严重受损，或仅存光感或手动。严重者瞳孔或呈绿色，眼珠疼痛难忍，彻夜难眠，同侧头痛。烦躁，坐卧不安。口苦口干口臭，便秘尿短赤。脉弦或弦紧，或紧，苔黄干或黄燥。

证候分析：瞳神紧小或眼球破损后，邪毒入里炽盛，难以遏制，伤及神膏，故眼前旌旆绦环缭乱，视力严重受损。邪毒炽盛，神膏化腐成脓，或球内脓毒蓄积，故瞳孔或呈绿色，眼珠疼痛难忍，彻夜难眠，牵引同侧头痛；邪毒上扰神明，故烦躁，坐卧不安。口苦口干口臭，便秘乃毒邪炽盛，伤津损液之象。脉舌亦然。

治则：泻火解毒，通腑排毒。

选方：五味消毒饮《医宗金鉴》加味；眼珠灌脓方《韦文贵眼科临床经验选》加减；银花解毒汤《疡科心得集》加减。

加减：上方中可选加野菊花、蒲公英、紫花地丁、重楼、穿山甲、皂角刺等。

3. 肝肾亏损

主证：年老或能近怯远年久，眼前黑影飘动，检查符合本病。自觉腰膝酸软，头昏耳鸣，梦遗滑泄，手足心热。脉细或细弦，舌绛或红，无苔或少苔。

证候分析：年老或能近怯远，劳瞻竭视，不重养护，日久肝肾亏损，精华不上荣于目，神膏失养，变质变性，故见眼前黑影飘动。神光受黑影阻挡，故视物受到影响。腰膝酸软，头昏耳鸣为肝肾亏虚所致。梦遗滑泄，乃肾虚封藏固摄失司，精关不固。肝肾精血亏虚，故手足心发热。脉舌亦肝肾亏损所致。

治则：滋补肝肾，明目。

选方：六味地黄丸（《小儿药证直诀》）加减；明目地黄丸（《审视瑶函》）加减；杞菊地黄丸（《医级》）加减。

加减：上方中可选加枸杞、楮实子、五味子、黑芝麻、桑椹、菟丝子等。

4. 脾虚气虚

主证：久病后，或平素无其他疾病，眼前黑影飘动干扰视物，检查符合本病。身体困倦乏力，纳食不香，完谷不化，便溏，脘腹饱闷。脉缓、沉细或弱，苔白。

证候分析：久病或素体脾胃虚弱，健运乏力，故脘腹饱闷，纳食不香。生化乏源，精气血不足，精华无以荣目，神膏失养、变质，故见眼前黑影飘动，干扰视物。脾胃虚弱无力运化，故完谷不化，便溏。气虚无力推动，故身体困倦乏力。脉舌亦为脾虚气虚所致。

治则：健脾益气，明目。

选方：六君汤（《妇人良方》）加味；参苓白术散（《太平惠民和剂局方》）加减；益气明目方（刘楚玉验方）。

加减：上方中选加枸杞、菊花、楮实子、菟丝子、茺蔚子、黑芝麻、当归等。

5. 痰浊上窜

主证：眼前黑影飘动，检查见神膏内有点、片、条、网、絮状暗影飘动，或一眼见极多雪花样白色点状物，或双眼见五颜六色之点、片状结晶随眼球转动而晃动。自觉头晕目眩，体肥食少，身体困倦，动则气喘胸闷，气短心悸或手足麻木。脉滑或弦，苔腻或滑腻。

证候分析：平素喜食肥甘油腻之品，损伤脾胃，脾失健运，分清泌浊功能失常，聚湿成痰；或素体痰湿过重，痰浊上窜，干扰清纯，清浊相混，故见眼前黑影飘动，神膏内检见白色圆点状物或五颜六色点片状结晶。痰浊上犯头目，故见头晕目眩。痰浊为阴邪，流窜四肢及皮里膜外，故形体肥胖，手足麻木，身体困倦，动则气喘。痰浊阻遏心胸，心血不畅，故胸闷心悸气短。脉舌亦为痰浊所致。

治则：祛痰降浊，明目。

选方：二陈汤（《太平惠民合剂局方》）合丹参饮（《时方歌括》）加减；温胆汤（《三因极一病证方论》）加减；导痰汤（《妇人良方》）合丹参饮（《时方歌括》）加减。

加减：上方中可选加菊花、炙首乌、浮海石、莱菔子、白芥子、制南星等。

6. 寄生虫

若发现有寄生虫者，针对病因治疗。

（二）针灸治疗

眼针：上焦、脾、心区，每次选2穴，双侧取穴。眼周：攒竹、鱼腰、丝竹空、阳白、瞳子髎、睛明，双侧取穴，每次取2~3穴即可。全身：气海、关元、中脘、水分，患侧取穴。合谷、足三里、阳陵泉、养老，双侧取穴。若合并有心脑血管疾病，选加膻中、内关、丰隆、阴陵泉等穴。每次取6~8穴。应长期坚持治疗。

（三）气功导引

本病选择性功之水炼法或涵养本源法，或动功站式八段锦习练。

（四）西医治疗

药物：透明质酸酶，α－糜蛋白酶，碘制剂等。

（五）手术治疗

若神膏混浊较重，严重影响视力，或神膏内机化条索较多，以避免牵拉视衣，可考虑切割、置换手术。若为寄生虫，可以行手术者，手术治疗。

九、预后、预防与调护

云雾移睛较轻，只对视力有些干扰，如果较重则对视力影响较大。若神膏变性严重，特别在神膏内有纤维化条索并机化时，避免作强体力劳动和剧烈运动。保持大便通畅，便秘时不能用力努挣，用力咳嗽等，以防视衣脱落。若患能近怯远，则应注意保健，力图使病情稳定，不食生肉及不洁食品。

第二节　血灌瞳神

一、概说

因多种原因致血不循经，血络破损，溢于神水或灌入神膏，致视力下降，严重者只存光感的急重眼病，称血灌瞳神。该病名首见于《证治准绳》，但早在《圣济总录》中就有血灌瞳人，其后《秘传眼科龙木论》有血灌瞳人外障，元·危亦林为血灌瞳仁（《世医得效方》），《本草纲目》为血灌瞳子，《眼科纂要》又有血灌瞳仁内障等名。本病病因较多，发病无性别及季节限制，以青年、中老年为常见。

其病有血灌瞳神前和血灌瞳神内，据《秘传眼科龙木论》有血灌瞳人外障，故血灌瞳神前（前房积血）因属眼内出血性疾病，故在此一并论治。

二、源流

宋《圣济总录》有所认识，并提出病名，曰："目之瞻视必资血，苟因物损伤，致血脉散乱，则败血侵睛，灌注瞳人，害于瞻视，不早治或致丧明，故谓之血灌瞳人。"眼科专著《秘传眼科龙木论》为"血灌瞳仁外障"，曰："忽被物误刺着，针或灸之失度。"二书只认识到病因为外伤或金针拨障手术引发，均未明确病变在瞳神外还是瞳神内。但后又曰："目中有翳，往来不定者何？答曰：此乃是血所病也。盖心能生血，肝能藏血，肝受血能视物，治目病不可不治血。此五灵脂入肝。"所说"目中有翳，往来不定"，即神膏内出血后，血在神膏内晃动，干扰视力之谓。至《银海精微》曰："血灌瞳人者，因毒血灌入金井瞳人水内也，犹如水流入井中之状，清浊相混，时痛涩，红光满目，视物蒙蒙，如隔绢看物，若烟雾中然。"从字面看，出血应在瞳神内。病因为："此症有三：肝症血热，日积月累，灌入瞳人，血凝入水，此关乎肝肾二经病也，此血难退；撞破之血鲜而热，灌虽甚，退之速；又有开金针失手，拨着白仁，亦有瘀血灌入瞳人。"对病因认识有所进步，而撞破之血"退之速"与现今临床所见吻合。《本草纲目》五灵脂治"血贯瞳子"，曰："尝有人病目中翳往来不定，此乃血病也……目病不治血，为背理也"，还说："五灵脂……治血痹、血眼诸症"。所说："血贯瞳子""血眼"等，即是眼内之出血无疑。元·无名氏撰（明·吕坤刻）《明目至宝》中，有"血灌瞳仁"之名，以词的形式出现，曰："瞳仁被血灌其中，皆为劳神气血攻。全无翳膜难分别，肝气闭，病来凶……"认识到出血在瞳孔里面，且从外眼看不出有何翳障，因此对病因、病位的认识较前又有所进步，治疗提出活血方法最妙。后《证治准绳》有"血灌瞳神"名，曰："视瞳神不见其黑莹，但见其一点鲜红，甚则紫浊色也。"此处应为出血于瞳孔前，并遮掩了瞳神。《审视瑶函》有"血灌瞳神"症，曰："血灌瞳神病最奇……神膏胆汁俱伤损，急急医时亦是迟"，认为出血可损伤"神膏"，显然出血在瞳神后神膏内，且治疗较难；继后又曰："此症谓视瞳神不见黑莹，但见一点鲜红，甚则紫浊"，说明还包括血贯瞳神前。至清《张氏医通》中认识基本遵《银海精微》，但又曰"衄者，血从经络渗出，而行于清道也"，可以将血灌瞳神概括在内；并专列眼衄，曰："血从目中出，乃积热伤肝，或误药扰动阴血所致"可作参考。《眼科奇书·内障眼病》中，有"血灌瞳人"，虽所述较简，但在治疗上提出"不可用升提药"，主张"以平肝肾为主"，有实际意义。通过以上文献看到，对本病病变部位的认识都以出血在眼内为主，但比较含混，应该包括血灌瞳神前和血灌入瞳神内两种。

三、病因病机

（1）情志所伤：暴怒或肝郁气滞，郁而化火，或五志过极化火；或思虑过度，心阴暗耗等。火热之邪内炽，上攻头目，迫血妄行损络，血溢神水或灌于瞳神内而成。

（2）饮食不节：过食膏粱厚味，辛辣炙煿，嗜烟酒过度，痰浊内生，上窜清窍，瘀阻脉络，血溢络外而致。

（3）外损血络：眼部损伤，或手术直伤眼部血络，血溢神水或灌入瞳神内而成。

（4）其他疾病：全身性疾病或眼部疾病，如消渴（糖尿病）、眩晕中风症（高血压病）、薄厥（蛛网膜下腔出血）、瞳神紧小症、视衣脉阻出血暴盲引起之绿风内障等，损及眼部血络，血溢神水或灌入瞳神内而患。

四、证候特征

随血灌瞳神部位的不同，临床表现不同。

若血液溢于黑睛后黄仁前神水中，即血灌瞳神前，视力呈不同程度下降。有的可见眼部胀痛，并连及额部疼痛，羞明流泪，白睛或可见抱轮红赤，黑睛后可见红色血液积聚。

若血灌瞳神内，有的患者无任何先兆，起床后自觉眼前茫茫一片，视物不明或视力丧失。有的患者描述清楚，自诉眼前突然出现一缕黑色或红色烟雾，从眼的某处冒出，随着烟雾增多，视力急剧下降。轻的如在浓烟薄雾中，视物如隔绢纱，重的眼前立即漆黑一片，可反复发作。若出血较少，患者只觉眼前黑影飘动，对视力损害较小。

五、诊断

1.四诊合参

（1）问诊：问患者视力下降情况，是否突然发病；发病前有否熬夜，有无情绪激动；平素身体状况如何，有否患有其他疾病，如消渴、眩晕中风症、肥人症、瞳神紧小、绿风内障等，以及病程的长短，有无视衣病变；有否眼外伤，外伤性质；是否作过眼部手术，何种手术。过去有无此类疾病，发作次数等。患眼是否疼痛，有无头痛等。

（2）望诊：若血灌瞳神在瞳孔前神水中，则黑睛后可见红色血液或血之液平面。若在瞳神内，则望患眼无特殊。由于视力突然下降，患者神情焦虑。

（3）闻诊：声音无特殊。有的患者口味较重。

（4）切诊：脉多弦。手指触按眼球，是否坚硬如石。

2.检查

（1）检查视力：检查视力至为关键。若血溢神水，根据出血的多少及状态，呈不同程度视力下降。若血灌瞳神内较重，视力下降明显，甚至只存指数或光感。若血灌瞳神内较轻，则对视力影响较小。

（2）裂隙灯显微镜检查：若血溢神水较少，则见神水中有浮游点状物；若出血较多，可在黑睛后、黄仁前见出血，并形成血之液平面，严重者占据整个黑睛后，看不清瞳孔。

若血灌瞳神内，可见神膏内有棕色尘状混浊物，甚或可见块状、絮状，黄色或红色凝血块，随眼球转动而在神膏内晃动。

（3）检眼镜检查：血灌瞳神在瞳神前或瞳神内较重者，均不能窥见眼底。血灌瞳神内，较重者虽瞳孔较圆，但检眼镜检查瞳孔内无红光反射，眼底窥不进。若出血较少，在瞳孔红色背景下，可见到黑色条状混浊物随眼球转动而在神膏内飘动。有的神膏内出血吸收后，视衣血管旁可见白色血管鞘伴行，或静脉迂曲充盈，视衣上可存火焰状、点、片、条状出血及渗出灶，严重的可看到新生血管，增生的纤维组织及机化物。

（4）眼压测定：由外伤引起血灌瞳神在瞳孔前者，可见眼压升高。

（5）B型超声波检查：根据眼球内之异常光点光斑、或光团，或异常膜性回声作出诊断。

通过病史询问，视力及各项检查，结合B型超声波结果，即可作出明确诊断。

六、现代意义

血灌瞳神内，即现代医学之玻璃体积血。其原因为任何原因致视网膜、葡萄膜血管或新生血管破裂，血液流出进入到玻璃体，并聚积于玻璃体腔内，都可形成玻璃体积血。如眼外伤中眼球穿孔伤或眼球钝挫伤，眼科手术；自发性玻璃体积血的疾病较多，包括视网膜脉络膜的炎性、变性或肿瘤性疾病。

（1）全身性疾病：高血压、糖尿病、血液病、蛛网膜下腔出血、尿毒症、妊娠毒血症等。

（2）视网膜血管性疾病：视网膜静脉周围炎（青年复发性玻璃体积血）、视网膜静脉阻塞、视网膜血管瘤、coats病等。

（3）眼外伤或手术引起：眼球破裂伤、钝挫伤、眼内异物、或内眼手术、激光术后等。

（4）其他眼病：老年性黄斑病（年龄相关性黄斑变性AMD）、眼内肿瘤、视网膜脱落，某些葡萄膜炎，老年性眼底动脉硬化等。

血灌瞳神前即前房积血，一般由眼外伤，眼部手术不慎，虹膜睫状体炎，新生血管性青光眼或自发性出血等引起。

七、鉴别

血灌瞳神内应与云雾移睛相鉴别，云雾移睛视力下降不明显，只是干扰视物，而本病视力下降突然且明显。血灌瞳神经治疗后视力可以有一些改变，而云雾移睛则视力与治疗前变化不大。另外应与视衣脱落相鉴别，通过B型超声波，一般能明确分辨。

八、治疗

血灌瞳神的治疗，首先要找出病因。急则治其标，缓则治其本是中医的治疗原则。出血之初，宜止血宁血；出血静止后，宜活血化瘀；出血日久，则宜活血逐瘀；瘀久产生变症，宜活血逐瘀加软坚散结；出血治疗后日久难愈，正气虚损，宜扶正逐瘀。一般来说，由外伤引起者较好治，血灌瞳神前神水中者，较血灌瞳神内好治。

（一）辨证论治

1. 肝胆火炽

主证：视力突降，眼部检查符合本病。全身症见面红目赤，头胀头痛，烦躁易怒，口苦口干口臭，两肋胀痛，大便秘结，尿短赤。脉弦或洪大，或弦数。苔黄燥或黄，或白干。

证候分析：平素饮食不节，过食辛辣炙煿，或嗜欲过度，或忧思郁怒五志过极化火，或年轻气盛，暴怒伤肝等，致肝胆火炽。肝火上炎，灼伤眼部血络，致血管暴张，血络破损，或外伤、手术伤等，血溢神水或灌入神膏内，清纯受损，遮掩瞳神视物，故视力突降。全身见面红目赤，头胀头痛，烦躁易怒，为肝阳升发太过。口干口苦口臭乃肝胆郁热，胆气上逆。两肋胀痛为肝气横逆之象。便秘尿短赤，为火热之邪伤津夺液引起。脉舌亦然。

治则：清泻肝胆，活血明目。

选方：龙胆泻肝汤（《医方集解》）合失笑散（《太平惠民和剂局方》）加减；活血芩连汤（《韦文贵眼科临证经验选》）加减；清热凉血化瘀汤（《眼科临证录》）加减。

加减：上方中选加菊花、夜明砂、失笑散、桃仁、红花、槐花、决明子、生大黄等。

2. 气滞血瘀

主证：血灌瞳神或内或外，出血较多，视力恢复较差。检查及诊断符合本病。自觉胸肋胀满，食少嗳气，矢气频频，眼胀。脉弦，苔薄舌暗，或舌有瘀斑。

证候分析：血灌瞳神日久不愈，心情忧郁焦虑，致肝气不舒，肝气郁结，气机阻滞，故胸肋胀满，矢气频频，眼胀。肝木克脾土犯胃，故食少嗳气。气行则血行，气机阻滞，血行不畅，瘀则更瘀，故血灌瞳神久治不愈。脉舌均为气血瘀阻所引起。

治则：理气活血，祛瘀明目。

选方：通窍活血汤（《医林改错》）加减；血腑逐瘀汤（《医林改错》）加减；活血祛瘀明目汤（刘楚玉验方）加减。

加减：上方中选加菊花、槐花、桃仁、红花、地鳖虫、地龙、三棱、莪术、生三七粉等。

3. 气虚血瘀

主证：血灌瞳神或内或外日久，经治疗后出血有所减少，但视力恢复欠佳。全身见气短乏力，动则加剧，头昏头晕，颜面无华，或自汗。纳差，大便稀，尿清长。脉细弱无力，苔薄舌暗，舌青紫或瘀斑。

证候分析：血灌瞳神日久，治疗多时，身心俱疲。又多用祛瘀克伐之品，正气亏虚，无力维持机体活力，故全身见气短乏力，动则加剧。气虚无力推动精血上荣，故头昏头晕，颜面无华。气虚表气不固，故自汗。纳差大便稀，尿清长等为气虚脾虚无力运化使然。脉舌亦为气虚血瘀所致。

治则：益气活血，通络明目。

选方：补阳还五汤（《医林改错》）加减；益气聪明汤（《东垣十书》）合桃红四物汤（《医宗金鉴》）加减；益气活血明目方（刘楚玉验方）。

加减：以上方中可选加白术、菊花、黄精、夜明砂、生三七粉、西洋参、枸杞等。

（二）针灸治疗

眼针：上焦、肝区。双侧取穴。眼周取穴：睛明、球后、承泣、瞳子髎、鱼腰、丝竹空、太阳，患侧取穴，每次取2~3穴。曲池、合谷、养老、血海、膈俞、心俞、风池、丰隆、太冲、阳陵泉、光明、天枢，双侧取穴；百会、气海、关元任取一穴。每次取4~6穴，合谷穴每次必取。

（三）中药制剂

（1）复方丹参注射液。

（2）血塞通注射液（络泰）。

（3）川芎嗪注射液。

（4）灯盏细辛注射液。

（四）气功导引

本病可选择性功之涵养本源法，命功之医统调气法习练。

（五）西医治疗

（1）平时配合服用复方芦丁片、维生素C、维生素E、地巴唑等。

（2）若出血经治疗久不吸收，出血稳定后，可行手术治疗。

九、预后预防与护理

血液灌入黑睛后瞳孔前，或因外伤引起者，治疗时间短，疗效较好。若延误治疗，瘀血积久，可侵及黑睛内面，形成睛黄视渺，不仅严重影响视力而且治疗较难。如果出血灌入瞳神内，对视力损害极大，临床有的服用中药后出血会很快消退，但有的则久治难愈。特别青年性血灌瞳神和消渴引起者，还可能反复发作，甚至双眼发病，引起神膏变症蜂起。

预防本病，除平素少用眼力、不熬夜、控制情绪外，饮食宜清淡，忌烟酒；保持大便通畅，平时口苦口干口臭，舌苔黄腻者，时常服用清热凉血泻火药，以防热邪上攻。患者要保持平和心态，不能操之过急，尽量不发脾气，安心治疗，安心养病。

十、经验介绍

血灌瞳神内，初起应中药针灸治疗，若治疗无效，稳定半年后，再考虑手术。临床遇到一些血灌瞳神内病例，经中药、针灸治疗，若治疗及时得法，可取得较好疗效。中药治疗血灌瞳神外相对比血灌瞳神内好治。

黄某，女，59岁，2014年8月26日就诊。左眼突然失明4个月，曾诊为"左玻璃体积血"，建议行"玻璃体切割置换术"，因心中畏惧不愿手术，求治中医。检查：视力：右0.6、左0.06；检眼镜检查见左瞳领无红光反射，眼底窥不进。2014年7月14日B超回报：左玻璃体混浊（积血？）。脉弦缓，苔薄白。中医诊断：左眼血灌瞳神内。西医诊断：左眼玻璃体积血。证属：气滞血瘀。治则：活血理气，祛瘀明目。处方：活血明目汤（刘楚玉方）加减。药物：当归15g，川芎15g，生地15g，赤芍15g，菊花10g，鸡血藤15g，生蒲黄10g，五灵脂15g，夜明砂15g，枳壳10g，地龙10g，水蛭10g，甘草3g，3剂，每剂4煎，日服2次。

2014年9月9日二诊：自觉左眼视力明显提高。检查：视力：左0.3；眼底仍不能窥检。效不更方。服至第5周三诊。检查：视力：左0.5；瞳领内见红光反射，玻璃体内黑色混浊物飘动，混浊物移开后，可见视神经乳头及部分网膜及血管。再上方5剂，嘱每周服药1~2剂即可停药。

2015年12月15日三诊：自觉视力可，时有眼前黑影遮挡，视力同前。检查：视力：右1.0、左0.5，见左眼玻璃体混浊，眼底能看清。黄斑光反未见，血管走向清，未查出明显出血灶。B超回报：双眼玻璃体混浊。

2016年4月12日随访：检查：视力：右0.8、左0.8；眼底检查：同前。

（刘楚玉）

第十七章

目系疾病

目系，又名眼系，有广义和狭义之分。广义之目系，指所有与眼有关，并具备视物作用的组织系统；狭义之目系，仅指联络眼球至脑部的组织结构和所具备的视物作用而言。这里所讨论的为狭义之目系。

目系，直接与脑相连，古人认为"所见之物归于脑"，是将所感受到的外界物体传导，输送到脑的唯一通道。一旦受损，传导受阻，引起眼病。有的视力猝然下降，发为暴盲；有的由其他眼病损伤而来，视力逐渐下降，最终失明，发为青盲。虽"外不伤轮廓，内不损瞳神"，但实为一种严重损害视力，危害极大，预后不良之眼病。

目系病内容：目系常见病为目系暴盲、青盲、小儿青盲等。

第一节　目系暴盲

一、概说

平素无其他眼病，突发视物模糊，视力急剧下降，甚至失明，而外眼端好的急重眼病，称为目系暴盲。本病多双眼发病，也有一眼单患者；多见于青壮年，儿童亦不少见，老年患者较少。古代就有暴盲之名，但较笼统，未分清何组织受病。

二、源流

暴盲一名，《中脏经》《儒门事亲》均有提及。《证治准绳·杂病》曰："暴盲，平日素无他病，外不伤轮廓，内不损瞳神，倏然盲而不见也。病致有三：曰阳寡、曰阴孤、曰神离，乃否塞关格之病。病于阳伤者，缘忿怒暴悖，恣酒嗜辣，好燥腻及久患热病痰火人，得之则烦躁秘渴；病于阴伤者，多色欲、悲伤、思竭、哭泣太频之故，患则类中风、中寒之起；伤于神者，因思虑太过，用心罔极，忧伤至甚，惊恐无措者得之。患则其人如痴，骇病发之状。屡有因头风痰火、元虚水少之人，眩运发而醒则不见。能保养者亦有不治自愈，病复不能保养，乃成痼疾。"对暴盲的症状及病因论述较详，并提出了治疗方法。但其中有的似不属目系暴盲，而是属于其他组织病变引起之暴盲，如"患则类中风""眩运发而醒则不见"等。后《审视瑶函》《张氏医通》基本全录此文。《目经大成》有"暴盲之名"，但无重大发挥。由于古人条件有限，对暴盲的认识不够全面和准确。

三、病因病机

（1）肝火上炎：外感风热，风寒之邪，入里化热，引动肝火；或五志过极，肝郁气滞郁久化火；或暴怒伤肝，肝气暴张等，肝火上炎于目，灼伤目系而患。

（2）肝郁气滞：情志抑郁，肝气郁结，肝失疏泄条达，肝脉气机阻滞，目系气血瘀阻而患。

（3）气血亏虚：久病，或产后哺乳，或竭思劳视，熬夜苦战，气血耗伤，气血亏虚，精华不荣目系而患。

（4）目系中毒：甲醇、乙醇、乙胺丁醇、氯奎或长期吸烟等，致目系中毒。

（5）全身或邻近组织疾病：如痨瘵（结核）、痿证（脱髓鞘病）、肺炎喘嗽、时行感冒（流感）、麻疹、风赤疮痍、消渴（糖尿病）、鼻渊（副鼻窦炎）等，均可引起目系暴盲。

四、证候特征

平素眼无不适，突然单眼或双眼视力急剧下降，甚至全无光感，眼外观端好，与平常无异。有的在发病前自觉眼球后部胀痛，眼球或眼眶深部钝痛，转动眼球时，眼球后胀痛或有牵引痛等，少数患者感头痛头昏，或患侧前额痛，晚期出现青盲。还有的健康青壮年表现为单眼视物模糊，或间歇性视物不清，有的自诉眼前黑影或闪光感，偶有眼球后疼痛，患眼一般视力较正常或轻微减退，只个别患者视力损害程度较重，但预后良好。

五、诊断

1.四诊合参

（1）问诊：问患者发病情况，有无突受精神创伤，有无熬夜及辛劳，是否产后哺乳，有无外感发热。有无食物、药物中毒，以及烟酒历史。有无贫血及其他全身性疾病，有无便秘或腹泻等。问视力减退情况，是突降还是缓慢下降，有无间歇性视物不清，有无眼球后疼痛等。

（2）望诊：望患者外眼有无特殊，瞳孔是否散大。观察患者神态，情绪是激动还是抑郁，有无烦躁不安，有无伪盲可能。

（3）闻诊：声音、气味一般无特殊。

（4）切诊：脉弦或细弦，或沉细，或细弱。

2. 检查

（1）检查视力：视力急降，严重者只存光感，或连光感皆无。有的出现间歇性视物不清或正常，或轻微下降。

（2）裂隙灯显微镜检查：瞳孔有不同程度散大，若双眼无光感者，瞳孔的直间接对光反射消失；视力严重障碍者，瞳孔对光反射明显减弱或迟钝，或不能持久。直间接对光反射的检查，对单侧视力极差患者尤为重要。

（3）眼底检查：急性期：通过检眼镜，可见单眼或双眼视神经乳头水肿、混浊、筛板不可见，边界模糊、隆起，隆起度数不超过 2~3D。有的可见视神经表面有出血点或斑块。视神经乳头周围视网膜可见水肿或少许小的火焰状出血。严重者整个视网膜后极部出现水肿，甚至扩大到黄斑区。若病变在眼球后，则视网膜、视神经乳头无明显改变。以上病变晚期，均出现视神经乳头颜色变淡甚至苍白，即视神经萎缩。

对于健康青壮年单眼视力轻微减退者，眼底检查见视神经乳头水肿明显，视网膜静脉怒张，迂曲，动脉无明显改变，视神经乳头或邻近区域可有少许出血及渗出。但病变晚期不出现视神经萎缩，值得注意。

（4）辅助检查：眼底血管荧光造影：通过眼底血管荧光造影，对以上疾病可以作出明确诊断。视野检查：急性期有视力者的视野改变主要是巨大中心暗点，严重者可见周围视野的向心性缩窄或象限性缺损。CT 检查：急性期患者可见视神经增粗。通过病史询问，眼底检查及各项辅助检查即可作出诊断。但病变在球后目系者诊断较难，须严密观察。

六、现代意义

目系暴盲包括视神经乳头炎（急性视神经炎）、球后视神经炎，以及视神经乳头血管炎（简称视乳头血管炎、视盘血管炎等）。视神经乳头炎、球后视神经炎为全身病或局部病变引起，亦可因邻近组织炎症波及所致，如脑膜炎、肺炎、流行性感冒、猩红热、败血症、病毒感染，铝或一些食物中毒，眼眶蜂窝织炎、葡萄膜炎、结核、梅毒、哺乳、贫血、糖尿病，鼻或鼻窦炎症等皆可引起，但有很多病例原因不明。另外，中枢神经系统的脱髓鞘病等，也可以出现本病。

视神经乳头血管炎，因对视力的损伤较小，故又称为良性视网膜血管炎，是晚近认识的一种眼病，1960~1970 年才认识到是一种局限于视神经乳头之内的血管的炎症。临床上分为两种类型：由视神经乳头内的睫状血管小分支发出的睫状动脉炎引起，临床上表现为视神经乳头水肿者，称为Ⅰ型；由视神经乳头内的视网膜中央静脉的炎症引起的，临床上表现为视网膜中央静脉阻塞者，称为Ⅱ型，又称作视乳头静脉炎。

七、鉴别

以上疾病，应与视神经乳头水肿、假性视神经炎、颅内肿瘤压迫视神经等相鉴别。只要进行眼底的仔细检查和眼底血管荧光造影、视野、CT等检查，诊断鉴别并不困难。其中难以鉴别的是球后视神经炎初期与癔病及伪盲的鉴别。癔病患者有情绪波动或精神创伤史，多在精神因素后发病，以女性为多见，发病较急，乐于接受询问及检查，愿述说病情，并滔滔不绝，受暗示影响。伪盲则不乐于接受检查及询问，检查时表现不耐烦，伪装病态，诉说病情不衷肯，有的表现双眼瞬目频繁，难以睁大，有的出现眼球固定等。癔病及伪盲者虽表现为双眼全盲，但无行走困难，会迴避障碍物等，检查见瞳孔对光反射灵敏，眼底各项检查无异常。癔病的治疗主要以暗示为主。目系暴盲晚期出现视神经萎缩，癔病及伪盲则无。

八、治疗

（一）辨证论治

1.肝火上炎

主证：单眼或双眼视力急剧下降，有的伴眼球后牵引痛或眼球压痛，或转动眼球时眼球后疼痛。平素性情急躁，或抑郁。全身可见口干口苦、口臭，大便秘结，尿短赤。眼各项检查符合本病。脉弦，苔黄干或黄腻，舌质红。

证候分析：多因性情急躁，暴怒伤肝，或郁久化火，五志过极化火等；或外感发热等热病后热邪入里，形成肝火炽盛。目系为厥阴肝经所主并直接相连，火热之邪循经上攻，灼伤目系，致目系气血壅阻，故视力急降。火热壅阻目系经络血脉，故检查见目系充血、水肿、边界不清，血管怒张充盈等。热邪迫血妄行，血溢脉外到视衣，故见视衣出血、渗出。火热之邪伤及球后目系，故检查暂时看不到目系有所改变。眼球压痛，或转动眼球时眼球后疼痛，球后牵引痛等，为肝火灼伤目系后部所为。口苦口干、口臭、大便秘结，尿短赤等，为肝火炽盛之象。脉舌亦然。

治则：清肝泻火，通络明目。

选方：龙胆泻肝汤（《医方集解》）加减；当归龙荟丸（《丹溪心法》）加减；泻青丸（《小儿药证直诀》）加减。

加减：以上方中选加野菊花、决明子、青葙子、地龙、丹参、鸡血藤、路路通、生大黄等。

2. 肝郁气滞

主证：眼症及眼检同前。平素情志抑郁，或宵旰忧劳，或突受精神刺激，致视力急降。自觉两肋胀满或乳房胀痛，胸闷、小腹痛。嗳气吞酸，脘胀脘痛，腹痛泻交作等。脉细弦或弦，苔白，舌紫或暗。

证候分析：平素情绪抑郁不舒，或突受精神刺激，或日夜操劳太过，肝失疏泄条达，气机逆乱，血随气逆，阻遏肝脉。厥阴肝脉上连目系，肝开窍于目，肝气郁滞，必致目系气血郁阻，传导不通，故发生目系及周围视衣病变，视力急降。两肋胀满，乳房胀痛，胸闷，小腹痛等，为肝气郁滞、肝气横逆之象。嗳腐吞酸，脘痛脘胀，腹痛泻交作等，为肝气郁结，肝木克脾土犯胃之症。脉舌亦为气滞使然。

治则：疏肝解郁，理气明目。

选方：逍遥散验方（《韦文贵眼科临床经验选》）加减；丹栀逍遥散（《太平惠民和剂局方》）加味；柴胡疏肝散（《景岳全书》）加减。

加减：以上方中选加菊花、地龙、路路通、佛手、郁金、青皮、丹参、夜明砂、石菖蒲等。腹泻者可选加薏苡仁、苍术；腹痛者可加川楝子、延胡索。

3. 气血亏虚

主证：眼症及眼检同前。妇女产后哺乳，或久病，或熬夜操劳过度，或食物，药物中毒等，视力突降，甚至失明。自觉气短乏力，面白无华，心悸，头昏失眠，自汗，每于活动而加剧，纳差。脉沉细或细弱无力，苔薄白，舌质淡或淡嫩，舌尖边齿痕。

证候分析："冲为血海""任为阴脉之海"，妇女产后冲任失调，再加产后哺乳，失于调养，或久病，或劳累，或中毒后等，损伤正气，气血亏耗，致体质虚弱。血无气推动，气无血可运，目系失养，故视力急降。检查见视神经乳头水肿、渗出，静脉充盈等，为气血两虚，血流缓慢，血液水湿滞留之故。全身症状及脉舌等，均为气虚血虚所致。

治则：补益气血，通络明目。

选方：归脾汤（《济生方》）加减；补中益气汤（《脾胃论》）加减；益气明目方（刘楚玉验方）加减。

加减：上方中可选加黑芝麻、枸杞、丹参、菟丝子、冬虫夏草、鸡血藤、生三七粉、地龙等。

4. 湿浊血瘀

主证：单眼视物模糊，或间歇性视物不清，眼前黑影或闪光感。检查见视乳头水肿、充血，乳头邻近区域见出血、渗出，静脉怒张、迂曲。或见脘胀闷，纳食不香。脉缓、苔腻，或见瘀斑。

证候分析：素体湿盛，再加情绪波动，环境改变或熬夜，伤及目系、湿邪停滞目系，故乳头水肿、湿阻脉络，故充血及渗出，静脉怒张、迂曲。湿邪阻络、血络破裂，故出血。目系、视衣水肿、渗出、出血、阻遏神光发越，故视物不清，眼前黑影或闪光感。其全身症见亦因湿因瘀之故。

治则：散瘀消肿，通络明目。

选方：活血祛瘀明目（刘楚玉验方）加五苓散（《伤寒论》）通窍活血汤（《医林改错》）加三仁汤（《温病条辨》）加载四物汤（《太平惠民和剂局方》）加五苓散（《伤寒论》）加减。

加减：以上方中可选加桑叶、菊花、地龙、车前子、泽泻、丝反络，大腹皮等。

（二）针灸治疗

眼针取穴：取上焦、肝区，均双侧取穴。全身取穴：眼周取睛明、球后、承泣、鱼腰、丝竹空，患侧取穴，每次取 2~4 穴。腹部取气海、关元、天枢、合谷、足三里、光明、太冲、行间，双侧取穴，每次取 2~4 穴。血海、太阳、风池、神门、安眠、心俞、膻中、内关。

（三）气功导引

可选择性功之涵养本源法和命功之医统调气法，以及动功之站式八段锦习练。

（四）中药制剂

根据病情可选用清开灵、丹参注射液、血塞通、川芎嗪注射液等。

（五）西医治疗

（1）病因治疗。

（2）糖皮质激素治疗：地塞米松、泼尼松等。

（3）血管扩张剂。

（4）营养神经：三磷酸腺苷（ATP）、维生素 B_{12}、甲钴胺、维生素 B_1 等。

九、预后、预防及调护

若治疗及时，对症得法，可望恢复较好视力或可挽回一定视力。但一般都会继发青盲（视神经萎缩），外眼端好而视力欠佳。若患者视力损害不大者，预后较好，且不导致青盲或较轻。

稳定情绪，不宜过度波动，不宜暴怒，不宜通宵熬夜、过度劳累。产后及久病后加强营养，注意休息。不食有毒食物及嗜烟酗酒，注意对药物的选择。患病后抓紧时机，尽快治疗。

十、经验介绍

杨某，女，30 岁，2005 年 12 月 8 日就诊。右眼视力突降，诊为"右眼急性视神经炎"，住院激素治疗后，视力仍未恢复，至今月余。自觉经前乳房胀，胸闷，经行不规则，形体肥胖，平素工作三班倒。检查：视力：右 0.15、左 1.0；右眼屈光间质清，眼底见乳头边缘模糊，水肿，黄斑光反亮，血管（－）。脉细，苔薄白。中医诊断：右目系暴盲。西医诊断：右眼急性视神经炎。辨证：肝郁气滞。治则：疏肝理气，通络明目。处方：丹栀逍遥散加减。药物：柴胡 10g，芍药 15g，当归 15g，白术 15g，茯苓 15g，菊花 10g，丹皮 15g，栀子 10g，丹参 15g，地龙 10g，鸡血藤 15g，甘草 3g，每周 3 剂，每剂 4 煎，每日口服两次。平素习练太极拳中迎手动作，或熨睛法。

两个月后复诊：自觉视力提高，全身症状基本已无。检查：视力：右 0.6；眼底：右眼视神经乳头颞上方边缘欠清，色淡，水肿消退。脉细，苔薄白。辨证：气血亏虚。治则：益气养血，通络明目。处方：益气活血明目方加减。药物：黄芪 15g，白术 15g，当归 15g，川芎 10g，地龙 10g，菊花 10g，丹参 15g，夜明砂 15g，鸡血藤 15g，枸杞 15g，党参 15g，甘草 3g，服法同上。

两个月后复诊：自觉视力恢复，形体适中。检查：视力：右 0.8、左 1.2；眼底检查：右眼视神经乳头颞上方边缘欠清，色稍淡。可以停药。半年后来报已怀孕，后顺产一男婴。

2016 年 8 月 29 日随访，视力：右 0.8，眼底检查同前。

（刘楚玉）

第二节　青盲

一、概说

青盲是指眼外观如常人，而视力渐降、视野日渐缩窄至盲无所见的眼病。本病可由青风内障、视瞻昏渺、高风内障、目系暴盲等多种瞳神疾病演变而来，亦可由其他全身性疾病或头眼部外伤、中毒等引起。

二、源流

青盲早在我国春秋时期就有描述。《神农本草经》中首次提到"青盲"，并记载空青、石决明等药物主治青盲。王肯堂《证治准绳·杂病》谓："夫青盲者，瞳神不大不小，无缺无损，仔细视之，瞳神内并无些少别样气色，俨然与好人一般，只是自看不见，方为此证。若有何气色，即是内障，非青盲也""青盲，目内外并无障翳色气等病，只自不见者是，乃元府幽隧之源郁遏，不得发此灵明耳。其因有二：一曰神失，二曰胆涩。须询其为病之始，若伤于七情则伤于神，若伤于精血则损于胆。皆不易治，而失神者尤难。有能保真致虚，抱元守一者，屡有不治而愈。若年高及疲病，或心肾不清足者，虽治不愈"，均详细论述了青盲的症状、病因及预后。历代文献记载有药物及针灸治疗，宋《太平圣惠方·治眼青盲诸方》记载有 12 个青盲的处方。巢元方《诸病源候论·目病诸候》曰："青盲者，谓眼本无异，瞳子黑白分明，直不见物耳。"其并认为本病病因是"脏腑气血不荣于睛"，指出本病针灸是必不可少的治疗方法，魏晋时期皇甫谧《针灸甲乙经》明确列出针刺承光、目窗、上关、商阳治疗青盲。

三、病因病机

（1）禀赋不足，肾阳亏虚，目失温养，神光渐失。

（2）肝肾阴亏，精血虚少，不得荣目，致目窍萎闭，神光遂没。

（3）心脾两虚，气血不足，目窍失养，神光衰竭。

（4）情志抑郁，肝气郁结，玄府闭塞，致神光不得发越。

（5）头眼部外伤，或肿瘤压迫，致气滞血瘀，瘀阻脉道、玄府闭塞，神光不得发越。

四、证候特征

患眼外观如常，视力渐降或视野缩窄，终至失明。检视眼底，可见视神经乳头颜色改变：视神经乳头苍白，边界清楚，血管正常或变细，筛板明显可见（原发性视神经萎缩）。视神经乳头灰白或蜡黄，边界不清，血管变细，筛板不显；或视神经乳头灰白，生理凹陷深大如杯状，血管向鼻侧移位呈屈膝状（继发性视神经萎缩）。

五、诊断

1. 四诊合参

（1）望诊：眼外观如常人。眼底见视神经乳头色泽变淡、苍白或蜡黄，血管变细。

（2）问诊：询问发病原因。

（3）闻诊：听讲话的声音。

（4）切诊：取寸口脉。

2. 检查

（1）眼外观正常，视力逐渐下降，终至失明；或有外伤史，视力突然下降。

（2）视神经乳头色泽变淡、苍白或蜡黄，血管变细。

（3）视野缩小或有偏盲、中心暗点。

（4）视觉电生理检查或头颅CT、MRI扫描有助诊断。

1）视觉诱发电位（VEP）检查可发现P100波峰时延迟、振幅明显下降。

2）头颅CT、MRI扫描：可见颅内或眶内的占位性病变压迫视神经；视神经脊髓炎、多发性硬化等病患者可见中枢神经系统白质脱髓鞘病灶。

（5）光学相干断层扫描（OCT）可见视神经纤维层（RNFL）变薄。

六、现代意义

本病相当于西医学之视神经萎缩。多种原因均可引起，常见有缺血、炎症、压迫、外伤和脱髓鞘疾病等。

（1）原发性视神经萎缩：常因球后视神经炎、遗传性视神经病变（Leber氏病）、眶内肿瘤压迫、外伤、神经毒素等原因所致。

（2）继发性视神经萎缩：常因青光眼、缺血性视神经病变、视网膜脉络膜炎、视网膜色素变性、视网膜中央动脉阻塞、奎宁中毒等原因所致。

七、鉴别

中医鉴别诊断：本病可与暴盲相鉴别，二者均有眼外观端好而视力下降，视物不清，但本病视力渐降，而暴盲视力骤降，眼底检查本病病变发生于视神经乳头，表现为视神经乳头苍白，而后者病变发生于视网膜，表现为视网膜出血、渗出。

西医鉴别诊断：急性期与前部缺血性视神经病变、视盘血管炎、视神经炎鉴别，眼底无明显改变者与球后视神经炎鉴别。

八、治疗

本病辨证论治，多结合病因病机施治。按病因病机分析归纳，常与脏腑经络失调有关，虚证有肝肾阴虚，心脾两虚，肾阳亏虚；实证多为肝气郁结，气滞血瘀等。一般治疗多配用活血通络，开窍明目药物。

（一）辨证论治

1.肝肾阴虚

主证：眼外观端好，视力渐降，甚至失明。眼底可见视神经萎缩之改变。全身症见头晕耳鸣，腰膝酸软，口干，舌体瘦小，苔薄少津，脉细。

证候分析：久病过劳或年老体虚，致肝肾两亏，精血虚少，目失滋养，故视物渐昏；日久则目系枯萎，玄府闭塞，神光熄灭而失明，眼底则见视神经萎缩的改变。

全身脉症亦由肝肾精血亏虚所致。

治则：滋补肝肾，开窍明目。

选方：明目地黄丸（《审视瑶函》）加减；知柏地黄汤（《审视瑶函》）加减；益阴肾气丸（《原机启微》）加减。

加减：上方中可选加枸杞、玄参、石斛、楮实子、五味子、石菖蒲、黑芝麻、桑椹、菟丝子等。

2. 心脾两虚

主证：眼无外症，视力渐降，甚至失明，面色㿠白或少华，头晕心悸，失眠健忘，纳差，舌淡、苔白、脉细。

证候分析：心主血，脾统血，目为血所养，心脾两虚，气血不足，以致目窍失养而萎闭，神光衰竭而失明。面白、头晕、健忘、心悸失眠、舌淡、脉细等，皆血虚失荣所致。

治则：健脾养心，养血通窍。

选方：归脾汤（《济生方》）加减；八珍汤（《丹溪心法》）加减；芎归补血汤（《原机启微》）加减。

加减：以上方中可选加丹参、太子参、冬虫夏草、鸡血藤、地龙、柏子仁等。

3. 肾阳亏虚

主证：眼症同前，面白形寒，腰膝酸冷，大便溏泄，舌淡苔白，脉沉细。

证候分析：禀赋不足，肾阳虚衰，温煦失司，水谷精微不能上荣头目，目失温养，玄府渐闭，阳虚火衰，神光遂没，故目无所见。精气不能温养头面肢体和充养血脉，故面白形寒，腰膝酸冷，舌淡脉沉细。阳虚内寒，则食少便溏。

治则：补肾温阳。

选方：右归丸（《景岳全书》）加减；肾气丸（《金匮要略》）加减；加减驻景丸（《审视瑶函》）加减。

加减：以上方中可选加枸杞、杜仲、补骨脂、桂枝、楮实子、石菖蒲、肉苁蓉、桑椹、菟丝子等。

4. 肝气郁结

主证：目视不明，眼底有视神经萎缩之病变，患者性情忧郁，情志不舒，头晕目胀，口苦胁痛，舌红、苔薄黄、脉弦细数。

证候分析：郁怒伤肝，气机失调，气滞血瘀，脉道不利，玄府闭阻，神光不得发越，以致目视不明。肝气上逆，则头晕目胀。肝气失和，经脉不利，故胁痛脉弦。气郁化火则口苦、舌红、苔薄黄、脉弦细数。

治则：清热疏肝，行气活血。

选方：逍遥散（《太平惠民和剂局方》）加减；越鞠丸（《目经大成》）加减；开郁汤（《简明眼科》）加减。

加减：以上方中可选加地龙、路路通、郁金、青皮、丹参、石菖蒲通络开窍等。

口苦者可选加黄芩、黄连；胁痛者可加川楝子、延胡索。

5.气滞血瘀

主证：眼症同前，头眼部外伤后，视力渐丧。眼底有视神经萎缩的病变，视网膜血管明显变细。全身或见头痛健忘，舌色紫暗有瘀斑，脉涩。

证候分析：中邪气或眼外伤致气滞血瘀，脉道阻塞，目失所荣，神光泯灭，终至失明。日久视网膜血管明显变细，血瘀于上，经脉不畅，髓海不充，故头晕健忘。舌色紫暗有瘀斑，脉涩等皆为瘀血之象。

治则：行气活血，化瘀通络。

选方：血府逐瘀汤（《医林改错》）加减；通窍活血汤（《医林改错》）加减；补阳还五汤（《医林改错》）加减。

加减：以上方中选加桃仁、红花、地龙、水蛭、三棱、莪术、生三七粉等。

（二）针灸治疗

眼针、头皮针：常用眼部、头面部穴位：睛明、攒竹、丝竹空、鱼腰、瞳子髎、四百、承泣、迎香、阳白、球后、太阳、百会、四神聪、头临泣、风池。远端配穴：足三里、光明、三阴交、太冲、照海、列缺、合谷、养老等。每次局部取5~8穴，远端配5~8穴，可施灸法，针灸并用。

耳针：选用眼、目1、目2、肝、脾、肾、皮质下、神门等耳穴。

梅花针：叩打背脊两侧的膀胱经及头颈部位的相关穴位。

穴位注射：取上述体针远端腧穴，用维生素B$_{12}$注射液作穴位注射，每次选2穴，或复方樟柳碱注射液2ml，双侧太阳穴（颞浅动脉旁）注射。穴位埋线：取肝俞、肾俞、臂臑、光明、足三里等穴，埋入羊肠线，2~3周1次。

（三）气功导引

本病可选择性功之涵养本源法和命功之医统调气法，以及动功之站式八段锦习练。

（四）中药制剂

可用丹参川芎嗪注射液，注射用灯盏花素等静脉滴注。益脉康片或血塞通胶囊等口服。

（五）西医治疗

（1）病因治疗：因颅内肿瘤压迫者，采取手术去除肿瘤。炎症继发本病者，配合糖皮质激素、抗生素治疗。继发青光眼高眼压者，必须有效控制眼压。视网膜中央动脉阻塞所致者，宜尽快疏通视网膜血液循环。

（2）神经营养药物：肌内注射注射用鼠神经生长因子或注射用甲钴胺。

九、预后、预防及调护

本病病因治疗为首要。一旦视神经萎缩，要使之痊愈几乎不可能，但使其残余的神经纤维恢复或维持其功能是可能的。应鼓励患者坚持治疗。古代文献指出，本病"不易治"，根据现代临床观察，早期治疗，可恢复一部分视力及改善视野缺损。待病至晚期，则治难奏效。

（罗 燕）

第三节　小儿青盲

一、概说

小儿外眼端好，不红不肿、不痛不痒，也无翳障，但不能视物或视力极差的眼病，称小儿青盲。

二、源流

《诸病源候论》曰："眼无障翳而不见物谓之盲。此由小儿脏内有停饮而无热，但有饮水，积滞于肝也。目是五脏之精华，肝之外候也。肝气通于目，为停饮水渍，脏气不宣和，精华不明审，故不赤痛，亦无翳障而不见物，故名青盲也。"为小儿青盲之发端。《秘传眼科龙木论》虽有小儿青盲外障名，但所述过简。元·危亦林《世医得效方》曰："胎中受风，五脏不和，呕吐黄汁，两眼一同视物不明。"并断言"无药可治"，认识到其病的严重性。《明目至宝》则以歌诀形式曰："提起目伤悲叹，那怀孕时堪赞。五辛口味不能停，产后令儿难盼。或时呕吐黄酸，两目瞳仁盲贯。致令肝热受其殃，作定青盲难散。此是肝经风热也，或因病后亦变此青盲。"至清《医宗金鉴》曰："小儿青盲胎受风，瞳子端然视物蒙。注：小儿青盲者，因胎受风邪，生后瞳仁端好，黑白分明，惟视物不见。有时夜卧多惊，呕吐痰涎黄汁。宜用镇肝明目羊肝丸。"以上都认识到本病外眼无异，而且是双目失明，对病因有所述及。清末民国初《眼科金镜》对症状及病因认识更为清楚，曰："青盲症之起，不痛不痒，不红不肿，瞳神不大不小，并无别之颜色，俨然与好眼一般，只是不能睹物。乃玄府幽隐之源郁遏，不得发此灵明耳"，又曰："小儿青盲眼，此症极危险。盖因病后热留经络，壅闭玄府，精华不能上升荣养之故"，又言："患疹后余热未尽，得是病者不少"。以上对病因、临床症状、病之严重性认识基本一致。

三、病因病机

（1）禀赋不良：先天禀赋不足，遗传，或母胎中受各种不良因素影响而患。

（2）疫毒伤脑损目：眼与脑经脉相连，目为脑之外延。小儿感受暑温（流行性乙型脑炎）、痢疾（危重者称中毒性菌痢）、外感、疹后等病，高热或毒邪侵及脑部后，出现嗜睡，神昏、谵妄、惊厥、昏迷等脑部严重症状，伤脑损目而患。

（3）中毒：各种有毒物质引起中毒，如一氧化碳、麻醉药品，新生儿长时间吸入高浓度氧等，致目系中毒而失明（曾遇一15岁女孩，到某泌尿医院治疗，麻醉中出现昏迷。经抢救，1个月醒来后，出现青盲。眼底检查未发现任何异常）。

（4）外伤：头部外伤，如颅脑穿通伤或爆炸伤，严重之外伤性休克，电休克，供血不足，脑血管造影术等亦可引起小儿青盲。

（5）心脏疾患：各种原因引起的小儿心跳呼吸暂停等。

四、证候特征

视觉完全丧失（黑矇）或极差。瞳孔大小相等，对光反射存在。神情呆滞、冷漠。

五、诊断

1. 四诊合参

（1）望诊：患儿神情呆滞，不会东张西望，寻找物体等。双侧瞳孔等大等圆。

（2）问诊：问母亲妊娠期患过何种疾病，有无遗传病史，若有，为何种遗传性疾病。问小儿是否患过急性传染病，有无高热、惊厥、昏迷等。有无心跳、呼吸暂停。问头部是否受过外伤，有无药物中毒及一氧化碳中毒等。是否作过脑血管造影术。早产儿有无抢救及吸氧过程，了解吸氧浓度及吸氧时间。

（3）闻诊：声音及气味无特殊。

（4）切诊：切诊一般正常。

2. 检查

（1）视力检查：小儿不会配合，只能以物引诱，是否会抓拿玩具，眼是否会寻找光源等。

（2）强光照射：有的强光照射及外界刺激不能引起眼睑之闭合保护反应。

（3）瞳孔对光反应：双侧瞳孔对光反应存在与否。

（4）裂隙灯检查：屈光间质清晰。若早产儿视网膜病变综合征，有的可见晶珠混浊。

（5）眼底检查：眼底无异常发现，或视神经乳头充血发红，或视神经乳头缺损，有的黄斑区见变性灶。若早产儿氧中毒则见视网膜病变，表现为视网膜血管迂曲、扩张，新生血管，网膜上见机化的白色纤维组织，并牵引视神经乳头、黄斑等，严重者出现视网膜脱离。

六、现代意义

小儿青盲包括小儿皮质盲、小儿先天原发性视神经萎缩、视神经乳头缺损、遗传性视神经病变（LeBer 病）、先天黄斑变性、先天性黑矇、早产儿视网膜病变综合征等。

七、鉴别

小儿青盲需与先天性青风内障、胎患内障等疾病相鉴别。先天性青风内障男性略多于女性，可见羞明流泪，眼睑痉挛，黑睛水肿发雾，眼球扩大，黑睛直径超过12mm，或超过 14mm，眼压升高等。而小儿青盲基本无以上症状。胎患内障主要靠晶珠内不同程度混浊予以区别。

八、治疗

本病治疗较难，因外伤疫毒或中毒等原因引起者，及时中药、针灸治疗，会有一定改善。

辨证论治

1. 气虚血虚
主证：双眼黑矇或视力极差。见头倾视深，嗜睡，萎软无力。面色㿠白，爪甲无华，毛发枯焦，自汗盗汗。脉沉细，苔薄色淡。

证候分析：先天不良，疫毒高热，惊厥昏迷，外伤或毒物伤脑损目，故不能视物或视力极差。中毒或外伤后，正气受损，气血亏乏，不荣于头面，故头倾视深，面色㿠白。全身气血亏虚，故嗜睡，萎软无力，爪甲无华，毛发枯焦。气虚不能固表，故自汗盗汗。脉舌亦然。

治则：益气养血，明目。

选方：八珍汤（《正体类要》）加减；十全大补汤（《太平惠民和剂局方》）加减；归脾汤（《济生方》）加减。

加减：以上方中可选加菊花、丹参、枸杞、鸡血藤、地龙、水蛭、密蒙花、楮实子等。

2. 肝肾不足
主证：眼症同前。口眼干燥，目无光泽，两颧发红、潮热，手足心热。脉细，苔少舌红或绛。或冷泪长流，形寒肢冷，萎软无力，嗜睡，小便清长或频数。脉沉细无力，舌淡苔白。

证候分析：先天肾阴或肾阳不足，或疫毒，外伤、毒物等损脑伤目，伤及肝肾，致肝肾之阴不足，阴精内亏则见口眼干燥，目无光泽；肾阴损耗，阴不制阳，虚火上炎，故两颧发红、潮热，手足心热；阴精不足以充脉则脉细，阴虚内热伤津，故舌红或绛，或舌红少苔。肾阳耗损，命门火不足，不得温养，故冷泪常流，形寒肢冷；阳虚乏力鼓动，则萎软无力、嗜睡；肾阳虚衰，肾不纳气，故小便清长、频数。阳虚无力鼓动，故脉沉细无力，舌淡。

治则：肝肾阴虚，滋养肝肾。肾阳虚衰者，温补肾阳。

选方：肝肾阴虚者：左归丸（《景岳全书》）加减；大补阴丸（《丹溪心法》）加减；肾阳虚衰者：十补丸（《济生方》）加减；济生肾气丸（《济生方》）加减。

加减：以上方中可选加菊花、地龙、鸡血藤、黑芝麻、枸杞子、菟丝子、楮实子等。

九、预后、预防及调护

本病预后极差，首在预防。对有先天遗传因素者，注意胎前检查，必要时终止妊娠。加强小儿的保健护理，遇秋冬季节，预防传染病的发生，不食不洁食物，不去或少去人群集中之公共场所。注意保护，尽量不使头眼部外伤。尽量不使用有毒药物，避免有毒气体或物质的吸入。早产儿视网膜病变应注意预防，早产儿给氧要严格注意，不能高浓度长时间。

（刘楚玉）

第十八章

目眶疾病

一、目眶的位置及性状

目眶，又名眼眶，位于头部正面上方，呈四棱椎体，尖端向后的两个骨质空腔，内有眼球及其他组织结构。前面由皮肤及肌肉覆盖，皮肤上附着眉毛及睫毛，下部移行至颧部皮肤。

二、目眶的作用

目眶牢固异常，容纳眼球及眼球附属之眼带、血脉、筋经、目系、脂肪、泪泉、泪道等。保护着眼珠，使其位置固定。周围的眼带主管着眼球的上下左右运动，其余组织有固定眼球、保护眼珠受剧烈运动的影响，起到枕垫作用。泪泉、泪道则起润滑眼球，保护黑睛之作用。

三、目眶病病因

1. 目眶先天发育异常

（1）浅目眶：我国正常人骨性眼眶深度男性平均为 48.3mm，女性平均为 47.0mm。如果眼眶深度小于正常平均值 6mm 以上为浅眼眶。由于眼眶浅，容积小，会表现眼球突出，但应与外伤、全身性疾病、肿瘤、血管病及外感毒邪等眼眶内容增加的眼球突出相区别。浅眼眶多合并其他先天畸形，如头颅狭小、眶骨肥大、无眼球或小眼球等。

（2）眶窄距症：为骨眶及瞳孔间距减少。我国正常人的内眶距平均男性为 20.8mm，女性为 20.3mm，生理范围为 18~30mm。外眶距平均男性为 96.0mm，女性为 93.1mm，瞳孔距离平均男性为 60.9±0.18mm，女性为 58.3±0.13mm。眶窄距患者内外眶间距及瞳孔距离均少于正常值范围，且常合并眼的畸形或一些综合征，如小眼球、圆翳内障、高风雀目、内眦赘皮、青风内障、能近怯远等。

（3）眶宽距症：为一种较常见的眶先天性异常，患者的内外眶距及瞳孔距离均较正常者大，常合并分开性斜视、小眼球、小角膜，偶见视神经萎缩，眼球突出等，或一些脑部畸形或其他一些综合征。

但有些先天发育异常如扁鼻梁、内眦赘皮、外斜视、双眉距离过宽、小眼球、内眦间距增加等造成眶距及瞳孔宽距离的错觉，需注意。

（4）先天无眼球：先天无眼球发育，母亲妊娠，体质较差，或气血不足，贫血等所致。

2. 后天病因

（1）风热邪毒侵袭：外感风热，或脏腑热毒壅盛，风热邪毒上攻目眶内组织，经治愈后形成。

（2）肝郁气滞：肝气郁滞，气血阻滞于眼眶肌肉、筋膜、脉络而患。

（3）邻近组织疾病传变而来：如鼻部疾病，鼻渊等。

（4）其他疾病引发：如瘿气（甲亢）、消渴等。

（5）目眶内肿瘤：如血管瘤、淋巴瘤、皮样囊肿、脑膜瘤、泪腺混合瘤、恶性肿瘤、假性肿瘤等。

（6）外伤：眼部外伤，眶骨骨折，眼球破裂伤，眼内容物溢出等。

（7）难以查清的病因。

四、目眶病的诊断

眼眶病较复杂，有的通过望、闻、问、切能作出诊断。但多数病种需配合实验室检查，如 X 线、CT、磁共振、B 型超声波等才能确诊。

五、目眶病治疗

由于目眶结构复杂，内容较多，病因复杂，病呈多样，故本病治疗无一定规律和方法，只能随病情选择中药、针灸、西药、手术等方法治疗。

目眶病包括眉棱骨痛、珠突出眶、突起睛高、鹘眼凝睛、膏伤珠陷等病。

第一节　眉棱骨痛

一、概说

眉棱骨痛，简称眉骨痛，民间称眉毛风。据《伤寒论》六经辨证，应为足太阳、阳明二经病。以青壮年为多见，男女发病差别不大，临床治疗以中药、针灸疗效为佳。

二、源流

遵《素问》之旨，《伤寒论》六经辨证头痛分型论治中，认为阳明经头痛在额间，痛连目珠，眉棱骨痛应属此类头痛。后《诸病源候论》和《备急千金要方》虽有头痛，但所论不详。宋《圣济总录·眼目门》有眼眉骨及头痛。至金·张从正《儒门事亲》曰"攒竹痛，俗呼眉棱骨痛是也"，认为其因是"皆胸膈有宿痰之致然也"，提出治疗方药。后李东垣在《东垣试效方》中，专列头痛门，明确有"选奇汤治眉骨痛不可忍"。丹溪《金匮勾玄》提出"眉棱痛"，与《丹溪心法》之眉眶痛所述大致相同，认为病因是风热痰，作风痰治。至《脉因证治》，专列眉骨痛方。明·皇甫中《明医指掌》对病因有所认识，处方实用。《证治准绳·杂病》中专列眉棱骨痛条，曰："眉骨者，目系之所过，上抵于脑，为目，属于脑也。若诸阳经或挟外邪，郁成风热毒上攻头脑，下注目睛，遂从目系过眉骨，相并而痛；若心肝壅热，上攻目睛而痛，则亦目系与眉骨牵连并痛；若胸膈风痰上攻者亦然；若太阴之胜，湿气内郁，寒迫下焦，痛留项互引眉间。其痛有酸者，有抽掣者，有重者，有昏闷者，便可审是孰气之胜也。"对病因认识清楚，论述较详，后世在此基础上发挥。傅仁宇受其影响，在《审视瑶函》中正式将"眉骨痛"纳入眼科，影响至清。《疡医大全》有眉眶骨痛门主论，认识与前人基本相同，但遵《灵枢》之旨，提出："此肝血既失其养，而肾水亦不荣于骨矣""宜滋补肝肾为主，少佐风药，以使上达"，供临床参考。清·沈金鳌《杂病源流犀烛·目病源流》在前人基础上，总结出病因有风、热、寒、湿、火痰，并可相兼致病，如风痰、痰火、风热夹痰，湿痰、风寒等。认识与《证治准绳》大致相同，认为其病属肝，并列出主病方药。后《眼科纂要》有风痰上壅眉棱骨痛等症，治多用补中法。

三、病因病机

1. 外感

起居不慎，坐卧当风，或淋雨栉风，感受风、热、寒、湿外邪，直犯眉骨，伤于足太阳，足阳明经络而患。"伤于风者，上先受之""高巅之上，惟风可到"，故头痛多以风邪为引，热、湿、寒依附而犯上，发为眉棱骨痛。

2. 内伤

（1）痰浊阻络：脾失健运，湿邪久聚为痰，或素体痰湿过盛，痰随经气流转，上窜头面，停于眉骨，清阳不升，浊阴失降，眉骨经隧阻滞不通则痛。

（2）气滞血瘀：由于情志抑郁不舒，或饮食失调等各种原因，引起气机阻滞。气行血行，气滞血瘀，气血运行不畅，瘀阻于眉骨经脉而痛。

（3）气血亏虚：久病或营养不良，劳瞻竭视，元气耗损，生源匮乏，气血不足，精华无以上荣，头部经脉失其荣养，而发眉棱骨痛。

3. 鼻部疾病

如鼻渊、鼻藁等引起。

四、临床表现

本病自觉眼眶内上侧或眉骨中央疼痛，或整个眉骨疼痛，痛不可忍，有时需用手指压迫眉头或眉毛中部，疼痛稍有缓解。或痛不可触，或有同侧前头痛。

五、诊断

四诊合参

（1）望诊：患者面容痛苦，喜手指压、揉、摇眉骨或喜用手掌揉按前额，局部无红肿。

（2）问诊：问发病时间，疼痛部位，疼痛是喜按还是拒按。有否鼻塞，或鼻内灼热，嗅觉是否迟钝，有否脓浊稠涕或干痂等。

（3）闻：气味及声音无特殊，或疼痛呻吟，若鼻藁者可闻鼻臭。

（4）切诊：脉紧或弦。指压眉头、眉骨中部眶上缘或眉骨有压痛点。

六、现代意义

眉棱骨痛，包括现代医学之眶上神经痛，以及额窦炎或上颌窦炎引起的前额痛。

七、鉴别

眉棱骨痛需与青风内障、绿风内障、瞳神紧小引起之头痛相鉴别。青风内障、绿风内障、瞳神紧小等有视力、眼压、白睛发红、眼底目系、瞳孔等症状及病理改变。而眉棱骨痛则没有眼部症状或眼部症状较轻微，无视力、瞳孔、白睛发红、眼压、眼底目系等变化。通过仔细检查以资鉴别。

八、治疗

（一）辨证论治

1. 外感风热

主证：眉棱骨痛，疼痛拒按，甚或痛不可触。自觉身热，心烦难眠，面目红赤，渴喜饮冷。或身痛鼻塞、稠涕黄绿干痂等。尿短赤，便秘。脉数或浮数，苔薄黄或白干，舌质红。

证候分析：素体热盛，再遇风邪，或风热之邪外袭，直犯眉骨太阳、阳明，故眉骨作痛。风热为阳邪，为实，故疼痛拒按，甚或痛不可触。风热干于神明，故心烦难眠。阳邪炽盛，故自觉身热。热邪上攻头目，故面目红赤。风热之邪伤津耗液，热以凉沃，故渴喜饮冷。风热外袭故身痛。袭人鼻部故鼻塞，稠涕黄绿或干痂。尿短赤便秘，脉舌等亦是风热之邪所致。

治则：疏散风热，清利头目，止痛。

选方：银翘散（《温病条辨》）加减；桑菊饮（《温病条辨》）加减；柴葛解肌汤（《伤寒十书》）加减。

加减：上方可选加白芷、僵蚕、天麻、钩藤、菊花、蔓荆子、羌活、苍耳子、辛夷花等。

2. 外感风寒

主证：眉棱骨痛，遇冷加剧，得热则舒，喜用手掌心揉按。自觉畏寒肢冷，清涕长流，精神萎靡，小便清长，或见大便稀溏。脉浮紧或浮缓，苔薄白。

证候分析：素体阳虚体寒，再遇风邪，或风寒外袭太阳、阳明，邪存眉骨，经络阻滞，不通则痛。寒邪凝滞，得热则散，故遇热则舒，喜用掌心（劳宫穴）揉按。风寒之邪郁遏卫阳，故畏寒，清涕长流，精神萎靡。外感寒邪，阳气不达四末，故肢冷。阳虚水湿不得气化，故小便清长，或见大便稀溏。脉浮紧或浮缓，苔白皆风寒所致。

治则：疏风散寒，温经止痛。

选方：川芎茶调散（《太平惠民和剂局方》）加减；荆防败毒散（《摄生众妙方》）加减；麻黄附子细辛汤（《伤寒论》）加减。

加减：上方可选加白芷、僵蚕、羌活、川芎、马钱子、全蝎、蜈蚣、苍耳子、辛夷花等。

3. 外感风湿

主证：眉棱骨痛，疼痛缠绵，久治不愈，反复发作。头重身困，四肢酸软沉重，胸闷脘痞，纳谷不香，或大便稀溏。脉濡或滑，苔腻或厚滑。

证候分析：素体湿邪较重，再遇风邪，或淋雨沐风，风湿外袭高巅，直中眉骨，阻滞二阳经脉故而作痛。湿性黏腻故疼痛缠绵，久治不愈，反复发作。湿邪重浊，留滞于头面四肢，故头重身困，四肢酸软沉重。湿邪阻遏气机，升降失常，故脘痞胸闷。湿困脾胃，脾阳不振，运化失常，故纳谷不香，大便稀溏。脉舌亦风湿所致。

治则：祛风除湿，通络止痛。

选方：羌活胜湿汤（《内外伤辨惑论》）加减；蠲痹汤（《百一选方》）加减；九味羌活汤（《此事难知》）加减。

加减：上方可选加白芷、川芎、钩藤、天麻、辛夷花、苍耳子、滑石、苍术、细辛等。

4. 痰浊阻络

主证：眉棱骨痛，时有胀痛、闷痛，头重头闷身困，肢体沉重。时发眩晕，胸膈满闷，痰多黏稠，或呕恶痰涎，清浊涕绵绵。苔腻或厚腻，脉滑。

证候分析：外感湿邪郁久，或饮食不节，过食肥甘，内伤脾胃，脾失健运，湿邪留滞为痰。痰浊随气机升降，流行上犯，停滞于眉骨二阳经，发为眉棱骨痛。痰浊阻滞二阳经脉，故痛时为胀痛，闷痛；痰浊流窜四肢，故身困肢重；痰浊上扰清窍，故时发眩晕。痰涎停于胸膈及胃，故胸膈满闷，痰多黏稠，呕恶痰涎，清浊涕绵绵。其脉舌亦为痰浊所致。

治则：化痰降浊，通络止痛。

选方：二陈汤（《太平惠民和剂局方》）加减；半夏白术天麻汤（《医学心悟》）加减；正容汤（《审视瑶函》）加减。

加减：上方可选加白芷、羌活、苍耳子、辛夷花、胆南星、白芥子、桔梗、浙贝母等。

5. 气滞血瘀

主证：眉棱骨痛，刺痛或胀痛拒按，日轻夜重。面色晦暗无华，肌肤甲错，口唇青紫。脉沉或沉弦，苔白，舌紫暗或有瘀斑。

证候分析：外伤，或肝气不舒气滞等，致血行障碍，气血瘀阻于眉骨二阳经脉，故刺痛，胀痛拒按。入夜阴气盛，血遇寒则凝，故日轻夜重。全身各部经脉瘀阻失养，血行不畅，故面色晦暗无华，肌肤甲错，口唇青紫。脉舌等亦为气血瘀阻所引起。

治则：理气活血祛瘀，通络止痛。

选方：通窍活血汤（《医林改错》）加减；复方活血汤（《医学发明》）加减；活血祛瘀明目方（刘楚玉验方）加减。

加减：上方可选加白芷、羌活、蔓荆子、川芎、五灵脂、生蒲黄、水蛭、僵蚕等。

6. 气血亏虚

主证：眉棱骨痛，疼痛绵绵，痛时喜按。头昏头晕，眼花心悸，以蹲后突然站立为重。神倦，四肢无力，易患感冒，自汗盗汗，面白无华，爪甲色淡，眼睑内色淡。脉沉细，或细弱无力。苔薄舌淡，舌尖边齿痕。

证候分析：久病或失血过多，或劳瞻竭视劳心后损伤心脾，致生化不足，精气血亏虚，无以上荣二阳经脉及头目，故眉棱骨痛。其头昏头晕眼花，心悸神倦，四肢无力，面白无华，爪甲色淡，眼睑内色淡等，皆气血不足，不得荣养所致。蹲后气血不能立即上荣头目，故突然站立更为加重。易患感冒，自汗盗汗等，乃气虚，表虚不固引起。脉舌亦然。

治则：补益气血，止痛。

选方：当归补血汤（《内外伤辨惑论》）加味；归脾汤（《济生方》）加减；益气活血明目方（刘楚玉验方）。

加减：上方可选加丹参、鸡血藤、炙首乌、白芷、僵蚕、全蝎、羌活、防风、生三七等。

（二）针灸治疗

眼针：上焦、肝区、下焦，双侧取穴。每次选二穴即可。风寒头痛：风池、百会、合谷、外关、太冲、列缺。风热头痛：风池、风门、曲池、列缺、迎香、太冲、行间、合谷、上脘。风湿头痛：风池、足三里、阴陵泉、列缺、太冲、合谷、中脘、水分。痰浊头痛：风池、列缺、丰隆、太冲、合谷、足三里、中脘。气滞血瘀：曲池、血海、地机、三阴交、列缺、阳陵泉、合谷。气血亏虚：气海、关元、百会、三阴交、足三里、合谷、列缺、太冲、脾俞、肾俞。以上均双侧取穴，每次取4~6穴。局部取穴：攒竹、鱼腰、阳白、丝竹空。患侧取穴，或缪刺，每次取2~4穴。

（三）气功导引

外感风热者，可选择性功之水炼法；风寒、风湿、痰浊、气滞血瘀者，可选择命功中之医统调气法；气血亏虚者选择性功之涵养本源法习练；无论何型，皆可习练动功站式八段锦。

九、预后、预防与调护

眉棱骨痛预后良好，通过中药针灸即可治愈。平时生活注意保暖，避风雨，不受寒。若患有鼻部疾病，要一起进行治疗方能起效。

第二节　珠突出眶

一、概说

因暴怒吼叫，剧烈咳嗽、喷嚏、呕吐，或弯腰低头，或脉管外伤破损等，致使眼球忽然突出、脱位，甚至脱出眼眶或眶外的急重眼病，称为珠突出眶。《诸病源候论》有"目珠子脱出候"，《目经大成》为"睛凸"，但以《证治准绳》之"珠突出眶"为名更为贴切。

二、源流

《诸病源候论》曰："凡人风热痰饮，渍于脏腑，阴阳不和，肝气蕴积生热，热冲于目，使目睛疼痛，热气冲击其珠子，故令脱出。"对病因及眼部症状有简单描述。

《秘传眼科龙木论》中曰："眼珠突出者何？答曰：此脏腑阴阳不和也。目者阴阳之精，魂魄之宗，肝之候。阴阳不和，蕴积生热痰饮。五脏之中，攻冲于目。故使眼疼甚，则珠突出者。"至明《证治准绳·杂病》中之珠突出眶对病因、病机、证候特征、即时救治措施、鉴别、预后等作了详细的论述，曰："乌珠忽然突出眶也，与鹘眼证因滞而慢慢胀出者不同，其故不一。有因真元将散，精华衰败，致络脉俱损，痒极揩擦而出者，其人不久必死；有酒醉怒甚，及呕吐极而挣出；若有因患火证热盛而关格亢极而胀出者；有因怒甚吼喊而挣出者。此皆因水液衰少，精血耗损，故脉络涩脆，气盛极，火无所从出，出而窍涩，泄之不及，故涌胀而出。亦有因打扑而出者。凡出，虽离两睑，而脉皮未断者，乘热捺入，虽入，脉络损动，终是光损。若突出阁，在睑中而含者易入，光不损。若离睑，脉络皮俱断而出者，虽华佗复生，不能救矣。"继之，傅仁宇《审视瑶函》珠突出眶中全遵此说，用歌诀形式予以总结。清·黄庭镜《目经大成》有"睛凸"，其认识未出《证治准绳》之窠臼，只是将外伤"打扑猝凸者"分出，并附有病案。

三、病因病机

（1）先天异常：先天眶内血络发育不正常，如眶内血管瘤、眶内血络曲张、眶内反复出血、眼球内陷等。常在暴怒，高声嘶吼，剧烈咳嗽，呕吐，喷嚏等，或弯腰、低头体位改变时，气血突然盛极上逆，泄之不及，涌胀而出。

（2）火热上冲：热邪亢盛，气血盛极，上冲清窍，泄之不及，涌胀而出。甚或火热上冲迫血妄行，溢于络外，挤压眼球而致。

（3）外伤：跌扑损伤、打架斗殴，或手术或针刺，或眼眶内药物注射等，伤及眶内血脉，血溢脉外，浸入眶内，挤压眼球而出。

四、证候特征

暴怒、嘶吼、剧烈咳嗽、喷嚏，呕吐，或弯腰低头、进气，或颈部向旁扭转，或压迫颈部血脉，出现一时性眼球突出。或入睡时头偏向患侧，可因眼球突出而痛醒等，随患者直立体位改变，或眼部轻加压后，在数秒或数小时后眼球复位。眼突时可出现眼痛、头晕、恶心、呕吐、复视，上睑下垂或肿胀，视力减退，严重者视力丧失等。或出现眼球固定或眼球搏动；有的可见内眦部白睛及睑球结合部血脉曲张或呈紫色隆起等，有的当恢复头位后，会出现眼球呈内陷状态。

五、诊断

1.四诊合参

（1）望诊：望患者眼部，有无上睑下垂，有无眼球突出，眼突与体位之关系。

眼球有否内陷，有无眼球搏动，有无眼睑皮下瘀血，眼眶皮肤是否青紫，白睛及内眦部、睑球结合部血脉是否曲张或呈紫红色隆起。

（2）问诊：问眼突前有否暴怒吼叫，剧烈咳嗽、呕吐、喷嚏。问眼突时的体位，是低头突还是侧卧突，体位改变后是否恢复，有无眼球搏动。有否视力下降、复视、眼痛、恶心呕吐等。有否外伤、手术、针刺史。问是缓慢进展还是突然发病。

（3）闻诊：无特殊气味。

（4）切诊：触摸眼球有否搏动，轻压眼球有否疼痛，是否痛不可及，压迫眼球是否恢复等。

2.检查

（1）检查视力：视力有否下降，是否丧失，有否复视。

（2）测量眼压：了解眼压情况。

（3）测量眼球突度：眼球突出度是否大于 14mm。

（4）眼底检查：检查视网膜、视神经有无异常。

（5）实验室检查：了解血常规情况。

（6）辅助检查：作 CT、MRI、B 型超声波等，了解眼眶内组织情况。

通过以上检查，即可作出明确诊断。

六、现代意义

本病包括眼眶内血管静脉曲张、静脉回流障碍等，由眶内先天血管畸形所导致，以体位性眼球突出为特征。有些静脉性血管瘤、神经纤维瘤、婴儿型毛细血管瘤、脑膜膨出、副鼻窦炎亦可出现，但程度较轻。

而颈动脉–海绵窦瘘有头部外伤史，并多发于颅底骨折，应归属于颅脑外科中。

七、鉴别

本病须与鹘眼凝睛、突起睛高相鉴别。鹘眼凝睛系缓慢发展，无情志、努挣、咳嗽、喷嚏等用力原因，在体位改变，压迫眼球后不会复位，也无眼球搏动。突起睛高，是以疼痛剧烈，眼球转动不灵为主的急重眼病，并有血常规变化。

通过病史询问，典型症状的了解，实验室检查及相关辅助检查后，可作出鉴别。

八、治疗

对于本病的治疗，先排除诱发因素，发作时采取仰卧位或改变诱发体位。

（一）辨证论治

1. 血络瘀滞

主证：大声吼叫、暴怒，剧烈咳嗽、喷嚏或用力努挣，弯腰等体位不适时眼球突出，直立或平卧等改变体位后复位。同时觉头痛头晕、眼胀或伴恶心呕吐，视力变化等。脉缓或弦，苔薄或舌见瘀斑或青紫。

证候分析：先天不足，致眼眶内血络发育畸形，多用力努挣或暴怒吼叫，体位变动等诸因素时，气血骤然涌胀头眼，致使眶内畸形之血脉怒张，血流量增加，血液瘀滞于眶后部，力挺眼球突出眼眶。其伴随的头痛头晕，眼胀恶心，视力变化等，也是瘀滞之血液压迫的结果。直立、平卧或改变体位后，血归于静，故可复位。脉舌亦为血络瘀滞使然。

治则：活血通络，宁血。

选方：牛膝四物汤（《医宗金鉴》）加减；四物补肝散（《审视瑶函》）加减；归芍红花散（《审视瑶函》）加减。

加减：上方中酌减川芎，选加石决明、菊花、僵蚕、牡蛎。因精神因素引起者，可选加柴胡、佛手、郁金等。眶内球后反复出血者，应立即止血，可加藕节炭、白茅根、仙鹤草等。

2. 风热炽盛

若症见红赤疼痛，眼球突出拒按者，按"突起睛高"治疗。

3. 外伤瘀血

参"撞击伤目"治疗。

（二）针灸治疗

眼针：上焦、下焦，精神因素引起者配肝区，双侧取穴。攒竹、鱼腰、承泣、阳白，患侧取穴。风池、合谷、气海、关元、足三里、血海、太冲、侠溪，双侧取穴，再针百会。

（三）气功导引

本病需情绪、动作安静。可选择性功涵养本源法，命功医统调气法。

（四）西医治疗

硬化剂注射：若为眶内静脉血管瘤、毛细血管瘤，可考虑西医硬化剂注射治疗。

（五）手术治疗

若为眼眶内神经纤维瘤、副鼻窦炎者，可考虑手术治疗。

九、预后、预防及调护

因本病多为先天眼眶内血管发育畸形引起，治疗比较困难。一般病程进展缓慢，若影响不大，宜以观察为主。若影响较为严重，再考虑手术治疗，但手术难度较大，出血较多，且难完全解除，合并症严重，一般极少主张手术治疗。不酗酒，保持情绪平和稳定，注意个人修养。不强力咳嗽、喷嚏，不挣扎用力，多平卧，改变诱发体位等。

第三节　突起睛高

一、概说

突起睛高，指眼珠凸出，转动不灵，疼痛剧烈，流泪，白睛红赤肿胀，甚或眼珠突出眶外的急重眼病。又称目珠子突出（《太平圣惠方》）、突起睛高外障（《秘传眼科龙木论》）、睛高突起（《杂病源流犀烛》）等。一般一眼先患，若治不及时，邪毒蔓延，可致视力受到严重影响。

二、源流

早在宋代《太平圣惠方》中就有"治目珠子突出诸方"，认为系由："风热痰饮渍于脏腑，则阴阳不和，肝气蕴积生热，热冲于目，使睛疼痛，热气冲击其珠子，故令突出也……疗之有据即渐微，瘳终不可全瘥。宜用气针引之，出恶浊汁以消毒气。如再发，亦宜更针之。"后《秘传眼科龙木论》有"突起睛高外障"，认为系由"五脏毒风所致"，症状为"令睛突出"，治疗主张"用针针破，流出青汁，即得平复"。《世医得效方》曰："风毒流注五脏，不能消散，忽然突起痒痛，热极所致。"《银海精微》对本病症状描述更为详细，曰："突起睛高，险峻厉害之症也……皆因五脏毒风所蕴，热极充眼者，内属五脏，外属五轮，五脏之气，毒攻五轮之瞳。初起麻木疼痛，汪汪泪出，病势汹涌，卒暴之变莫测……治法：扬汤止沸，莫若去薪息火……宣退五脏之毒热……消除疼痛……治法稍迟，或控脓，或突出一寸高者。至此之际，须锋针针出恶水，疼痛方止，睛高取平耳。"说明此病危重凶险，治疗不及时可致眼珠内化腐成脓。以上皆提出须用针治，并要"针出恶水"，眼痛才可止。可能是用锋针排除脓浊毒物。成书于元，明·吕坤刻于太原之《明目至宝》曰："五脏停留风毒缠，致令突起眼珠悬。胆虚故有如斯症，泪流肿痛夜无眠。息嗔怒，莫忧煎，洗肝散服似神仙……此是肝肾邪热也。"又曰："治眼珠突起，毒肿流脓疼痛方"。清·沈金鳌《杂病源流犀烛》则说："睛高突起，由风热痰饮，渍于脏腑，蕴积生热，热冲于目，致眼珠突出是名睛胀。须用凉药泻肝。"以上各家对病因、症状、治疗认识基本一致，可以看出，是因五脏风热毒邪上攻眼部，致眼部化脓之急重眼病。

三、病因病机

（1）热毒上攻：脏腑积热积毒，上攻头目，阻滞脉络，肌肉筋膜化腐成脓。
（2）邻近组织传变：头面疮痈疔肿，鼻部疾患等，邪毒走窜漫延而致。
（3）外伤：眼部破伤，风热邪毒乘机而入。

四、证候特征

发病急，眼部热痛难忍，呈搏动性疼痛，热泪如汤，压迫眼球或转动眼球时疼痛加重。眼睑红肿、发硬。白睛红赤肿胀，甚则突出于眼睑。眼球突起，甚至突出于眶外，眼球转动不灵，眼睑或不能闭合，终至脓毒溃出外流。全身见发热恶寒、头痛、浑身不适、食欲不振，严重者可见恶心呕吐，大便秘结等。

五、诊断

1.四诊合参
（1）望诊：望患者眼部，眼睑之红肿，闭合、流泪等情况。白睛红赤肿胀程度如何，是否突出眼睑，皮肤表面情况，如光滑度、瘢痕、痂皮、有无坏死等。望眼球活动情况，是否突出眼眶。黑睛是否受到影响，有无溃疡。有无头面部疮痈疔肿。神情是否烦躁，痛苦。观察舌苔情况。
（2）问诊：问发病情况，是急性发作，还是缓慢发病。问疼痛性质，有无热痛，搏动性疼痛，眼珠转动或压迫眼球时疼痛是否加重。有无寒热往来，头痛恶心，食欲不振，全身不适，大便秘结等。视力下降与否。有无外伤，有无鼻部疾患及头面部疮痈肿疔等。
（3）闻诊：神情痛苦，一般口味较重。
（4）切诊：轻压眼睑及眼球，是否疼痛加重、拒按。眼睑有无肿硬，有无波动感或脓液溢出。眉头、鼻根部大眦旁有无压痛。脉弦或弦数。
2.检查
（1）检查视力：是否下降。
（2）检查眼部：眼睑有无红肿、发硬，闭合不全。白睛是否水肿、突出眼睑、肿若鱼胞，有无红赤、干燥、坏死、结痂。眼球是否突出眶外，眼球各方向活动是否正常。黑睛有无损伤，染色是否阳性。眼睑有无波动感或溢脓。

（3）眼底检查：有无目系水肿、萎缩，视衣出血、血管扩张等。

（4）测量体温：体温是否升高，升高多少，体温类型。

（5）实验室检查：化验血中白细胞及中性血细胞是否增多。

（6）辅助检查：通过 CT 扫描，磁共振等检查，可以发现脂肪的炎性水肿和炎细胞浸润区密度增高；眼睑水肿，眼环增厚和眼外肌肥大；眼眶周围结构改变，如副鼻窦炎症，骨膜炎或异物；确定脓肿是否形成，脓肿所在部位及形状大小。若位于骨膜下，则显示为梭形；眼外肌是否移位等。

B 型超声波检查：查看有无液性暗区，脓肿形成与否。

通过化验血白细胞、中性粒细胞，加上临床体征检查和各项辅助检查，即可作出明确诊断。

六、现代意义

本病从临床表现来看，应包括西医的眼眶急性炎症，如眶蜂窝织炎、栓塞性静脉炎、眼球筋膜炎和骨、骨膜炎等。一般多由外伤或眼周围结构或邻近器官，如鼻窦等炎症蔓延而来。血行感染也可引起，由化脓性细菌感染引起，多为溶血性链球菌、金黄色葡萄球菌。甚至眶脓肿培养中，还可发现类白喉杆菌、大肠杆菌、厌氧菌等。

七、鉴别

本病需与鹘眼凝睛、珠突出眶相鉴别。后两种疾病呈缓慢进展，无体温升高或化脓性表现。白细胞及中性粒细胞不增多，而且无疼痛，视力下降不明显。通过血化验、CT 扫描、磁共振、B 型超声波等检查可作出鉴别诊断。

八、治疗

本病的治疗，初起应以清热泻火解毒，消肿退赤以治；若脓成，则排脓消肿为主；急性期控制后，又当扶正祛邪，排脓生肌为法。即消、托、补三法。

（一）辨证论治

1. 风火热毒炽盛

主证：眼症表现及检查见前。全身见发热恶寒，身困不适，头痛剧烈，大便秘结，小便短赤。口干口苦舌燥，口味较重，有的可见恶心呕吐。脉数或弦数，苔黄或黄腻或黄干。

证候分析：风热火毒为阳邪，上攻目窍，故发病急速。火毒燔灼眶内肌肉筋膜，胞睑血脉壅阻，故胞睑红肿胀硬，疼痛。邪毒侵于白睛，故白睛肿胀或肿如鱼胞，甚至突出眼睑。风热火毒之邪壅阻眼周筋肉血脉，故眼球转动失灵，眼突出眶。毒邪内传损及眼球，故视力下降或骤降。风热火毒损伤泪窍，故热泪如汤。整个眶内组织被风火热毒所袭，故眼痛牵引头痛。火热上炎头部，头痛剧烈。火热邪毒煎熬劫津夺液，故口干口苦舌燥，尿短赤。邪毒燔灼阳明，故恶心呕吐大便秘结。脉舌亦然。

治则：疏风清热，泻火解毒，退赤止痛。

选方：牛蒡解肌汤（《疡科心得集》）合黄连解毒汤（《外台秘要》）加减；普济消毒饮（《东垣试效方》）加减；银花解毒汤（《疡科心得集》）加减。

加减：以上方中可酌加野菊花、金银花、紫花地丁、浙贝母、蒲公英、重楼等。

2.毒盛脓成

主证：眼症同前。症见发热恶寒，头痛剧烈，浑身乏力。眼珠或眼眶内胀痛难忍，并呈搏动性疼痛，或沿眶缘可触及波动性肿物。大便秘结，尿短赤，纳差，口苦口干口臭。脉弦数或数，苔黄厚或黄干。

证候分析：火热毒邪炽盛未及控制或控制不力，邪毒乖张，灼伤眶内筋肉血络，化腐成脓。脓毒蓄积，故眼珠、眶内胀痛难忍，牵引致头痛剧烈。脓毒蓄于眶内，邪毒壅盛，故眼睑、白睛红赤高突，甚则眼珠不能转动，眼球突出眶外。血肉筋膜溃腐化脓，故疼痛呈搏动性。脓已成，故眶缘可触及波动性肿物。肉腐毒盛伤正，故体倦乏力。正邪相争，故症见发热恶寒。火热毒邪煎熬津液，损伤脾胃，故见纳差，口干苦等。邪毒燔灼阳明，故大便秘结。脉舌亦为脓毒所致。

治则：泻火解毒，托毒排脓。

选方：仙方活命饮（《校注妇人良方》）加减；透脓散（《医学心悟》）加减；托里消毒散（《外科正宗》）加减。

加减：上方可酌加野菊花、金银花、蒲公英、重楼、天花粉、桔梗、黄芪等。

3.正虚邪留

主证：眼部溃脓，经针刀或自行溃破后，疼痛有减，但仍有余脓。全身见乏力体倦，精神不振，少气懒言，面白或萎黄。心悸失眠，动则汗出，纳食不香。脉细或沉细无力，苔薄舌质淡。

证候分析：眼部溃脓，经针刀或自行溃破后，脓有出路，脓毒排出，故疼痛有减。脓毒未尽，故仍有余脓。乏力体倦，精神不振，少气懒言，面白或萎黄，为大病后气血亏损，气虚无力推动，血虚不荣使然。心悸失眠，为心血耗损，失养之故。动则汗出为久病伤气，表气不固之症。久病损伤脾胃，运化乏力，故纳食不香。气血亏虚，不能充盈于脉，故脉细或沉细无力。苔及舌亦然。

治则：补益气血，托里生肌。

选方：托里透脓汤（《医宗金鉴》）加减；内补黄芪汤（《外科发挥》）加减；神

效托里散（《太平惠民和剂局方》）加减。

加减：以上方中选加菊花、桑叶、炙首乌、桔梗、浙贝母等。

（二）外治

本病可用生大黄、栀子、黄芩、野菊花、蒲公英、紫花地丁等药，煎后熏及敷眼。忌药水进入眼内。

（三）针灸治疗

眼针：上焦、肝区，双侧取穴。攒竹、睛明、四白、鱼腰、承泣、丝竹空，患侧取穴，每次取2~3穴。风池、太阳、曲池、外关、合谷、二间、阳陵泉、委中、血海、商阳、历兑、足三里、上巨虚、太冲，双侧取穴，一次取3~5穴。气海或关元，天枢（双侧）每次必取，百会、灵台或大椎。

（四）气功导引

心静自然凉，可选择气功调神法中之守一法，意守一清凉安静之自然景物，或选择性功之水炼法、涵养本源法习练。

（五）西医治疗

（1）抗菌消炎：本病属急重症，当中西医结合治疗，作细菌培养及药敏试验后，选择敏感之抗生素立即治疗。

（2）手术治疗：脓成，触之有波动感者，切开排脓，使脓毒得以外出。

九、预后、预防及护理

本病应早预防，若发现眼睑红肿坚硬应及时治疗，以防恶变。虽经积极治疗得以治愈，但容易侵犯目系，导致目系萎缩视力减退，甚或眼球萎缩塌陷，形成膏伤珠陷。若治不及时，不仅损及视力，还可危及生命。对患者，应予关心，本来此病较重且疼痛较剧，医护人员应耐心细致，态度和蔼，不能再给患者以精神刺激，以免病情加重发生变症。

第四节　鹘眼凝睛

一、概说

鹘眼凝睛指眼珠逐渐突起，如鹘鸟之眼红赤凝定，不能转动的眼病，又称鹘眼凝睛外障、鱼睛不夜等。多双眼发病，也有一眼单患者。早期可不影响视力，晚期则可影响视力或致黑睛翳障。

二、源流

元·危亦林《世医得效方》提出病名，对症状描述为"轮硬而不能转侧"，对预后则绝对的认为"不可治"确实，发展至今，也无好的治法。《秘传眼科龙木术论·鹘眼凝睛外障》认为病因病机是"此疾皆因五脏热壅冲上，脑中风热入眼"。至《证治准绳》曰："其状如火，绽大胀于睥间，不能敛运转动，若庙塑凶神之目，尤鹘鸟之珠，赤而胀凝者，凝定也。"对症状描述形象详细，认为病因病机为"三焦关格，阳邪实盛，亢极之害。风热壅阻，诸络涩滞"，提出发病有忽然和缓慢，并应与"珠突出眶"相鉴别，治疗宜针刺。清·黄庭镜《目经大成》曰："此证项强，而赤燥，目如火，胀于睑间，不能开闭，若野庙凶神，与花缸变鱼之目，凸而定凝，故曰鱼睛不夜。"对病因病机认识与前辈大致相同，提倡针灸等综合治疗，药物则以苦寒攻之。

三、病因病机

（1）肝郁气滞：情志抑郁或暴怒等，精神损伤，气机逆乱，肝气横逆上冲，壅阻目眶内脉络筋肉，迫使目珠外突。

（2）邪毒入侵：外感风热或体内蕴积热毒，邪毒直袭目眶筋肉，筋肉肿胀变形，迫使目珠外突。

（3）痰浊上泛：饮食不洁，损脾伤胃，脾运不健，湿邪内停，郁久为痰。痰浊随经气流窜至目眶，侵及筋膜肌肉，逼迫目珠而成。

（4）气滞血瘀：久病气血运行不畅，气血瘀阻于目眶筋肉而成。

（5）肝肾阴虚：久病或各种外伤，精血耗损，营阴不足，筋脉失养。

（6）饮食不调：高寒山区水中精微缺乏而致。

四、证候特征

本病起病缓慢，一般双眼发病，视力下降不明显。目珠逐渐外突，睁眼时露出上方白睛，严重者目珠突出于眶。胞睑难闭合，白睛红赤肿胀，眼珠不能转动如鹘鸟之眼，给人以似受到惊吓、恐惧之表情。久病可出现视力减退、复视、黑睛翳障。并可见心悸，烦躁多动或抑郁，自汗，怕热喜冷，饥饿感，消瘦，手颤等。

五、诊断

1.四诊合参

（1）问诊：问发病时间，问全身症状及用药情况。

（2）望诊：望眼睑闭合情况，望眼球突出情况，白睛是否红赤等。

（3）闻诊：无特殊。

（4）切诊：眼球有突出感，或目眶内可触及肿块或压痛，脉数或无特殊。

2.检查

（1）视力：早期不下降，晚期视力减退或复视。

（2）睑裂：检查睑裂宽窄。

（3）眼球突度：测量眼球突度是否大于正常。

（4）显微镜：检查黑睛有无翳障、溃疡。

（5）眼底检查：查看视网膜、视神经有无水肿、萎缩。

3.实验室检查

（1）化验甲状腺功能全套。

（2）行CT或磁共振了解眼珠周围组织有无包块、肿瘤，眼肌是否肿大。

通过以上多种检查，即可作出诊断。

六、现代意义

鹘眼凝睛应包括西医之甲状腺功能亢进（简称甲亢）引起之突眼，甲状腺相关性眼病（眼型格氏病），眼眶假瘤，眼部肿瘤等。除突眼是由甲状腺功能亢进引起之外，其他几种的发病原因不明。

七、鉴别

本病需与"珠突出眶"和"突起睛高"相鉴别，通过对病情的了解和实验室检查不难区分。

八、治疗

（一）辨证论治

1.肝郁气滞

主证：目珠突出，白睛肿胀红赤如鹘眼，胞睑难以闭合，转动不能。烦躁易怒或抑郁，胸闷胁痛，心悸，自汗，怕热喜冷，消瘦等。脉数或弦数，苔薄。

证候分析：暴怒伤肝或抑郁，致肝郁气滞，肝气不舒气机逆乱，肝气上逆冲于目眶，目眶脉络经气受阻，迫使眼球外突，转动不能，白睛肿胀。其余见症及舌脉均为肝气不舒，肝气横逆之象。

治则：疏肝理气。

选方：逍遥散（《太平惠民和剂局方》）加减；丹栀逍遥散（女科撮要）加减；四逆散（《伤寒论》）加减。

加减：上方中可选加菊花、佛手、郁金、海藻、昆布、牡蛎、石决明等。

2. 痰浊上泛

主证：眼症同前。脘闷，呕吐痰涎，纳差。脉滑，苔黄腻或舌体胖大。

证候分析：饮食不节，脾失健运，湿聚生痰。痰浊上窜，壅阻于目眶筋脉之间，迫使眼球突出，故见眼部诸症。呕吐痰涎、脘闷、纳差为痰浊困脾，运化失司之故。脉舌为痰浊上泛之象。

治则：除湿化痰。

选方：二陈汤（《太平惠民和剂局方》）合三子养亲汤（《韩氏医通》）加减；温胆汤（《三因极一病方论》）加味；清气化痰丸（《医方考》）加味。

加减：上方中可选加菊花、海藻、昆布、浙贝母、天竺黄、浮海石等。

3. 邪毒入侵

主证：眼症同前，或见畏光流泪，时有眼珠疼痛，黑睛生翳。头痛，身热，心悸，烦躁易怒等。脉浮或浮紧，苔薄黄或白干。

证候分析：邪毒侵袭，热邪壅滞目眶组织，故见眼部症状。风热邪毒袭眼，故见畏光流泪，黑睛生翳、头痛眼痛。邪毒侵袭，故身热、心悸、自汗。热邪上扰，故烦躁易怒。脉舌均为风热邪毒侵袭之象。

治则：清热泻火，解毒。

选方：五味消毒饮（《医宗金鉴》）加减；红肿痛方（《韦文贵眼科临床经验选》）加减；退红良方（《韦文贵眼科临床经验选》）加减。

加减：以上方中选加菊花、夏枯草、浙贝母、牡蛎、海藻、浮海石、昆布等。

4. 气滞血瘀

主证：眼症同前。目珠胀痛不舒，白睛紫胀暗红。胸闷，爪甲青紫。脉沉细或结代，苔薄白，舌边瘀斑。

证候分析：气血瘀阻于目眶，迫使目珠外突。目珠胀痛、白睛紫胀暗红乃气滞血瘀之象。胸闷，爪甲青紫及舌脉乃气滞血瘀、血流不畅所致。

治则：理气，活血化瘀。

选方：通窍活血汤（《医林改错》）加减；膈下逐瘀汤（《医林改错》）加减；丹参百合饮（《时方歌括》）加味。

加减：以上方中选加菊花、红花、僵蚕、浙贝母、海藻、昆布、地龙等。

5.肝肾阴虚

主证：眼症同前。烘热烦躁，面赤心悸，腰膝酸软，口干不欲饮。脉细或细弦，舌红或绛，苔无或少。

证候分析：久病或各种外伤，精血亏损，营阴不足，虚火上炎目眶筋脉肌肉发为此病。烘热烦躁，面赤心悸乃阴虚火旺所致。脉舌均为肝肾阴虚之象。

治则：养阴清热。

选方：杞菊地黄丸（《医级》）加减；明目地黄丸（《医级》）加减；六味地黄丸（《小儿药证直诀》）加减。

加减：上方选加菊花、僵蚕、浙贝母、海藻、昆布、地龙、牡蛎、夏枯草等。

（二）针灸

眼针：上焦、肝区、心区，随取2穴。睛明、球后、鱼腰、承泣、四白，患侧取穴，风池、曲池、合谷、列缺、养老、天枢、足三里、阳陵泉、三阴交、太冲，一次取6~8穴，双侧取穴。天突、膻中、中脘。

（三）气功导引

本病可选择性功之"水炼法""涵养本源法"，命功之"医统调气法"习练。

九、预后、预防及调护

本病属难治性眼病，长期患病可致黑睛生翳，甚或溃疡。有原发病者，治疗原发病。若饮水缺乏微量元素者补充之，调节情绪、精神、平和为安。

第五节　膏伤珠陷

一、概说

眼外伤、手术，或内障眼病后，或不明原因眼球向眶内陷落，或眼球缩小，萎软不鲜绽的眼病，称膏伤珠陷。与眼球突出相反。本病病因多样。

二、源流

《素问》中，分别有"目眶陷""目内陷"等内容，其实是全身疾病危重时的临床症候，不属此范围。《证治准绳·杂病》有"膏伤珠陷"名，曰："谓目珠子觉低陷而不鲜绽也，非若青黄牒出诸漏等病，因损破膏流水耗而凹低之比。盖内有所亏，目失其养，源枯络伤，血液耗涩，精膏损涸之故。所致不一，有恣色而竭肾水者，有嗜辛燥而伤津液者，有因风痰湿热久郁而蒸损精膏者，有不当出血而误伤经络及出血太过，以致膏液不得滋润涵养者，有哭损液汁而致者，有因窍因漏泄其络中真气及元气弱不能升载精汁运用者。大抵系元气弱而膏液不足也。凡人目无故而自低陷者，死期至矣。若目至于外有恶证，内损精膏者，不治。"对病因病机总结全面，且对病情的发展及预后有所认识。后世中医眼科书籍少有论述，只现代陆南山在其书《眼科临证录》中有眼球萎缩之病例，并认为系"血虚不能养睛"，治以"和血补血""散风止痛"。

三、病因病机

（1）气血亏损：平素气血不足，或久病，或外伤、手术等致气血亏耗，气血无以上荣，膏液不足，致眼睑退缩、眼球缩小、萎软、塌陷。

（2）眼病后遗：内外障眼病，较重或疏于治疗，传变恶化，损及眼睑、眼内组织而患。如凝脂翳、正漏、黄液上冲、瞳神紧小、视衣裂孔、脱落、突起睛高等。

（3）眼外伤或手术：眼外伤致眶骨骨折，或伤及眼眶之肌肉、筋膜，或直接伤及眼球致眼球破损神膏外溢，视衣裂孔、脱落，目系受损等，膏液不足而致。

四、证候特征

本病临床见一眼或双眼球陷入眶内，或眼睑变薄向后退缩，或眼球变小变软。有的眼球形状不变，视力未受到影响。有的黑白睛结构欠清、瘢痕，或瞳神内昏矇。

五、诊断

1. 四诊合参

（1）望诊：望眼睑是否退缩还是变薄，启闭是否正常，眼球大小是否正常，有无变形或较正常小。黑睛、白睛结构是否正常、完整。

（2）问诊：问眼是否受过外伤，伤情如何，受伤时有无热的内容物流出。问是否患过内外障眼病，为何种眼病，病情的轻重，有无穿孔，作过何种手术。

（3）切诊：指压眼球是否萎软。

（4）闻诊：声音及气味无特殊。

2. 检查

（1）检查视力：视力是正常，还是下降，能否镜片矫正。

（2）裂隙灯检查：白睛、黑睛、晶珠结构是否完整、清晰，有无瘢痕。瞳孔是否正圆，有无紧小、变形粘连情况。

（3）眼底检查：晶珠是否完整，有无混浊，结构是否清楚。检查神膏、视衣、目系情况，有无神膏混浊、机化，有无视衣脱离、裂孔，有无视衣下积水等。

（4）眼压测量：眼压是否低于 10mmHg。

（5）眼球突出度测定：眼球突出度是否低于正常。

（6）辅助检查：CT 或磁共振、B 型超声波检查，了解眼球大小，眼球形状、眼环情况，是否萎缩或外形不正常。

六、现代意义

膏伤珠陷，包括西医之小眼球，浅眼眶，眼睑退缩，眼球萎缩、眼球痨等。小眼球、浅眼眶多为先天异常所致。眼球萎缩，眼球痨则因眼外伤或内眼炎症，全眼球炎，或视网膜脱落等，致眼内容物流失或萎缩而成。

七、治疗

对于尚有视力者，尽可能给予治疗，以保存视力。对视力极差或无视力者，从保持眼外观的角度，也应尽力对症治疗。

（一）辨证论治

1.气血亏虚，目窍失养
主证：眼珠陷入眶内，眼球结构清楚，大小正常或较小，或萎软，或结构欠清等。症见气短乏力懒言，心悸。面色萎黄，头昏头晕。脉沉细或弱，苔薄舌淡。

证候分析：平素气血不足，或久病，或眼外伤等耗气损血，目窍不得滋润涵养，故塌陷不鲜绽。气血不足，故气短乏力，懒言。心缺气血供养，故心悸。气血无以荣养头面，故头昏头晕，面色萎黄。脉舌亦气血不足所致。

治则：补气养血，益目。

选方：补中益气汤（《脾胃论》）加减；举元煎（《景岳全书》）加减；十全大补汤（《太平惠民和剂局方》）加减。

2.脾胃虚弱，精膏不足
主证：眼症同前。平素纳差，食少不化，口淡无味。或脘腹胀闷，大便稀或泻。身倦乏力，脉细或弱，苔白。

证候分析：饮食伤，或久病、外伤，劳倦过度等，致脾胃虚损中气不足，运化失司，生化乏源，眼源枯络伤，气血精膏无以荣养充填眼目，故眼球塌陷、萎软，不鲜绽。纳差，食少不化，口淡无味等为脾胃虚弱，无力运化之故。脘腹胀闷，大便稀或腹泻为脾失健运，运化不力，升清降浊失调所致。脾阳不足，故身倦乏力。脉舌亦然。

治则：健脾益元，养目。

选方：归脾汤（《济生方》）加减；参苓白术散（《太平惠民和剂局方》）加减；益气明目方（刘楚玉验方）加减。

3.肝肾亏损，阴精不足

主证：眼症同前。症见腰膝酸软，耳鸣健忘，头晕目眩，尿频滑遗。潮热盗汗，五心烦热。脉细或细弦，苔少或舌红，或舌绛无苔。

证候分析：久病或眼病等，房事不节损伤肝肾，耗损真阴，目不得阴液滋养，膏液、神水不足，故成膏伤珠陷。腰为肾腑，肾主骨，肾虚故腰膝酸软。肾生髓充脑，肾开窍于耳，肾虚精亏，髓海失养，则耳鸣健忘，头晕目眩。肾封藏失职，故尿频滑遗。阴虚内热，故潮热盗汗，五心烦热。脉舌亦然。

治则：补益肝肾，填精益目。

选方：六味地黄丸（《小儿药证直诀》）加减；左归丸（《景岳全书》）加减；杞菊地黄丸（《医级》）加减。

加减：以上各证可选加人参、麦冬、女贞子、旱莲草、枸杞、菟丝子、龟板、鳖甲等。

（二）针灸治疗

眼针：上焦、肝区，双侧取穴。睛明、球后、承泣、太阳、丝竹空、鱼腰，取患侧。一次2~3穴。气海或关元任选一穴。合谷、养老、足三里、阳陵泉、光明、三阴交，双侧取穴。

（三）气功导引

本病可选择气功之水炼法、涵养本源法、动功之八段锦习练。

八、西医治疗

对膏伤珠陷已无视力，影响美观者，可行眼球摘除手术，安装义眼。

九、预后、预防及调护

本病若视力尚佳，只眼睑退缩者，预后较好。若视力极差，眼球外形改变，眼球萎软者，视力难以恢复，预后欠佳。眼外伤、手术，或内外障眼病时，密切观察内眼及眼压情况，尽快治愈。需手术治疗时积极手术，眼外伤时尽可能早作处理等，以防膏伤珠陷发生。

（刘楚玉）

第十九章

眼外伤

　　眼外伤是由于机械性和非机械性损伤而导致的一类眼病，古代医籍中常以"为物所伤之病"统称之。眼外伤可有多种分类，根据病因不同，可分为机械性和非机械性眼外伤两大类。前者包括异物伤、钝挫伤和穿通伤，后者包括化学伤、辐射伤及热烧伤。

　　眼居头部高位，因视觉的需要而常常处于暴露状态，故易受外伤。眼的体积较小而结构精细特殊，故轻微的外伤也极易造成形态和功能的损害，从而造成严重后果。眼珠脉道幽深细微，经络分布周密，气血津液丰富，若有外伤，无有不损而影响视物。若外伤致眼珠破损，则外邪毒气易乘虚而入，血败肉腐，目损失养而盲。故眼外伤的临床表现及其预后与致伤因素、部位、程度及处理措施正确与否等密切相关；不同部位的眼组织对外伤的抵抗力与敏感性有较大的差异，如黑睛边缘易发生裂伤，黄仁根部极易断裂，晶珠易脱位和混浊等。严重眼外伤，可引起受伤眼甚至双眼（交感性眼炎）失明。

　　眼外伤的治疗当中西医结合，内外兼治，以提高临床疗效。从循证医学的角度看，眼外伤导致的结构受损及其感染防治等，现代医学的诊治有着明显的优势，故当以之为主，结合中医药则更有利于疗效的提高与康复。

　　眼外伤是视力损害的主要原因之一，故防治十分重要。

第一节　异物入目

一、概说

　　异物入目是指因沙尘、金属木屑等细小异物进入眼内，黏附或嵌顿于白睛、黑睛表层或胞睑内面而导致的眼病。本病又名眯目飞扬（《审视瑶函》）、飞丝入目（《审视瑶函》）、物偶入睛（《金匮启钥》）、飞尘入目（《眼科锦囊》）、眯目飞尘外障（《秘传眼科龙木论》）等。

二、源流

异物入目之名见于《中医临证备要》："眼内吹入尘沙、游丝，即觉沙涩泪出难睁。"对其的处理方法是："可将眼胞翻转，用淡盐水冲洗，倘冲洗不去，用棉花蘸淡盐水轻轻拨去。"

三、病因病机

本病多因防护不慎或回避不及，而沙土尘埃、煤灰细渣、金属碎屑、麦芒谷壳或小昆虫之类进入眼内所致。

四、证候特征

（1）视力变化：异物位于黑睛中央、或时间较长或有变症者，可明显下降。
（2）眼部症状：均有碜涩疼痛、羞明流泪等症。若异物黏附于胞睑内面或白睛表面者，症状较轻；若黏附或嵌顿在黑睛表层，则症状较重，甚或眼痛难睁。

五、诊断

1. 四诊合参
（1）问诊：问视力、发病原因等多有异物入目史等。
（2）望诊：望面色、眼神及活动等多有相关异常。
（3）闻诊：可无明显异常。
（4）切诊：可无明显异常。

2. 检查
（1）检查视力：可下降，重者可因胞睑痉挛难睁而不能配合检查。
（2）眼部检查：裂隙灯检查可直接查见异物。若异物黏附于胞睑内面或白睛表层、黑睛表层者，多伴有白睛红赤；若异物嵌于黑睛者，可见抱轮红赤或白睛混赤，发病时间较长则可见异物周围有边缘不清的翳障；异物若为铁屑，则其周围可见棕色锈环；若受风热邪毒入侵，则可变生凝脂翳，并见神水混浊、黑睛后壁有沉着物、瞳神紧小等变症。

六、现代意义

本病相当于西医学的结膜、角膜异物。

七、鉴别

本病可直接观察到异物黏附或嵌顿，并无穿通伤，诊断容易。

八、治疗

本病的治疗原则是及时清除异物，防止感染。

（1）黏附于睑内面、白睛表层的异物，可用氯化钠注射液或抗生素眼液的湿棉签黏附或拭出，也可用氯化钠注射液冲洗，但须确认异物已去除；黏附于黑睛浅层的异物，可滴 0.5% ~1% 丁卡因眼液 1~2 次以表麻后，用湿棉签黏或拭出，并涂抗生素眼膏或眼药水预防它变。

（2）嵌于黑睛表层的异物，采用角膜异物剔除术，须按无菌操作施行。在表麻后，可用无菌注射针头剔除，如有锈斑，尽量一次刮除干净；对多个异物可分次取出，即先取出暴露的浅层异物，对深层的异物暂不处理，之后逐一除去。异物剔除后，点抗生素滴眼液和眼膏以防感染。

（3）次日当复查，观察有无异物残留，以及创面愈合情况等。若继发凝脂翳者，则按凝脂翳处理。

九、预防、预后

（1）处于不良环境生活及工作时，可戴防护眼镜，以避免异物入目机会。

（2）若有异物入目，需及时作医学处理，切勿频繁揉眼或非医学的剔除行为，以免加重病情或变生它症。

第二节　撞击伤目

一、概说

撞击伤目是指眼部受钝力撞击但无穿通伤口的眼病。古代医籍中虽无"撞击伤目"的病名记载，但有关眼部外伤的记载较多，因撞伤部位的不同而有"被物撞打"（《太平圣惠方》）、外物伤目（《圣济总录》）、振胞瘀痛或惊振外障（《金匮启钥》），以及触伤真气（《证治准绳》）等病名。其临床表现和预后与钝力的大小、受伤的部位等因素有关。

二、源流

《太平圣惠方》述道："夫眼忽被物撞打着，睛出眼带未断，当时纳入睑中，但勿惊触，可四畔摩膏，及以生地黄细捣厚敷之，无令外风侵击；若内有恶血，以针引之自出，眼中亦不用敷药，若骨及睛血出，亦依此将理。至瘥后，长服治风热药，镇养五脏，不尔，则热冲上。如眼带断睛损，即不可治也。"其已述本病的部分见症及治疗。《证治准绳·杂病》述"目为物所伤"道："今为物所伤，则皮毛肉腠之间为隙必甚，所伤之际，岂无七情内移，而为卫气衰惫之原，二者俱召，风安得不从，故伤于目之上下左右者，则目之上下左右俱病，当总作除风益损汤主之。"此说已有外力伤人而结构受损，且外"风"亦可乘"隙"而入发病的认识。

三、病因病机

关于本病的病因病机，《证治准绳·杂病》认为："谓偶被物撞打，而血停滞于睑睥之间，以致胀痛也。缓而失治，则胀入珠内，瘀血灌睛，而睛有损坏之患，状亦与胀如杯覆同"，并且："盖打动珠中真气，络涩滞而郁遏，精华不得上运，损及瞳神而为内障之急"。结合临床可将其归纳为：①多因球类、拳头、棍棒、石块、金属制品等钝性物体撞击眼部而致。②高压液体、气体冲击眼部而成。③某种情况下头面部突受撞击墙体等硬性物所致。④眼部邻近组织损伤或头面部受到强烈震击，也可伤及眼珠。

总之，钝力撞击伤目，可致眼组织挫伤，气血受损，以致血溢络外、血瘀气滞，目失所养而发为本病。

四、证候特征

（1）视力变化：或视力无变化，或视力显著下降等。
（2）眼部症状：伤及胞睑、白睛，轻则微感胀痛，重则疼痛难睁；伤及黑睛，则畏光流泪、视力下降，目痛明显；伤及晶珠、神膏、视衣，则视力下降显著；伤及眼眶，则伤处及头局部疼痛肿胀；伤及眼外肌，可见复视、头晕等症。

五、诊断

1.四诊合参
（1）问诊：问视力、发病原因等，有明确的钝物撞击眼部或头部史。

（2）望诊：望面色、眼神及活动等多有相关异常。

（3）闻诊：可无明显异常。

（4）切诊：脉象无明显异常。

2. 检查

（1）检查视力：视力或无变化，或视力显著下降等。

（2）眼部检查

1）胞睑受伤：轻则胞睑青紫；重则胞睑青紫高肿，状如杯覆，有时对侧胞睑亦可青紫肿胀；或伴见上胞下垂。

2）白睛受伤：可见白睛溢血。量少者限于局部，色如胭脂；量多者布满整个白睛，色泽暗红。

3）黑睛受伤：轻者可见黑睛上皮擦伤，明显疼痛、畏光和流泪，伴视力减退及荧光素着色；重者可见黑睛条状、片状混浊，伴有白睛混赤或抱轮红赤；若邪毒外袭，则可变生凝脂翳等。

4）黄仁受伤：可见瞳神散大不圆，光反射迟钝；若黄仁根部断裂，可见瞳神不圆，呈"D"字形或新月形；若黄仁脉络受损，可见血灌瞳神，血量少则沉于瞳神以下，多则漫过瞳神。若日久不散，可致黑睛呈棕褐色，失去晶莹明澈，也可致眼珠胀硬（继发性绿风内障）、黑睛混浊等多种变症。

5）晶珠受伤：可见晶珠半脱位或全脱位，或脱于神膏中，或向前脱入神水中或嵌顿于瞳孔区；或见晶珠日渐混浊，变生惊振内障。

6）眼底受伤：可见视网膜水肿；或见视衣出血，甚则神膏积血，眼底不能窥见；或见视衣震荡与挫伤，或见视衣脱离；或视神经挫伤；或见视衣破裂等。

7）眼眶受伤：可表现为眼眶骨折，或眶内瘀血。若眶内瘀血较多者，可致眼珠突出而为物伤睛突；若合并颅骨骨折者，常伴口、鼻、耳出血，12 小时后围绕眼眶缘之胞睑皮下和白睛下有瘀血表现。

8）眼外肌受伤：可见眼珠转动失灵，视一为二。

（3）眼压：外伤性绿风内障使眼压可升高，睫状体分离可致外伤性低眼压。

（4）实验室及特殊检查：受伤后需 X 线或 CT 检查等排除是否有眶骨和颅骨骨折。

六、现代意义

本病相当于西医学的眼球钝挫伤，也即机械性非穿通性眼外伤。

七、鉴别

本病根据病史，临床症状及眼部检查即可诊断。

八、治疗

根据具体伤情，结合必要的手术治疗。受伤出血早期（24 小时内）当止血。

（一）辨证论治

1. 撞击伤络
主证：胞睑青紫，肿胀难睁；或白睛溢血，色如胭脂；或眶内瘀血，目珠突出；或血灌瞳神，视力障碍；或眼底出血，变生络损暴盲、目系暴盲。

证候分析：外物伤目，血络受损，血溢络外，因所伤部位不同，故表现不一。辨证以不同部位出血为其要点。

治则：早期止血，后期化瘀。

选方：止血用生蒲黄汤（《中医眼科六经法要》）加减；止血用十灰散（《十药神书》）加减；化瘀用祛瘀汤（《中医眼科学讲义》1964 年版）加减。

加减：可于止血方中选加三七、血余炭、仙鹤草，化瘀方中选加加柴胡、红花、三棱、莪术、枳壳、大黄等。

2. 气滞血瘀
主证：上胞下垂，目珠偏斜，瞳神紧小或散大不收；或眼底出血未减；或视衣水肿，视物不清；或眼珠胀痛，眼压升高。

证候分析：外物伤目，组织受损，气血失和，血瘀气滞，水湿停聚，故辨证以各组织受损的见症表现为要点。

治则：行气活血，化瘀止痛。

选方：血府逐瘀汤（《医林改错》）加减；补阳还五汤（《医林改错》）加减；通窍活血汤（《医林改错》）加减。

加减：可于方中选加防风、葛根、白芷、白附子、僵蚕、泽兰、郁金、香附、桂枝、石菖蒲、车前子、山楂、鸡内金等。

（二）中药外敷

胞睑肿胀青紫者，24 小时内宜冷敷，或用鲜生地、鲜赤芍等量捣碎加鸡蛋清外敷；24 小时后则改为热敷。眼珠疼痛甚者，可用生地、芙蓉叶、红花等量捣烂，以鸡蛋清调匀，隔纱布敷患眼。

（三）西医治疗

根据受损部位、程度及眼症等的不同，对症用药、手术治疗，不再赘述。

九、预防、预后及调护

加强宣传，严格执行安全操作制度，做好安全防护。饮食以清淡为宜，保持大便通畅。血灌瞳神者，宜用眼垫遮盖双眼，半卧位休息。本病重者预后不佳。

第三节　真睛破损

一、概说

真睛破损是指眼珠为物所伤且有穿透伤口的眼病。本病可伴眼内异物，甚至可影响健眼，是一种严重的外伤性眼病。本病又名物损真睛（《证治准绳》）、偶被物撞破外障、被物撞破（《秘传眼科龙木论》）等。本病预后主要与损伤的严重程度和部位、有无眼内异物等有关。

二、源流

《证治准绳·杂病》将其归为"目为物所伤"之物损真睛证："谓被物触打，径在风轮之急者，物大则状大，物小则状小，有黄白二色，黄者害速，白者稍迟。若尖细之物触伤，浅小者可治可消。若粗厉之物，伤大而深及缺损神膏者，虽愈亦有瘢痕。若触及破膏者，必有膏汁，或青黑色，或白色如痰者流出，为害尤急。纵然急治，瞳神虽在，亦难免欹侧之患。绽甚而瞳神已去者，不治。"还列举了其他一些见症及预后。《审视瑶函》认为："今为物之所伤，则皮毛肉腠之间，为隙必甚，所伤之际，岂无七情内移，而为卫气衰怠之原，二者俱召，风安不从。故伤于目之上下左右者，则目之上下左右俱病。"其述其病位与眼病之不同。《目经大成·物损真睛》谓："忽被金、被木打伤、跌伤，迫在轮廓之甚者。初患必赤肿痛涩，急进救睛散、黑神散。稍瘥，始现伤痕，或黄或白。白者害迟，黄者速而险。有赤障头疼，症必变。再用紫泥金，看效否。发本科药，对病调燮，准愈。其为细尖之物所触，浅小可治，若伤大而深，及内损神膏、外破神珠者，纵然急治，免得枯凸，明终丧尔。"其阐述了不同部位的见症、治疗及预后。

三、病因病机

（1）锐器刺破眼珠。

（2）高速飞溅之金石铁屑、碎石破片击破眼珠。

（3）过猛钝力碰撞、挤压可致真睛破损。

真睛破损后，风热毒邪易乘隙而入，加之致伤物又多污秽而染邪毒，故真睛破损既使气血、经络、组织受损，又易出现邪毒侵入，发为血败肉腐，还可影响未受伤眼，导致双目失明之恶候。

四、证候特征

（1）视力变化：视力骤降，常因疼痛而不能配合视力检查。

（2）眼部症状：受伤眼多疼痛剧烈，牵及头部，畏光流泪，眼睑难开，视力骤降；之后，若发交感性眼炎，则另一眼（称交感眼，而受伤眼称诱发眼）也出现畏光流泪，头目疼痛，瞳神紧小，神水混浊，视力下降等症。

五、诊断

1.四诊合参

（1）问诊：问年龄、视力及外伤情况等。

（2）望诊：望面色、眼神及活动等，多有相关异常。

（3）闻诊：可无明显异常。

（4）切诊：可无明显异常，或弦数。

2.检查

（1）检查视力：视力骤降，常因疼痛而不能配合视力检查。

（2）眼部检查：伤眼可见大小、形状不一的伤口，有的可有胞睑穿通伤。伤口在白睛里层、黑睛、黑白睛交界处。可见神水溢出，或黄仁脱出、状如蟹睛，或晶珠脱出、神膏外溢，甚至眼珠塌陷变软，睛毁珠坏。

若致伤物污秽，易致邪毒入侵而热毒炽盛，伤后1~2日见胞睑肿胀，白睛混赤肿胀，神水混浊，黄液上冲，瞳神难辨，眼珠突出，转动失灵，头痛及寒热往来等症；或见眼珠变软、塌陷或呈突起睛高之病情加重之症。

若伤口不大或伤口经正规处理、治疗后，眼部症状仍不减轻甚或加重者，应考虑伴有眼内异物。

若发交感性眼炎，则可见另一眼视力急剧下降，抱轮红赤或白睛混赤，黑睛后壁附有细小沉着物，瞳神紧小，神水混浊，神膏混浊，视盘水肿，视衣出现黄白色点状渗出等改变，此为真睛破损的一种严重并发症。

（3）实验室及特殊检查

1）影像学检查：若考虑有眼内异物，应作眼部X线或超声波检查，必要时行

MRI 检查（但不能用于磁性异物检查），以明确异物属性和部位。

2）血常规：可见白细胞及中性粒细胞增高。

六、现代意义

本病相当于西医学的眼球穿通伤，即机械性穿透性眼外伤。本病于伤后或术后 2 周至 2 个月内多可发生交感性眼炎，是指发生于一眼穿通伤或内眼手术后的双侧肉芽肿性葡萄膜炎，受伤眼称为诱发眼，另一眼则称为交感眼。

七、鉴别

本病根据病史、临床见症及影像学检查，即可作出诊断。

八、治疗

本病是眼科的急重症，伤后当及早包扎伤眼，及时至眼科急诊处理。治疗原则是：初期缝合伤口，恢复眼球完整性；防治感染等并发症；必要时行二期手术。术后加强中医辨证治疗以利康复。

（一）辨证论治

1. 风邪乘袭

主证：伤眼疼痛，胞睑难睁，畏光流泪，视力骤降，白睛、黑睛破损，或眼珠内容物脱出；舌苔薄白或薄黄，脉弦紧或弦数。

证候分析：目为物伤初期，腠理失密，风邪乘隙而入则发诸症。因所伤部位不同，故表现不一，辨证以畏光流泪，伤眼疼痛为要点。

治则：祛风散瘀止痛。

选方：除风益损汤（《原机启微》）加减。

加减：可于方中选加红花、苏木、郁金、三七、金银花、黄芩、柴胡等。

2. 热毒壅盛

主证：伤眼疼痛加剧，视力骤降，伤口污秽浮肿，胞睑肿胀，白睛混赤，瞳神紧小，神水混浊，黄液上冲；或眼珠突出，转动失灵，舌红苔黄，脉弦数。

证候分析：真睛破损后，又遭邪毒侵入，热毒炽盛，气血壅滞，血败成脓而见诸症。所伤部位不同，表现不一。

治则：清热解毒，凉血化瘀。

选方：经效散（《审视瑶函》）合五味消毒饮（《医宗金鉴》）加减。

加减：方中选加生地、玄参、丹皮、芒硝、大黄、木通、黄芩、栀子等。

3. 波及健眼

主证：多发生于伤后或术后2周至2个月内，伤眼迁延难愈，或反复发作，而原来之健眼则出现视物模糊，或视力剧降，羞明流泪，抱轮红赤或混赤，黑睛后壁附有细小沉着物，瞳神紧小，神水混浊，神膏混浊，视盘充血水肿，视衣出现黄白色点状渗出等症。

证候分析：一眼受伤，风热毒邪入侵，循经走窜另眼而致。

治则：清热解毒，平肝泻火，凉血化瘀。

选方：泻脑汤（《审视瑶函》）加减。

加减：方中选加栀子、龙胆草、桑白皮、丹参、泽兰、牛膝、郁金、茵陈等；无便秘者可减去元明粉。也可参照瞳神紧小辨治。

（二）外治法

（1）清创缝合：以0.9%氯化钠注射液轻轻冲洗伤眼，清除一切污物。根据伤口大小、部位等情况，按照西医规程缝合伤口。

（2）对复杂病例，多采用二步手术，即初期缝合伤口，恢复前房，控制感染；在1~2周内，再行内眼或玻璃体手术，处理外伤性白内障、玻璃体积血、异物或视网膜脱离等。

（3）治疗外伤后炎症和防治感染：常规注射抗破伤风血清，全身应用抗生素和糖皮质激素。抗生素眼药水频繁点眼，并用散瞳药。

（三）中药制剂

本病可根据病情选用双黄连注射液、清开灵注射液等静脉滴注。

（四）交感性眼炎的治疗

本病可局部或全身予糖皮质激素及散瞳等治疗。

九、预防、预后及调护

加强生活及工作中的保护措施，加强安全教育，避免眼外伤的发生。医护人员检查时动作轻柔，勿压迫眼球，并嘱患者及家属配合，以免伤口受损。嘱患者定期复查，以尽早发现交感性眼炎而及时治疗。本病重者预后不佳。

第四节　酸碱伤目

一、概说

酸碱伤目是指因强酸、强碱化学物质进入或接触眼部而致其组织损伤，以眼睑或眼球蚀烂、剧痛及视力障碍为主要临床表现的眼病。其为眼科急重症，病情的轻重和预后与化学物质的性质、浓度、量的多少，以及与眼接触时间的长短、急救措施是否恰当等因素有关。

二、源流

在此所论之强酸、强碱化学物质是现代的工业产品，故中医古代医籍无记载。

三、病因病机

（1）酸性化学伤：主要由硫酸、硝酸、盐酸，以及某些有机酸所致。酸对蛋白质有凝固作用。但其浓度较低时，仅有刺激作用；而强酸能使组织蛋白凝固坏死，凝固蛋白可起到屏障作用，能阻止酸性向深层渗透，组织损伤相对较轻。

（2）碱性化学伤：主要由氢氧化钾、氢氧化钠、石灰、氨水等所致。碱能溶解脂肪和蛋白质，与组织接触后能很快渗透到深层和眼内，使细胞分解坏死。因此，碱烧伤的后果相对严重。

四、证候特征

（1）视力变化：视力下降，常因疼痛或眼睑痉挛而不能配合视力检查。

（2）眼部症状：轻者仅感眼部灼热刺痛，畏光流泪；重者伤眼剧烈疼痛，畏光难睁，热泪如汤，视力急剧下降。

五、诊断

1.四诊合参

（1）问诊：问年龄、视力、化学物质性质及伤目情况等。

（2）望诊：望面色、胞睑皮肤、眼神、活动等多有相关异常。

（3）闻诊：或有化学物质残留的气味。

（4）切诊：或无异常，或脉弦数。

2.检查

（1）检查视力：视力下降，常因疼痛或眼睑痉挛而不能配合视力检查。

（2）眼部检查：轻度者多为弱酸或稀释的弱碱所致，可见白睛微红，黑睛轻度混浊，表层点状上皮脱落；中度者为强酸或较稀的碱引起，而见胞睑皮肤水泡或糜烂，白睛壅肿，黑睛明显混浊而上皮层完全脱落或形成白色凝固层；重度者多为强碱引起，可见胞睑红肿或起疱糜烂，白睛混赤壅肿或显苍白，失去弹性，黑睛广泛混浊，甚至完全变白坏死，若可伤及深部组织，可出现黄液上冲、瞳神变小、干枯，晶珠混浊，甚或眼珠萎陷等症。病至后期，可形成黑睛厚翳，或有赤脉深入，或成血翳包睛之势，严重影响视力。

六、现代意义

本病即西医的酸碱化学伤，当为眼科急诊处理。

七、鉴别

本病鉴别主要根据病史，查清其化学物质的名称以明确性质。其临床表现：酸性损伤的创面边界清楚且浅，可不扩大加深，坏死组织容易分离脱落，眼内组织反应较小而轻；碱性损伤的创面边界不清且较深，易扩大加深，坏死组织不易分离，眼内组织反应重，易引起瞳神紧小、晶珠混浊、绿风内障等病证。

八、急救和治疗

本病治疗的关键是及时进行现场急救冲洗；以彻底清除化学物质、减轻眼部组织损伤、预防并发症、尽可能保护和提高视力为原则。

1.急救

现场急救冲洗：伤后当分秒必争地在现场彻底冲洗眼部，是救治本病的最首要措施，能将损伤降到最低程度。具体措施是：立即就地取材，用大量清水或其他水源反复冲洗眼部，并应翻转眼睑，转动眼球，充分暴露穹窿部，以将结膜囊内的化学物质彻底洗出；此冲洗应至少进行30分钟以上。有时患者因疼痛及紧张等不能自行冲洗，可寻求他人帮助。

理论上讲，最佳的冲洗是中和冲洗，但须在伤后1小时内进行才有治疗意义，故条件具备时应及时采用。其中，酸性伤者，可用2%~3%碳酸氢钠液冲洗；碱性伤者，可用2~3%硼酸液冲洗；石灰所致的损伤则用0.5%依地酸二钠液冲洗。至医院后，根据时间早晚也可再次冲洗，并检查结膜囊内是否还有异物存留。也可进行前房穿刺术。

2. 后续治疗

（1）早期治疗：局部和全身应用抗生素控制感染，1％阿托品每日散瞳，点用降眼压药，局部或全身使用糖皮质激素，以抑制炎症反应和新生血管形成。

（2）切除坏死组织，防止睑球粘连。

（3）应用胶原酶抑制剂，防止角膜穿孔。可用 2.5％~5％ 半胱氨酸点眼；全身应用四环素类药物，每次 0.25g，每日 4 次。可点用自家血清、纤维连接蛋白等。

（4）晚期治疗：针对并发症进行。如手术矫正睑外翻、睑球粘连，进行角膜移植术等；有继发性青光眼时，应用药物降低眼压，或行睫状体冷凝术。

3. 辨证论治

本病以清热解毒、凉血散瘀为主要治则，方用黄连解毒汤（《外台秘要》）合犀角地黄汤（《备急千金要方》）加减。方中以水牛角替代犀角。后期可加木贼、密蒙花、青葙子以退翳明目，或以退翳明目为主而辨证论治。若见瞳神紧小等变证者，其治疗参阅有关章节。

4. 其他治法

本病每日用玻璃棒在睑内和白睛之间分离 2~3 次，涂抗生素眼膏，预防睥肉粘轮。

九、预防、预后及调护

加强有关化学伤的知识教育，建立健全规章制度，加强防护措施，避免发生化学性眼损伤。本病重者预后不佳。

第五节　辐射伤目

一、概说

辐射伤目是指辐射损伤白睛、黑睛浅层，以白睛红赤、羞明流泪或目痛为主要临床表现的眼病，又称电光伤目（《中医临床诊疗术语》）。

二、源流

本病由电焊、紫外线消毒灯等产生的紫外线照射后引起，为现代工业技术产生的致病原因之一，故中医古代医籍对其无诊治记载。

三、病因病机

（1）多由电焊或气焊时，电弧、乙炔焰、熔化金属产生的紫外线照射后引起。

（2）用紫外线灯防护不佳而受伤。

（3）在雪地、冰川、海洋、沙漠等环境工作，紫外线反射所伤。

紫外线照射眼部后，可引起胞睑、白睛、黑睛浅层的病变。其病症类似风火之邪外袭，猝然伤目之患。

四、证候特征

（1）视力变化：轻者无变化，重者视力下降。

（2）眼部症状：受紫外线照射后，经过一定的潜伏期（最短半小时，最长不超过 24 小时，以 3~8 小时多见）而出现症状。轻者沙涩不适，畏光流泪，灼热疼痛；重者，眼部剧痛，睑肿难睁，羞明流泪，视物模糊，或有虹视、闪光幻觉等。

五、诊断

1.四诊合参

（1）问诊：问年龄、视力、用眼时受到异常光刺激的情况等。

（2）望诊：望面色、眼神、活动等多有相关异常。

（3）闻诊：可无明显异常。

（4）切诊：脉或弦数。

2.检查

（1）检查视力：轻者无变化，重者视力下降。

（2）眼部检查：胞睑红肿或有小红斑，瘙痒难睁，白睛红赤或混赤，黑睛微混，荧光素钠液染色可见点状着色，部分患者可见瞳神缩小。

六、现代意义

本病是指西医的紫外线造成的辐射性眼损伤，又称电光性眼炎。辐射性眼损伤是指受到包括电磁波谱中各种辐射线如微波、红外线、可见光、紫外线、X 线等，以及中子或质子束照射等损害而引起的眼病。其作用原理可分为物理的热作用，如微波、红外线损害；化学的光化学作用，如紫外线损害；电离的生物作用，如 X 线、中子流等损害。病变的轻重与紫外线辐射的强度、照射时间的长短及距离有关。症状一般持续 6~8 小时，在 1~2 天内逐渐消失。

七、鉴别

本病根据病史及临床见症即可诊断。

八、治疗

本病发作时应以止痛为要，主要依靠自身组织的修复。

（一）辨证论治

本病病之初期（1~2 天），多为风火外袭、猝犯于目所致，故以祛风清热、退翳止痛为治法，可选新制柴连汤（《眼科纂要》）加减。可加丹参以活血止痛，加菊花、蝉衣、木贼以散翳明目。

病之后期（2 天后），眼症仍明显者，多为风火伤津耗液，津液不能上荣于目所致，故以养阴退翳明目为治法，可选消翳汤（《眼科纂要》）加减。若白睛红赤未尽者，可加菊花、黄芩、栀子以增强清热明目之力。

（二）针灸治疗

本病可针刺合谷、太阳、风池、四白穴，得气后留针 15 分钟，或针耳穴肝、眼区。

（三）西医治疗

（1）可用抗生素眼膏包扎，以防感染。胞睑有水疱者，也可用抗生素眼膏外涂。也可同时滴用促进角膜上皮愈合的眼液或眼用凝胶。

（2）若剧烈疼痛者，必要时可滴丁卡因眼液，1 次可立即消除剧痛。

（3）用 0.5% 吲哚美辛油剂或混悬液、地塞米松眼液、鲜奶汁等。

（四）冷敷治疗

局部冷敷可止痛。

九、预防、预后及调护

进行焊接等工作时，焊工及 10 米范围内的其他人员应戴防护面罩，车间可用吸收紫外线涂料粉刷墙壁。在雪地、冰川、沙漠、海面工作的人员，应戴好防护眼镜。本病处理得当恢复较快，预后好。

第六节 热烫伤目

一、概说

热烫伤目是指因高温物质烧伤或烫伤外眼或眼球，以眼部红肿剧痛，甚至视力下降为主要临床表现的眼病。本病名见于《中医临床诊疗术语》。

二、源流

在眼科古代典籍中，未见有关具体或较系统的诊治记载。

三、病因病机

日常生活和工作中不慎被火焰、沸水、沸油、钢水等烫伤，造成眼部损害。

四、证候特征

（1）视力变化：多有视力下降，常因疼痛或眼睑痉挛而不能配合视力检查。
（2）眼部症状：轻者仅觉羞明流泪，重者眼内剧痛，多泪难睁，视力下降或视物不见。

五、诊断

1.四诊合参
（1）问诊：问年龄、视力及热烫外伤史。
（2）望诊：望面色、胞睑皮肤、眼神、活动等多有相关异常。
（3）闻诊：可无明显异常。
（4）切诊：脉数或弦数。

2.检查
（1）检查视力：多有视力下降，甚至仅存光感。
（2）眼部检查：轻者眼睑皮肤发红、浮肿或起水疱，白睛红赤，黑睛轻度混浊；重者胞睑、白睛和黑睛深度烧伤甚至坏死，甚则成脓或见瘢痕形成，终成睥肉粘轮。黑睛可见局部或大面积翳障形成，或见翳障坏死脱落，或变生凝脂翳，甚则直接形成厚翳或斑脂翳等。

六、现代意义

本病即指西医的眼部热烧伤。眼部的热烧伤可分为两类，高温液体如铁水、沸水、热油等溅入眼内引起的热烧伤称之为接触性热烧伤；由火焰喷射引起的烧伤称火焰性热烧伤。沸水、沸油的烧伤一般较轻。热烧伤中以火烧伤和烫伤多见。病情轻重及预后与致伤物的温度、数量及接触时间长短有密切关系。

七、鉴别

本病依据明确的热烧伤史和眼睑、白睛和黑睛的见症即可诊断。

八、治疗

本病以防止感染，促进创面愈合，预防睑球粘连等并发症为原则。

（一）辨证论治

火毒犯目
主证：眼内剧痛，多泪难睁，视力骤降，白睛混赤或灰白坏死，黑睛大片新翳或呈凝脂翳状；烦躁口干，便秘小便短赤；舌质红而干，苔薄或光，脉弦。
证候分析：热烧伤乃火热毒邪骤犯于目，既腐烂皮肉，又蚀伤眼内真液，故有目痛、视力骤降等诸症；口干便秘，小便短赤及舌脉均为火毒之象。
治则：清解热毒，养阴散邪。
选方：银花解毒汤（《中医眼科临床实践》）合石决明散（《普济方》）。
加减：方中选加玄参、车前子、龙胆等。

（二）西医治疗

轻度热烧伤可点用抗生素眼药水及散瞳剂。根据病情可全身酌用抗生素以预防和控制感染。为预防睥肉粘轮，可涂抗生素眼膏，并用玻璃棒在睑内和白睛间每日分离2~3次。

（三）手术治疗

胞睑深度热烧伤，应除去坏死组织，处理大致同严重碱烧伤；黑睛有坏死时，可行羊膜移植，或带角膜缘上皮的全角膜板层移植。晚期根据病情治疗并发症。

（四）中药外敷

眼睑部轻度热烧伤可涂红花油，切忌入眼内。

九、预防、预后及调护

加强防火及安全生产教育，健全规章制度，加强劳动保护和自我防范意识。本病重者预后不佳。

（卜文超）

第七节　毛虫及蜂伤目

一、概说

毛虫及蜂伤目指毛虫及蜂蜇伤眼部，毒液注入或虫毛、蜂刺进入或存留的眼病。马蜂刺伤较蜜蜂刺伤更为严重，常见伤及部位为眼睑及黑睛。

二、源流

遍查文献，从对眼科有影响之《诸病源候论》《备急千金要方》《外台秘要》等，只有蜂蜇候，未及伤目之论。以至眼科专著，关于眼外伤只有"眯目飞尘证""撞刺生翳外障"等，都无飞虫伤目之记载。现代医书《实用内科学》有蜂类蜇伤，但无伤及于眼的内容，杂志也极少报道。但《证治准绳·杂病》"物偶入睛"中曰："凡人被物入目……如物性重及有芒刺不能出者，急令人取出，不可揉擦，擦则物愈深入而难取……芒刺金石棱角之物，失取碍久及擦重者，则坏损轮膏，如痕靥凝脂等病。"虽未明确指蜂虫伤眼，但至今仍被遵循为异物入目的处理原则。并且认识到异物伤目及存留的危害及预后。

云南乃植物王国，夏秋蜂虫极多，农村劳作多在森林田野，且有捕食蜂蛹习俗，当今人们热爱自然，回归自然，喜爱旅游，故临床不乏病例。

三、病因病机

（1）毒邪入目：蜂虫伤后，蜂刺、虫毛进入，除有破损外，毒液迅速进入伤口，浸淫扩散。眼部之皮肤肌肉、筋膜，乃至黑睛中毒，气滞血瘀、毒物或异物存留，出现一系列剧烈症状。

（2）异物存留：眼受伤后，经过治疗，假以时日，毒邪散尽后，但虫毛或蜂刺仍可有存留。

四、证候特征

（1）眼睑伤：虫毛或蜂刺螫伤眼睑，疼痛剧烈，或痒痛难忍，眼睑立即肿胀红赤，难睁，极度畏光流泪，视力受到影响。一般数小时或数天后可逐渐自动消退。

（2）黑睛伤：毛虫或蜂刺刺入黑睛后，疼痛急剧，或痒痛难忍，明显异物感样刺痛。畏光流泪极重，不敢睁眼，白睛红赤，视力受损。烦躁不安，有时会出现发热等情况。

五、诊断

1. 四诊合参

（1）问诊：了解受伤经过、时间、环境，疼痛性质等。有无自行处理或治疗。

（2）望诊：查看伤及眼睑还是黑睛。眼睑红肿程度，睁眼状况，受伤部位，能否看到存留之蜂刺或者虫毛。黑睛是否有擦伤、混浊，以及白睛情况。

（3）切诊：轻触眼部，疼痛明显，患者迴避不让触摸，或者不让翻睑，有异物存留处疼痛更甚。脉数或弦。

（4）闻诊：无特殊气味。声音痛苦。

2. 检查

（1）视力：因疼痛，畏光流泪，故难以配合或检查不准确。

（2）眼睑：红肿难睁。查看有无虫毛、蜂刺，若为蜜蜂伤，眼睑触摸最痛处为有蜂刺存留，睑结膜充血明显。毛虫伤可见极细毛样物存留，来诊时多不能看到。

（3）白睛：若伤及黑睛，则见抱轮红赤或白睛混赤，或见白睛溢血。

（4）裂隙灯检查：若刺伤黑睛，先滴 1% 丁卡因表面麻醉后，显微镜下能清楚地看到螫入虫毛或蜂刺。蜂刺刺入较深，可看到尖端如针锋利，进入黑睛后逐渐变粗，至黑睛表面折断，深可进入实质层，甚至前房；虫毛刺入较浅，但见较多虫毛刺入黑睛浅层，不会进入前房。

通过病史询问，病因明确，再加上显微镜检查证实，不难作出诊断。

六、现代意义

本病即现代的蜂虫螫伤。因其外物伤眼，故为机械伤；又因毛虫及蜂刺含有毒素，如蜂毒含蚁酸及神经毒素，故又为化学伤。所以是机械与化学伤之混合伤。

七、治疗

（一）紧急处理

（1）刺伤眼睑：尽可能消毒后去除刺入物，消毒后涂以氨水。

（2）刺伤黑睛：一旦确诊，立即消毒，表麻后剔除异物，以防毒邪深入。术后涂以抗生素眼膏及羧甲基纤维素钠眼液包封，严禁不洁物进入。一次取不完可分次取，能取多少取多少。术中注意对黑睛不要过多过深损伤，以防穿孔。

（二）辨证论治

1. 毒邪伤目

主证：眼被刺伤后，眼睑红赤肿胀，极度畏光流泪。抱轮红赤或白睛红赤或白睛溢血。疼痛异常，或痒痛极难忍受，或异物感样剧痛，视力受到影响。烦躁不安，甚或发热。黑睛能检见蜂刺或虫毛。脉数或弦，舌红。

证候分析：此伤一为破伤，一为毒邪浸渍于胞睑、筋膜、肌肉或黑睛，毒邪为祟或异物存留，气血阻滞逆乱，故胞睑肿胀红赤，疼痛异常，烦躁不安或发热。异物及毒邪伤及黑睛，失其清纯，故视力受损。脉舌亦然。

治则：解毒消肿，止痛退赤。

选方：退红良方（《韦文贵眼科临床经验》）加减；竹叶泻经汤（《原机启微》）加减；龙胆泻肝汤（《医方集解》）加减。

加减：上方可选加菊花、防风、荆芥、赤芍、白芷、僵蚕、羌活、蔓荆子、土茯苓等药物。

2. 退翳明目

主证：剔除异物及中药治疗后，红肿疼痛逐渐减轻或消失，留下翳障，或黑睛仍存虫毛或蜂刺，但较稳定。脉舌无异常。

证候分析：通过不断治疗，假以时日，毒邪散尽。虽有蜂刺或虫毛遗留，但已无大碍，故无明显症状。由于多次剔除异物，难免留下瘢痕。

治则：退翳明目。

选方：消翳汤（《眼科纂要》）加减；四物退翳汤（《韦文贵眼科临床经验选》）加减；退翳障方（刘楚玉验方）加减。

加减：以上方中可选加蝉蜕、谷精草、木贼、菊花、蛇蜕等药物。

（三）针灸治疗

针灸有消肿止痛、退赤之功，病初即可施行。

眼针：上焦、肝区，双侧取穴。睛明、承泣、鱼腰、攒竹、阳白、丝竹空，患侧取穴，每次取2~3穴。风池、合谷、曲池、列缺、阳陵泉、太冲，双侧取穴，每次取 3~4 穴。

（四）气功导引

本病可选择气功调神法中之守一法，意守涌泉，或命功之医统调气法，性功之水炼法习练。

八、局部治疗

本病滴用刺激性较小之抗生素眼药水、羧甲基纤维素钠眼液治疗。并可用生大黄片开水泡软后贴敷眼睑，也可用内服药汤熏眼后服用。

九、预后、预防及调护

野外生产活动及旅游中，注意防护，避免伤害。受伤后不能揉擦患眼，立即到医院救治，不要自行处理。若只螫伤眼睑，预后较好，数日后即可痊愈；若螫伤黑睛，通过及时处理治疗，急性期过后，假以时日，有的虽然蜂刺或虫毛存留，但不会造成太大恶果，若不在黑睛中央，对视力影响不大。

十、经验介绍

验案 1：患者，男，41 岁，务农。入森林用手折断树枝时，弹伤左眼。当时刺痒疼痛剧烈，不能睁眼，畏光流泪。自行点眼药后仍然，于次日到医院就诊。视力未查。裂隙灯检查：眼睑红肿，特别睑缘为重，不敢睁眼，热泪滚滚，无分泌物。白睛混赤（++++）。角膜下 1/3 处较多极细长条形棕色毛刺样异物，杂乱无序，存留于角膜实质层，均未到达内皮层。其余角膜透明。房水清亮，KP（−）。再仔细询问病史，家人言树叶光滑，树叶上爬满较多毛虫。认为是毛虫入眼，患者立即同意此诊断。诊断：眼睑及黑睛毛虫螫伤。治疗：①消毒后局麻下尽量剔除黑睛异物。②异物取出后涂以抗生素眼膏加素高捷疗眼液，并包封。回家自用抗生素滴眼液及素高捷疗眼药，严禁不洁物入眼。并服中药退红良方 3 剂。

3 天后复诊，右眼畏光流泪明显减轻。角膜下方点片状云翳，少许异物存留。再次剔除异物后，未再来诊。

验案 2：患者，男，38 岁。有事来昆，顺便到医院看看眼睛。自觉眼无任何不适。裂隙灯检查：视力：右 1.0、左 1.0；双眼上下睑及球结膜充血（−）。角膜光滑透明，唯右角膜中央偏下方见一尖端锋利、逐渐增粗之异物向斜下方插入角膜，尖端进入前房，但未触及虹膜。再仔细询问病史，才言数年前右眼曾被蜂螫伤，当时疼痛异常，自用眼药水、眼药膏后，逐渐缓解，未再诊疗。此次未给任何处理。

（刘楚玉）

第二十章

其他眼病

第一节　通睛

一、概说

通睛是指以双眼平视前方时，一眼目珠偏斜于大眦侧，或双眼向内偏斜为主要表现的外障类眼病。通睛病名出于《世医得效方》，又名斗鸡眼、斗睛。此症多见于小儿。唐·孙思邈《银海精微》中曰："小儿通睛，与鹘眼凝睛、辘轳展开此三症颇同，然此症或因外物打着头颅，或被诸般人物惊心，遂成惊风之症。"《目经大成》称为天旋："此症通睛偏昃，白眼斜觇，盖干廓下倾，幼时所患者也，故曰天旋。"小儿通睛多因禀赋不足、脾气虚弱，约束失权，筋脉失调，或高热伤津所致，也可由习惯不良所致。我国儿童通睛患病率较高，已成为威胁青少年健康的一大病症。

二、源流

《秘传眼科龙木论》论小儿通睛外障："此眼初患时，皆因失误筑打着头面额角，兼倒蹙扑下，令小儿肝受惊风，遂使眼目通睛。宜服牛黄丸。"王肯堂在《证治准绳·杂病》中论其病因说："此症为幼时所患，目珠偏斜，视亦不正，至长不能愈者。因脆嫩之时，目病风热，攻损脑筋急缩者；因惊风天吊带转筋络，失于治，风热遂凝滞经络而定者；因小儿眼之牖下亮处，侧视久之，遂致筋脉滞定而偏者。"

三、病因病机

（1）先天禀赋不足、脾气虚弱，眼带发育不全，约束失权，筋脉失调。

（2）高热伤津所致。

（3）长期逼近视物或头部偏向一侧，视之过久，筋脉挛滞所致。

四、证候特征

本病无明显自觉症状，多由他人发现而就诊。

五、诊断

1.四诊合参

（1）望诊：双眼平视前方时，一眼目珠偏斜于大眦侧，或双眼向内偏斜。

（2）问诊：询问家长孩子平时视物时有无异常表现如视物距离过近，视物歪头、眯眼等；有无诱因、家族史、发病经过、患儿出生时的情况等。

（3）闻诊：听患儿讲话，有无言语不利、发育迟缓情况。

（4）切诊：脉弦紧或涩，或细。

2.检查

①幼年发病。②眼珠向内偏斜，形似斗鸡眼，但眼球运动良好。③ 第一斜视角等于第二斜视角。④ 无复视及代偿头位。⑤验光有远视。⑥眼底检查多为小视盘，颜色红。

六、现代意义

本病相当于西医的共同性内斜视。根据其发病原因，它又可分为调节性内斜和非调节性内斜两类。调节性内斜多在3岁左右的幼儿时发生。因过度调节而增强集中能力，形成内斜视。非调节性内斜多在出生后即发病。两眼视力虽然相等又无明显屈光不正，但因眼外肌解剖异常，集合力过强，特别是外直肌发育不良、功能较弱，或者受过损伤，使外展较弱而形成内斜视。

七、鉴别

（1）中医鉴别诊断：需与风牵偏视相鉴别，风牵偏视呈现一眼眼位偏斜，伴眼球运动障碍、视一为二等。而本病无眼球运动障碍，无视一为二。

（2）西医鉴别诊断：需与麻痹性斜视相鉴别，麻痹性斜视患眼向麻痹肌作用的相反方向偏斜，有眼球运动障碍，代偿头位，复视。第二斜视角大于第一斜视角。

八、治疗

（一）辨证论证

1. 脾虚气弱

主证：目珠偏斜向内侧，与生俱来或幼年逐渐形成。舌淡红，苔薄白，脉缓。

证候分析：先天禀赋不足、脾虚气弱，眼带发育不全，约束失权，筋脉失调，致目珠偏斜。

治则：健脾益气。

选方：补中益气汤（《脾胃论》）加减；四君汤（《太平惠民和剂局方》）加减；参苓白术散（《太平惠民和剂局方》）加减。

加减：以上方中可选加枸杞、黄芪、砂仁、山药、大枣、楮实子等。

2. 风热上攻

主证：幼年患热病后，目珠偏斜向内侧。伴烦躁不宁，四肢抽搐；舌青紫，脉弦数。

证候分析：外感风热邪毒，风热上攻脑目，致脑筋急缩，眼带吊转则目斜。邪热内扰神明，则烦躁不宁；热极动风，热迫筋急，四肢抽搐；舌青紫，脉弦数，均为热极动风之象。

治则：清热熄风。

选方：牛黄丸（《审视瑶函》）加减；驱风散热饮子（《审视瑶函》）加减；还阴救苦汤（《原机启微》）加减。

加减：以上方中可选加水牛角、生地、玄参、丹皮等。

3. 筋脉挛滞

主证：小儿眼珠逐渐向内偏斜。舌淡红，苔薄白，脉涩。

证候分析：长期逼近视物，致筋脉凝滞，而眼珠偏斜。

治则：舒筋通络。

选方：正容汤（《审视瑶函》）加减；牵正散加减（《杨氏家藏方》）加减；防风羌活汤（《审视瑶函》）加减。

加减：上方中可选加地龙、路路通、木瓜、葛根、伸筋草、柴胡等。

（二）推拿按摩

（1）患儿仰卧，双眼闭合，家长以两手拇指桡侧面从睛明穴开始，向太阳穴轻抹50次。操作时不要触及眼。

（2）以食指和中指指端，置于双侧睛明、鱼腰、四白、太阳按揉，反复操作

1 分钟。

（3）患儿俯卧，家长以两手指按揉肝俞、肾俞穴各 1 分钟。

（4）拿捏合谷穴 15~30 次。

随证加减：①若发热，惊厥，烦躁不安者，常用手法加以指按揉大椎穴 1 分钟，推擦涌泉穴 300 次，以掌根直擦脊柱、两侧处的肌肉组织，以透为度。②若伴眼眶、前额头痛者，常用手法加点揉同侧风池穴 1~3 分钟。补肾经 300 次，补肝经 300 次。

（三）其他治疗

（1）矫正屈光不正：验光配镜，纠正眼位。定期复查调整眼镜屈光度。

（2）三棱镜矫治：可消除抑制及异常视网膜对应，增强融像功能。

（3）滴用 0.01% 阿托品眼液麻痹睫状肌，消除调节作用。

（4）有弱视者，参照弱视治疗。

通过治疗，部分患儿斜视得以矫正、视力提高。

（四）手术治疗

手术治疗是以手术的方法调整眼外肌的强度与附着点的位置，使眼位趋于正常。先天性内斜视大多需要手术治疗，最佳手术年龄在 6 个月至 2 岁。部分调节性内斜视，在戴镜矫正后，仍需要手术治疗。

九、预后、预防及调护

本病早期发现，治疗效果较好，不影响孩子的双眼单视功能。本病从婴幼儿时期抓起，家长注意观察孩子的眼睛发育和变化，发现异常及时散瞳验光。注意孩子的用眼卫生，不可长时间看电视及打电脑游戏，看电视时，注意保持一定距离，变换坐的位置方向。有斜视家族史的孩子，要在 2 周岁时请眼科医生检查。

十、经验介绍

推拿治疗方法：揉睛明穴 200 次，揉攒竹穴 100 次，揉鱼腰穴 100 次，揉瞳子髎穴 100 次，揉球后穴 100 次，抹眼眶 50 次（两拇指分别沿患儿的眼眶自内向外抹动，上下眼眶各 50 次），拿合谷穴 5 次（用拇指与食、中指对称用力，拿捏患儿的合谷穴），拿风池穴 5 次，揉肝俞 100 次。每天 1 次，2 周为 1 个疗程。结果：1 岁内患儿 6 例，治愈 6 例；1~4 岁者 13 例，治愈 6 例、显效 3 例、无效 1 例；4 岁以上者 3 例，仅 1 例好转，2 例无效（姜淑云．推拿治疗小儿共同性内斜视 22 例．哈尔滨医药：2000，4）。

第二节　风牵偏视

一、概说

风牵偏视是以眼珠突然偏斜，转动受限，视一为二为临床特征的眼病，又名目偏视。《证治准绳·杂病》称之为神珠将反，并将其中眼珠偏斜严重，黑睛几乎不可见者，称为瞳神反背。本病主要因风中经络，气血不和，筋脉失养，弛张不收，致使在双眼注视目标时，呈现一眼或双眼眼位偏斜的眼病。

二、源流

本病古人早有论述，巢元方《诸病源候论》中云："人脏腑虚而风邪入于目，而瞳子被风所射，睛不正则偏视。此患亦有从小而得之者，亦有长大方病之者，皆由目之精气虚，而受风邪所射故也。"《灵枢·大惑论》曰："邪中于项，因逢其身之虚，其入深，则随眼系以入于脑，入于脑则脑转，脑转则引目系急，目系急则目眩以转矣，邪其精，其精所中不相比也，则精散，精散则视歧，视歧见两物。"明·王肯堂《证治准绳·杂病》中亦云："目珠不正……乃风热攻脑，筋络被其牵缩紧急，吊斜目珠子，是以不能运转。"二者均指出了本病病因。宋《圣济总录》曰："目偏视者，以脏腑虚而风邪牵睛，其睛不正，则瞳子亦斜侧，故其视偏也，固有自幼小而得之，亦有长大方病者，率由气血亏而复受风邪也，若上下睑赤而动者，又着针穴，不可不审也。……治风牵眼偏斜，羚羊角汤方（羚羊角、防风、赤茯苓、人参、五味子（各一两）知母、茺蔚子黄各一两半）治眼风牵，睑硬睛疼，视物不正。凉隔天门冬汤方。"其则描述了本病的病机、症状和治疗。

三、病因病机

本病因风邪中经络而发，其发病又多与血虚、痰阻、气滞、血瘀等有关。因风痰上壅，阻滞脉络，气血不行，筋肉失养不用而导致。

（1）风中经络：正气不足，卫外失固，或阴血亏虚，络脉空虚。

（2）风痰阻络：脾失健运，聚湿生痰，复感风邪。

（3）阴虚阳亢：肝肾阴虚，阳亢动风，夹痰上扰，阻滞经络。

（4）脉络瘀阻：中风后遗，气虚血滞。

（5）气血瘀阻：头面外伤，经络受损。

以上诸种因素，皆可导致眼部受邪一侧，经络的气血运行不利，筋肉失养，弛缓不用。而由于健侧气血运行通畅，筋肉舒缩功能如常，故牵引眼珠偏向健侧。

四、证候特征

本病猝然发作，表现为单眼或双眼黑睛偏斜于眦侧，转动受限，视一为二，甚至上胞下垂或口眼㖞斜。伴头晕、恶心、呕吐、步态欠稳等，遮盖一眼，多可消失。

五、诊断

1. 四诊合参

（1）望诊：单眼或双眼黑睛偏斜于眦侧，转动受限。

（2）问诊：询问有无诱因、家族史、消渴、眩晕中风等疾病，发病经过、伴随症状等情况。

（3）闻诊：听患者讲话，有无言语不利。

（4）切诊：脉象弦。

2. 检查

（1）眼球运动检查：诊断眼位即检查两眼共同运动时的眼位9个注视方向，以便了解眼外肌运动是否平衡及协调一致。

（2）斜视角检查：斜视角第1、第2之分。好眼固视时斜眼偏斜的角度为第1斜视角（又称主斜角），当斜眼作固视时，好眼偏斜的角度称为第2斜视角（副斜角）。测量斜视角时应包括第1、第2斜视角，以帮助诊断。测定斜视角的方法较多，临床上常用的有：①角膜光点反映法。②视野计测量法。③遮盖加三棱镜检查法。④ Maddox 杆加三棱镜检查法。⑤红玻片复视检查法。⑥同视机法。Park 三步法更适用于幼儿及不合作者。

（3）目珠运动受限，偏斜于麻痹肌作用方向的对侧。

（4）代偿头位，头向麻痹肌作用方向倾斜。

（5）第2斜视角大于第1斜视角。

六、现代意义

本病相当于西医学之麻痹性斜视。麻痹性斜视是由于神经核，神经或眼外肌本身器质性病变使单条或多条眼外肌完全或部分麻痹而引起的眼球向麻痹肌作用相反的方向偏位。眼外肌麻痹的病因可分为先天性，后天性两种。先天性眼外肌麻痹的病因为先天性发育异常。后天性以外伤、感冒较为常见，其他如眼眶或颅内肿瘤、颅内血管病变、脑出血、脑脓肿、脑膜炎、糖尿病、药物中毒、结核、梅毒等均可引起眼外肌麻痹。近年来，发病率逐渐增高。

七、鉴别

中医鉴别诊断：本病可与小儿通睛相鉴别：后者多发于幼年，发病缓慢，眼球运动不受限，无复视及代偿头位，无头痛恶心症状。本病有视一为二症状，需与视感证的视一为二相鉴别。本病因目珠的位置发生异常而出现视一为二症；视感证的视一为二是外眼端好，唯一眼或双眼出现视一为二形，且常伴视物不真，视大为小，视正反斜，视直为曲等症。

西医鉴别诊断：本病须与共同性斜视相鉴别。后者眼球运动向各方向均无障碍，无复视、第2斜视角与第1斜视角相等。

八、治疗

（一）辨证论治

1.风中经络

主证：黑睛猝然偏斜，转动受限，视一为二，起病多有恶寒发热、头痛、舌苔薄白、脉浮等外感表证。

证候分析：由于卫外失固，风邪乘虚而入，邪中经络，则气血运行不畅，筋肉失于濡养而迟缓不用，故致黑睛猝然偏斜。风邪外袭，先伤肌表，因而初起常有恶寒发热等表证。

治则：疏风通络，扶正祛邪。

选方：小续命汤（《备急千金要方》）加减；钩藤引子（《审视瑶函》）加减；羌活胜风汤（《原机启微》）加减。

加减：可选加桂枝、葛根、防风、羌活、全蝎、蜈蚣、地龙、天麻、钩藤等。

2.肝血不足

主证：眼症同前，患者面色无华，平素头晕耳鸣，舌淡脉细，起病有恶寒、发热表证。

证候分析：肝血亏虚，血不上荣头面则面色无华，头晕耳鸣，舌淡。血少不充血脉，故脉细。络脉空虚，风邪乘虚入中，以致起病见表证。风邪壅滞血脉，血行不利，筋肉失养而不用，因而黑睛猝偏不得转动。

治则：养血祛风。

选方：养血当归地黄汤（《活法机要》）加减；归芍红花散（《审视瑶函》）加减；芎归补血汤（《原机启微》）加减。

加减：以上方中可选加当归、僵蚕、全蝎、地龙、蜈蚣、川芎等。

3. 风痰阻络

主证：眼症同前，患者平素食少纳呆，泛吐痰涎，舌苔厚腻，脉弦滑。

证候分析：脾虚湿停，湿浊化痰，故平素食少纳呆，泛吐痰涎。复感风邪，风邪夹痰上壅，阻滞脉络，气血不行，则筋肉失养而迟缓不用，黑睛猝然偏斜。苔厚腻，脉弦滑亦属风痰之象。

治则：健脾化痰，祛风通络。

选方：六君子汤（《世医得效方》）合正容汤（《审视瑶函》）加减；温胆汤（《备急千金要方》）加减；半夏白术天麻汤（《脾胃论》）加减。

加减：选加地龙、天麻、钩藤、僵蚕、全蝎、蜈蚣、川芎、制南星等。

4. 阴虚阳亢

主证：突发目偏斜，伴头晕耳鸣、面赤心烦、失眠多梦、腰膝酸软等症，舌红苔黄，脉弦细或弦滑。

证候分析：肝肾阴虚，阴虚则阳亢，肝阳偏亢，升动太过则动风。风阳煎灼津液则生痰，风痰上壅，窜扰经络，血脉涣散，故见黑睛猝然偏斜，甚至口眼㖞斜。腰膝酸软，头晕耳鸣，失眠多梦，为肝肾阴虚之象，舌红苔黄，脉弦细或弦滑，为阴虚阳亢，肝风夹痰之外象。

治则：平肝潜阳，化痰熄风。

选方：天麻钩藤饮（《中医内科杂病证治新义》）加减；镇肝熄风汤（《医学衷中参西录》）加减；平肝熄风降压方（《韦文贵眼科临床经验选》）加减。

加减：上方中可选加天麻、钩藤、僵蚕、全蝎、地龙、蜈蚣、川芎等。

5. 脉络瘀阻

主证：患者有中风病史，后遗目珠偏视，口眼㖞斜，半身不遂，或肢体麻木不仁，面色萎黄，舌质淡或有瘀斑，苔白，脉细。

证候分析：中风病后正气亏虚，络脉瘀阻未除，故仍见珠偏眼斜口歪，甚至半身不遂，肢体麻木不仁。因气虚不能运血上荣，致面色萎黄，血不得充盈，故舌淡脉细，舌有瘀斑为血瘀之象。

治法：益气活血，化瘀通络。

选方：补阳还五汤（《医林改错》）加减；血府逐瘀汤（《医林改错》）加减；通窍活血汤（《医林改错》）加减。

加减：以上方中可选加小白附子、僵蚕、全蝎、地龙、蜈蚣、川芎等。

（二）针刺治疗

根据病情，选太阳、睛明、瞳子髎、球后、攒竹、鱼腰、阳白、四白、承泣、合谷、外关、光明、足三里、三阴交、行间、阳陵泉、内庭、太冲、风池、翳风等穴。局部取3~4穴，远端循经配4~6穴。可根据患者体质，在远端加灸法。

（三）气功导引

本病选择站式八段锦，或只作其中之"攒拳怒目"法，也可作太极拳中之迎手动作习练，每日可作数次。

（四）中药制剂

本病可用疏血通注射液，或注射用血塞通，静脉滴注。

（五）西医治疗

（1）病因治疗。

（2）药物治疗：皮质类固醇、B族维生素，神经营养剂。

（3）配戴三棱镜，以矫正复视（药物治疗无效，不宜手术者）。

（4）新患或较重的眼外肌麻痹患者，可遮盖健眼，直接对抗肌内注射麻痹剂，如肉毒杆菌毒素。

（六）手术治疗

本病在发病后经药物治疗4～6个月，发病原因已消除，而麻痹肌功能仍无恢复的可能，可考虑手术治疗。矫正原则是：①加强麻痹肌；②减弱对抗肌；③减弱配偶肌；④加强间接对抗肌。

九、预后、预防与调护

本病治疗宜早，发病年龄越小，就诊越早，疗效越好。

十、经验介绍

验案1：李某，女，38岁，2011年12月20日初诊。复视2月余。自觉右侧颞部发麻，继而双眼视物复视，曾诊为："动眼神经麻痹"。用过"维生素B_1、甲钴胺、脑络通"等，并行中药、针灸治疗未愈。检查：视力：右1.0、左1.0；双眼睑开合自如，右眼球向外侧偏斜，向上、向内、向下活动受限。右瞳孔散大，对光反射消失，双眼底未见异常。中医诊断：右眼风牵偏视。西医：右动眼神经不全麻痹。辨证：风痰中络。治则：祛风除痰，通络纠偏。处方：正容汤加减。药物：小白附子15g，秦艽10g，羌活10g，僵蚕15g，防风10g，细辛5g，半夏10g，酸木瓜15g，茯苓15g，地龙10g，全蝎15g，蜈蚣3条，甘草3g，针灸：眼针：上焦、肝区，双侧取穴，睛明、鱼腰、丝竹空、阳白、承泣、球后、太阳，患侧取穴。普通针刺：风池、合谷、足三里、阳陵泉、太冲、二间，双侧取穴。气海、关元交替取穴。

气功导引：选择站式八段锦，或只作站式八段锦中之攒拳怒目增气力一法，也可作太极拳中之迎手动作习练，每日可作数次。

共服药12剂，每2日一剂，针刺9次后，右眼球活动自如，复视消失。唯右侧瞳孔散大，右颧部肌肉时有麻木感。临床治愈。

验案2：詹某，女，14岁，2012年10月7日就诊。父代诉：复视，右眼斜向外上方2月余。双眼视物复视，省内多个医院诊为"右动眼神经麻痹"。并到外院诊治，无效而返。检查：视力：右1.0、左1.2；右眼球向外上方偏斜，向内，向下，向上活动受限，余未发现异常。中医诊断：右眼风牵偏视。西医：右动眼神经不全麻痹。辨证：风邪中络。治则：祛风通络，正容纠偏。处方：小白附子汤（云南验方）加减。药物：

小白附子15g，天麻15g，钩藤15g，防风10g，白芷12g，川芎10g，羌活10g，僵蚕12g，地龙10g，细辛5g，全蝎12g，蜈蚣2条，甘草3g。

针灸治疗：气海、关元不取，其余取穴同上例。共服药6剂，针治7次痊愈。

刘按　风牵偏视，应为眼外肌麻痹，包括动眼神经不全麻痹和全麻痹，展神经麻痹等。临床以风寒、风痰两型为多见，为足太阳、足少阳经筋病。中药针灸治疗效果较佳。通过临床观察认为，展神经麻痹较动眼神经麻痹难治。

（罗　燕）

第三节　口眼㖞斜

一、概说

凡外感风、寒、湿（痰）、热等邪，损伤颜面脉络，症见口眼㖞斜，面颊顽痹，肌肤麻木，言语不利等症状者，称口眼㖞斜。又名风口㖞、风牵㖞偏外障、风牵㖞斜、风起㖞偏、风引㖞斜等，又称面瘫，或中风（中经络症）（简称中络症）。发病率较高，无年龄、性别限制，以20~40岁为多见。有一定遗传倾向。发病与季节无关。治不及时，常留下终身祸患。

二、源流

口眼㖞斜（中络症），昔均以中风症统称，故有关资料应从历代著述中风症中搜集。《灵枢·经筋》曰："太阳为目上纲，阳明为目下纲……其病……卒口僻，急者，目不合，热则筋纵，目不开；颊筋有寒，则急，引颊移口，有热则筋弛纵，缓不胜收，故僻……名曰季春痹也。"其提出治疗方法是采用"马膏"贴敷，"白酒和桂以涂"及"桑钩钩之"等；强调针灸治疗，而且手法要快，针刺的次数以见效为止，当今临床治疗多沿袭这些方法。张仲景曰："浮者血虚，络脉空虚，贼邪不泻，或左或右。邪气反缓，正气即急，正气引邪，㖞僻不遂。"隋唐认识更加深入，巢氏《诸病源候论》曰："风邪入于足阳明、手太阳之经，遇寒则筋急引颊，故使口眼㖞僻，言语不正，而目不能平视"；其又云："夜卧，当耳勿得有孔，风入耳中，喜令口㖞"，提出了风邪、寒邪为此病病因。宋·《圣济总录》曰："足阳明脉循颊车，手太阳脉循颈上颊，二经俱受风寒气，筋急引颊，令人口㖞僻，言语不正，目不能平视。又云风入耳中，亦令口㖞"。后眼科学专著《秘传眼科龙木论》正式纳入眼科书中，认为病因主要是"风、毒"邪外袭，治疗主张"针睛明、承泣穴"，指导今天的治疗。金元张子和提出：证口眼㖞斜，是经非窍辨，明确指出中络症与中风并非一病，同时批评了将中络症与中风症混为一谈的错误认识。他认为中络症主要损伤足阳明、足太阳、手阳明。其论曰："然则口眼㖞斜者，此何经也？何气也？足之太阳，足之阳明，左目有之，右目亦有之；足之阳明，手之阳明，口左有之，口右亦有之。此两道也"，同时阐明了用针灸治疗的主张，曰："目之斜，灸以承泣；口之㖞，灸以地仓。俱效。苟不效者，当灸人迎"。至今承泣、地仓仍是针刺治疗的必选穴位。以后各家在此基础上，对中络症与中脏腑的区别提出了很多临床实用的辨别方法。如李东垣曰："中血脉则口眼㖞斜……中腑则肢废，中脏则性命危急。"《审视瑶函》也认为病因为"风"，在其后眼科针灸要穴图像中，病因又有："因醉后睡卧当风，窜入经络，痰饮灌注，或因怒气伤肝，房事不节。"治疗有"治口眼㖞斜，仪容不正"之"正容汤"，为临床治疗此病的常用方剂，所选针灸穴位较多且实用。清·陈士铎则曰："有人一时猝中……口眼㖞斜，然神思则清，言语如故，人以为阳虚中风也，而孰知不然。"《辨证录》已认识到中络症不引起神志昏迷等症状，与中脏腑中风扑倒，昏迷不醒，神识不清迥然有别。《目经大成》曰："口眼㖞斜，一曰唇睑相邀。盖风木湿土二气为厉，本脏素虚，故尔引渠卒中。中则血脉涣散，㖞斜不遂。"其提供的治疗方药、针灸治疗与张子和相同。并言此病之预后为"若已定性，不分久暂，丑态终身矣"，对中脏、中腑、中经络认识极为清楚，还观察到治不及时或不治，则遗害终身，影响美观。还曰："中脉络为最轻，只口眼㖞斜，沉沉欲睡而已。"继后清·王清任对病因病机及诊断认识更为清楚，所创补阳还五汤有其独到之处。后世医家逐渐明辨本病。

三、病因病机

历代医家对病因认识比较一致，认为主要由风邪引起，而"正气存内，邪不可干"的理论也充分体现，大多认为"内虚邪中"或"正气自虚"。

本病实为风、寒、湿（痰）、热诸邪侵袭足阳明、足太阳、手阳明经脉，使失其上、下之网维作用，为三阳合病。

1. 风邪挟寒、湿（痰）、热中络

风为阳邪，易袭高巅，风邪致病，常伤及人体头面部，故《素问·太阴阳明论》说："伤于风者，上先受之。""风为百病之长"，但凡热、湿（痰）、寒等邪，多依附风邪侵袭损伤人体。本病为肌肤腠理不密，卫外不固，寒、热、湿（痰）诸邪依附风邪，损伤颜面三阳经络，致气血运行受阻而发病。

2. 肝胆湿热中络

平素嗜食辛辣炙煿，肥甘厚味，湿热内生，蕴结肝胆，再感受外来湿热之邪，内外合邪，损及头面脉络，发为本病。

3. 正虚邪滞于络

久患消渴或痨瘵（结核），或其他疾病为时过久过重，损及头面部脉络；或服用化合药物过多，头面脉络失养或中毒损络；或患本病失治、误治，久治不愈或反复发作。气血不足，正虚邪盛，邪滞头面脉络而发病。

4. 手术、外伤或肿瘤

耳部或面部手术、外伤、肿瘤等也可引起。如耳的乳突根治术、腮腺手术、脑部肿瘤、鼻咽部肿瘤压迫等。

四、证候特征

本病起病急，患者常在起床后洗脸漱口时，发现一侧口眼㖞斜，口角下垂，流涎，漏水，食物滞留于患侧颊部和齿龈之间，言语不利；眼睑不能闭合，流泪，面肌板滞，松弛，不能做蹙额、皱眉、露齿、鼓腮、吹气等动作。有的患者发病前会有患侧耳后完骨、耳内、耳后有轻微疼痛，数天消失；还有的患者会出现耳后完骨区疼痛，耳廓及外耳道感觉迟钝，或外耳道、鼓膜疱疹等，此时疼痛较剧。本病若治不及时，超过半年，则难以治愈，贻害终身。有的则会留下眼、面部肌肉的抽动，面部板滞不舒等；还有的会因患侧肌肉痉挛而口角偏向患侧，成为"倒错现象"。一般全身无特殊表现。手术后引起者，经针灸、中药治疗2个月以上不愈者，即为手术所伤。若肿瘤引起者，则发病较缓慢。

五、诊断

1. 四诊合参

（1）望诊：望颜面、额部皱纹是否对称，有无消失，能否蹙额。口角是否下垂，鼻唇沟存在与否，深浅及对称情况。望睑裂是否闭合不全，有无下眼睑及泪小点外翻、流泪等。

（2）问诊：问发病天数，有否被风吹、受凉。问饮食、嗜好。平素有无消渴、瘰疬（结核）等病史。有无耳后、耳后乳突区、外耳道疼痛、疱疹等。问喝汤、漱口是否漏水。问近期有无面部、耳部手术史，有无脑、耳、咽部肿瘤等。

（3）闻诊：听患者讲话，有无言语不利，说话漏风情况。

（4）切诊：脉弦紧或弦，或沉细。患部肌肤痛触觉是否减退等。

2. 检查

（1）检查患者能否做蹙额、露齿、鼓腮、撅嘴等动作。鼓腮是否漏气，能否吹口哨。

（2）检查眼睑能否闭合，有无下睑外翻，泪小点外翻。

3. 辅助诊断

本病可作头部 CT、磁共振等排除其他疾病，如脑瘤、鼻咽部肿瘤等。

根据发病情况和临床特点，以及各项检查，辅助检查等，即可作出诊断，并测知预后。

六、现代意义

口眼㖞斜从病因、临床症状来看，与现代医学之面神经炎是一致的，又称为周围性面神经麻痹、面神经瘫痪、风湿性或受寒性面神经瘫痪，或称贝尔麻痹。其确切病因不明，认为系由感受冷风、寒凉，或由一些自身性疾病引发，如感冒、腮腺炎、白喉、结核、糖尿病、破伤风、疱疹性疾病、嗜酒、药物中毒等。

本病通常认为可能是局部营养神经的血管因受风寒而发生痉挛，导致该神经组织缺血、水肿，受压迫而使神经麻痹的疾患。外耳道或鼓膜出现疱疹者，是因膝状神经节被累及所致。

一些手术，如面部手术、耳部手术等损伤面部神经，使其水肿、离断等亦可引起。另外鼻咽部肿瘤、脑瘤等也可以导致。

七、鉴别

本病需与中风之中脏腑诸病相鉴别。古代张子和、李东垣、黄庭镜等已基本鉴别清楚。本病较轻，只局限于面部口眼。中风之中脏腑诸病（脑血管意外）则较重，除口眼征外，尚有神智、语言、四肢活动障碍，舌偏向一侧等。通过脑部 CT、磁共振等检查，即可鉴别。

八、治疗

本病的治疗以中药、针灸治疗为主，疗效较好。若治不及时，或治不得法，则喝斜终生。若治好七分，停止不治，则歪三分。即治到什么时候停止，则喝斜在什么时候固定。

（一）辨证论治

1. 风热伤络

主证：突发口眼喝斜，流泪，眼睑闭合不拢，下睑外翻等。伴身热身痛，咽痛，或耳后耳内疼痛，口干喜饮，尿短赤便秘。脉浮数或浮，苔薄黄或白干。

证候分析：风为阳邪，易袭阳位，热邪依附于风，风热之邪侵及人体之高巅，灼伤头面部三阳脉络，故见口眼喝斜，眼睑闭合不拢，下睑外翻，流泪等症。风热外袭，故身热身痛。风热侵及咽、耳后、耳内，故咽痛、耳后耳内疼痛。热邪伤津灼液，故口干喜饮，尿短赤，便秘。脉浮为有外邪之象，数为有热，苔亦然。

治则：疏散风热，通络除痹。

选方：银翘散（《温病条辨》）加减；排风饮（《辨证录》）加减；防风通圣散《宣明论》加减。

加减：可选加僵蚕、地龙、全蝎、蜈蚣、菊花、天麻、钩藤、防风、白芷等药物。

2. 风寒阻络

主证：口眼突发喝斜等症，各种检查符合本病。或自诉头面部有受寒凉或冷风吹拂史。自觉畏寒肢冷，遇热则舒，头重身困。小便清长，频数，甚则大便稀或溏。脉浮紧或浮缓，苔薄白或白。

证候分析：风寒侵袭人体头面，阻滞头面三阳经脉络，气血凝滞，致头面部筋脉冷厥不仁，失其网维作用，故突发口眼喝斜等症。寒为阴邪，侵袭人体，故畏寒肢冷，遇热则舒。阴寒重滞，故头重身困。寒邪损及脾胃，阳虚水液不得蒸腾化气，故小便清长频数。若寒邪甚，则大便稀甚则溏。脉舌亦为风寒所致。

治则：祛风除寒，温经通络除痹。

选方：小白附子汤（云南验方）；小续命汤（《备急千金要方》）加减；川芎茶调散（《太平惠民和剂局方》）加减。

加减：可选加小白附子、附片、桂枝、防风、羌活、全蝎、蜈蚣、地龙、天麻、钩藤等。

3. 风痰阻络

主证：突发口眼喝斜等症，各种检查符合本病。自觉胸闷恶心，身重体困，或头昏头晕，痰涎自口角流出。或大便稀溏，带有泡沫。脉弦或滑，苔腻或白滑。

证候分析：平素饮食不节，或外感，或七情内伤等，致肺、脾、肾、三焦气化功能失常，水湿积聚，结成痰涎，再加风邪外袭，风痰随气机升降，涌于头面，阻滞三阳经脉络，发为头面一侧不遂，口眼喝斜，麻痹不仁。风痰阻于胸膈，故胸闷恶心。风痰流于肌肤，故身体重困。风痰上扰清窍，故头昏头晕。痰涎壅盛，故痰涎自口角流出。风痰流于肠胃，故大便稀溏，并有泡沫。其脉舌亦然。

治则：祛风豁痰，通络除痹。

选方：正容汤（《审视瑶函》）加减；省风汤（《目经大成》）加减；加味牵正散（云南验方）加减。

加减：选加地龙、天麻、钩藤、僵蚕、全蝎、蜈蚣、川芎、制南星等。

4. 肝胆湿热损络

主证：突发口眼㖞斜等症，各种检查符合本病。患病前后或有耳后完骨疼痛，牵引颈部。严重者外耳道疱疹或鼓膜疱疹，疼痛难忍，夜不能寐。厌食腹胀，口干口苦口臭，性情急躁易怒，小便短赤，大便不爽。脉弦或弦数，苔黄腻或黄。

证候分析：感受湿热之邪，或五志过极，脾胃受损，运化失常，土壅侮木；或平素饮食不节，过食辛辣肥甘炙煿，湿热内生蕴于肝胆，循经上犯头面，郁滞闭阻头面三阳经脉络，发为头面一侧不遂，口眼㖞斜，麻痹不仁。湿热循经上犯，故发病前后或有耳后完骨疼痛，牵引颈部。湿热毒邪太盛，足少阳经受邪过重，故见耳后、外耳道或鼓膜疱疹，疼痛难忍，夜不能寐。湿热蕴蒸，胆气上逆，故口干口苦。肝胆湿热壅阻肠胃，故厌食腹胀，口干口臭。湿热阻滞肝脉，气机不畅，肝气不得发越，故急躁易怒。尿短赤，大便不爽，为湿热循经下注之象。脉舌亦为肝胆湿热所引起。

治则：清泻肝胆湿热，通络除痹。

选方：龙胆泻肝汤（《医方集解》）加减；当归龙荟丸（《丹溪心法》）加减；泻青丸（《小儿药证直诀》）加减。

加减：以上方中可选加天麻、钩藤、全蝎、地龙、僵蚕、蜈蚣、菊花、桑叶等。

此型初起宜用本法治疗，若经治疗后肝胆湿热消退，则应辨证换方。本法不宜久用，恐寒凉药用过多，损伤正气，克伐脾胃致使病邪久留。

5. 气血亏虚，风邪中络

主证：口眼㖞斜等症迁延日久，或反复发作，或反而口角牵向患侧，睑裂缩小等"倒错现象"，或久病、妊娠期、或产后发作口眼㖞斜。全身症见身倦体困，动则气喘自汗，面色苍白无华，头昏头晕，眠差，纳谷不香。脉沉细或虚弱，苔白或薄白，舌质淡，舌尖边齿痕。

证候分析：正虚邪盛，正不胜邪，故口眼㖞斜等症久治不愈，迁延日久或反复发作，或反而口角牵向患侧，睑裂缩小等。妊娠期，或产后或久病，正气亏损，气血不足，卫外不固，最易招风引邪，袭于头面发为本病。气虚无力推动，故身体困倦，动则气喘。气虚失其固摄，故自汗。气血亏虚，不上荣于头面，故面色苍白无华，头昏头晕，眠差。心气虚，心失血养，故动则心悸。脾气虚弱，运化乏力，故纳谷不香。脉沉细或弱，苔白舌淡，舌尖边齿痕等，均为气血亏虚不荣不充之象。

治则：补气养血，通络除痹。

选方：补阳还五汤（《医林改错》）加减；益气聪明汤（《东垣十书》）加减；补

中益气汤（《脾胃论》）加减。

加减：以上方中可选加小白附子、僵蚕、全蝎、地龙、蜈蚣、川芎等药物。

（二）针灸治疗

从古以来针灸是治疗此病的主要方法之一。

针刺治疗

（1）眼针：上焦、肝区，双侧取穴。攒竹、鱼腰、瞳子髎、睛明、四白、阳白、承泣，取患侧，每次2~4穴。针时可阳白透鱼腰。穿睑：从上睑外眦部横向进针，直透睛明穴。若下睑外翻较重，可于下睑外眦部进针，顺睑缘皮肤，横向直透大眦下。百会、上星、头维、迎香、禾髎、承浆、牵正、颊车、地仓、下关、翳风。可颊车透地仓或地仓透颊车互相迎刺。或地仓透人中，两点四围。取患侧，每次2~4穴。风池、合谷、足三里、内庭、太冲、风池、百会、阳陵泉、侠溪，均取双侧，每次选3~5穴。气海、关元每次选1穴或2穴都取。

（2）温针灸：对于风寒、风湿痰患者，可行温针灸。取其温通经络，达祛邪除痹之目的。取合谷、足三里、下关、颊车。

（3）艾灸：以艾炷，自己或他人灸面部针刺穴位。

（4）穴位注射：合谷、牵正、翳风、地仓、迎香、下关等，轮换选穴。

维生素 B_{12} 0.5mg，每次选合谷穴双侧注射，面部穴位选患侧2~4穴，每穴注射0.3~0.5毫升。穴位交替轮换选用。

（三）湿热敷

用湿热毛巾敷患侧，每日2~3次，冷则再换。一次20分钟左右。注意温度，以防烫伤。

（四）气功导引

患者可行自我推拿按摩，先将双手掌搓热，然后以劳宫穴从双侧下颌部向上推摩，推后旋向下，再向上推摩，每次100下，每日3次。作时动作要轻柔、和缓，不损伤颜面部皮肤。

气功：选作动功八段锦导引法中坐式八段锦中的叩齿、漱津、鸣天鼓等功法。站式八段锦或其中之左右开弓似射雕、五劳七伤往后瞧、攒拳怒目增气力等功法。

若为手术、外伤等引起者，可按以上治疗。肿瘤引起者，先治疗原发病，再按以上治疗。

（五）西医治疗

全身可使用营养神经药物，如维生素 B_1、维生素 B_{12} 等，口服或肌内注射。

九、预后预防与护理

治疗本病越早越好，治不及时或误治，较难恢复，正如黄庭镜所说"丑态终生"。如留下面肌板结，部分口眼㖞斜，甚或留下肌肉痉挛跳动等现象，变为面肌痉挛，或出现"倒错现象"，此时更难治愈。如果6个月以上不能恢复，日后完全复原的希望不大。还有的患者，虽经治愈，不久还会同侧患病或对侧又患。手术引起者，若神经未断离，通过以上治疗可以较快痊愈，若神经断离则治疗较难。注意防护，避免冷风吹袭及感受寒凉，特别在活动后较热时，不要马上用冷水洗脸，不宜贪图一时之快吹风取凉；不宜过食辛辣炙煿及嗜酒。患有全身性疾病时，注意全身疾病的治疗，如消渴一定要控制好血糖，治疗时尽可能选择毒副作用小的药物。保护暴露的黑睛，防止白睛红赤、黑睛翳障。平时可涂眼膏，外出戴口罩。

十、经验介绍

周某，女，22岁，卡佤族，2010年4月5日就诊。因语言不通，由其夫代诉：数日前因极热，曾开窗受风吹拂过。左眼流泪数天，左侧口角漏汤水，其余无任何不适。检查：视力：右1.5、左1.5，左前额抬头纹消失，左眼流泪，左上下睑闭合不全，轻度外翻，不能做吹口哨、噘嘴等动作。脉缓，苔薄白。中医诊断：左口眼㖞斜。西医诊断：左面神经麻痹。辨证：风寒阻络。治则：祛风除寒，通络除痹。处方：小白附子汤（云南验方）加减。药物：小白附子15g，法半夏10g，桂枝15g，天麻15g，羌活10g，川芎10g，白芷15g，僵蚕15g，茯苓15g，地龙10g，全蝎15g，蜈蚣2条，甘草3g，3剂，每日一剂，每剂3服。针灸：上睑外眦部进针，沿睑缘皮肤直透睛明，隔日一透。眼针：上焦、肝区（双），每次必取。百会、头维、上星、阳白透鱼腰、鱼腰、睛明、太阳、承泣、下关，颊车透地仓，患侧取穴。风池、迎香、合谷、足三里、阳陵泉、太冲、侠溪，双侧取穴。气功导引：嘱患者将双手掌搓热，然后以劳宫穴从双侧下颌部向上推摩，推后旋向下，再向上推，每次100下。气功：叩齿咽津，并作站式八段锦之"攒拳怒目"功法。以上两法有空便作，不拘时。每晚湿热敷。

二诊：自诉病情好转，效不更方，仍上方上法。

三诊：第8日，诉痊愈。检查：左额部、口眼一切活动正常。共针灸5次，服药6剂。

刘按　本病男女老幼皆可罹患，临床治疗以中药、针灸、气功综合治疗效果为佳。若经电针、激素久治不愈者，接手则难上十倍。临床以风寒阻络、风痰阻络／肝胆湿热损络为常见。以肝胆湿热损络为难治，因牵引耳后、耳内疼痛，部位较深，病情较重。临床常用云南治本病验方，疗效肯定。还可辅以穴位注射维生素 B_{12} 治疗。

（刘楚玉）

第四节　能近怯远

一、概说

能近怯远是指眼外观端好，而感视近物清晰，视远物模糊的病证。

二、源流

古代医家对此病已有认识，《证治准绳·杂病》论述此病的病机和治疗："东垣云：能近视不能远视者，阳气不足，阴气有余，乃气虚而血盛也……海藏云：目能近视，责其有水。不能远视，责其无火。法宜补心，《局方》定志丸主之。《秘要》云：此证非谓禀受生成近觑之病，乃平昔无病，素能远视，而忽然不能者也。盖阳不足，阴有余，病于火者，故光华不能发越于外，而偎敛近视耳。治之在胆肾，胆肾足则神膏浓，神膏浓则经络润泽，经络润泽则神气和畅而阳光盛矣。"

三、病因病机

（1）本病常因劳瞻竭视，或禀赋不足，先天遗传所致。

（2）病机多系心阳衰弱，神光不得发越于远处；或为肝肾两虚，精血不足，以致神光衰微，光华不能远及。

四、证候特征

本病一般视近良好，视远处目标则模糊不清。易并发云雾移睛，甚至引起视衣脱离，以致严重损害视力。检查见近视力正常，远视力低于 1.0，但能用凹球镜矫正。小于 -3D 为轻度近视，-3~-6D 为中度近视，-6D 以上为高度近视。眼底检查，中度以上轴性近视，视盘颞侧出现弧形斑，高度近视眼底易发生退行性变性、黄斑出血、萎缩斑等。

五、诊断

1. 四诊合参

（1）望诊：常眯目视物，移近视物。

（2）问诊：询问有无诱因、用眼卫生、家族史、发病经过等情况。

（3）闻诊：无异常。

（4）切诊：脉象无异常。

2. 检查诊断

（1）视远模糊，视近清晰；或有视疲劳症状。

（2）高度近视者眼前常有黑影飘动，眼球突出。

（3）眼底呈近视眼改变：视乳头颞侧弧形斑、豹纹状眼底等。

（4）验光检影为近视。配凹透镜后视力提高或正常。

六、现代意义

本病相当于现代医学屈光不正中的近视，近视是由多种因素导致的。有环境和遗传因素，是由于眼的屈光力和眼轴长度不相匹配时，物质不能在视网膜上集成清晰的物像，而无法获得良好的视力。

近视在发展中国家十分突出，亚洲国家近视发生率在 70%~90%，美国和欧洲近视发生率在 30%~40%，亚洲人比欧洲人更为常见。

七、鉴别

中医鉴别诊断：本病可与视瞻昏渺相鉴别，本病视物模糊可予镜片矫正，而后者则无法矫正。

西医鉴别诊断：本病可与假性近视相鉴别，青少年远视力在短期内下降，使用阿托品麻痹睫状肌后，验光检查近视度数消失或小于 −0.5D，为假性近视。

八、治疗

（一）辨证论治

1. 心阳不足

主证：视近清晰，视远模糊。全身无明显不适，或面色㿠白，心悸神疲，失眠健忘，舌淡，苔薄白，脉弱。

证候分析：火在目而为神光，心阳不足，神光不得发越于远处，故视近尚清，视远模糊。面色㿠白，心悸神疲，舌淡，脉弱等皆为心阳虚弱、气血不足的表现。

治则：补心益气，安神定志。

选方：定志丸（《审视瑶函》）加减；温经益元散（《目经大成》）加减。

加减：以上方中可选加黄芪、炙甘草、肉桂、当归等。

2.脾虚气弱

主证：视近清晰，视远模糊，视疲劳，喜垂闭。或病后体虚，食欲不振，四肢乏力。舌淡红，苔薄白，脉弱。

证候分析：脾虚气弱，运化乏力，故食欲不振，四肢乏力。气虚无力推动，故易困倦，气虚推动无力，血不上荣于头面，故目喜垂闭。

治则：健脾益气明目。

选方：补中益气汤（《脾胃论》）加减；参苓白术散（《太平惠民和剂局方》）加减。

加减：上方可选加党参、山药、白术、谷麦芽、鸡内金、陈皮、大枣等。

3.肝肾两虚

主证：视近怯远，眼前黑花渐生。全身可有头晕耳鸣，夜眠多梦，腰膝酸软，舌淡红，苔薄，脉细。

证候分析：肝肾两虚，精血不足，神光衰微，以致光华不能远及，故视近而不能视远。目窍失养，则黑花渐生。全身症见头晕耳鸣，夜眠多梦，腰膝酸软，脉细皆由肝肾精血亏虚所致。

治则：滋补肝肾，益精养血。

选方：杞菊地黄丸（《医级》）加减；驻景丸加减方（《中医眼科六经法要》）加减。

加减：上方选加党参、黄芪、楮实子、何首乌、白术、麦芽、陈皮等。

（二）针刺治疗

（1）眼针、头皮针　常用眼部、头面部穴位：睛明、攒竹、瞳子髎、翳明、四白、承泣、球后、阳白、太阳、百会、四神聪、头维、风池。

（2）体针　足三里、光明、三阴交、太冲、照海、列缺、合谷、养老、肩中俞等。每次局部取5~8穴，远端配5~8穴。

（3）耳针　主穴：目1、目2、眼、神门、内分泌；配穴：心、脾、肝、肾。

（4）梅花针　用梅花针叩打后颈部及眼区（眼眶周围），主穴：正光穴（攒竹穴与鱼腰穴连线中点，眶上缘下方）。配穴：风池、大椎、内关。也可叩打背部俞穴。以中等度刺激为宜。

（三）气功导引推拿

通过中医按摩眼周穴位疏通局部经络，调节气血流通，并调整睫状肌痉挛引起的视疲劳及屈光功能失调状态。睛明、攒竹、承泣、丝竹空、鱼腰等眼区的穴位，按之可疏通经气，解除眼肌紧张。按摩百会、四神聪、风池、神门、合谷等可疏通全身之经气，调和周身之气血。风池为手少阳与阳维脉之会穴，可交通经络，作用尤为显著。合谷穴是手阳明经的原穴，阳明经多气多血，按之有行气活血、养血明目的作用。诸经穴合用，远近结合，可取得较好的疗效。

取穴：睛明、攒竹、鱼腰、丝竹空、太阳、承泣、四白、百会、四神聪、风池、合谷、神门等。操作方法：患者取仰卧位，按照中医按摩手法，开天门、分推前额，从睛明推至攒竹，再沿眼眶作眼周环形治疗，重点点按太阳、攒竹、丝竹空、睛明、承泣、鱼腰等穴位致有酸胀感，按摩百会、四神聪，揉拿风池、翳明，点压合谷、神门。每次按摩 15~20 分钟。每周 2 次，4 周为 1 个疗程。

（四）配镜矫正视力

发现视远不清晰、视近清晰的患者，应散瞳检影验光，配戴合适的眼镜，包括框架眼镜、角膜接触镜。

（五）手术治疗

（1）角膜屈光性手术：放射状角膜切开术（RK）、准分子激光切削术（PRK）、准分子激光原位角膜磨镶术（LASIK）、飞秒激光等。

（2）眼内屈光手术：透明晶体摘除术、有晶体眼的人工晶体植入术等。

九、预后、预防及调护

青少年近视的治疗，年龄越小、程度越轻、病程越短，治疗效果越好，因此，青少年近视的预防和早期治疗是非常重要的。虽经治疗，亦不能治愈，故防重于治，消除造成近视的因素，纠正不良用眼卫生习惯。做好眼卫生的宣传教育工作。定期检查视力。发现视力下降者，及早查明原因，合理治疗。

第五节　能远怯近

一、概说

能远怯近是指视远处清晰而视近处反模糊的病证。远视之病名见于《诸病源候论·目病诸候》，多因禀赋不足，阴精亏损，不能收敛光华。本病为以视远物清楚，视近物模糊为主要表现的内障类疾病。

二、源流

明·张景岳《景岳全书》曰："不能近视者，阴气不足也。"《证治准绳·杂病》论述此病的病机和治疗："东垣云：能远视不能近视者，阳气有余，阴气不足也。乃血虚气盛。血虚气盛者，皆火有余元气不足……海藏云：目能远视，责其有火。不能近视，责其无水。法当补肾地芝丸主之。《秘要》云：阴精不足，阳光有余，病于水者，故光华发见散乱，而不能收敛近视。治之在心肾，心肾平则水火调，而阴阳和顺，阴阳和顺则收敛发用各得其宜。"清·吴谦《医宗金鉴·外科卷》能远怯近歌："近视昏蒙远视明，阳光有余损阴精，须用地芝丸枳壳，菊花生地共天冬。"其亦指出了病因病机及治疗。

三、病因病机

本病因禀赋不足，阳气有余，阴精不足，神光散乱，不能收敛于近处所致。

四、证候特征

轻度远视，可无明显症状，中高度远视近距离工作时常因过度使用调节而产生视疲劳，表现为视物模糊、眼胀、眼眶胀痛、头痛，甚至恶心欲呕，失眠、记忆力减退。闭目休息，症状可缓解。幼儿可表现为视远近均模糊、内斜视。

五、诊断

1.四诊合参
（1）望诊：常表现为斗鸡眼、内斜视。
（2）问诊：询问有无诱因、家族史、发病经过等情况。
（3）闻诊：无异常。
（4）切诊：脉细。
2.检查
①视力。②验光。③Ａ、Ｂ超示眼球前后径较小。④眼底可见视乳头小、色红、边界不清。

六、现代意义

本病西医学称远视眼。远视眼是由于眼轴较短，在不使用调节状态时，平行光线通过眼的屈折后焦点落于视网膜之后。而在视网膜上不能形成清晰的图像。远视眼经常需要运用调节加强眼的屈光力，使进入眼球的光线能集合在视网膜上并成为清晰的物像，故而易致视疲劳。

远视眼中最常见的是轴性远视，即眼的前后轴比正视眼短。在眼的发育过程中，由于内在（遗传）和外界环境的影响使眼球停止发育，眼轴不能达到正常眼的长度，因而到成年时仍保持婴儿或幼儿的眼球轴长。远视眼的另一原因为曲率性远视，它是由于眼球屈光系统中任何屈光体的表面弯曲度较小所形成。

七、鉴别

老视：视近不清，但视远正常，眼球前后径及曲率均正常。

八、治疗

（一）辨证论治

肝肾亏虚

主证：视近不清晰，甚者远近均模糊，伴头痛，眼胀等，舌淡红，脉细。

证候分析：肝肾两虚，精血不足，目失濡养，神光散乱，不能收敛于近处，故视远近均不能。精血不能上荣，清窍失养，则头痛眼胀。

治则：滋补肝肾。

选方：地芝丸（《御药院方》）；杞菊地黄丸（《医级》）加减；驻景丸加减方（《中医眼科六经法要》）加减。

加减：以上方可选加党参、黄芪、菟丝子、楮实子、何首乌。

（二）针刺治疗

（1）眼针、头皮针：常用眼部、头面部穴位：睛明、攒竹、瞳子髎、翳明、四百、承泣、球后、阳白、太阳、百会、四神聪、头维、风池。

（2）体针：远端配穴：足三里、光明、三阴交、太冲、照海、列缺、合谷、养老、肩中俞等。每次局部取5~8穴，远端配5~8穴。

（3）耳针：主穴：目1、目2、眼、神门、内分泌、脑；配穴：心、脾、肝、肾、胃。每次主穴必用，并根据中医辨证加配穴1~2个。

（三）气功导引推拿

气功导引：嘱患者将双手掌搓热，然后以劳宫穴从双侧下颌部向上推摩，推后旋向下，再向上推，每次100下，每日3次。做时动作要轻柔、和缓。叩齿咽津，并作站式八段锦之"攒拳怒目"功法。以上两法有空便做，不拘时。

（四）配镜矫正治疗

（1）配戴矫正眼镜：如视力正常，无自觉症状，不需处理。如有视疲劳症状或视力已受影响，应配戴合适的凸透镜片矫正。远视程度较高的，尤其是伴有内斜视的儿童应及早配镜。随着眼球的发育，儿童的远视程度有逐渐减退的趋势，每年须检查一次，随时调整眼镜的度数。

（2）配戴角膜接触镜：适合于高度屈光参差、角膜不规则散光、高度远视等患者戴用。

（五）手术矫正

手术治疗可能有矫正不足、矫正过度或术后散光的发生，远期效果需随访。

九、预后、预防及调护

远视经治疗，部分能治愈，治疗越早疗效越好，若治不及时或误治，则较难恢复。对少年儿童定期检查视力。发现视力不佳者，及早散瞳验光，查明原因，给予合理治疗。

（罗　燕）

第六节　老花眼

一、概说

老花眼是随年龄增长、晶珠硬化而出现的视远尚清晰、视近模糊的现象。常人从40~45岁开始，出现近距离阅读困难，暗光下明显，早晨或疲劳后加重，或伴有头痛眼胀等不适。

二、源流

古代医家对此病少有专门论述。

三、病因病机

肝肾亏虚，阴精不足，目失濡养，神光散乱，不能收敛于近处所致。

四、证候特征

老花眼的不适感觉因人而异，与个人基础屈光状态、用眼习惯、职业及爱好等因素有关。出现有视近困难，阅读需要更强的照明度，视近不能持久，久而眼酸、眼胀痛、干涩、畏光流泪，或伴有头痛、头晕、恶心、烦躁等症。

五、诊断

1. 四诊合参
（1）望诊：如常人。
（2）问诊：询问年龄、症状等情况。
（3）闻诊：无异常。
（4）切诊：脉细或弦。

2. 诊断要点
规范的验光，准确矫配屈光不正。

六、现代意义

老花眼即老视，是一种生理现象，不是病理状态，是中老年人必然出现的视觉问题。随着年龄增长，眼调节能力逐渐下降从而引起视近困难，以致近距离工作，必须在屈光矫正之外另加凸透镜才能有清晰的近视力。老视眼的发生和发展与年龄直接相关，大多出现在45岁以后，其发生迟早和严重程度还与其他因素有关，如原先的屈光不正状况、身高阅读习惯、照明及全身健康状况等。

七、鉴别

远视：视近清晰，视远模糊，眼球前后径较正常人短。

八、治疗

（一）辨证论治

肝肾亏虚
主证：年过四旬，视近模糊，视远清晰，伴头痛，眼胀等症，舌淡红，苔白，脉细、或脉细数。
证候分析：肝肾亏虚，精血不足，目失濡养，神光散乱，不能收敛于近处，故视近不能。精血不能上荣，清窍失养，则头痛眼胀。
治则：滋补肝肾。
选方：地芝丸（《御药院方》）；杞菊地黄丸（《医级》）加减；驻景丸加减方（《中医眼科六经法要》）加减。
加减：以上方可选加党参、黄芪、楮实子、菟丝子、黑芝麻、何首乌。

（二）配镜矫正治疗

验光配镜是可靠有效的方法，以既能看清近物，又无不适为原则。老花镜度数一般 40 岁左右正视眼用 +1.00D 镜片，以后每增加 5 岁酌情增加 +0.5~+1.00D。

九、预后、预防及调护

本病预后尚可。平素注意调节饮食，加强营养，保持心态平和，避免长时间用眼。

第七节　肝劳

一、概说

本病是指久视之后，出现眼胀、眼眶胀痛、头痛、头晕等症状的眼病。因肝开窍于目，故名肝劳。肝劳一词最早见于孙思邈之《备急千金要方》，书载："读书、博弈过度而伤目者，谓肝劳。"

二、源流

明·李梴在《医学入门》中指出其因乃："极目远视，夜书细字，镂刻博弈伤神，皆伤目之本。"此外《审视瑶函·内外二障论》对肝劳的发生机理作进一步阐释说："凡读书作字，与夫妇女描刺，匠做雕鉴，凡此皆以目不转睛而视，又必留心内营。心主火，内营不息则心火动。心火一动，则眼珠隐隐作痛。诸疾之所由起也。"《诸病源候论·虚劳病诸候》曰："肝劳者，面目干黑，口苦，精神不守，恐畏不能独卧，目视不明。"在治疗和调养方面，《备急千金要方·七窍门》谓："若欲治之，非三年闭目不视，不可得差。"《医学入门》也认为："但须闭目调养。"《太平圣惠方·治肝劳诸方》分为虚热、虚寒两种；肝劳虚热，其证两目赤涩，烦闷宛转，热气壅滞，胸里炎炎，治宜泻肝除热，用柴胡散。肝劳虚寒，胁痛胀满，气急，昏不思饮食，宜服鳖甲散。

三、病因病机

本病多由久视劳心伤神，耗气伤血，目中经络涩滞所致。劳瞻竭视，筋经张而不弛，肝肾精血亏耗，精血不足，筋失所养，调节失司，发为本病。

四、证候特征

本病临床可见在长期近距离的学习、工作后，视物模糊或昏花，眼干涩不适，眼珠胀痛，睑重欲闭，头额闷痛，眼眶、眉棱骨痛，查视眼部无明显异常，或有近视、远视、老花眼或隐斜等，全身可兼见心烦欲呕，休息之后症状缓解或消失。眼压不高，视野正常。

五、诊断

1. 四诊合参

（1）望诊：精神不振、眼红、羞明。
（2）问诊：询问年龄、有无配戴眼镜、有无不适症状。
（3）闻诊：无异常。
（4）切诊：脉细弱或弦。

2. 诊断要点

眼疲劳、眼干涩、眼皮沉重感、视物模糊、畏光流泪、眼胀痛及眼部充血等，严重者还可出现头痛、头昏、恶心、注意力不集中、记忆力下降、食欲不振，以及颈肩腰背酸痛和指关节麻木等全身症候群。

六、现代意义

本病相当于西医学的视疲劳，是指视觉器官长期过度的紧张活动超过其代偿能力而引起的眼部及全身的一组症状，表现为近距离工作不能持久，眼及眼眶周围疼痛、视物模糊、眼睛干涩、流泪等，严重者甚至出现头痛、眩晕、恶心、呕吐等全身症状。它不是独立的疾病，而是由于各种原因引起的一组疲劳综合征。

七、鉴别

本病应与青风内障鉴别。青风内障有眼胀、头目疼痛等症状，眼底视乳头生理凹陷扩大、色泽变淡、眼压增高，视野缩小等。而肝劳的眼底、眼压、视野均正常。

八、治疗

（一）辨证论治

1. 肝肾不足

主证：久视后目涩酸痛，伴头晕耳鸣，腰膝酸软，失眠多梦。舌淡苔薄，脉细弱。

治则：滋补肝肾、益精明目。

选方：六味地黄丸（《小儿药证直诀》）加减；明目羊肝丸（《景岳全书》）加减；加减驻景丸（《银海精微》）。

加减：以上方可选加党参、黄芪、枸杞子、菟丝子、茺蔚子、楮实子、何首乌。

2. 脾气虚弱

主证：视久昏花，困乏，眼目干涩，睑重欲闭，头晕，纳差，面白神疲，倦怠乏力。舌淡苔白，边有齿痕，脉细弱无力。

治则：补中益气、健脾升阳。

选方：补中益气汤（《东垣十书》）加减；八珍汤（《正体类要》）加减；参苓白术散（《太平惠民和剂局方》）加减。

加减：以上方可选加党参、白术、黄芪、山药、厚朴。

3. 心血亏虚

主证：劳目久视则视昏眼痛，不欲睁目，伴面白无华、健忘心悸，舌淡脉细。

治则：滋阴养血、宁心安神。

选方：天王补心丹（《摄生秘剖》）加减；养心明目汤（《眼科集成》）加减；明目地黄丸（《审视瑶函》）加减。

加减：以上方可选加党参、白术、当归、柏子仁、酸枣仁、大枣。

4. 肝郁气滞

主证：平素不耐久视，视久则眼胀，怕光、流泪，眼眶、眉棱骨痛，伴见精神抑郁，头晕头痛，心烦欲吐，口苦，胁胀痛及舌红苔黄、脉弦细。

治则：疏肝理气，解郁明目。

选方：逍遥散（《太平惠民和剂局方》）加减；和肝饮（《眼科集成》）加减；柴胡疏肝散（《景岳全书》）加减。

加减：以上方可选加枳壳、路路通、石菖蒲、葛根、丹皮、栀子。

（二）针刺治疗

本病选睛明、攒竹、丝竹空、瞳子髎、阳白、太阳、肝俞、肾俞、膏肓俞、心俞、照海、神门、风池、行间穴，每次4~6穴。

（三）气功导引推拿

（1）熨眼：两手抱球，待手掌劳宫穴发热，或双手掌互相摩擦直到发热，将发热的手心盖住双眼，眼球上下左右转动，反复36次。可随时行功。

（2）做站式八段锦之攒拳怒目增气力功法数次。

（3）轻闭双眼，两手食指沿着眉骨轻轻按压，直到太阳穴，对太阳穴稍加用力按。再由太阳穴往下按压下眼眶直到与鼻梁交界处。

（4）轻闭双眼，两手食指沿着鼻梁、鼻翼的两侧，上下来回搓揉。并且食指用力压鼻翼两侧凹陷处。

推拿按摩：选用眼周围的穴位如攒竹、睛明、承泣、瞳子髎、丝竹空、阳白、鱼腰，用手指按压穴位，轻揉、指压。

（四）西医治疗

局部用药：七叶洋地黄双苷滴眼液点眼用于屈光性视疲劳。

（五）心理治疗

社会、家庭和工作的压力过大在体质衰弱的患者极易引起视疲劳。对此类患者可进行心理咨询和思想疏导工作，减轻视疲劳。

九、预后、预防及调护

预防：视疲劳的形成原因多样，首先应对各种器质性病变进行治疗，同时了解患者工作环境和工作性质，提出合理建议和防治方法。长期用眼者，应高度重视眼保健。解除视疲劳最好的办法依次是：减少长期面对电脑手机、充足睡眠、做眼保健操、远眺、运动、平衡饮食、滴抗疲劳眼液。

十、经验介绍

韦企平，《名老中医经验集——韦玉英》一书介绍韦玉英认为视力疲劳的病因病机，有阳虚气弱；有阴虚血亏；有肾精亏竭；有郁怒伤肝；亦有精血亏损，外邪乘虚而入所致者。韦氏经验，本证以虚症居多，而血虚、阴虚二者尤为广见。血虚受风，目力过耗之证，治以养血祛风之法，方用当归养荣汤加蔓荆子。气血亏损，复感寒凉，以致血凝气滞，清窍失充，治以益气升阳、养血祛风之法，方用助阳活血汤：黄芪 20g，当归 12g，防风 6g，炙甘草 5g，升麻、柴胡、白芷、蔓荆子各 3g。

（罗 燕）

第八节 起坐生花

一、概说

平时眼无所苦，内外别无证候，久蹲、久坐、久立、久视、久卧、久睡后，突然起立，改变体位，或动作幅度稍大，自觉眼前昏花，不能视物，或视物不明，头发黑晕。稍作镇定，休息片刻后（良久乃定），症状消失的眼病，为起坐生花，又名坐起生花。

二、源流

《秘传眼科龙木论》曰："此眼初患之时，眼中别无所苦，惟久坐多时，忽然起后头旋，眼中黑花发昏，良久乃定。皆因肝肾俱劳受风，心脏热毒上冲"，后曰："眼中无别患，蹲坐便生花"，清楚地认识到因体位改变而发，并认为眼中无其他病患。《世医得效方》曰："凡起坐生花，或觉头旋而闷，耳内蝉鸣。此乃肾虚兼受客热，不节房事。"《银海精微》曰："坐起生花者，此是内障。此症肝血衰，肝、肾二经虚也。六阳不举，故久坐伤血，起则头晕眼花，或前常见花发数般，或赤或黑或白，缭乱昏暗不明，良久乃定。"自此明确为内障眼病。《古今医统大全》论述过简。《证治准绳·杂病》曰："内外别无证候，但其人动作少过，起坐少频，或久坐或久立，久眠久视，便觉头眩目花昏晕也。乃元气弱，阴精亏损，水少液伤，脉络衰疲之咎。怯弱证阴虚水少，痰火人每多患此。"其对临床症状、病因认识更为清楚全面。《审视瑶函·识病辨证详明金玉赋》曰"精亏血少虚损，则起坐生花"，对病因认识更为明确。

三、病因病机

（1）气血两虚：先天禀赋不足，素体虚弱、久病，失血过多，劳倦内伤，或劳思竭虑等，损伤脾胃，化源不足，气血亏虚。久坐、久立、久视、久卧、久蹲后，一旦体位改变，或动作稍过，气无血可运，血无气推动，气血一时不能立即上达，头目血脉空虚而患。

（2）痰湿阻络：饮食不节，过食肥甘，损脾伤胃，运化失司，水湿停聚为痰。痰湿随经气升降流行，上犯头目。一旦体位改变或动作稍过，痰湿阻络，清阳不升，浊阴不降而患。

（3）脾肾阳虚：久病、饮食不节，年老，或房事不节，损脾伤肾，脾肾阳虚。脾虚运化失权，气血精微不足；肾阳虚衰，无力运精。髓海亏虚，则"脑转""眩冒""目无所见"，而为起坐生花。

（4）肝阳上亢：平素性情急躁，或肝郁化火，火热之邪耗伤肝肾之阴。水不涵木，阴不制阳，阳亢于上，上冲头目，故久坐、久立、久视、久蹲等突然改变体位，动作稍过则眼前生花，头重脚轻，头晕目眩，甚或昏扑。

四、证候特征

固定体位时间过久，如久蹲、久坐、久立、久视、久卧等，突然起立或改变体位，或用力稍过，便觉头晕眼花，视物不明，甚或眼前发黑，待闭目休息片刻后视物恢复（良久乃定），症状消失。

五、诊断

1. 四诊合参

（1）望诊：双眼无异常。望患者面色，体型是偏瘦还是肥胖。

（2）问诊：问患者发作时的体位，持续时间的长短，平时患有何病。

（3）闻诊：声音低微，气味无特殊。

（4）切诊：脉沉细，弦、或细弦。

2. 检查

（1）测量血压：了解血压偏低还是较高。

（2）实验室检查：化验全血常规。血糖、血脂、血液黏稠度，血液流变学等。

六、现代意义

本病为低血压、贫血、高血压、高脂血症、低血糖等之常见症状。

七、鉴别

起坐生花应与云雾移睛、血灌瞳神等病相鉴别。云雾移睛为眼前见点、片、条索状黑影飘动，并随眼球转动而转动，干扰视力，虽有的随体位变动而飘动，但为永久性，不会消散，不会出现头晕眼花，更不会良久乃定（消失）。血灌瞳神对视力影响极大，且眼花休息后不会消失。通过 B 型超声波检查后即可明确。

八、治疗

本病以治疗原发病为主。

（一）辨证论治

1. 气血两虚

主证：久蹲、久立、久坐等体位后，突然站立或改变体位，或动作幅度稍大，眼前昏花，视物不明，头晕头昏，或眼前发黑。须立即停止活动，休息片刻后，头眼部症状逐渐消失。平素神倦体困，气短乏力，心悸失眠，头晕目眩。面色苍白或萎黄，无华少泽。脉沉细或细弱，舌淡苔白，或舌尖边齿痕。

证候分析：素体虚弱或久病，气血耗伤。一旦固定之体位改变，气无力立即运血达头目，再加血虚，故起坐生花，视物不明。稍待片刻，气血到达头目后，方可恢复。气血不能充养全身，故神倦体困，气短乏力。气血不足，无以养心，故心悸失眠。气血无以充养头面，故面色苍白或萎黄，无华少泽。脉舌亦然。

治则：补益气血，明目。

选方：八珍汤（《正体类要》）加减；人参养荣丸（《太平惠民和剂局方》）加减；归脾汤（《济生方》）加减。

加减：以上方中可选加鸡血藤、丹参、菊花、蝉蜕、炙黄精、炙黄芪等。

2. 痰浊阻络

主证：眼症同前。呕吐痰涎，胸闷呕恶、纳呆，头晕目眩。体型肥胖臃肿，身重身困。脉滑或弦滑，苔腻或黄腻。

证候分析：脾胃受损，运化失调，水湿内停，聚久为痰。痰浊随经气流行于上，阻滞经脉，清阳不升，浊阴不降。故当体位改变，或用力稍过，则发起坐生花，头晕目眩。其胸闷呕恶，呕吐痰涎、纳呆等，皆痰浊阻遏胸膈胃脘所致。痰为阴邪，流溢躯干，故身困身重，形体臃肿。脉舌亦然。

治则：除湿化痰，通络明目。

选方：二陈汤（《太平惠民和剂局方》）加味；导痰丸（《妇人良方》）加减；温胆汤（《三因极一病证方论》）加减。

加减：以上方中可选加菊花、浙贝母、化红、浮海石、白术、白芥子、莱菔子、车前子等药物。

3. 脾肾阳虚

主证：眼症同前。并见形寒肢冷，体倦身困，面色㿠白。腹冷痛，腰膝酸软，久泻或五更泻，定谷不化。脉沉或沉细无力，苔白舌淡，舌胖或嫩。

证候分析：久病，或饮食不节，再加房事过劳，损伤脾肾之阳。阳虚无力推动、温煦，故形寒肢冷，体倦身困。脾阳虚衰，水谷不得运化，生化乏源则血虚。血虚、阳虚，故面色㿠白。命门火不足，故腹冷痛，腰膝酸软。火不生土，故久泻或五更泻，甚则完谷不化。脉舌亦然。

治则：温补脾肾，明目。

选方：四逆汤（《伤寒论》）加减；回阳救急汤（《伤寒六书》）加减；右归丸（《景岳全书》）加减。

加减：上方中可选加人参、补骨脂、淫羊藿、菟丝子、杜仲、鹿茸等。

4. 肝阳上亢

主证：眼症同前或时发。症见性情急躁，头重脚轻，头昏，时有头目胀痛，头晕目眩，心悸失眠。甚或晕眩欲仆。脉眩，或细眩，苔少津，舌红。

证候分析：五志过极化火，火热耗损肝肾之阴，水不涵木，肝阳亢奋，上冲于头目，故发起坐生花，头重脚轻，头昏，头目时胀痛，头晕目眩。火邪上扰，心神不宁，故心悸失眠。肝阳亢盛太过，则昏眩欲仆。脉舌亦然。

治则：平肝潜阳，明目。

选方：羚羊钩藤汤（《通俗伤寒论》）加减；天麻钩藤饮（《杂病证治新义》）加减；镇肝熄风汤（《医学衷中参西录》）加减。

加减：以上方中可选加菊花、蝉蜕、僵蚕、石决明、牛膝、天麻、钩藤等。

（二）针灸治疗

眼针：取上焦、脾区、肝区，辨证取穴。体针：取膻中、内关、合谷、足三里、三阴交、太冲、关元、风池，双侧取穴。气血两虚者可加血海、神门、百会。痰湿阻络者，加水分、阴陵泉、丰隆、中脘。脾肾阳虚者，可选择以上穴位加温针灸。肝阳上亢者，加阳陵泉、丘墟、太冲。

（三）气功导引

气血两虚，脾肾阳虚者，平素可选择命功之医统调气法，动功之站式八段锦习练。痰浊阻络者，可选择动功之站式八段锦。肝阳上亢者，一般选择性功之水炼法，涵养本源法习练。

九、预后、预防及护理

本病除肝阳上亢外，一般预后良好。平素注意饮食，不食油腻及易上火食物，忌烟酒。贫血及血压偏低者注意加强营养。特别爱美女士，不宜过度减肥。情绪安定，不宜大悲大喜，保持心态平和。若体位固定过久需变动时，动作宜轻缓，不宜突然改变体位，切忌用力过猛，特别头部。最好不要长期蹲、跪、坐矮凳，或久立、久卧。若有原发病，加强原发病的治疗。若属肝阳上亢者，应特别注意脑血管疾病的发生。

（刘楚玉）

第二十一章

眼与全身疾病

第一节　眼与内科疾病

一、眼与传染性疾病

（一）眼与艾滋病（AIDS）

艾滋病，即获得性免疫缺陷综合征，由于人类免疫缺陷病毒（HIV）感染所致。本病不同时期均可累及眼部。眼部并发症可无症状，易被忽略，但也常致重度视力损害甚至失明。

（1）微血管病变：可见球结膜毛细血管瘤、血管管腔不规则、小动脉狭窄等；视网膜毛细血管瘤及血管白鞘，视网膜棉绒斑，后极部出血及 Roth 斑；黄斑区视网膜水肿和渗出。

（2）眼部感染：由于艾滋病可导致巨细胞病毒性视网膜炎，弓形虫性视网膜脉络膜炎，真菌性、细菌性角膜炎，眼内炎则多为真菌性。

（3）带状疱疹：可为首发症状，表现为皮疹重，病程长，常合并单纯疱疹性角膜炎、葡萄膜炎；出现水痘－带状疱疹病毒性视网膜炎或急性视网膜坏死。

（4）眼部肿瘤：可发生卡波西肉瘤：可见于眼眶、眼睑、睑板腺、泪腺、结膜、虹膜等部位。以下睑、下穹窿部为最早发生的部位。肉瘤呈紫红色或鲜红色、点状或片状、结节状或弥漫性，孤立或多发性；眼眶淋巴瘤，表现为眼球突出、运动障碍、上睑下垂、瞳孔对光反射迟钝或消失。

（5）神经性眼部异常：若伴有脑血管并发症时，第Ⅲ、Ⅳ、Ⅵ脑神经障碍，引起眼肌麻痹、上睑下垂、视盘炎、视盘水肿、球后视神经炎、视神经萎缩；偶见巩膜炎、葡萄膜炎或继发性青光眼。

迄今尚无有效治疗方法及特效药物，治疗原发病和对症治疗为主。通过检查可以早发现早治疗，控制病情发展。

（二）眼与结核病

结核病偶尔可引起眼部并发症，可累及除晶状体以外的所有眼部组织。

（1）眼睑结核：初期可表现为大小不等的圆形结节，以后逐渐形成溃疡、瘘管，经久不愈。痊愈后常因瘢痕形成引起睑外翻，睑闭合不全或暴露性角膜炎等。

（2）结膜结核：少见，常单眼发病。表现因患者免疫状态不同而异，如泡性结膜炎、结核瘤、结膜寻常狼疮等，以及溃疡型、结节型、息肉型、乳头增生型结核病灶。

（3）巩膜结核：多由邻近组织病灶累及，也可因对结核菌蛋白过敏所致。表现为巩膜外层炎、前巩膜炎、后巩膜炎、全巩膜炎。

（4）角膜结核：多由邻近组织结核病灶蔓延而来。表现为角膜基质炎、结核性角膜溃疡等。

（5）葡萄膜结核：是内因性葡萄膜炎病因之一。表现为肉芽肿性虹膜睫状体炎、多灶性脉络膜炎、慢性结核性全葡萄膜炎，同时常并发青光眼、白内障。

（6）视网膜结核：较少见，多由机体其他组织器官的结核循血液继发感染，或由邻近组织继发所致。表现为视网膜结核结节、结核性视网膜炎、结核性视网膜静脉周围炎、结核性视网膜动脉炎。视网膜可见黄白色渗出灶及出血，静脉扩张，视网膜动脉上可见白色渗出物等。

（7）视神经结核：较少见。表现为球后视神经炎或视盘炎。

（8）眼眶结核：分为原发性和继发性。表现为眼眶深部疼痛，流泪，眼球突出等症状。眼睑外翻，眼睑和球结膜水肿，眶骨壁上下缘隆起，晚期形成冷脓肿，并有瘘管和死骨形成。

进行全身抗结核治疗及局部用药。

（三）眼与淋病

淋病是由淋病双球菌引起的性传播疾病，接触眼部后引起眼病，为最常见性病。1950 年前大城市发病率较高，中华人民共和国成立后被国家重视，国家对此类疾病进行防治，已基本绝迹。1980 年后，又出现反复。眼部表现呈急性结膜炎症状，眼睑高度肿胀，不易翻转，触痛拒按，结膜充血明显，睑结膜乳头增生，大量黄色脓液外流，俗称"脓漏"，容易侵犯角膜引起溃疡，甚至穿孔而致失明。治疗予清洗结膜囊，局部及全身应用抗生素及清肝泻火、解毒利湿中药疗效较佳。

（四）眼与梅毒

梅毒是由梅毒螺旋体引起的慢性全身性传染性疾病，可侵犯多个器官，常累及眼部。1950 年前发病率较高，中华人民共和国成立后经过重点防治，发病率明显降低。1980 年后，又出现反复。眼部表现包括角膜基质炎、葡萄膜炎；先天性梅毒患儿还可见脉络膜视网膜炎，多在出生后不久双眼患病，眼底见弥漫性散在细小的蓝黑色斑点和同等大小的脱色素斑点，呈椒盐状眼底。眼底散在片状视网膜脉络膜萎缩区及骨细胞样色素沉着，黑色素斑外周为黄白色陈旧病灶。可有视神经视网膜炎、视神经炎、球后视神经炎、视神经萎缩、视神经梅毒瘤等。若梅毒侵犯视神经则可出现上睑下垂、斜视及神经麻痹性角膜炎等。二期梅毒患者偶见眶骨骨膜炎、单纯性结膜炎及巩膜炎。治疗应予青霉素肌内注射。

二、眼与心脑血管疾病

眼底血管是人身体唯一能够用肉眼看到的脑血管及终末血管。临床上可见：

（一）动脉硬化

动脉硬化通常包括老年性动脉硬化、小动脉硬化和动脉粥样硬化三种。

（1）老年性动脉硬化：眼底可见视网膜动脉弥漫性变细，弯曲度增加，颜色变淡，反光带增宽，动脉走行平直等。

（2）小动脉硬化：常与高血压同时存在，小动脉出现病变，表现为血管变细、狭窄、管壁增厚等。眼底表现为视网膜小动脉变细，反光增强，黄斑区动脉迂曲，呈螺旋状；动静脉交叉征阳性。严重者视网膜出现出血和渗出，一般不伴有水肿。

（3）动脉粥样硬化：常侵犯大动脉和中动脉，较少累及眼动脉，眼部表现不典型。偶可发现视盘或其附近的动脉上出现锯齿样狭窄、黄白色粥样硬化斑块。

（二）高血压性视网膜病变

高血压性视网膜病变指因高血压引起的视网膜病变，可分为急性和慢性高血压性视网膜病变两种。

（1）急性高血压性视网膜病变：多见于 40 岁以下青年，也可以见于高龄高血压患者。血压短期急剧增高，可引起视网膜及脉络膜血管失代偿，血管壁细胞肿胀、破裂、渗透性增加，发生急性高血压性视网膜病变，视力骤降。眼底除上述血管改变外，主要表现为视盘水肿和视网膜水肿，合并视网膜火焰状出血、硬性渗出、棉絮斑及脉络膜梗死灶。

（2）慢性高血压性视网膜病变：由于长期缓慢持续的高血压，使视网膜动脉由功能性血管痉挛，逐渐发生管壁弥漫性的细胞增生、弹力纤维增生、玻璃样变性，导致管径逐渐狭窄，发生慢性高血压性视网膜病变，视力逐渐下降。眼底表现为早期视网膜血管痉挛、变窄，管径不规则，动脉管壁增厚，病情严重时，出现视网膜水肿、出血、渗出、棉絮斑，还可见微血管瘤。临床上将高血压性视网膜病变分为以下 4 级：Ⅰ级：视网膜小动脉普遍轻度狭窄，反光带增宽，小动脉管径均匀，无局部缩窄，有轻度或无动静脉交叉压迫征；Ⅱ级：视网膜动脉普遍及局限性狭窄及局部管径不规则，动静脉交叉压迫征较显著；Ⅲ级：局部和弥漫的小动脉明显狭窄及管径不规则，并有视网膜出血、硬性渗出、棉絮斑及广泛微血管改变，动静脉交叉压迫征明显；Ⅳ级：Ⅲ级基础上，伴有视盘和视网膜水肿，动静脉交叉压迫征更严重。

（三）马方综合征

马方综合征是一种先天性中胚叶发育不良性疾病，为一结缔组织基本缺陷的遗传性疾病，主要累及骨骼、心血管系统和眼等。眼部特征性表现为晶体脱位或半脱位，其中约3/4的患者为双侧性。多种因素可造成晶体脱位，包括大眼球和小晶体使晶体周围间隙增大，悬韧带扩展，悬韧带及其晶体处附着处异常，睫状体发育不良。另外还可出现高度近视、视网膜脱离、青光眼、虹膜炎等病变，这些眼病与晶体脱位相比往往会造成更严重的影响。出现蓝色巩膜的异常表现。有的患者可见角膜过大、前房变浅、斜视、色素性视网膜炎、脉络膜硬化、眼球震颤及眼睑震颤等。晶体脱位治疗：轻度异位者，不需治疗，临床观察即可；重度脱位者需行白内障摘除术，并植入适度人工晶体。

三、眼与肾脏疾病

（1）急性肾小球肾炎：除晨起时眼睑水肿外，多伴有高血压引起的眼底改变。可见视网膜血管痉挛、狭窄，视网膜水肿、渗出、出血，视盘水肿等。这些病变为可逆性的，可随疾病痊愈恢复正常。

（2）慢性肾小球肾炎：见视网膜动脉变细，呈铜丝状或银丝状，静脉迂曲扩张，视网膜动静脉交叉压迹；视网膜弥漫性、灰白色水肿，火焰状或片状出血，硬性渗出，眼科就诊时发现黄斑星芒状渗出；视网膜棉絮斑，视盘充血、水肿。病情严重者，易引起视网膜脱离。全身病变好转后，这些病变可逐渐缓解。预后较差，当出现视盘水肿和视网膜棉絮斑时，预后更差。临床以治疗肾病为主。

四、眼与代谢及内分泌疾病

（一）甲状腺相关性眼病

甲状腺相关性眼病参见"鹘眼凝睛"。格氏眼病又称甲状腺相关眼病，多为双眼受累，有甲状腺疾病相关病史。临床表现为眼球突出、眼肌麻痹及视神经功能障碍等，可见甲状腺功能亢进、正常或低下。予CT扫描或MRI检查，治疗疗效不佳。

（二）眼与糖尿病

糖尿病是由于多种原因引起的以糖代谢障碍为主的常见病，相当于消渴目病，明·戴元礼《秘传证治要诀·三消》曰："三消久之，精血既亏，或目无见，或手足偏废如风疾，非风也。"其病机为燥热炽郁玄府；精血不足，目络失养；情志不畅，郁怒伤肝。引起的眼部并发症较多，诸如：

（1）结膜：出现结膜小血管扩张并伴有微血管瘤，多见于糖尿病合并高血压者。多位于近角膜缘或穹窿部结膜，呈球囊状或不规则形，其形态常经数月无改变，发病率与年龄和发病时间有关。治疗原发病，控制血糖。

（2）虹膜：虹膜上易出现细小弯曲、不规则的新生血管，大多位于瞳孔缘，并发展到虹膜周边部，又称为虹膜红变，是糖尿病较为常见的并发症。由于广泛的视网膜缺血导致虹膜新生血管产生，新生血管易破裂致前房积血。积极治疗原发病，视网膜激光光凝治疗可有效预防和控制虹膜新生血管产生。

（3）屈光改变：由于晶状体屈光度和房水渗透压改变所致。当血糖增高或降低，随着渗透压的改变，可出现近视或远视。病情稳定后，可逐渐恢复正常。

（4）糖尿病性白内障：晶状体受累分为真性糖尿病性白内障和糖尿病患者的老年性白内障。前者多见于 I 型的青少年糖尿病患者，多双眼发病，发展快，晶状体前后囊下可见典型雪片状、白点状混浊。后者可见晶状体混浊多位于瞳孔区晶状体前后囊下，呈点状及雪花状，易发生弥漫性混浊，与老年性白内障较难鉴别。

（5）眼外肌麻痹：眼外肌肉受累可出现眼球运动神经麻痹，引起眼外肌运动障碍和复视。因糖尿病导致的动眼神经麻痹，瞳孔常不受累，一般可逐渐恢复。治疗原发病，控制血糖，针灸治疗效果较佳。

（6）视网膜受损：早期多无自觉症状，血糖控制不力，则出现网膜蚤咬样出血，病变累及黄斑后可出现不同程度视力减退。按其发展阶段和严重程度，分为非增殖性和增殖性两类。详见消渴视衣病。

（7）新生血管性青光眼：位于房角处的大量新生血管，阻塞小梁网，或牵拉小梁网，使房水排出障碍，引起继发性青光眼。积极治疗原发病，早期进行全视网膜光凝治疗，运用手术及西药控制眼压，中医辨证论治改善视网膜微循环等。

（三）眼与维生素缺乏

（1）维生素 A 缺乏症角膜软化症：眼部症状主要有夜盲和角结膜干燥等，属中医"肝虚雀目"范畴，见于《秘传眼科龙木论》，曰："此病初患之时，每多痒或涩，发歇，时时暗也。后极重之时，惟黄昏不见，惟视直下之物。"儿童发病多由于疳积，成人多由于肝虚。详见"疳积上目"。

（2）维生素 B_1 缺乏症：除发生脚气外，角结膜上皮改变可表现为干眼，严重时出现视神经萎缩甚至失明。

（3）维生素 B_2 缺乏症：表现为酒糟鼻性角膜炎。可见角膜缘充血明显、周围有新生血管形成，晚期整个角膜受到浅层和深层的新生血管侵袭。或有睑弦赤烂或暴风客热。

（4）维生素 C 缺乏症：眼睑、结膜、前房、玻璃体、视网膜、眼眶等部位都可能发生出血，较易发生白内障。

（5）维生素 D 缺乏症：可导致眼睑痉挛、眼球外突、屈光不正及低钙性白内障。但如摄入过量可出现角膜带状混浊等。

治疗：补充缺乏之相应维生素。

（四）眼与遗传性、代谢性疾病

1. 白化病

白化病是一种常染色体隐性遗传病。表现为眼部、皮肤黑色素沉着减少或缺乏。其眼部表现为：①自觉症状：畏光、眩晕、视力低下。②体征：睫毛色白、虹膜苍白透光、瞳孔红光反射；眼底少色素，呈橙黄色，视网膜和脉络膜血管明显可见，黄斑部形成不全，视野缩窄，有中心暗点。③屈光不正：常为近视伴散光，眼球呈水平性或旋转性震颤等。目前无法治疗。

2. 黏多糖病

黏多糖病是因蛋白聚糖降解酶先天性缺陷所引起的蛋白聚糖分解代谢障碍的一类先天性代谢障碍性疾病。由于代谢障碍使黏多糖蓄积于体内，导致骨骼发育障碍、肝脾肿大、智力迟钝及内脏的失常。眼部表现包括：

角膜基质炎：表现为畏光、流泪、视物模糊，角膜基质层全层或周边部呈弥漫性或碎玻璃样混浊。视网膜色素变性：见夜盲，视野缩窄，视力下降。视网膜色素紊乱或脱失，周边部有骨细胞样色素沉着。视神经萎缩：见视盘色苍白，视网膜血管显著变细，黄斑中心凹反光消失等。

3. 视网膜色素变性

白点状视网膜变性是一种进行性视网膜变性疾病，由常染色体遗传引起，通常在幼年时期发病。临床表现为特征性的眼底大量白点状改变，夜盲症和视野向心性缩小。随病情进展，患眼视野缓慢的向心性缩窄，视网膜电流图 a、b 波振幅降低或熄灭。有的患者性器官发育不良。

4. 肝豆状核变性

肝豆状核变性又称 Wilson 病，是一种罕见的常染色体隐性遗传病，由铜代谢异常所致。主要病变表现为基底核变性、肝硬化和肾脏损害。其在眼部的典型表现为：视力：若肝硬化形成进而影响维生素 A 代谢时，可出现夜盲。角膜棕色色素环：为特征性损伤，该环宽 1~3mm，由棕黄色或黄绿色色素颗粒组成，位于角膜后弹力层与附近组织中，色素环与角膜缘之间有一透明带。晶状体：晶状体前囊或囊下呈葵花状混浊。多由铜质颗粒沉着所致。其他：还可出现眼肌麻痹、复视、眼球震颤、集合和调节不全等症状。

五、眼与血液疾病

（一）眼与贫血

贫血是指外周血单位容积内的血红蛋白浓度、红细胞计数及血细胞比容低于同等年龄、性别及地区的正常标准。眼部表现为：视力减退，眼疲劳。视野缺损。眼底改变的轻重与各类贫血的严重程度、起病的急缓及个体反应相关。轻度贫血眼底多无改变，当血红蛋白浓度或红细胞计数降到正常范围的 30%~50% 时，则会出现眼底改变。视网膜出血是常见表现，呈火焰状、圆点状、线状或不规则出血，多位于后极部。视网膜血管色淡，动脉管径正常或稍细，静脉迂曲扩张。视网膜见棉絮斑，或偶见硬性渗出。后极部或全视网膜水肿，见眼底色淡或呈雾状混浊，视盘色淡、水肿。恶性贫血可出现视神经炎或缺血性视神经病变外观；或视神经萎缩，可造成失明。镰刀细胞样贫血可引起增殖性视网膜病变。其他还可出现结膜苍白，球结膜出血，眼球震颤、运动障碍及瞳孔反应迟钝等表现。

治疗原发病，视网膜出血、水肿及视神经萎缩等予中药、针灸治疗。

（二）眼与白血病

白血病按病程和细胞分化程度可分为急性白血病和慢性白血病两种类型。其眼部表现为：眼睑皮下结节和肿块：急性白血病患者典型者，在眶缘处可触及坚硬的肿物，称为"绿色瘤"。眼睑皮下出血：急性白血病患者可伴有眼睑皮下出血、上睑下垂、眼球突出、运动障碍。视力下降或失明。偶有视野缺损或夜盲等症状。眼底可见视盘水肿，视网膜深层点状或浅层火焰状出血，典型的为 Roth 斑，也可见视网膜前出血；视网膜渗出较少见。慢性白血病患者眼底视网膜周边部还可见微动脉瘤，少数出现周边血管闭塞和新生血管等。

以治疗原发病为主。

六、眼与神经与精神疾病

（一）脑动脉阻塞

脑动脉某些部位的阻塞可直接影响到视路，因损害的部位不同而在眼部的表现也不同。常见病因包括动脉粥样硬化，糖尿病，高血脂症和高血压等。

（1）颈动脉或颈内动脉阻塞：表现为患眼一过性黑矇或暂时性失明，重者出现永久性失明。双眼出现病灶对侧的同向偏盲或患侧眼全盲及对侧眼颞侧偏盲等。

（2）大脑中动脉阻塞：可出现深度昏迷，清醒后有典型的"三偏"症状，即病变对侧偏瘫、偏身感觉障碍和双眼病变对侧的同向偏盲，无黄斑回避。

（3）大脑后动脉阻塞：表现为瞳孔缩小及动眼神经、展神经和滑车神经麻痹等。

（二）颅内出血

颅内出血包括蛛网膜下腔出血和脑出血。二者均可引起眼部不同程度的改变。

（1）蛛网膜下腔出血：情绪激动、饮酒、用力为本病诱因。因视神经、视交叉、动眼神经、展神经、三叉神经等脑神经受压导致视力障碍、眼肌麻痹。眼底可见视网膜动脉变性，节段性收缩，视网膜静脉迂曲、扩张；视网膜水肿、出血甚则视盘水肿、玻璃体积血等症状。

（2）脑出血：双侧瞳孔不等大、扩大或缩小；眼位偏斜，眼球震颤。眼底视盘水肿，视网膜动脉痉挛、变细，视网膜水肿、出血，以及棉絮状渗出等。

（3）Terson 综合征：由于蛛网膜下腔出血引起视网膜前出血，严重者玻璃体积血。约 2／3 的蛛网膜下腔出血患者伴有眼内出血，约 6% 有玻璃体积血，多见于 30~50 岁，也可发生于任何年龄。根据颅内出血的病史，排除眼部自身出血性疾病后，如患者有突然视力下降，检查时有玻璃体或视网膜出血，则可诊断。

治疗以抢救生命为主，病情稳定后同时治疗眼病。

（三）视神经脊髓炎

视神经脊髓炎又称 Devic 病，是先后或同时累及视神经及脊髓的一种脱髓鞘病。表现为视力骤降，甚则失明，或伴有眼球转动痛；视野向心性缩小或存在巨大中心暗点；眼底表现为急性视神经炎或球后视神经炎，同时或先后发生的由脊髓炎引起的截瘫，偶可见眼球震颤、眼睑下垂及眼外肌麻痹。

（四）颅内肿瘤

不同种类颅内肿瘤的性质及位置可表现出不同的症状。眼部表现可见可因颅内压升高引起视盘水肿、视神经萎缩；或由于肿瘤压迫视路引起视野改变，如颞叶肿瘤可表现为上象限盲或同侧偏盲，顶叶肿瘤对侧下 1/4 的同侧象限缺损，枕叶肿瘤对侧同向偏盲常伴有黄斑回避，额叶肿瘤若发生于额叶底部嗅沟附近，可压迫视神经和视交叉引起的视力下降，视野向心性缩窄，脑垂体表现为颞侧偏盲等。符合手术指征者予手术治疗。

（五）多发性硬化症

多发性硬化症是一类常见的中枢神经脱髓鞘疾病，多见于 25~40 岁人群。以多发病灶、缓解与复发病程为特点。好发于视神经、脊髓及脑干等。常伴有眼部损害，包括一眼或双眼视力下降，视野缺损等，半数患者可出现球后视神经炎，通常可于数周内基本恢复，易复发，严重者导致视神经萎缩。还可出现眼肌麻痹，临床可见患侧眼内收不足，向外注视时见单眼水平性眼球震颤。眼底或出现视网膜静脉周围炎表现，如静脉周围白鞘及小静脉阻塞等。另外还可见上睑下垂、中间葡萄膜炎、Horner 综合征和偏盲等。治疗较难。

（六）癔症

癔症是一种神经官能症，常因强烈精神刺激，视皮层视觉投射区出现局限性抑制导致。本病发病较急或呈阵发性发作，女性多见。眼部表现为双眼复视，视野缩小至管状，偶尔可见螺旋状视野；眼球运动障碍，甚至眼球固定；眼睑痉挛，瞬目频繁；双眼视力突降至黑矇，但眼底检查正常，瞳孔反射存在。有的患者自诉全盲而走路毫无困难，可读书看报。治疗主要为精神疏导，采用中药疏肝解郁、针灸及暗示疗法。

七、眼与风湿及免疫疾病

（一）系统性红斑狼疮

系统性红斑狼疮是一种多系统损害自身免疫性疾病，好发于育龄期妇女，可累及眼部，表现为：眼睑皮肤色素沉着或脱失，有微隆起或萎缩的红斑，睑缘干燥附有鳞屑，睫毛脱落；角膜干燥、有异物感；角膜、巩膜、虹膜睫状体等部位有炎症表现；约15%的患者出现眼底异常。如视盘充血和水肿、缺血性视神经病变；视网膜动脉变性、硬化；视网膜出血和水肿，有微动脉瘤、棉绒斑；视网膜动脉或静脉阻塞等。治疗原发病及局部给药为主，予中药、针灸辨证论治治疗。

（二）类风湿关节炎

类风湿关节炎是一种以多关节炎为主要表现的全身自身免疫性疾病。眼部表现有慢性结膜炎、角膜炎、巩膜炎、虹膜睫状体炎等。其中，虹膜睫状体炎有复发倾向，预后不良，久之可能继发青光眼或并发白内障。中药、针灸辨证以治。

（三）白塞综合征

白塞综合征是一种以眼部葡萄膜炎、口腔黏膜与外阴部溃疡、皮肤损害为特征的自身免疫性疾病。眼部临床表现有反复发作的全葡萄膜炎，为非肉芽肿性，部分患者伴见前房积脓，眼底可见视网膜炎、视网膜血管炎、巩膜炎等。后期可出现并发性白内障、继发性青光眼等。此外可出现累及血管、神经、皮肤及关节等临床表现。白塞综合征属中医的狐惑范畴。治疗予中医辨证论治和针灸治疗。首见于《金匮要略》："狐惑之为病，状如伤寒，默默欲眠，目不得闭，卧起不安，蚀于喉为惑，蚀于阴为狐。不欲饮食，恶闻食臭，其面目乍赤，乍黑，乍白。"多因湿邪浸淫，热毒遏郁，甚则酝酿成慝。中药、针灸治疗，疗效较好。

八、其他疾病

结节病是一种引起多系统损害的慢性肉芽肿疾病，常累及皮肤、肺、肝及中枢神经系统等器官组织。眼部表现以葡萄膜炎最常见，表现为前部葡萄膜炎、中间葡萄膜炎及脉络膜炎，慢性肉芽肿性多见。眼底可见视网膜和脉络膜上黄白色大小不等结节，视网膜周边新生血管，黄斑囊样水肿，静脉血管旁白鞘及视盘水肿和新生血管等。中药、针灸辨证以治。

第二节　眼与外科疾病

一、眼与颅脑外伤

颅脑外伤因损伤部位的不同，眼部表现各异。

（1）硬脑外血肿：常因顶骨或颞侧骨折，导致脑膜中动脉主干损伤产生的颞部血肿最为多见。瞳孔改变是其重要体征。若瞳孔先缩小后开大则预后良好；若一侧或双侧瞳孔开大、僵直达30分钟以上则预后很差。此外，还可表现为眼球运动神经麻痹、视网膜前出血等。

（2）颅底骨折：见双侧眼睑、结膜和眼眶皮下瘀血形成瘀血斑，色青紫，呈现"熊猫眼征"。还可出现眼球突出、眼眶皮下气肿、搏动性突眼及动眼神经麻痹。

（3）颅前凹骨折：见眼睑青紫肿胀，结膜下瘀血，眼球突出，眼眶皮下气肿等。

（4）颅骨骨折：常同时伴有视神经管骨折，压迫视神经，造成视力骤降，甚至失明；患者常处于昏迷或衰竭状态，易忽略眼部症状，最终导致视神经萎缩。

二、眼与胸腹部挤压伤

因各种原因导致的严重胸腹部急性挤压伤或粉碎性骨折，均可引起一眼或双眼的视网膜损伤，即远达性视网膜病变。眼底可见视盘周围棉絮斑、充血及水肿；周围视网膜上有点、片状出血及棉絮斑；有时还伴有眼睑和结膜充血、水肿、眼球突出、运动受限等。

三、眶尖综合征

眶尖综合征是由于炎症、肿瘤、出血及眼眶外伤等多种病因引起的一组眼病。由于病变侵犯眶尖，引起一系列眶尖组织功能损伤的临床表现，包括眶压增高，疼痛；视力丧失；眼睑下垂及眼球固定；角膜反射及额部皮肤感觉有不同程度减退的知觉障碍；眼底早期见视神经乳头充血和静脉扩张，晚期出现视神经萎缩；瞳孔散大，直间接光反射消失或迟钝；穿孔伤等。

以上以外科治疗为先。

第三节　眼与妇产科疾病

妊娠高血压综合征以高血压、水肿和蛋白尿为特征。在眼部常见眼睑及结膜水肿、球结膜小动脉痉挛、毛细血管弯曲、结膜贫血等。自觉视物模糊、闪光幻觉，视野有暗点、复视等。眼底检查可分为 3 期：早期视网膜动脉功能性痉挛，管径变窄；中期动脉硬化、变细，反光增强，动静脉比例达 1：4~1：2，可见动静脉交叉压迫现象；晚期产生视网膜水肿、出血及渗出形成，黄斑区星芒状渗出，严重者则发生浆液性视网膜脱离、视盘水肿。分娩后浆液性视网膜脱离多可自行复位，留下色素沉着或脱失。本病属中医妊娠目病范畴，见于清·张璐《张氏医通》："妊娠目病。须分气分血分。气分则有旋胪泛起。瞳神散大等证。血分则有瘀血凝脂等病。盖其阴阳涩滞。与常人不同。内伐恐伤胎泄气。不伐则病又不除。然必善施内护外劫之法。则百发百中矣。"本病多为孕后胎热有火之热证。采用健脾渗湿、滋阴潜阳及益气活血中药治疗为主、饮食和生活治疗为辅的治疗方法。

第四节　眼与儿科疾病

一、早产儿视网膜病变

早产儿视网膜病变以往曾称为"晶状体后纤维增生症"，反映了本病的晚期表现。主要是长时间吸入高浓度氧气而致氧中毒。我国于 2004 年颁布了《早产儿治疗用氧和视网膜病变防治指南》，积极推动了早产儿氧疗及早产儿视网膜病变防治工作进程。出生越早，体重越小，视网膜血管发育就越不完善。孕期 34 周以下、出生体重小于 1500g、出生后有吸氧史，视网膜病变发生率约 60%。未完全血管化的视网膜对氧产生血管收缩和血管增殖的反应而引起早产儿视网膜病变。眼部视网膜颞侧周边有血管区与无血管区之间出现分界线，分界线呈嵴样改变，其上发生视网膜血管扩张增殖，或伴有视网膜外纤维血管组织增殖，进而引起视网膜脱离。应重视早期筛查。近年吸取教训，此类患儿相应有所减少。

二、眼与麻疹

患儿不同时期感染麻疹病毒，其眼部临床表现各异。

（1）胎儿期：母亲妊娠前3个月内感染麻疹，可导致新生儿先天性白内障和色素性视网膜病变。

（2）幼儿期：感染患儿常有急性卡他性结膜炎，皮疹出现1~2周内，可引起视神经视网膜炎，表现为视盘水肿、视网膜静脉扩张及黄斑渗出等。若出现迟发性亚急性硬化性全脑炎，半数可引起眼部损害，表现为幻视或皮质盲、眼球运动障碍、视神经萎缩、视神经炎及视神经视网膜炎等。以中药辨证施治。

三、眼与流行性腮腺炎

流行性腮腺炎在眼部主要有以下病变：

（1）遗传性眼病：妊娠期妇女若患腮腺炎，则新生儿可出现小眼球、小角膜、角膜混浊、先天性白内障及眼球震颤、视神经萎缩等。

（2）眼部炎症疾患：儿童期感染腮腺炎，表现为滤泡性结膜炎、角膜炎、巩膜炎、葡萄膜炎、青光眼、泪腺炎、眼肌麻痹及视神经炎等。视神经炎通常为双侧。

第五节　眼与耳鼻喉、口腔科疾病

一、眼与中耳炎

中耳炎合并有其他病变时，在眼部表现为：

（1）眼面部症状：同侧面部疼痛，患眼自觉畏光、流泪、眼睑闭合不全，角膜感觉异常、眼球震颤等。

（2）Gradenigo综合征：多见于严重的化脓性中耳炎，表现为头痛、眼球后痛、外直肌麻痹等。

（3）海绵窦血栓形成：除头痛、呕吐外，可见眼球固定，眼睑、结膜水肿，视盘及视网膜水肿等。

（4）眼内病变：还可引起虹膜睫状体炎或视神经、视网膜炎等。

积极治疗原发病，局部滴用抗生素眼液，出现虹膜睫状体炎或视神经、视网膜炎时用糖皮质激素类药物及中药及针刺治疗等。

二、眼与鼻窦炎

鼻窦炎感染易扩散至眼部，从而出现相应症状。

（1）急性蝶窦炎：可见眼痛，眼球突出、固定，眼外肌麻痹，眼睑充血水肿，结膜水肿，视盘水肿，视网膜静脉迂曲、扩张等海绵窦栓塞的临床表现。

（2）急性筛窦炎：轻者眼内眦部充血肿胀、压痛，结膜水肿；重者眼痛、头痛、视力下降、眼球突出、固定等眶内蜂窝织炎症状。

（3）急性额窦、上颌窦炎：面部和额部水肿，多伴有眼睑水肿，重者可引起蜂窝织炎。

予抗生素及中药、针灸治疗和局部对症治疗。

三、眼与鼻咽癌

鼻咽癌是鼻咽部隐蔽性肿瘤，多为淋巴上皮癌。常因眼部转移症状而到眼科就诊，病变主要包括：

（1）癌细胞侵犯眼球后部：压迫或破坏视神经时，出现视力下降、视神经萎缩。

（2）癌细胞侵犯展神经：可致外直肌麻痹。

（3）癌细胞侵犯第Ⅲ、第Ⅳ、第Ⅴ脑神经：可引起这些神经支配的眼外肌麻痹、复视、视力下降或视物模糊，眼球突出，眼球后疼痛、斜视及Horner综合征。若三叉神经受损，可引起麻痹性角膜炎或溃疡。若癌细胞向眶内扩散挤压眼球可致眼球突出。

主要予放疗、化疗及手术治疗，联合局部治疗。

四、眼与牙槽脓肿

牙槽脓肿多由于牙根尖的炎症波及牙槽骨，从而使牙槽骨发生脓肿，可引起眼部对细菌毒素或组织蛋白分解物的过敏反应，可见同侧下睑肿胀，结膜水肿，眼球突出，固定及活动受限等面部或眶内蜂窝织炎表现。

予抗生素、中药、针灸治疗，如脓肿形成可切开排脓治疗。

第六节　眼与皮肤科疾病

眼睑带状疱疹：因感染带状疱疹病毒所致，属中医眼科之风赤疮痍。其特点是沿三叉神经的某一分支或全部，在眼睑皮肤发生伴有炎症的团簇疱疹。在眼部的变现是依三叉神经受累的分支而定，局限于一侧，不会越过颜面中线。如第一分支受累，疱疹分布在前额和上睑，这也是临床上最常见的；若累及鼻睫支或泪支，可致角膜知觉减退，发生巩膜炎、角膜炎、虹膜睫状体炎或眼肌麻痹。如第二支受累，则疱疹分布在下睑，可发生眼肌麻痹。第三支很少累及。中药及针灸疗效较佳。

第七节　药物与化学性眼病

1. 阿托品中毒

阿托品是一种 M 胆碱受体兴奋剂。长期全身应用或局部滴眼过量时，可引起眼部损害，如调节麻痹，视近模糊；瞳孔散大，眼压升高；全身可见面色潮红，定位障碍，幻视，口干，吞咽困难等。

2. 毛果芸香碱中毒

毛果芸香碱是从毛果芸香属植物叶中提出的生物碱。在眼科用于治疗青光眼。若长期用药，虹膜易受伤害，瞳孔缘的色素上皮处可形成结节或囊肿；瞳孔缩小时，结节或囊肿可影响视力。此药有扩张虹膜血管的不良反应，强力缩瞳可使色素游离于房水中。中毒的眼部主要表现为流泪和视物模糊。

3. 甲醇中毒

甲醇中毒多由于误以为甲醇为饮料、酒类中杂有甲醇或从事化工作业的人员不慎吸入高浓度的甲醇蒸汽所致。1996 年 6~7 月，云南省会泽县不法商人用甲醇兑制"白酒"，发生导致中毒 192 人、死亡 36 人的特大甲醇中毒事件。甲醇对人体的毒性作用是由甲醇及其代谢产物甲醛和甲酸引起，以中枢神经系统损害、眼部损害及代谢性酸中毒为主要特征。眼部表现包括双眼发生不同程度的视力障碍、瞳孔扩大、对光反射迟钝、视野出现中心或旁中心暗点、周边视野狭窄、视盘水肿苍白、视网膜血管变细或视神经萎缩、视力丧失等。

4. 急性乙醇中毒

急性乙醇中毒是指短期内饮入过量乙醇而出现的中枢神经系统先兴奋后抑制的状态。除了全身的相应改变外，眼部可见瞳孔扩大、对光反射延迟，视物障碍，眼外肌麻痹等，严重者瞳孔散大、强直，甚至完全失明。

5. 肾上腺糖皮质激素中毒

肾上腺糖皮质激素是由肾上腺皮质分泌的一类甾体类化合物，也可由化学方法人工合成。但长期全身或局部大剂量应用时，会引起很多不良反应。在云南不乏见到因过敏性结膜炎长期滥用肾上腺皮质激素而引发青少年激素性青光眼，乃至失明的病例。眼部损伤包括，诱发或加重上睑下垂、单纯疱疹病毒性或真菌性角膜炎、激素性青光眼、激素性葡萄膜炎、激素性白内障、中心性浆液性视网膜脉络膜炎，甚至泡状视网膜脱离等。

6. 乙胺丁醇中毒

乙胺丁醇是一种抗结核药，对各种分支杆菌均有抑制作用，少数患者长期应用后可出现视神经炎，表现为视力急剧下降，眼球转动时疼痛，视盘边界不清、充血、水肿；或视网膜病变，表现为视网膜水肿、渗出，黄斑区色素紊乱及黄斑出血。若视交叉受损，则出现双颞侧偏盲，视力下降，中心暗点或同侧视野缺损，色觉正常或绿色觉丧失。上述病变多具可逆性，一般停药后可逐渐恢复。

7. 氯喹

氯喹用于治疗疟疾、肝阿米巴病、肺吸虫病、华支睾吸虫病、结缔组织病及日光性皮炎等。氯喹大剂量、长疗程使用会造成眼部损害，是最主要的危险因素，其他还包括合并肾脏疾病或使用他莫西芬等。部分患者可见角膜上皮或上皮下环形灰白色细点沉着，出现轻度视物模糊，停药后可逆转。少数患者也可出现严重的不可逆的视网膜病变，表现为中心视力下降，周边视野呈向心性缩小。眼底检查可见黄斑区色素沉着，由内及外围以环形脱色素区和色素沉着区，呈"靶心"状，晚期见血管变细、视神经色蜡黄。早期发现对于预防中心视力丧失十分重要，因此在用药前后应进行必要的眼科常规检查，如视力、色觉及眼底检查等，必要时还应行视野和光学相干断层扫描等检查。

8. 一氧化碳

一氧化碳中毒是指含碳物质经过不完全燃烧时的产物经呼吸道吸入引起中毒，其神经系统症状出现早且显著，同时引起眼部损害，包括视野损害，多为皮质性，见旁中心暗点、同侧偏盲、暂时性或永久性视力丧失等。眼底检查见视网膜动脉不规则痉挛、视网膜静脉充盈、视神经乳头水肿及视神经萎缩等。或伴见结膜下出血和视网膜出血。

（宋　毅）

方剂索引

A

阿胶鸡子黄汤　310

B

八味大发散　237

八珍汤（《正体类要》）　176

白薇丸（《审视瑶函》）　191

百合固金汤　218

半夏白术天麻汤　310

半夏白术天麻汤（《医学心悟》）　183

贝母瓜蒌散（《医学心悟》）　218

拨云退翳散（《原机启微》）　211

补水宁神汤　348

补天大造丸　282

补阳还五汤（《医林改错》）　182

补中益气汤（《脾胃论》）　151

C

参苓白术散（《太平惠民和剂局方》）　151

蚕矢汤　232

柴葛解肌汤　388

柴胡疏肝散（《景岳全书》）　179

柴芍六君汤（《医宗金鉴》）　179

除风清脾饮（《审视瑶函》）　159

除风益损汤　287

除湿汤（《眼科纂要》）　165

川芎茶调散　388，440

D

大补阴丸（《丹溪心法》）　165

大定风珠　310

大黄黄连泻心汤（《伤寒论》）　191

丹参百合饮　401

丹参饮　262

丹栀逍遥散（《太平惠民和剂局方》）　183

当归补血汤（《内外伤辨惑论》）　176，182

当归龙荟丸　237

当归龙荟丸（《宣明论方》）　170

导赤散（《小儿药证直诀》）　165

导痰汤　262

涤痰汤　322

地芝丸　449

定志丸　445

独活寄生汤　222

E

二陈汤（《太平惠民和剂局方》）　183

F

防风羌活汤　429

防风通圣散（《宣明论方》）　204

肥儿丸（《医宗金鉴》）　179

复方活血汤　389

G

甘露清毒丹　232

甘露消毒丹（《续名医类案》）　169

膈下逐瘀汤　401

钩藤引子　433

归脾汤（《严氏济生方》）　176

归芍地黄汤（《症因脉治》）　173

归芍红花散　226

归芍红花散（《审视瑶函》）　159

龟鹿二仙胶　282

滚痰丸　310

H

合通窍活血汤　262

和肝饮　454

红肿痛方　401

化坚二陈丸（《医宗金鉴》）　155

还阴救苦汤（《原机启微》）　222

黄连解毒汤（《外台秘要》）　195

黄连温胆汤　315

黄芩滑石汤　237

回阳救急汤　458

活血芩连汤　265

活血祛瘀明目汤　265

J

济生肾气丸　383

加减八味丸（《目经大成》）　173

加减四物汤（《审视瑶函》）　165

加减驻景丸　335

加味牵正散　441

加味修肝散　242

将军定痛丸　310

解毒清肝汤（《张皆春眼科证治》）　211

经效散　415

荆防败毒散（《摄生众妙方》）　214

九味羌活汤　388

菊花决明散　236

菊花决明散（《证治准绳》）　210

菊睛丸（《审视瑶函》）　188

举元煎（《景岳全书》）　173

蠲痹汤　388

K

开郁汤　378

控涎丹　310

L

凉膈连翘散　242

凉膈连翘散（《银海精微》）　207

苓桂术甘汤　329

羚角钩藤汤　292

六君子汤（《医学正传》）　188

六味地黄丸（《小儿药证直诀》）　173

龙胆泻肝汤（《医方集解》）　159

绿风羚羊饮　292

M

麻黄附子细辛汤　388

麻黄汤　237

麻杏石甘汤　229

明目地黄丸　335

明目羊肝丸　454

N

内补黄芪汤　397

牛蒡解肌汤　397

牛黄丸　429

牛膝四物汤　393

P

排风饮　440

平肝熄风降压方　434

平胃散（《太平惠民和剂局方》）　161

破血红花散　265

普济消毒饮（《东垣试效方》）　169

Q

杞菊地黄丸（《医级》）　179

牵正散　310

羌活胜风汤　252

羌活胜风汤（《原机启微》）　203

青风羚羊汤　314

清脾散（《审视瑶函》） 150

清气化痰丸（《医方考》） 155

清热凉血化瘀汤 265

清胃散（《兰室秘藏》） 150

清胃汤（《审视瑶函》） 159

清瘟败毒饮（《疫疹一得》） 207

清营汤（《温病条辨》） 159

驱风散热饮子（《审视瑶函》） 150

祛风除湿汤 302

祛瘀汤 411

R

人参养荣汤 334

S

三才封髓丹（《卫生宝鉴》） 165

三仁汤（《温病条辨》） 161

三子养亲汤 262

三子养亲汤（《韩氏医通》） 183

散风除湿活血汤 222

桑白皮汤 226

桑菊饮（《温病条辨》） 150

桑叶连贝散 232

神犀丹（《温热经纬》） 207

神效托里散 397

肾气丸 315

肾气丸（《金匮要略》） 183

升陷汤 238

生脉散 218

生蒲黄汤 335

生蒲黄汤 411

省风汤 441

失笑散（《太平惠民和剂局方》） 182

十补丸（《济生方》） 183

十灰散 411

十全大补汤 382

十珍汤 256

石斛夜光丸 276

石决明散 277

四君子汤（《太平惠民和剂局方》） 151

四苓散 329

四妙散 222

四逆散 314

四逆汤 458

四物补肝散 393

四物汤（《太平惠民和剂局方》） 176

四物退翳汤（《韦文贵眼科临床经验》） 211

四物五子丸 335

T

桃红四物汤 266

天麻钩藤饮 292

天王补心丹 454

通窍活血汤 265

通窍活血汤 401

透脓散 397

退赤散 229

退红良方 252

退热散（《审视瑶函》） 165

退翳障方 277

托里透脓汤 397

托里消毒散（《外科正宗》） 191

W

苇茎汤 232

温胆汤 287

温经益元散 445

五苓散 334

五味消毒饮（《医宗金鉴》） 150

五子补肾丸 282

X

犀角地黄汤（《备急千金要方》） 159

仙方活命饮（《校注妇人良方》） 195

逍遥散（《太平惠民和剂局方》） 183

消风散（《外科正宗》） 214

消瘰丸（《医学心悟》） 155

消翳汤（《眼科纂要》） 211

小白附子汤 440

小承气汤（《伤寒论》） 150

小续命汤 433

泻白散 199

泻肺汤（《审视瑶函》） 218

泻肺饮（《眼科纂要》） 204

泻肝散 301

泻黄散（《小儿药证直诀》） 150

泻脑汤 415

泻脾除热饮（《银海精微》） 199

泻青丸 237

新制柴连汤（《眼科纂要》） 204

血府逐瘀汤 265

Y

眼珠灌脓方 287

养心明目汤 454

养血当归地黄汤 433

养阴清肺汤（《重楼玉钥》） 179

一贯煎 238

抑青丸 309

抑阳酒连散 302

益气聪明汤 262

益气聪明汤（《东垣试效方》） 188

益气活血明目方（刘楚玉验方） 182

益阴肾气丸 378

阴肾气丸 378

银花解毒汤 252

银翘散（《温病条辨》） 150

右归丸 458

右归丸（《景岳全书》） 183

越鞠丸 378

Z

镇肝丸 301

正容汤（《审视瑶函》） 176

知柏地黄丸（《医宗金鉴》） 165

栀子胜奇散（《原机启微》） 199

治风黄芪汤（《秘传眼科龙木论》） 191

猪苓散 252

竹叶柳蒡汤（《先醒斋医学广笔记》） 158

竹叶泻经汤（《原机启微》） 165

助阳和血汤 247

助阳活血汤 330

驻景丸 226

坠血明目饮 329

滋阴降火汤 229

滋阴肾气丸（《原机启微》） 188

左归丸 383

左归饮（《景岳全书》） 188，200

左金丸 309